Psychotherapie im Raum der Göttin

Bibliografische Information:
Die Deutsche Bibliothek verzeichnet diese Publikation in der Deutschen Nationalbibliografie; detaillierte bibliografische Daten sind im Internet über http://dnb.ddb.de abrufbar.

Originalausgabe 2007
Edition »fabrica libri«

Layout und Umschlaggestaltung:
Sigrid Pomaska

Schutzumschlag-Illustration:
„Schlafende Zigeunerin" von Henri Rousseau

Bildnachweise:
Siehe Seite 522

Herstellung:
Druck und Verlag Pomaska-Brand GmbH

www.pomaska-brand-verlag.de

Printed in Germany
ISBN: 978-3-935937-48-1

Gertrude-Raven Croissier

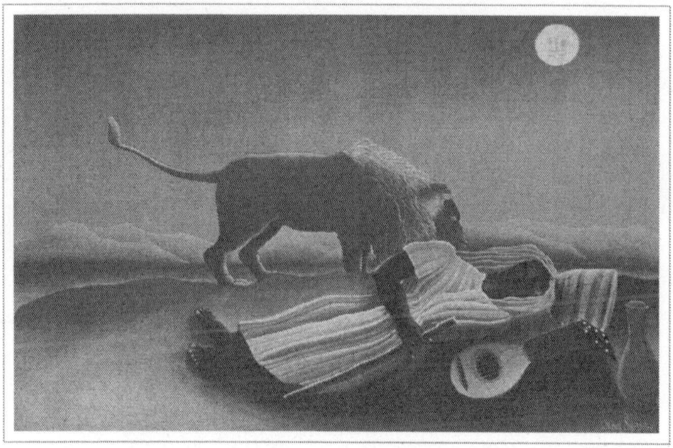

Psychotherapie im Raum der Göttin

Weibliches Bewusstsein und Heilung

fabrica libri

Nur über die Mutter können wir zu unserer eigenen Natur zurückfinden und somit zu Gott.

Angelo Ñaupany Puma, Priesterschamane des „weißen Weges" der Urvölker Amerikas

Ich verneige mich
vor meiner Freundin
der Sprache
Schutz meiner Seele,
Heim meinen Gefühlen.
Ich verneige mich vor jedem Wort,
das mich dem Chaos entreißt.

Ich verneige mich vor jedem Laut,
der aus meiner Erde
hervorquillt,
mich an die Hand nimmt
und mit mir
auf-t-räumt
klarstellt
reinigt
befreit und heilt.

Ursel B., 9. 6. 1986

Und – Ich verneige mich in Dankbarkeit und Liebe
vor den Wesen der Mutter Erde,
deren Sprache wir
nicht hören
nicht verstehen
nicht anerkennen
nicht achten.
In ihnen ist Heilung.

Den ungehörten Wesen widme ich dieses Buch.
Sie mögen gesegnet sein!

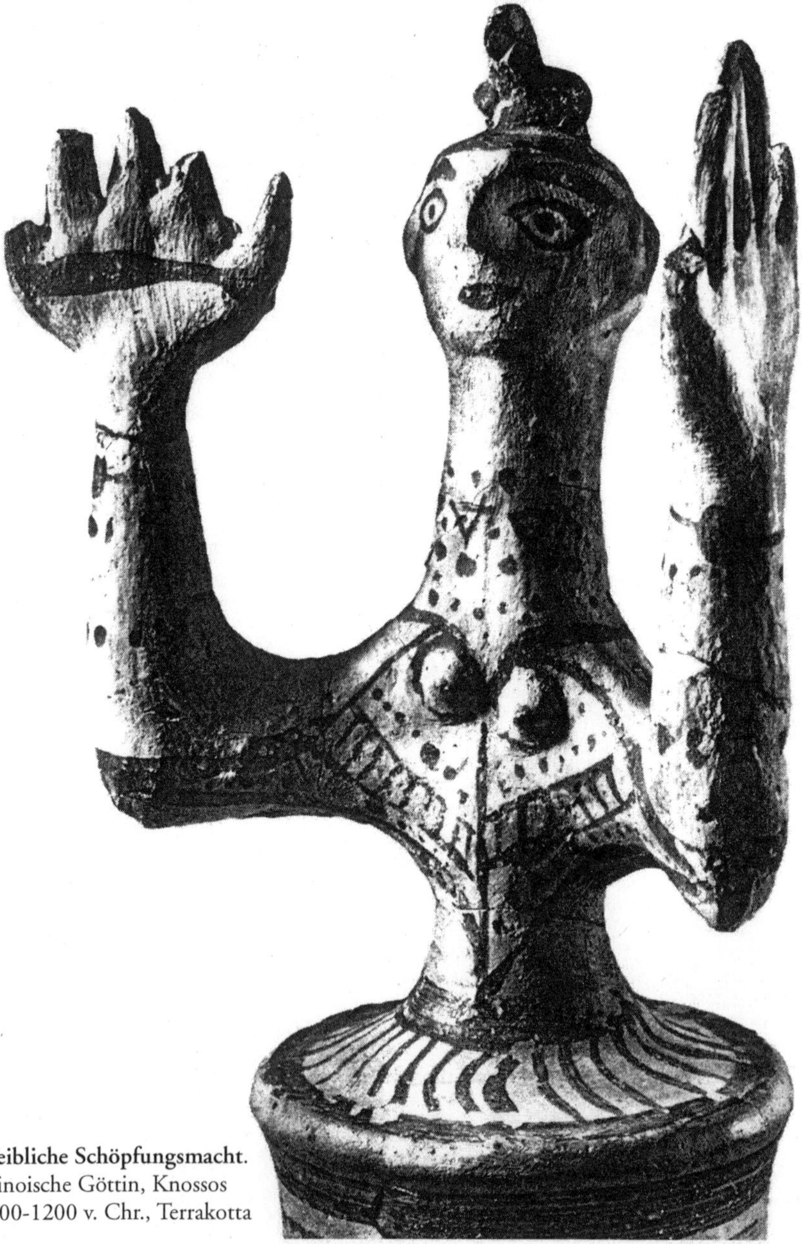

Weibliche Schöpfungsmacht.
Minoische Göttin, Knossos
1400-1200 v. Chr., Terrakotta

INHALT

TEIL I. MUTTER-HEILUNG

TEIL II. DIE ANGST VOR DER WEIBLICHEN URKRAFT

TEIL III. DIE GESCHICHTE DER WILDEN FRAU

TEIL IV. WILDE KRÄFTE – IM DIENSTE DES LEBENS

Hinweise zum Gebrauch des Buches

Dieses Buch kann, muss aber nicht, von vorne nach hinten durchgelesen werden. Es besteht aus vier Teilen, die zwar aufeinander aufbauen, aber jeweils auch eine in sich abgeschlossene Einheit darstellen und somit einzeln verständlich sind.

Teil I: „Mutter-Heilung“ beginnt mit dem mütterlichen Ursprung, als dem Beginn des Lebens. Patriarchale Entwertung, Opfer- und Täterschaft der Mütter und Prozesse der Heilung werden dargestellt.

Teil II: „Die Angst vor der weiblichen Urkraft“ beschäftigt sich mit der Frage nach den Wurzeln der patriarchalen Angst vor dem Weiblichen, in Männern aber auch in Frauen, und den Ursachen männlicher Gewalt am Weiblichen.

Teil III: „Die Geschichte der Wilden Frau“ bringt historische Frauengestalten in Erinnerung, welche weibliche Macht verkörperten: Amazonen, Mänaden und Hexen. Ihre Verfolgung und Vernichtung, aber auch ihr bleibendes Erbe an Frauen von heute wird benannt: weibliche Schöpfungsmacht.

Teil IV: „Wilde Kräfte – im Dienste des Lebens“ lässt uns langsam ankommen im Land der Mutterseele, der Einheit des Lebens, in Heilkraft und Weiblichem Bewusstsein.

Drei verschiedene Schrifttypen werden in diesem Buch verwendet, die Inhalte aus verschiedenen Quellen markieren:

1. Theoretische und sachliche Inhalte sind in diesem durchgängigen Schrifttyp gehalten.

2. Hinzu kommen beispielhafte Erfahrungsberichte von Frauen aus ihren therapeutischen Tiefenprozessen (ich schreibe nicht *über* Frauen, – Frauen kommen selbst zu Wort). Ihre Berichte sind an dieser Schrift erkenntlich und lassen das Theoretische auch praktisch erfahrbar werden.

3. Als Schreibende bin ich nicht getrennt vom Geschriebenen, und so ging ich beim Schreiben durch intensive – dunkle und lichte – innere Heilungsprozesse. Meinem Impuls folgend enthält dieses Buch daher auch eigene Erfahrungen, welche in dieser kursiven Schrift gedruckt sind.

Dieses Buch ist aus einem ganzheitlichen, *aufdeckenden Therapieverfahren* entstanden und beschäftigt sich daher, unter anderem, mit personal und gesellschaftlich verleugneten Schattenthemen. Es geht zuweilen bis an die Wurzeln der Angst und legt die Vernichtungsgewalt am Weiblichen schonungslos bloß. *Was tatsächlich ist,* will nicht länger verleugnet werden, es will erkannt und gesehen werden, will vom Dunkel ins Licht des Bewusstseins. Erst dann kann es der Heilung zugänglich werden!

Die dargestellten Themen orientieren sich an den wirklichen Seelenthemen meiner KlientInnen – und an meinen eigenen –. Das heißt, ich schreibe über das, was mir alltägliche Erfahrung ist. Dabei folge ich der grundlegenden Annahme:

Die persönliche Seelen-Geschichte von Frauen ist nicht getrennt von der Kollektiv-Geschichte des Weiblichen. Weibliche Leidensgeschichte ist immer auch Geschichte des Weiblichen. Somit sind innere Seelenbilder auch Abbilder äußerer Wirklichkeiten, selbst wenn diese lange zurückliegen mögen.

In dem Maße nun, in dem Frauen sich ihrem, in der Leidensgeschichte gebundenen, Schmerz und Zorn stellen, befreien sie ihre ureigene weibliche Schöpfungskraft. Gerade im Schatten liegt der Schlüssel zur Macht des Weiblichen verborgen. In diesem Sinne wird das Dunkle – und damit auch der *weibliche* Schatten – eingeladen, gewürdigt und gewandelt.

Wie auch in einer therapeutisch begleiteten Heilungskrise der Weg von der Dunkelheit ins Licht, vom Schmerz in die Freude geht, so führt dieses Buch die Leserin und den Leser immer wieder durch Abgründe menschlicher Existenz in liebevolle Annahme und Lebenskraft.

Werte LeserIn, muten Sie sich beim Lesen nur so viel zu, wie Ihr Mut reicht und nur das, was Sie psychisch auch halten und verarbeiten können. Folgen Sie dabei Ihren aktuellen Bedürfnissen und lesen Sie – sich am Inhaltsverzeichnis orientierend –, wonach die Seele gerade jetzt verlangt, damit die Lektüre für Sie zu einer heilsamen Erfahrung werden kann!

Zur Definition zentraler Begriffe

Psychotherapie wird hier ausdrücklich nicht verstanden in der Definition des Psychotherapeuten-Gesetzes, sondern in der Bedeutung seines ursprünglichen Wortsinns: Das Wort Psychotherapie leitet sich ab aus den altgriechischen Begriffen für „Seele" und „dienen", und bedeutet somit sinngemäß: „Dienst an der Seele".

Matriarchat und ***matriarchal*** verwende ich nicht im Sinne von Frauenherrschaft, da Frauen nicht herr-schen können. Matriarchat meint im Kontext dieses Buches eine Fokussierung auf das weibliche Prinzip und bezeichnet hier frühe, weibliche Ordnungen des Lebens, – sowohl stammes- als auch individual-geschichtlich – aber auch aktuelle weibliche Bewusstseinsstrukturen, welche sich vornehmlich an zyklischen und rhythmischen Prozessen der Natur, als einer Einheit, orientieren.

Patriarchat meint den historischen und mythologischen Prozess der allmählichen Überwältigung der alten Mutter-Kulturen durch Vater-Kulturen sowie die tatsächliche, die gesamte Welt beherrschende und vernichtende Dominanz des männlichen Prinzips.

Das häufig von mir verwendete Adjektiv ***patriarchal*** benennt die Identifikation von Männern und Frauen mit den herrschenden Werten des Patriarchats, welche im Wesentlichen durch die schmerzliche Trennung von Geist und Natur gekennzeichnet sind.

Göttin meint zunächst das weiblich-göttliche Prinzip, wie es in den historischen Mutterkulturen unter verschiedenen Namen über Jahrtausende verehrt wurde.

„Göttin" wird in diesem Kontext auch verstanden als ein göttliches Urbild, ein Archetyp, im menschlichen Bewusstsein und bezeichnet die weibliche Kraft des Göttlichen – als ein Aspekt des letztendlich unbenennbaren Universellen Bewusstseins – wie sie sich in der Schöpfung manifestiert und sich im Menschen ab-bildet.

Schöpfung wird hier nicht verstanden im Sinne der jüdisch-christlichen Schöpfungslehre als ein einmaliger Akt der Erschaffung der Welt durch einen Vater-Gott. Schöpfung meint hier einen permanenten Prozess göttlicher Selbst-Entwicklung, der zyklischen Entfaltung aus einem schöpferischen Urgrund, der – im Kontext von Weiblichem Bewusstsein – auch als Große Lebensmutter bezeichnet wird.

Heilung benennt einen Prozess seelischer Ganzwerdung, in welchem das integriert wird, was zur Ganzheit des Bewusstseins fehlt. Dies sind verloren gegangene Erfahrungen, Gefühle, Gedanken und Handlungsimpulse – dunkle wie lichte – die von einem zensierenden Ich verdrängt, verleugnet oder abgespalten wurden (siehe Teil IV, Kap. 4: „Heilung als Ganz-Werdung").

Weibliches Bewusstsein ist nicht identisch mit Frausein. Es wird hier verstanden als ein Aspekt des Universellen Bewusstseins und steht in ur-polarer wechselwirksamer Beziehung zum Männlichen Bewusstsein (siehe Teil IV, Kap. 4: „Weibliches Bewusstsein, was ist das?").

Ich danke an dieser Stelle allen Klientinnen
von ganzem Herzen für ihre Texte, ihre Offenheit,
ihren Mut und ihre Heilkraft!

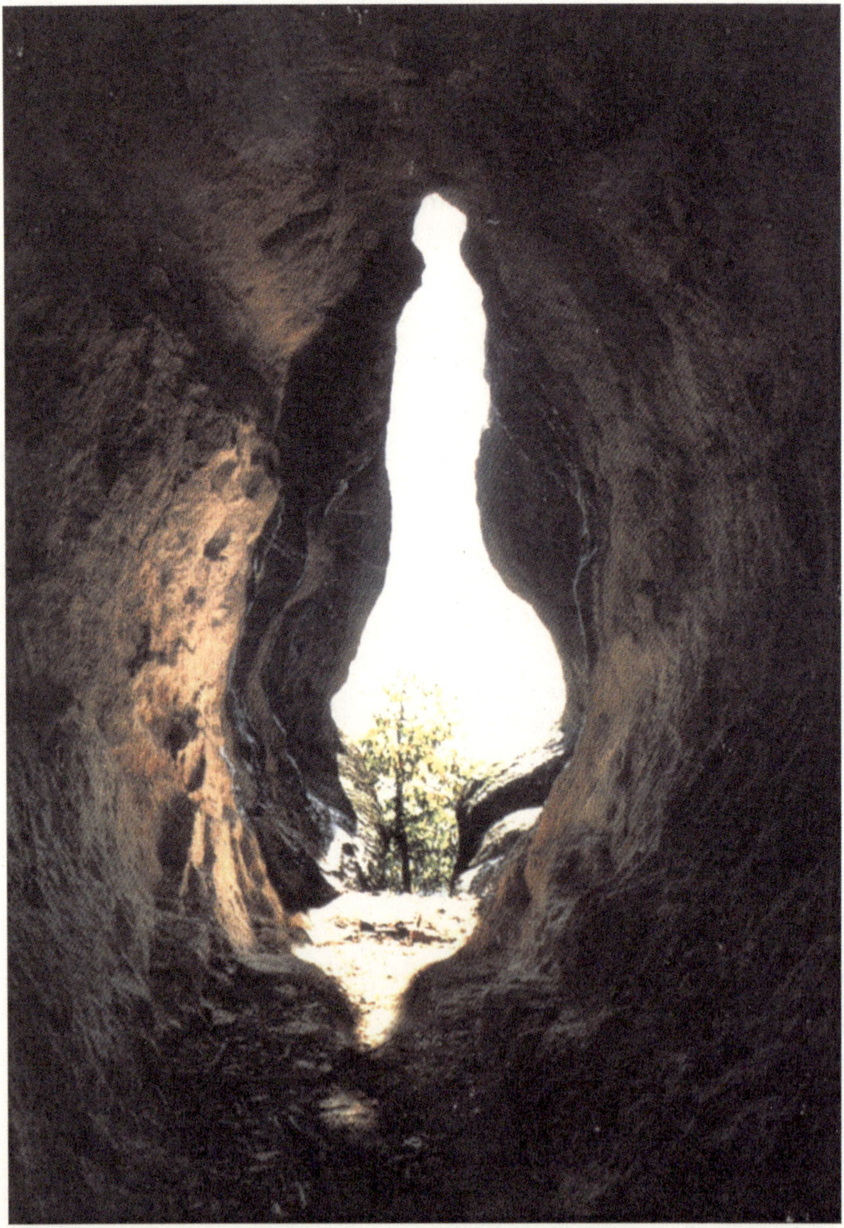

Höhlen-Schoß der Mutter Erde. Eingang einer Kulthöhle in Thrakien, hier waren die Ursprünge der Orphischen Mysterien von Tod und Wiedergeburt.

Prolog

„Unter tonnenschwerem Druck schiebt sich das massive Rohr in den weichen Waldboden, Zentimeter für Zentimeter, immer tiefer, durch Erde und Sand, Ton und Lehm. Zwanzig Meter hinunter in die Eingeweide der Erde dreht und schneidet sich das Rohrstück."

Was sich hier so eindeutig als Vergewaltigung der Erd-Mutter darstellt, ist auf einer anderen Betrachtungsebene lediglich die Beschreibung einer wichtigen Probebohrung für den Neubau eines internationalen Großforschungszentrums für Schwerionenforschung. „Die vorgesehene Baufläche ist vor allem Waldgebiet. Dieser Wald wird überwiegend – etwa acht Hektar – der Hightech-Forschung weichen müssen", heißt es weiter im Pressebericht.(1)

Tatsächlich aber hat der tonnenschwere Druck einer phallischen Supermaschine(2), einer alles durchdringenden patriarchalen Supermacht, die gesamtgesellschaftlichen Ordnungen der westlichen Industrienationen überwältigt: als Staatsmacht, Wirtschaftsmacht, Kriegsmacht, als Macht der Technik, Macht der Medien, Macht des rationalen Denkens und Macht der rationalistischen Wissenschaften, Macht der Kirchen und der Vater-Religionen sowie als Macht der gesellschaftlichen Apparate von Bürokratien und Bildungsinstitutionen beherrscht diese Supermaschine auch alle ‚übrigen' Nationen und die gesamte Welt. Dieser Supermacht ist es bereits möglich, mit einem erdumspannenden Satellitensystem die gesamte Erde punktgenau zu kontrollieren – während es ihr anscheinend technisch nicht möglich ist, Erdbebenopfer im Himalaja ausreichend mit Nahrung und Kleidung zu versorgen.

Unsere gesamten sozialen und persönlichen Lebensbereiche sind bereits in der Gewalt dieser Macht. Ob uns das behagt oder nicht, ob es zu unserem politischen und spirituellen Weltbild passt oder nicht, wir sind zwangsläufig Teil dieses Systems, dieser phallischen Maschinerie. Bis hinein in die intimsten Bereiche unseres Lebens funktionieren wir, mehr oder weniger gut und mehr oder weniger freiwillig, als kleine Rädchen im Getriebe.

Diese Supermaschine ist nicht – wie wir annehmen könnten – von heute und auch nicht von gestern, sie ist nicht nur Produkt des Industriezeitalters. Ihre allmähliche Entstehung ist mehr als dreitausend Jahre alt. Zentimeter für Zentimeter hat sich ihr massives Rohr in den weichen Waldboden des Weiblichen geschoben: Mit der schrittweisen Überwältigung und Zerstörung der alten Mutterkulturen hatte die Vergewaltigung des Lebens auf der Erde begonnen.

Alles deutet darauf hin, dass dieser Prozess der patriarchalen Selbstzerstörung sich gerade beschleunigt, auf einen Höhepunkt und damit auf sein Ende zusteuert. Wie aber wird dieses Ende aussehen?

An mahnenden Stimmen – nicht nur von öko-feministischer Seite – hat es in den vergangenen Jahrzehnten nicht gefehlt. Hier nun einige bekannte Männerstimmen (kursiv G.C.):

Der Tiefenpsychologe Erich Neumann(3) hatte bereits in den 50er Jahren erkannt, *„dass die Gefährdung der heutigen Menschheit zu einem Teil gerade auf der einseitig-patriarchalen Bewusstseinsentwicklung des männlichen Geistes beruht, welcher nicht mehr durch die ‚matriarchale' Welt der Psyche im Ausgleich gehalten wird.* (...) Die abendländische Menschheit muss notwendigerweise zu einer Synthese gelangen, in welcher die – in ihrer Isolierung ebenfalls einseitige – weibliche Welt fruchtbar mit einbezogen wird. Erst dann kann die Entwicklung der psychischen Ganzheit des Einzelmenschen möglich werden, die dringend nötig ist, wenn der abendländische Mensch psychisch den Gefahren gewachsen sein soll, die sein Dasein von innen und außen bedrohen."

„Das Patriarchat, das mentale Ego, hat seine notwendige Zwischenfunktion erfüllt. Es wird sich jedoch buchstäblich als unser aller Tod erweisen, wenn sich die Zustände nicht bald grundlegend ändern", schrieb Ken Wilber 1981.(4) „Meine ganze Hoffnung geht in folgende Richtung: So wie das männliche Prinzip einst das Bewusstsein aus dem chthonischen Matriarchat errettet hat, könnte heute das weibliche helfen, das Bewusstsein aus dem Patriarchat zu erretten." – Zu Wilber ist allerdings anzumerken, dass er die beispiellose Gewalt dieser männlichen „Errettung" aus dem chthonischen (erdhaften) Matriarchat nicht benennt, dafür aber die angebliche Blutgier der Großen Mutter überdeutlich hervorhebt. – Nicht aber die Große Mutter forderte blutige Opfer, sondern die Angst vor der weiblichen Urkraft sollte mit blutigen Opfern besänftigt werden.

„Der männliche Logos steuert zum Tode", schrieb Rudolf Bahro 1987 in „Logik der Rettung"(5), einem kühnen Buch über die Grundlagen der ökologischen Krise. Zentral verantwortlich für die „patriarchale Selbstausrot-

tungslogik“ ist nach Bahro die „verlorene Balance zwischen Mann und Frau“ und die hieraus folgende Spaltung: „Mit Mann und Frau standen die Welt des Logos und der Götter hier, des Bios und des Eros dort, entzweit einander gegenüber.“ (...) „Die Menschheitsgeschichte ist bisher *tragischer* Aufstieg zur Bewusstheit. Die Tragik hängt mit der Verfassung des Mannes zusammen und mit seiner geistigen Einsamkeit, mit dem Mangel der Gefährtin. (...) Eines steht fest: Der weitere Aufstieg zur Bewusstheit muss tödlich ausgehen, wenn der männliche Logos dominierend bleibt. Es muss die Führung wechseln, aber bestimmt nicht willkürlich ‚matristisch'. Es muss sich in beiden Geschlechtern Sophia entfalten.“

Noch spricht Hoffnung aus diesen warnenden Stimmen: Hoffnung auf Wandlung des menschlichen Bewusstseins, Hoffnung auf einen vielleicht noch möglichen freiwilligen Ausstieg aus der patriarchalen Zerstörungsmaschinerie, Hoffnung auf eine Balance von Weiblichkeit und Männlichkeit.

Nun allerdings, einige Jahrzehnte später, sieht es fast so aus, als ob Wandlung nur noch über den Umweg menschlichen Leidens gelingen könnte. Dennoch bleibt die Not-Wendigkeit zur Integration Weiblichen Bewusstseins bedeutungsvoll, denn Weibliches Bewusstsein ist diejenige schöpferische Kraft, welche Spaltung und Tod überwindet. Weibliches Bewusstsein ist Wandlungs-Kraft von Leben-Tod-Leben. So lautet ein alter Segensspruch aus der weiblich-spirituellen Tradition:

Ein guter Anfang
ein gutes Ende
Licht und Dunkel
Weiblich und Männlich
Tod und Leben
Gesegnet sei es!

Weiblich und Männlich, Yin und Yang, sind die primären schöpferischen Ur-Polaritäten der Göttlichen Einheit – des Universellen Bewusstseins. Energetisch durchdringen sie sich permanent wechselseitig in unaufhörlichem rhythmischem Pulsieren und sind Gestalt gebend für die Entwicklungsprozesse auf der Erde. Zeugend und empfangend halten sie den kollektiven Schöpfungsprozess in Gang. Als weibliche und männliche Urkräfte gestalten sie unser persönliches Leben sowie das gesamte Leben auf der Erde.

Diese polaren schöpferischen Mächte existieren von Anbeginn, zum Beispiel als Dunkel und Licht, Erde und Himmel, Nacht und Tag, Mond und Sonne, Frau und Mann *jenseits aller Bewertungen.* Wir können sie auch als das weibliche und männliche Antlitz des Göttlichen bezeichnen.

Als Ur-Bilder der menschlichen Seele – als Archetypen – sind sie Aspekte des ganzheitlichen Selbst. Sie existieren in Frauen und Männern gleichermaßen in ihrer dualen Einheit von Weiblich und Männlich, das heißt, sie existieren immer als ein inneres weiblich-männliches Paar. Schon tausende Jahre vor der Jungschen Tiefenpsychologie waren diese seelischen Urkräfte bekannt; sie wurden Anima und Animus genannt, abgeleitet vom griechischen anemos = Seele, Wind, Hauch des Göttlichen.

Aus dem wechselseitigen Durchdringungsprozess von Anima und Animus, aus ihrer Vereinigung, wird Neues, ein Drittes, geboren; Schöpfungsprozesse kommen in Gang. In den alten Einweihungs-Mysterien war es das „Göttliche Kind", das aus dem „Hieros Gamos", der Heiligen Hochzeit als der Vereinigung der Gegensätze, geboren wurde.

Ist der schöpferische Austausch von Weiblich und Männlich im Gleichgewicht, in Harmonie, dann ist die Welt – die materielle Welt genauso wie die energetische und die psychische Welt – in Ordnung, in „Göttlicher Ordnung". Das Leben ist gesegnet mit Wachstum, Freude und Fülle.

Zur Zeit aber sind die weiblichen und männlichen Gestaltungskräfte auf Erden in großem Ungleichgewicht:

Weiblichkeit ist – aufgrund einer dreitausendjährigen Entwertung, Dämonisierung und Verfolgung – sich selbst entfremdet und existiert weitgehend nur im Verborgenen oder als weibliche Schatten-Kraft. Weibliches Bewusstsein, als innere Weiblichkeit, ist überwältigt vom patriarchalen Bewusstsein, welches Männer *und* Frauen dominiert.

Männlichkeit dagegen expandiert destruktiv, ist nicht mehr im Weiblichen gehalten, so wie der Lingam in der Yoni gehalten ist, einem hinduistischen Symbol weiblich-männlicher Ganzheit. Zerstörerische Männlichkeit beherrscht die Welt und ist dabei, die Erdmutter mit all ihren Wesen zu vernichten: „Männer denken gar nicht an das Leben, sie wollen nur die Natur und den Feind bezwingen. Was immer es koste", sagte eine Moskauerin im Mai 1986 nach der Katastrophe von Tschernobyl.[(6)]

„Machet Euch die Erde untertan", spricht der biblische Vater-Gott noch immer. Folglich hat ein gnadenlos ausbeuterischer Herr-schaftswille sich der Naturreiche bemächtigt. Sein Machthunger ist grenzenlos und die Auswirkungen des patriarchalen Untertan-Verhältnisses zur Erde sind katastrophal: Die rasante Zunahme von Naturkatastrophen in einem bisher unvorstellbaren Ausmaß verdeutlicht dies eindrucksvoll. Erschüttert und hilflos angesichts von Gewalt und Zerstörung sitzen wir nun – wie einstmals die Ur-Mutter Demeter – auf dem „Stein ohne Lachen".

Frauen stehen nun keineswegs außerhalb der patriarchalen Selbstzerstörungs-Logik: Frauen sind Teil dieses Systems, sind Verbündete, offene oder heimliche Komplizinnen des Patriarchats und auch noch der übelsten Patriarchen.

Es sind nicht *nur* Männer, welche das Leben auf der Erde zerstören. Einseitige männliche Logik, patriarchales Bewusstsein in Männern *und* Frauen ist verantwortlich für die Anhäufung von Massenvernichtungswaffen, für Krieg und Zerstörung. Was uns allen gemeinsam fehlt, ist *innere Weiblichkeit*, ist Weibliches Bewusstsein in Männern *und* Frauen.

Die Zeiten des einst so notwendigen Anklage-Feminismus sind zu Ende: Wir Frauen können die Verantwortung nicht länger an die Männer-Welt und ihren rachsüchtig strafenden Vater-Gott abgeben. Als Frauen und Mütter sind *wir* die ur-eigentlichen Hüterinnen des Heiligen Schreins, welcher die gesamte Schöpfung ist. Wir Frauen haben Verantwortung für das Leben auf der Erde!

Patriarchale Männlichkeit und patriarchale Weiblichkeit, beide Prinzipien sind un-heil und bedürfen der Heilung. Heilung im Sinne von Ganzwerdung aber beginnt mit Selbst-Erkenntnis, daher beginne ich als Frau zunächst mit der Heilung verletzter Weiblichkeit:

Das Unheil der patriarchalen Frau hat seinen Ursprung im Verlust der frühen weiblichen Ordnungen des Lebens. Der alten Mutter-Göttin beraubt und von einem eifernden Vater-Gott dämonisiert, sind Frauen körperlich, emotional, geistig und spirituell heimatlos, sind sie wirklich Mutter-Seelen-allein. Ohne liebevolle Spiegelung in einem mütterlichen Gottesbild aber, ohne Kontakt zu den weiblichen Wurzeln des Lebens, sind sie geschwächt und sich selbst fremd geworden. Im Prozess dieser zunehmenden Selbstentfremdung haben Frauen ihre weibliche Urkraft und schöpferische Macht verloren.

Heilung von Weiblichkeit braucht daher Rückbindung an den weiblich-göttlichen Ursprung und das Erinnern der verborgenen weiblichen Kraft.

In der alten spirituellen Tradition der Großen Göttin liegt wirkungsvolle Heilkraft, die wieder entdeckt und integriert werden will: Denn als Große Lebensmutter ist die Göttin das „Große Runde“, in welchem alles in Einheit gehalten ist. Sie ist das Netz des Lebens. In ihr ist Achtung und Liebe für alle Wesen der Schöpfung.

Im Weiblichen Bewusstsein, als Kraft der Fülle, des Bewahrens und des Mitfühlens – in Frauen und in Männern – liegt heilsame Schöpfungsmacht. Damit das weibliche Prinzip die not-wendige erneuernde Funktion erfüllen und sich in einem zweiten Schritt mit dem männlichen Prinzip verbinden kann, will es zunächst wieder in seiner Bedeutung und Wertigkeit erkannt, will geheilt und ermächtigt werden. Dies aber ist Aufgabe von uns Frauen selbst, denn wir sind die Verkörperung des Weiblichen.

Wir Frauen haben uns selbst
zu *erkennen*,
zu *heilen*,
zu *ermächtigen*.

Hiervon handelt dieses Buch. Mein Anliegen ist die Wiederentdeckung der weiblichen Urkraft.

Teil I

Mutter-Heilung

Das Erdendasein ist zu Ende,
wenn wir alle – Weib UND Mann –
Große Mütter geworden sind.

Judith Jannberg

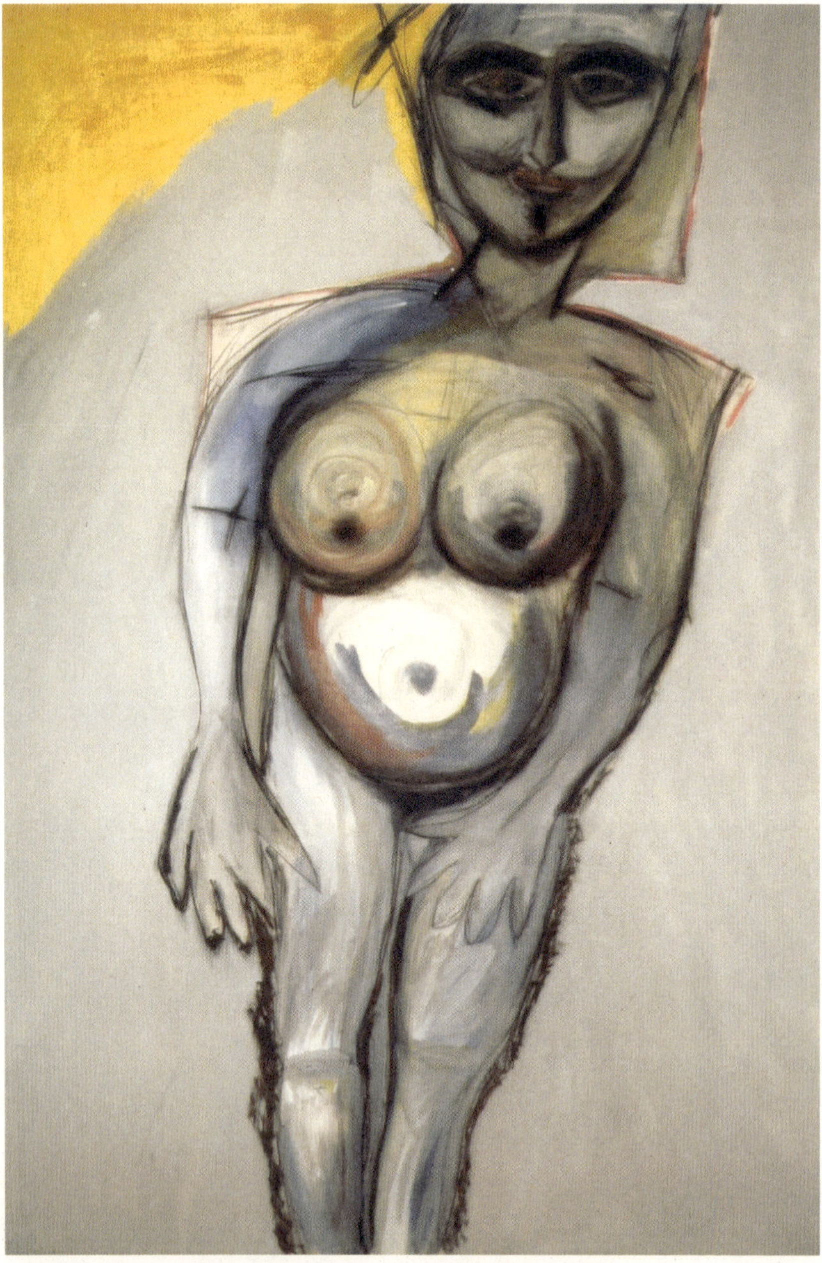

„Die Göttin" als Große Lebensmutter. Alexandra Besserer, 1999

1. Die Mutter als Große Lebensmutter

O Mutter! Urgrund und Mutter der Welt!
Du bist das eine, ursprüngliche Wesen,
die Mutter unzähliger Geschöpfe,
Schöpferin der Götter.
O Mutter, indem ich dir zu Ehren singe,
läutere ich meine Sprache! (1)

Seinsgrund allen Wandels,
aller Manifestation und Zerstörung,
das gesamte Universum
ruht auf Ihr,
entsteht aus Ihr,
verschmilzt in Ihr.
Von Ihr stammen die Elemente und Qualitäten,
aus denen die sichtbare Welt zusammengesetzt ist.
Sie ist sowohl Mutter als auch Grab.
Die Götter selbst sind bloß Gebilde
aus ihrer Mutterschaft, die beides ist:
Bewusstsein und Glückseligkeit. (2)

Das Gefäß des Lebens

Am Anfang ist die Mutter. Als Große Mutter steht sie am Beginn allen Lebens. Von ihr und aus ihr kommen alle Einzelwesen und die Gesamtheit der Schöpfung. Die ältesten Mythen, die weiblichen Schöpfungsmythen, sowie die altsteinzeitlichen Höhlenkulte – die ich als die frühesten Muttermysterien bezeichne – sprechen von diesem alten Wissen um das Primat des Mütterlichen:

„Am Anfang war Eurynome, die Göttin aller Dinge. Nackt erhob sie sich aus dem Chaos …", so berichtet uns der vorhellenische, pelasgische Schöpfungsmythos. Auch in der späteren hellenischen Version steht am Anfang die mütterliche Schöpfungsmacht: „Am Anfang aller Dinge tauchte Mutter Erde aus dem Chaos und gebar im Schlafe ihren Sohn Uranos. Er blickte von den Bergen liebevoll auf sie herab und sprühte fruchtbaren Regen über die geheimen Öffnungen ihres Leibes. Da gebar sie das Gras, die Blumen und die Bäume und auch die Tiere und Vögel, die dazu gehörten."(3)

Mütter sind in ihrer Mütterlichkeit menschliches Abbild dieser schöpferischen Ur-Mutter, der Mutter des Himmels und der Erde: „Das Kind erfährt an seiner Mutter zunächst den Archetyp der Großen Mutter, die Wirklichkeit eines allmächtigen numinosen Weiblichen, von dem es in allem und jedem abhängt, nicht aber die objektive Wirklichkeit seiner persönlichen Mutter", schrieb Erich Neumann.(4)

Mütter verkörpern den primären Archetyp der Großen Mutter. Wie die kosmische Mutter, so ist auch die irdische Mutter ein Gefäß, in welchem Leben gehalten ist und aus dem *heraus* Leben geboren wird: Neun Monate lang trägt, hält und schützt sie ihr Kind in ihrem Höhlenschoß. Im Urprinzip der Großen Lebensmutter sind irdische Mutter und kosmische Mutter eins. Hier sind Mutter, Mutter-Erde und Große Mutter *eine einzige universelle weibliche Urkraft.* Ihr Symbol ist das *Gefäß.*

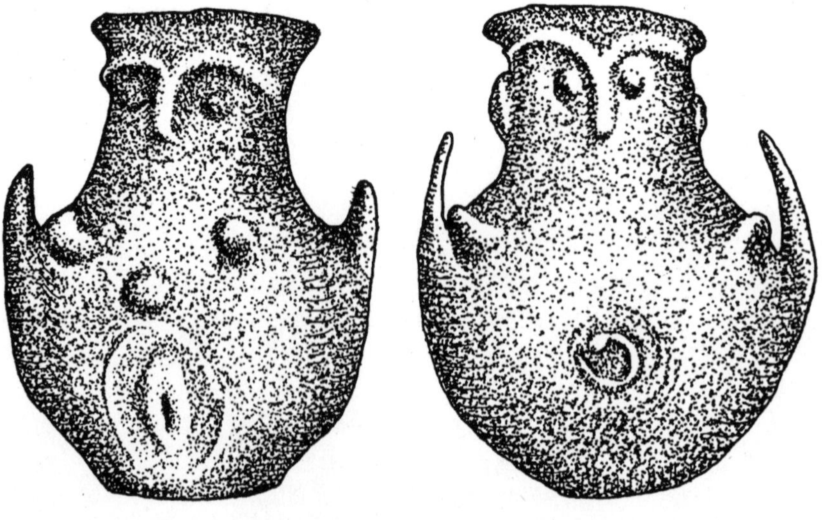

Das Gefäß des Lebens. Lemnos und Troia, 3000-2500 v. Chr.

Das Gefäß ist nach Erich Neumann[5] „Kernsymbol des Weiblichen“: „Die Frau als Körpergefäß ist der natürliche Ausdruck der Erfahrung, dass das Weibliche das Kind in sich trägt, und dass der Mann im Sexualakt ‚in‘ sie ‚eingeht‘.“ (…) „Das Weibliche ist ursprünglich für sich selber ebenso wie für das Männliche das ‚Lebensgefäß an sich‘, in dem sich das Leben bildet, und das alles Lebendige aus sich heraus und in die Welt hinein gebiert und entlässt.“

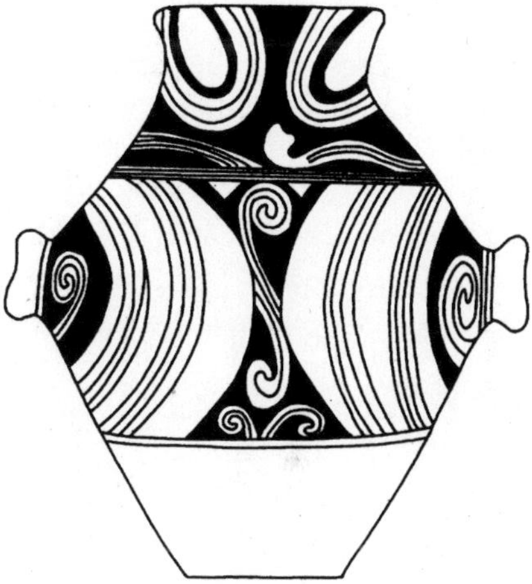

Gefäß mit Brüsten. Cucuteni-Kultur, Rumänien, um 4000 v. Chr.

„Die symbolische Grundgleichung Weib = Körper = Gefäß“ entspricht nach Neumann „der vielleicht elementarsten Grunderfahrung der Menschheit vom Weiblichen, in der das Weibliche sich selber erlebt, in der es aber auch vom Männlichen erlebt wird.“ Diese Grundgleichung erweitert er zu einer „symbolischen Universalformel der menschlichen Frühzeit, die lautet: Weib = Körper = Gefäß = Welt.“

Auf einer frühen Ebene menschlichen Bewusstseins ist, nach Neumann, das Mütterliche zunächst „das Große Runde“ und differenziert sich später in „das Große Weibliche“. Im „Großen Runden“ als dem Gefäß des Lebens ist alles gehalten und aus ihm heraus wird alles geboren.

Auch für die Archäomythologin Marija Gimbutas[6] ist die Große Mutter das „Lebensgefäß an sich“. Gimbutas’ umfassende Erforschung der Symbole und Zeichen neolithischer Funde des Alten Europa belegen dieses weibliche Lebensgefäß als ein universelles Symbol: Tongefäße in weiblichen Körperformen finden sich in allen Phasen des Neolithikums, der Kupfer- und der Bronzezeit. Diese Gefäße, ob Schale, Topf, Krug, Vase oder Tasse sind rund, bauchig und häufig mit Brüsten oder Brustwarzen verziert. Der Ausguss von Krügen ist als Kopf, manchmal als Kopf einer Vogel-Göttin, gestaltet. Aus diesem Gefäß des Weiblichen ergießt sich Leben in Fülle.

Auch das Vogel-Ei ist ein solches Gefäß des Lebens. Die pelasgische Ur-Mutter „Eurynome, die Göttin aller Dinge“ nahm die Gestalt einer Taube an und legte ein kosmisches Ei. „Aus ihm fielen all die Dinge, die da sind:

Sonne, Mond, Planeten, Sterne, die Erde mit ihren Bergen und Flüssen, ihren Bäumen, Kräutern und lebenden Wesen.“[7]

Anna-Maria, eine Frau, die ich therapeutisch begleitete, erlebte in einer Tiefenerfahrung sich selbst als dieses große Gefäß des Lebens. Sie erfährt körperlich und seelisch, wie ihr Bauchraum sich öffnet und weit wird und schließlich dieses Gefäß bildet, in dem alles, auch alles Leid und alle Gewalt, in Liebe gehalten ist. Sie schreibt dazu:

> Mein Bauch öffnet sich in wunderbarer Weise, ich fühle, wie die heftigsten Schmerzen aus der Vergangenheit sich ausfalten und zu einem riesigen Gefäß werden, in dem alles gehalten ist. (...) Alles vergangene Leid bindet keine Kraft mehr, sondern öffnet sich leicht und weit und bildet das Große Gefäß, zu dem ich immer mehr werde. (...) Der Bauchraum wird größer und größer, es kommen und gehen immer mehr Menschen aus ihm heraus: aus früheren Zeiten, aus heutiger Zeit, unbekannte und doch von innen verstandene (...).
>
> Es entsteht ein Ort und eine Landschaft in meinem Bauch: beide, der Ort und die Landschaft gehören seit langem zu mir, und beide wollen aufgesucht werden als Orte dieser Erde. Die Landschaft ist eine Wüste, reine Sandwüste, nichts als Sand, Wind und Himmel. Ich stehe dort mit ausgebreiteten Armen, spüre den Wind auf meiner Haut, die Füße versinken immer mehr im Sand, bis ich die Weite ganz in mich aufgenommen habe und mich dem Sand hingebe, Sand, Sand, feiner gelber Sand, Wind, Himmel, Unendlichkeit. –
>
> Ich spüre, dass ich in meinem Frausein leichter, natürlicher Halt finde als ein Mann, weil wir Frauen in unserem Leib Leben empfangen, uns weiten, bis es ausgetragen ist, und es wieder hergeben.
>
> Anna-Maria, 2002

Empfangen, Weiten, Austragen und Hergeben – dies ist das Mysterium des Großen Weiblichen, das Grundmuster weiblicher Schöpfungsmacht. Es ist die weibliche Ordnung des Lebens. Alle lebendigen Prozesse entfalten sich nach diesem zyklischen Muster, alle *materiellen*, alle *emotionalen* und alle *geistigen* Prozesse im Großen wie im Kleinen:

In der materiellen Nahrungsaufnahme weitet sich der Bauch, wir verdauen und geben wieder her. Und das, was bleibt, ist eingebunden in körperliche Wandlungsprozesse, die wir Stoffwechsel nennen. Nur das, was sich diesem zyklischen Geschehen widersetzt, was sich staut, einlagert und verhärtet, das macht Probleme.

Gefühle, auch die schwierigen, nehmen wir an, sie weiten unser Bewusstsein, wir halten sie solange in uns, bis sie durch-gefühlt, gewandelt und transformiert sind. Diejenigen Gefühle aber, die wir nicht annehmen und austragen, sie gehen in den Schatten, sie stauen und verhärten sich und verursachen schließlich psychische oder körperliche Beschwerden.

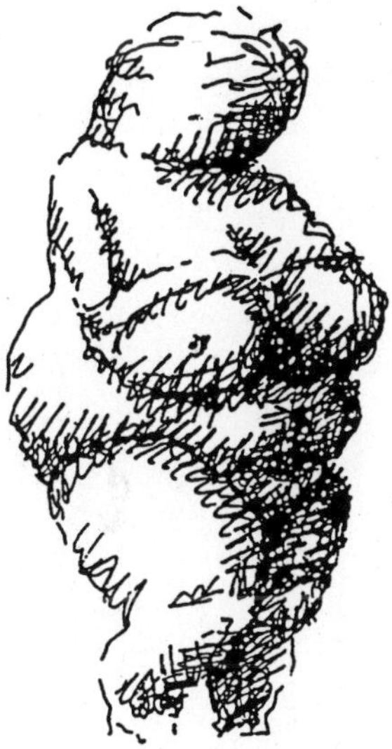

Die Große Lebensmutter. Göttin von Willendorf, um 30.000 v. Chr., Zeichnung, Nicola Croissier, 1989

Geistige Impulse und Ideen empfangen wir, sie erfüllen uns, machen uns weiter und beweglicher, wir „gehen schwanger“ mit ihnen, „brüten“ sie aus, schreiben sie nieder, wir teilen sie mit und geben sie damit her. Auch hier im Geistigen ist das, was wir nicht in den Kreislauf des Lebens geben, was wir für uns behalten, schädlich. Es belastet, macht kopf-lastig, eng-stirnig und starr-sinnig.

Empfangen, Weiten, Austragen und wieder Hergeben ist das essentielle Lebensmuster, ist der Grundrhythmus des Lebens: Wir empfangen das Geschenk des Lebens, dehnen uns in das Leben hinein aus, tragen die Last des Lebens und geben es im Sterben wieder her.

Dieses Muster bestimmt den Kreis des Lebens aller Wesen. Es ist der Kreislauf von Geburt und Tod, der Kreis der Wandlung, die natürliche Ordnung und das Kosmische Prinzip. Letztendlich ist es das Ein-Atmen und Aus-Atmen Gottes/der Göttin:

Einatmen und Ausatmen; Welten entstehen, dehnen sich aus und vergehen wieder. Sonnenaufgang, Höchststand und Untergang; die Jahreszeiten entfalten sich durch Frühling, Sommer, Herbst und Winter: Säen und Empfangen im Frühjahr, Ausdehnung von Wachstum und Fruchtbarkeit im Sommer, Verschenken der Fülle im Herbst, Rückzug und Sterben im Winter. Der Rhythmus alles Lebendigen, der Tanz des Lebens im Irdischen wie im Himmlischen, im Mikrokosmos wie im Makrokosmos ist: Empfangen, Weiten, Austragen und Hergeben. Das Universum ist eine Große Mutter!

In diesem zyklischen Grundmuster des Mütterlichen liegt der Schlüssel zum Leben, zum Heil oder Un-Heil: Alles was in Liebe empfangen und angenommen wird, was uns weiter und runder werden lässt, was wir in Dankbarkeit halten und liebend austragen, um es schließlich wieder herzugeben, großzügig zu verschenken am Geburts-Tag des Lebens, das bringt Heil.

Alles was wir in Undank nehmen, was wir anderen Wesen oder der Erde weg-nehmen, was wir raffen, in Angst und Enge festhalten, ansammeln und anstauen, das behindert den Fluss des Lebens und bringt Unheil: Patriarchale Ökonomie, gleich welcher politischen Prägung, hat noch nicht begriffen, dass auch wirtschaftliches Wachstum zyklisch und wirtschaftlicher Auf- und Abschwung Teil einer natürlichen Ordnung ist. Nach dieser Ordnung, nach diesem Naturgesetz, gilt es zu leben, damit Heilung sich entfalten und Leben auf der Erde gedeihen kann.

Das „Heilige Gesetz" als ein Leben in der natürlichen Ordnung von „Mutter Erde" und „Vater Himmel" stand im Zentrum der Lehre und Praxis der Essener, einer spirituellen jüdischen HeilerInnen-Gemeinschaft, der auch Jesus angehört haben soll. In einem ihrer Gebete heißt es(8):

Du, oh Heiliges Gesetz,
bist der Lebensbaum.
Du stehst inmitten
des Meeres der Ewigkeit
und wirst genannt
der Baum des Heilens.

Eine einzigartige Lebenskraft durchzieht diesen zyklischen Prozess von Empfangen, Weiten, Halten, Austragen und Loslassen: Es ist *die Kraft der mütterlichen Liebe*. Liebeskraft ist die schöpferische Macht der Großen Lebensmutter und sie existiert in jedem ihrer menschlichen und nicht-menschlichen Geschöpfe. Allein aus unbändiger Liebe zum Leben lassen die Wesen sich ein auf diesen – auch beschwerlichen – Lebenstanz.

Umfassende Liebe, zusammen mit archaischer Macht und natürlicher Würde, ist der ursprüngliche mütterliche Seins-Zustand. In ihm ist die irdische Mutter Abbild der Großen Mutter mit dem Göttlichen Kind an der Brust, wie es aus frühen spirituellen Traditionen überliefert ist. Von seiner Mutter angenommen, angesehen und geliebt zu sein, ist für das Kind göttliche Erfahrung. In liebevoller Spiegelung durch die Mutter, in ihrer Botschaft: „Kind, du bist wunderbar!“, erfährt das Kind die Qualität der Göttlichen Mutter in sich selbst, *im eigenen Selbst.*

Die Mutter, als Gefäß der Göttin, gibt so die göttliche Liebe weiter an ihre Töchter, Söhne, Enkel und an die Welt. Kürzlich war ich dabei, als meine Tochter ihr neugeborenes Kind im Arm hielt und stillte. Ich war tief berührt von ihrer mütterlichen Schönheit, Würde und Kraft. Das selig lächelnde Kindchen lag schmatzend an ihrer Brust und um beide, Mutter und Kind, war ein heiliger Raum, ein Raum der Liebe.

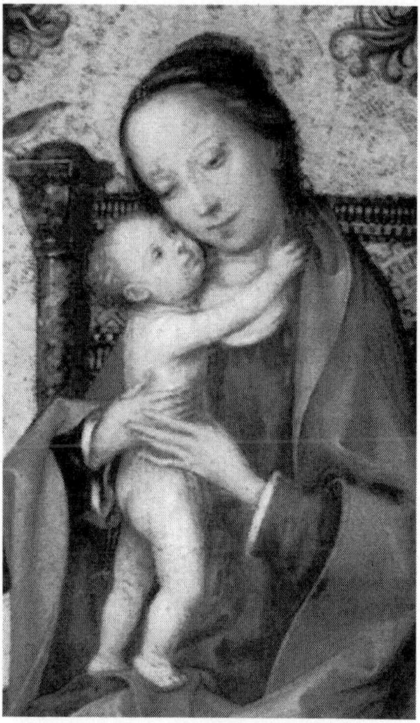

Mutter-Liebe. Maria mit dem Jesuskind, Hans Holbein d. Ä., 1502

Judith Jannberg[9] schreibt über Mutterliebe: „Das Urbild der Liebe ist die Mutterliebe. (…) Das Gebot der Mütter, ihr angeborener und von klein auf gepflegter Mutterinstinkt, der aufbaut, Schwaches stärkt und schützt, Kleinmütiges ermutigt, Ungestümes besänftigt und Missratenes ordnend zurechtweist, ist die eigentliche, die wahre, die reine Liebe. Muttermacht ist jene Liebesmacht, die ein Menschenkind in den Himmel zieht.“

In diesem Sinne ist Mutterliebe eine *Macht*, liebend und ordnend gleichzeitig. Sie ist ein Archetyp, ein Ur-Bild in Frauen *und* Männern. Über die Erfahrung dieser primären, urbildlichen Liebe schmeckt ein Kind die Göttliche Liebe und wird sinnbildlich „in den Himmel“ gezogen.

Meine eigenen frühen Erfahrungen mit meiner Mutter waren himmlisch, waren Himmel auf Erden: Sinnliche Lebenseindrücke von wärmender Sommersonne, Geruch von reifem Korn, frischem Brot und Malzkaffee, kühlem Flusswasser auf der Haut und Gehaltensein in ihren kräftigen Händen verbinden sich in mir mit Brust und Mama und Sättigung zu einem Geschmack von Süße, Frieden und unvergleichlichem Sommerglück.

Anfang Juli 1943 hatte sie mich geboren; meine Mutter war damals eine junge Bäuerin im Alter von 21 Jahren. Mein Vater war als Soldat in Gefangenschaft. Ich war mit ihr all-ein und so war ich ihr Ein-und-Alles. Bald nach meiner Geburt hat sie mich zur Ernte mit aufs Feld genommen. Hier, auf den Kornfeldern, hat sie mich an ihrer Brust gehalten und gestillt. In den Wassern des Lebens, der Lahn, hat sie mich gebadet und im Schatten der Garbenhäuschen hat sie mich zum Schlafen gelegt.

Das alte Land meiner inneren Mutter ist ein Land in dem „Milch und Honig" fließt, ein frühes Paradies auf Erden. Und „Mama" ist Demeter, die Göttliche Korn-Mutter in mir.

Auch Stanislav Grof spricht von einer inneren Einheit von irdischer Mutter und Göttlicher Mutter, wenn er sagt, dass ein Mensch mit der primären Erfahrung einer „guten Gebärmutter" einen leichteren Zugang zur Dimension des Spirituellen haben kann. Er wird sich eher geborgen und gehalten fühlen in einer göttlichen Kraft als andere Menschen (mündliche Mitteilung im Grof Transpersonal Training 1989).

Diese tragende mütterliche Kraft ist immer *göttlich*e Kraft. Denn im Erleben des Menschenkindes verschmilzt – wie oben bereits dargestellt – die frühe Erfahrung von *leiblicher Mutter*, von *Erden-Mutter* und *Göttlicher Mutter* zu einer inneren Einheit: der Erfahrung des Göttlich-Weiblichen im Selbst.

Wenn ich Frauen, welche in ihrer Kindheit auf die liebende Präsenz ihrer Mutter verzichten mussten, in einer therapeutischen Sitzung frage: „Was hat dich *getragen* in deinem Leben? Was *hält* dich jetzt, auch wenn du in großer Not bist?", dann ist die Antwort der meisten: „Die Natur".

Ja, Mutter-Natur, Mutter-Erde ist es, die uns trägt und hält. Sie ist die mütterliche Kraft, die uns nährt, auch im emotionalen und spirituellen Sinne. Gerade dort wo es keine biografische, liebende Nähr-Mutter gab und der Zugang zur spirituellen Nahrung einer inneren Göttlichen Mutter noch verschlossen ist, hier ist Mutter-Natur *die* Kraft, welche uns im Leben hält. Sie ist das Gefäß des Lebens. In diesem Sinne verstehe ich die Erden-Mutter auch als *Verbindung* zwischen biologischer Mutter und kosmischer Mutter.

Die mütterliche Erde, die Natur in ihrer einzigartigen, erhabenen Schönheit und ihrer großen Verletzlichkeit lehrt uns Barmherzigkeit und tiefes Mitgefühl. Es wird keine wirkliche spirituelle Befreiung geben können, ohne die liebende Achtung der Erde und *aller* ihrer Geschöpfe! Erst wenn wir fähig sind, den Schrei des Lebens in der Stummheit einer Nacktschnecke zu vernehmen, sind wir bereit, die Ebenen zu wechseln.

„Die Erde ist unsere Mutter, lasst uns sie bewahren!", singen Frauen damals und heute.

„Das Gefäß des Lebens erschaffen" – eine Anleitung

Die Grundlage der folgenden Übung beruht auf der Technik der „Energielenkung" von Julie Henderson[(10)]. Henderson hat Methoden und Techniken aus der Bioenergetik, der Eutonie, dem Tao Yoga, dem Tantra und anderen Traditionen zu einem eigenen Ansatz gebündelt und in einem reichen und praktischen „Arbeitsbuch der Energielenkung" veröffentlicht.

Aus dieser Grundtechnik der bewussten und willentlichen Energielenkung entwickelte ich die Übung „Das Gefäß des Lebens erschaffen". Diese energetische Übung kann helfen, die Fassung nicht zu verlieren, sondern sie zu halten. Ich setze sie gerne ein in Einzelsitzungen, wenn ein schwieriges Gefühl oder eine belastende Erfahrung nur schwer gehalten werden kann. Es geht hierbei um *Halten* und keinesfalls um *Aushalten*. Im Aushalten ist die Fassung bereits beschädigt, krampfhaft wird sich zusammengenommen, die Zähne zusammengebissen, die Energie festgehalten und dicht gemacht. Leben kann nun nicht mehr pulsieren. Aus-halten ist somit in Wirklichkeit Raus-halten und das Gegenteil von An-nehmen.

In Gruppenprozessen ist „Das Gefäß des Lebens erschaffen" unter anderem dann angebracht, wenn ein herausfordernder Einzelprozess – meist bei Themen von Sexualität und Gewalt – die TeilnehmerInnen so erschüttert hat, dass alle schweigen. Der Protagonistin werden keine anteilnehmenden Rückmeldungen gegeben, die Gruppenenergie ist regelrecht versteinert. Hier hilft diese Übung, die abgewehrten Gefühle in Liebe zu halten und einen mitfühlenden Ausdruck zu finden.

Aber genauso in freudiger Erregung, wenn wir unser Glück „kaum fassen können", kann es heilsam sein, ein Gefäß hierfür zu erschaffen. Nur wenige Menschen sind vermutlich weit genug, was ihr inneres Fassungsvermögen betrifft, um die energetische Ausdehnung von großer Freude und großer

Liebe halten zu können. In der ängstlichen Überzeugung, dass es ja nicht immer so bleiben kann – denn „den Vogel der morgens pfeift, den holt abends die Katz" – machen wir uns eng und verdichten große Lebensenergie. Wir blockieren die energetische Schwingung und unser Leben wird wieder farblos und leer wie bisher. Wir fühlen uns bald wieder „wie immer", nämlich unglücklich, auch wenn wir es so nicht benennen.

Wir kennen dieses Muster – großes Glück nicht lange fassen zu können – aus Erfahrungen mit großem Liebesglück. Häufig können wir diesen energetischen Zustand der Erweiterung nicht lange genug halten und austragen, so lange bis daraus etwas Neues in die Beziehung hineingeboren werden kann. Durch Provozierung von Streit beenden wir dann diesen für uns unerträglichen großartigen Zustand energetischer Erweiterung.

Energielenkung fördert hier die Fähigkeit, eine Grenze, eine Fassung zu erschaffen, in der das Lichte aber auch das Dunkle in Liebe gehalten ist. Wenn wir uns entscheiden, ein „Gefäß des Lebens" zu sein, dann weiten uns beglückende genauso wie schwierige Empfindungen und Gefühle, wir können sie halten, wir bewegen sie innerlich so lange, bis sie ausgetragen und reif sind, bis aus ihnen etwas Neues geboren wird. Dies ist heilsame Schöpfungsmacht.

Die Übung:

- Sitzen Sie aufrecht oder liegen Sie entspannt.
- Schließen Sie die Augen und gehen Sie mit Ihrer Wahrnehmung nach innen.
- Atmen Sie etwas tiefer als gewöhnlich und lassen Sie den Aus-Atem schwingen und tönen.
- Spüren Sie oder schauen Sie nun Ihren Energiekörper, wie er den stofflichen Körper durchdringt und etwas über ihn hinausgeht.
- Wie fühlt er sich an? Wie sieht er aus? In welcher Farbe schwingt er?
- Verstärken Sie nun Ihren Energiekörper mit Ihrem lebendigen Atem, stellen Sie sich dies vielleicht wie einen Luftballon vor, den Sie aufblasen.
- Schauen Sie diesen Vorgang innerlich, spüren oder fühlen, riechen oder schmecken Sie die Kräftigung Ihres Energiekörpers.
- Atmen Sie nun weiter in den Energiekörper hinein und lassen Sie ihn weiter und weiter werden. Mit jedem Atemzug dehnen Sie ihn langsam aus auf 20 cm, 50 cm, auf einen Meter, zwei Meter, drei Meter.

- Finden Sie nun eine Grenze innerhalb des Raumes, in dem Sie sich befinden, und dehnen Sie den Energiekörper bis an diese Grenze aus, halten Sie die Energie hier, ohne die Luft anzuhalten.

Es kann sinnvoll sein, sich vorher im Raum umzublicken, um den Raum in seiner Ausdehnung erfasst zu haben.

- Atmen Sie bewusst tief ein und aus und halten Sie die Energie in der Ausdehnung.
- Wie fühlt Ihr geweiteter Energiekörper sich nun an? Wie sieht er aus? In welcher Farbe schwingt er?
- Wie spüren Sie nun in der Ausdehnung Ihren stofflichen Körper? Welche Körperempfindungen und Impulse können Sie wahrnehmen?
- Wie fühlen Sie sich nun? Achten Sie jede Emotion und jede Körperempfindung und lassen Sie sie einfach sein.
- Nehmen Sie nun die Ausdehnung langsam zurück, ziehen Sie die Energie ein, vielleicht auf 20, 30, oder 50 cm, so wie es sich für Sie stimmig anfühlt.
- Halten Sie nun die Energie in der Begrenzung, atmend und fühlend.
- Wiederholen Sie nun den Vorgang der energetischen Ausdehnung und der energetischen Begrenzung und Verdichtung eine ganze Weile, solange Sie möchten.

Wenn Sie nun auf diese Weise geübt sind, Ihre Energien bewusst zu lenken, auszudehnen und dann wieder zusammenzuziehen und zu verdichten, sind Sie in der Lage, das energetische „Gefäß des Lebens" zu erschaffen:

- Atmen Sie hierfür Ihren Energiekörper in eine mittlere Ausdehnung von vielleicht 50 bis 70 cm, so dass Sie die Energie hier gut und mühelos halten können.
- Spüren Sie nun „die Fassung", die Grenzen Ihres Energiegefäßes eiförmig um Ihren stofflichen Körper.
- Generell sollte dieses Gefäß nach oben geöffnet sein, lediglich bei der Neigung, nach oben energetisch auszutreten, abzuheben, bleibt das Gefäß nach oben geschlossen, aber immer noch durchlässig.
- Verstärken Sie nun mit den Händen – Hände sind die stärksten Energieträger – die Fassung Ihres Gefäßes, indem Sie mit den Händen die Gren-

zen entlangfahren. Formen Sie mit einer ausladenden, runden und bauchigen Bewegung mit Armen und Händen Ihr Gefäß. Wiederholen Sie dies so lange, bis es gut und dicht ist, vor allem auch unten um die Beine und die Füße herum.

- Sie sind die Schöpferin, der Schöpfer, Sie formen, Sie erschaffen Ihr „Gefäß des Lebens". Tun Sie dies in einer Haltung von Achtung und Liebe zu sich selbst.
- Freuen Sie sich an Ihrem „Gefäß des Lebens". Schauen Sie es an, spüren Sie es: Wie sieht es aus? In welcher Farbe schwingt es? Vielleicht möchten Sie es einfärben in Ihrer Heilungsfarbe, einer heilsamen Schwingung? Tun Sie dies mit ihrem lebendigen Atem.
- Spüren und fühlen Sie nun: *Ich bin dieses „Gefäß des Lebens".*
- Danken Sie Ihrer inneren Weisheit, der inneren Heilerin, dem inneren Heiler für dieses Geschenk.

In dieses Gefäß geben wir alles, was angenommen, gehalten, ausgetragen und wieder hergegeben werden will, die schwierigen Erfahrungen und Gefühle und genauso die überaus beglückenden. Es ist der „Kessel" der Großen Lebensmutter, sein Inhalt wird so lange durchgekocht, bis er gar ist. Das heißt konkret: Wir nehmen die Gefühle und Bilder über Vorstellungskraft, Visualisierung und verstärkte Atmung in diesen inneren Hexen-Kessel hinein – der Hexen-Kessel ist das Gefäß heilsamer Wandlung – und halten sie hier. Wir bewegen diese Themen sanft in uns, spüren und fühlen sie bereitwillig durch. Als leibhaftiges „Gefäß der Göttin" tragen wir sie solange aus, bis sie reif sind und ins Leben geboren werden.

Die Mutter ist vor dem Sohn

Isis, Mutter .... Sohn Osiris
Maria, Mutter .... Sohn Jesus
Ischtar, Mutter .... Sohn Sinn
Inanna, Mutter .... Sohn Tammuz
Astarte, Mutter .... Sohn Baal
Isis, Mutter .... Sohn Horus
Kybele, Mutter .... Sohn Horus
Anahita, Mutter .... Sohn Mithra
Aphrodite, Mutter .... Sohn Adonis
Vesta, Mutter .... Sohn Pallas
Parashakti, Mutter .... Sohn Shiva
Hera, Mutter .... Sohn Zagreus
Selene, Mutter .... Sohn Pan [11]

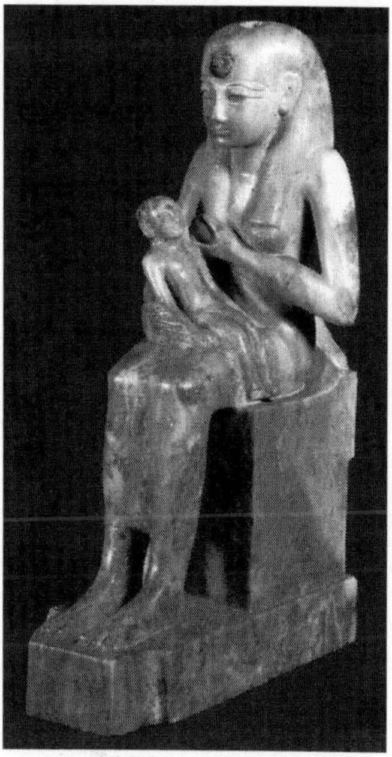

Die Mutter ist vor dem Sohn.
Isis stillt Horus, ägyptisch, 4. Jh. v. Chr.

„Am Anfang aller Dinge tauchte Mutter Erde aus dem Chaos und gebar im Schlafe ihren Sohn Uranos", heißt es im hellenischen Schöpfungsmythos[12]. Die Mutter ist vor dem Sohn. Sie ist die Erste, der Sohn ist der Zweite. „Die Mutter ist früher als der Sohn", sagte bereits Johann Jakob Bachofen in „Das Mutterrecht"[13].

Damit ist der Sohn der Mutter nachgeordnet, was zunächst lediglich heißt, dass er in der biologischen Ordnung nach ihr kommt. Und weiter sagte Bachofen[14] (das war 1861 bei Erscheinen seines Werkes „eine vollständige Revolution", war die „radikale Umkehrung des herrschenden Gesellschaftsverständnisses und des patriarchalischen Vorurteils"): „Das Weibliche steht an der Spitze, die männliche Gestaltung der Kraft tritt erst nach jener, in zweiter Linie, hervor. Das Weib ist das Gegebene, der Mann wird. Von Anfang an ist die Erde der mütterliche Grundstoff. Aus ihrem Mutterschoße geht alsdann die sichtbare Schöpfung hervor, und erst in dieser zeigt sich ein doppelt getrenntes Geschlecht; erst in ihr tritt die männliche Bildung ans Tageslicht. Weib und Mann erscheinen also nicht gleichzeitig sind nicht gleich geordnet. Das Weib geht voran, der Mann folgt; das Weib ist früher, der Mann steht zu ihr im Sohnesverhältnis; das Weib ist das Gegebene, der Mann das aus ihr erst Gewordene."

Gebärfähigkeit und Mutterschaft geben dem Weiblichen tatsächlich eine grundlegende Vormachtstellung vor dem Männlichen. Der Mann steht zum Weiblichen aufgrund der biologischen Ordnung gegebenermaßen im „Sohnesverhältnis", denn jeder-mann kommt von einer Mutter. Der Mann kommt aus einer Frau und in sie geht er in der sexuellen Vereinigung wieder ein – es sei denn, er verweigert sich der Frau „aus gutem Grund" und teilt Sexualität mit einem Mann.

Von einer Frau geboren zu werden und damit durch *sie* ins Leben zu kommen, steht nicht in der freien Wahl eines Mannes. Dass dies vom patriarchalen Männlichen als Kränkung erlebt werden kann und zumeist auch erlebt wird, ist nachvollziehbar. Ich erinnere mich in diesem Zusammenhang lebhaft an Karl, einen jungen katholischen Theologen, der in einer transpersonalen Tiefenerfahrung, dem Holotropen Atmen – einer intensiven Methode der Heilung in Zuständen veränderten Bewusstseins – die Schmach erlebte, die es für einen patriarchalen Mann bedeuten kann, durch eine Frau ins Leben geboren zu werden. In der Mitteilungsrunde der Gruppe berichtete er von seiner inneren Erfahrung:

Er war in Kontakt gekommen mit seiner verborgenen männlichen Verachtung für das Weibliche. Und in einer Art Rückkehr in die Gebärmutter seiner Mutter hatte er erlebt, wie sein embryonales Bewusstsein es aufs heftigste ablehnte, von einer *Frau* empfangen, getragen und geboren zu werden. Alles in ihm protestierte dagegen, von einer *Frau* in die Welt gebracht zu werden und er haderte darüber mit seinem Gott:

„Mein Gott, warum nur tust du mir das an, dass ich durch ein schändliches Weib ins Leben geboren werde?"

Aufgrund dieser männlichen Kränkung durch das Primat des Weiblichen wurden so manche großen Mütter bekannter Männer systematisch klein gehalten, wurden aus dem Wirkungsbereich ihrer Söhne ausgeschlossen oder ganz in ihrer mütterlichen Existenz unterschlagen:

Mutter Maria, die Mutter von Jesus, wurde zur „Magd des Herrn" und der Mutter von Gautama Buddha wurde lange die Gefolgschaft im Kreise Gautamas verweigert, weil sie Frau und vor allem weil sie seine Mutter war.

Der Apostel Paulus schrieb ca. 55 n.Chr.[15] in seinen missionarischen Ermahnungen an die christliche Gemeinde der Korinther in Ephesus: „Denn der Mann stammt nicht von der Frau, sondern die Frau vom Mann." Sich vermutlich auf den jüdischen Schöpfungsmythos beziehend, in dem ein männlicher Schöpfergott die Frau aus dem Körper des Mannes erschuf, kam Paulus an der biologischen Wahrheit dennoch nicht ganz vorbei. So schrieb er weiter unten – sich in seinem Widerspruch spürbar windend: „Denn wie die Frau vom Manne stammt, so kommt der Mann durch die Frau zur Welt."

Nur dem Mann allein gebührt Schöpfungsmacht im Patriarchat, er, der Vater, ist der alleinige Schöpfer des Himmels und der Erden. In den „Eumeniden" lässt Aischylos den Gott Apollon diese „neuen Wahrheiten" stolz verkünden(16):

„Die Mutter ist nicht Ursprung ihres Kindes,
Wie mancher glaubt; sie nährt nur seinen Keim.
Wer zeugt, erschafft; sie hegt ein fremdes Pfand,
Bewahrt den Spross, den Gott erhalten will."

„Wer zeugt, erschafft": Hier wird die Frau ganz gezielt ihrer primären mütterlichen Schöpfungsmacht beraubt, sie wird reduziert auf die sozialen Aspekte des Nährens, Hegens und Bewahrens. Denn: Muttermacht schmälert Männermacht im Patriarchat.

Zu der kränkenden Zurücksetzung des Mannes auf die Ebene des Sohnes gesellt sich offensichtlicher Neid auf die schöpferische Macht des Mütterlichen: der männliche *Gebär-Neid.* Im hellenistischen Propaganda-Mythos löste Vater Zeus das Problem männlichen Gebärneides, für alle seine patriarchalen Nachkommen vorbildlich, mit einem genialen Gaunertrick: *Er* gebar die göttliche Tochter Athene aus *seinem Kopf.* Ursprunglich aber war die Göttin Athene die ägyptische Ur-Mutter Neith, identisch mit Metis-Medusa, der Mutter der Weisheit und des alten weiblichen Wissens.

Die weibliche Gebärfähigkeit – den Frauen enteignet – wurde im Patriarchat buchstäblich „auf den Kopf" gestellt: Das alte griechische Wort für Gebärmutter ist bis heute „mitra". „Mitra" wurde später auch die metallene Schale genannt, welche hellenische Krieger zum Schutz von Penis und Hoden unter ihrer Rüstung trugen. Den altorientalischen Herrschern war die „Mitra" eine Kopfbedeckung, eine Art Mütze. Und heutzutage setzen sich katholische Bischöfe die „Mitra", die Gebärmutter also, auf den Kopf! (Diesen Hinweis verdanke ich einem griechischen Arzt, der an einem meiner Seminare teilnahm.)

„Kopf-Geburten" sind seitdem die beliebteste Geburtsersatzhandlung in einer Kultur, die sich in Sachen Bildung weitgehend noch am klassisch-hellenistischen Ideal orientiert und in der weibliches Wissen und die Weisheit des Bauches wenig geschätzt sind. Eine solche Kopfgeburt ist die Erfindung einer künstlichen Gebärmutter durch männliche aber auch weibliche patriarchale WissenschaftlerInnen:

„Das Ende der Mutterschaft?", so lautet die provokative Überschrift folgender Pressemitteilung: „Medizin – Amerikanische Forscher schaffen eine künstliche Gebärmutter. ‚Wir glauben, in einigen Jahren eine völlig eigenständige, künstliche Gebärmutter entwickelt zu haben', sagte Hung-Ching Liu vom Zentrum für reproduktive Medizin, New York."[(17)] Diese künstliche Gebärmutter hat inzwischen auch einen Namen, „Petri-*Schale*" wird sie genannt.

Wie sehr das Patriarchat daran interessiert ist, Frauen zu enteignen, sie ihrer Schöpfungsmacht zu berauben, zeigt die hohe Ehrung des „Schöpfers" von Klon-Schaf Dolly: Im März 2004 wurde der Physiologe Jan Wilmut in der Frankfurter Paulskirche mit dem bedeutendsten Medizinpreis Deutschlands geehrt. Die mit 100.000 Euro dotierte Auszeichnung wurde begründet mit Wilmuts „bahnbrechenden Experimenten, die zum Klonen eines Säugetiers führten".[(18)]

Dass das Männliche Eigenständigkeit erstrebt und sich aus der frühen infantilen Abhängigkeit vom Mütterlichen lösen muss, ist evolutionäre Notwendigkeit. Der Mann hat sich zunächst aus der primären Dominanz durch das Mütterliche zu befreien und sich am Männlichen zu orientieren. Ohne eine solche – gewaltlose – Befreiung aus dem Weiblichen kommt er kaum in Eigenständigkeit und männliche Kraft.

Und dann, in einem zweiten Entwicklungsschritt, hat der Mann in sich selbst weiblich-mütterliche Kraft zu entwickeln. Er hat die Anima als „Urkraft des Lebens" in sich selbst zu entfalten und in seinem Leben, in seiner ganz eigenen männlichen Weise, heilsam zu gestalten.

Männer, die selbst „Petri-Schale" geworden sind, Gefäß der Großen Mutter, in dem alles Leben geachtet, beschützt und liebevoll gehalten ist, solche Männer werden zusammen mit ebensolchen Frauen die Erde befreien (können). Denn wirkliche, kraftvolle archetypische Mütterlichkeit bedeutet keineswegs, möglichst viele Kinder zu bekommen, sondern die Gesamtheit der Erde und ihr Wohlergehen im eigenen Bewusstsein zu tragen.

Das heißt konkret: Mütterlichkeit bedeutet Verantwortung zu übernehmen für alle ‚Kinder' der Erde, die menschlichen und genauso die nicht-menschlichen.

„Um auf mütterliche Weise zu lieben, braucht man keine Kinder zu gebären. Um pfleglich, sorgsam, behütend und förderlich zu sein (...), braucht man nicht physisch weiblich zu sein. Ich kenne Männer, die kompletter, fürsorglicher, hilfsbereiter und auf gesunde Weise liebender sind als so manche Frau mit Gebärmutter und Mutterbrust", sagt Judith Jannberg(19). Es ist die einzigartige, evolutionäre Entwicklungsaufgabe der Menschheit auf diesem Planeten Erde, „die Stufenleiter der heiligen Rangordnung emporsteigend" zu erfahren und zu lernen, was *Mütterlichkeit* und was *Liebe* ist. „Das Erdendasein ist zu Ende, wenn wir alle – Weib UND Mann – Große Mütter geworden sind."

2. Das unheilvolle Erbe der patriarchalen Mütter

Für manche kritische LeserIn mag manches soeben Gesagte vielleicht nach spiritueller Mutterideologie klingen. Ich selbst war in den 70er Jahren Teil einer feministisch-politischen Frauengruppe, die sich „Mutterideologie-Gruppe" nannte. Eigentlich hätte sie Anti-Mutterideologie-Gruppe heißen müssen, denn wir wandten uns damals kritisch gegen alles, was nach Idealisierung des Mütterlichen aussah, wir attackierten die Opferhaltung der Mütter und die Ausbeutbarkeit des Mütterlichen im Patriarchat. Was wir damals, aus unserem einseitigen gesellschaftspolitischen Blickwinkel und dem Mangel an spirituellem Bewusstsein nicht sehen und achten konnten, war die tatsächliche Urkraft des Mütterlichen.

Zum Thema Mutterideologie in Kürze: *Mutterideologie* idealisiert das Mütterliche und idealisiert gezielt biologische Mutterschaft, um die mütterlichen Kräfte von Frauen wirksam auszubeuten für religiöse, politische und kommerzielle Zwecke. Wie wir uns erinnern, geschah dies sehr eindrucksvoll im deutschen Faschismus. Auch heute lässt sich Mütterlichkeit Gewinn bringend vermarkten, denn die liebende Kraft des Mütterlichen berührt unserer aller tiefste Sehnsucht.

Für manche der LeserInnen mag sich das vorher Gesagte auch unstimmig an-*fühlen*. Denn die wenigsten von uns hatten eine leibliche Mutter, welche als Repräsentantin der Göttlichen Mutter von ihren Töchtern erlebt werden konnte. Die Mutter verkörperte eher Schwäche und Ohnmacht. Oft haben gerade auch die schmerzlichsten Erfahrungen unserer Kindheit etwas mit unseren frühen Muttererfahrungen zu tun, mit Mangel und Entbehrung des Mütterlichen oder mit aggressiver und ausbeuterischer Bemächtigung durch die Mutter.

Die Gleichsetzung der Mutter mit der Großen Lebensmutter aber meint die frühe Einheitserfahrung mit dem Mütterlichen als einem *Archetyp*, einem Ur-Bild des Mütterlichen. Dieses Ur-Bild kann sich in realen Müttern verkörpern aber auch in Männern, und manche repräsentieren es mehr und manche weniger. Und manche Kinder haben mehr davon geschmeckt und manche leider weniger.

Die Verletzung der Mütter bis in die dritte und vierte Generation

> Das Verhältnis zu meiner Mutter war oft gespannt. Sie war schon immer extrem schwerhörig, vertrauliche Gespräche waren nie oder kaum möglich. Oft hatte ich das Gefühl, dass sie mich auch gar nicht hören will. Obwohl sie nicht berufstätig war, hatte sie keine Zeit für mich, weil sie immer am „Rackern“ war, Hausarbeit und im Garten. Sie war immer am Nörgeln und Meckern und war ewig unzufrieden. Ich denke wegen meinem Vater, der in ihren Augen ein „Versager“ war und es zu keinem Haus gebracht hatte. Außerdem konnte man ihr nichts recht machen, ich nicht und mein Vater sowieso nicht.
>
> Gerlinde, 1995

Dies ist die Aussage einer heute etwa 50 Jahre alten Tochter über ihre Mutter, und sie ist bezeichnend für die meisten Mutter-Tochter-Beziehungen der Nachkriegsgenerationen. Tatsache ist, unsere leibhaftigen Mütter und Großmütter waren und sind kaum mehr Repräsentantinnen der Großen Mutter und Abbild ihrer heilsamen Muttermacht. Sie waren kein „Gefäß, in dem die Göttin erscheint“. Das heißt: Wir hatten in der Mehrheit keine

Mütter, welche die Kraft, die Würde und die Liebe des Weiblichen *verkörperten.* Wir hatten keine Mütter, die unsere Mädchenkörper segneten, die uns Gesänge, Gebete und Anrufungen der Großen Mutter lehrten und uns mit der Heiligkeit der Mutter Erde vertraut machten.

Wo aber „um der Göttin Willen" gibt es solche Frauen und Mütter? Es gibt sie kaum, es gibt sie nur selten. Es kann sie gar nicht geben, denn unsere Mütter und Großmütter sind – genau wie wir, ihre Töchter – Opfer des Patriarchats. Sie wurden von ihren eigenen Müttern emotional verlassen, in ihrer Weiblichkeit verachtet und ausgebeutet. Unsere Mütter und Großmütter sind selbst tief verletzte, gedemütigte, geschändete und oft auch sexuell missbrauchte und sexuell ausgebeutete Opfer-Frauen.

Wenn ich hier sage, dass unsere Mütter und Großmütter kaum mehr Repräsentantinnen des Großen Weiblichen sind oder waren, dann lade ich hiermit nicht zu einer erneuten Verachtung der Mütter ein, diesmal in einem Kontext von spirituellen Erwartungen. Sondern ich benenne nur, was ist: Die meisten unserer Mütter sind *Betroffene* patriarchaler Verachtung und Ausbeutung, wie du und wie ich. Und sie waren durch die gesellschaftlichen und politischen Umstände ihrer Zeit – mehr als wir Frauen heute – zudem in ihrer freien Entfaltung und ihren Entwicklungsmöglichkeiten eingeschränkt.

Neben allem was sie uns an Liebe, Fürsorge und sonstigem Guten auch gaben, ist dies ihr *dunkles Erbe an die Töchter*: Verachtung, Entwertung, Demütigung und Verletzung des Weiblichen, Scham und Schande. Aufgewachsen in zwei Weltkriegen, lernten unsere Mütter und Großmütter ihre Gefühle zu verleugnen, sich hart zu machen um durchzuhalten, zu überleben. Sie lernten, wie sie heute noch gerne sagen, „ihren Mann zu stehen". Um das eigene Elend nicht zu fühlen, flüchteten sie in Selbsttäuschung und in die Täuschung anderer. Die Leugnung eigener Gefühle und die Manipulation der Gefühle ihrer Kinder gehörten zum propagierten und praktizierten Erziehungsstil ihrer Zeit.

Um das oben Gesagte emotional nachvollziehbar zu machen, gebe ich eine kleine Auflistung geläufiger Muttersätze, wie sie jede Tochter so ähnlich gehört hat:

– „Ich meine es ja doch nur gut mit dir."
– „Du bringst mich noch ins Grab."
– „Wer bist du denn schon?"

– „Nimm dich doch nicht so wichtig."
– „Du bist ja hysterisch."
– „Wie siehst du schon wieder aus?"
– „Du sollst dich schämen!"
– „So wirst du nie einen Mann bekommen."
– „Du Hure!"

Kürzlich, im Seminar „Sehnsucht nach dem Mutterland", wo wir immer mit der Heilung des Mütterlichen beginnen, bekam ich einige bemerkenswerte Muttersätze von Teilnehmerinnen zu hören. Die Frauen waren einverstanden, dass ich sie hier mitteile:

– „Fall doch nicht auf und mach's jedem Recht."
– „Alle Frauen müssen leiden, und du musst für dein Glück bezahlen, doppelt und dreifach."
– „Guck mal in den Spiegel, wie hässlich du bist. So nimmt dich bestimmt kein Mann."

In den Therapien und Seminaren bitte ich manchmal die Frauen, ihre Muttersätze aufzuschreiben. Dann fragen wir:

• Welches sind die prägendsten Mutterbotschaften?
• Wo sitzen sie bis heute in meinem Körper?
• Welche Gefühle lösen sie in mir aus?
• Welche inneren Bilder und Phantasien habe ich dazu?
• Welche wurden zu meinen eigenen Glaubenssätzen?
• Wie wirken sie heute noch in meinem Leben als erwachsene Frau?

Derartige Sätze waren und sind zuweilen immer noch Realität im Leben von Müttern und Töchtern. Die Mütter der Pluto-im-Krebs-Generation (Pluto, das Urprinzip von Macht und Ohnmacht, transistierte von 1913 bis 1939 das Sternzeichen Krebs, das Mondprinzip) übernahmen das Elend ihrer Mütter und übergaben es an ihre Töchter. Denn die Tochter – nicht der Sohn – ist die *leib-haftig* gewordene Schande ihrer eigenen verletzten Weiblichkeit: „Ich hätte besser in die Hosen geschissen, als dich zur Welt zu bringen", hatte eine Mutter einmal aufgebracht und wütend im Streit zu ihrer jugendlichen Tochter gesagt. Später, in einer therapeutischen Erfahrung, konnte die Tochter die tiefe Verletzung fühlen: „Das war total vernichtend", sagte sie.

Von ihren Müttern derartig verachtete und verletzte Töchter wuchsen vielfach heran zu emotional verhungerten, geschwächten und abhängigen Frauen. Wie ihre Mütter, so verachten sie sich selbst in ihrer Weiblichkeit und geben diese Verachtung weiter an ihre Töchter. „Die Sünde der Väter bis ins dritte und vierte Glied", heißt es. Ich schreibe diesen Satz gerne um in: „Die Verletzung der Mütter bis in die dritte und vierte Vulva."

Fragen wir uns doch einmal – kritisch, aber gleichzeitig auch voller Mitgefühl für uns selbst:

- Welches Bild von Weiblichkeit gebe ich weiter an meine Töchter, meine Söhne und an die Welt?
- Welche Qualität hat meine Mütterlichkeit?
- Ist sie heilsame Mutter-Macht?
- Ist sie weibliche Liebes-Macht?

Wir alle brauchen dringend Heilung verletzter Weiblichkeit, damit diese verhängnisvolle Kette weiblicher Demütigung und Ausbeutung unterbrochen wird. Dabei ist es unmöglich, heilsame und authentische Weiblichkeit zu entwickeln und dabei gleichzeitig die eigene biografische Mutter zu verachten. Denn in Verachtung und Ablehnung des Mütterlichen bleiben Frauen ewig unzufriedene, nörgelnde Kinder auf der Suche nach Sättigung und Erlösung im Außen.

Und es ist ebenfalls unmöglich, eine Beziehung zur Großen Lebensmutter zu entwickeln, solange wir in Ablehnung unserer biografischen Mutter verharren. Denn, wir erinnern uns, auf der Ebene der Ganzheit sind biografische Mutter und Kosmische Mutter eins.

Wenn Frauen das Große Weibliche in sich entwickeln wollen – und das gilt gleichermaßen für Männer – dann ist die Heilung der *inneren* Mutter und die Ver-Söhnung und Ver-Töchterung mit der *äußeren* Mutter hierfür Grundvoraussetzung.

Die innere Mutter und die äußere Mutter

Wenn wir in diesem Zusammenhang von „unserer Mutter" sprechen, dann meint das in Wirklichkeit die eigene *innere Mutter*, als das Abbild der äußeren Mutter in uns selbst. Innere Bilder sind Abbilder äußerer Wirklichkeiten, tatsächlicher Erfahrungen in verdichteter Form.

Das Phänomen der inneren Mutter ist in den verschiedenen psychologischen und therapeutischen Ansätzen unterschiedlich nuanciert und mit unterschiedlichen Begriffen belegt, hier eine allgemeine Übersicht:

Mutter-Imago ist ein Begriff aus der Jungschen Tiefenpsychologie. Imagination meint die Fähigkeit, mit Vorstellungskraft innere Bilder zu erschaffen. Mutter-Imago ist somit die innere Vorstellung von der äußeren Mutter und das Mutterbild, welches sich hieraus formt.

Mutter-Introjekt ist ein Begriff aus der Psychoanalyse. Die Introjektion ist hier ein Vorgang, in dem etwas von außen ins eigene seelische Innere hinein genommen wird; äußere „Objekte" oder eher spezifische Anteile von ihnen werden introjiziert. Ein Mutter-Introjekt ist also das, was wir von der äußeren Mutter introjiziert, in uns hinein genommen haben, sowohl an heilsamen als auch an unheilvollen Aspekten. Ein solches Introjekt kann sich zu einer eigenständigen – fördernden oder problematischen – inneren Instanz entwickeln. Sie besitzt eine eigene Geschichte, eigene Dynamik und einen eigenen Willen.

Eine ***Mutter-Identität*** – der Begriff „Identität" wird in dieser Weise in der Quantenpsychologie verwendet – entsteht über unbewusste Identifizierungen mit der äußeren Mutter. Mutter-Identitäten sind innere Aspekte des Mütterlichen, die wir im Kontakt mit der äußeren Mutter selbst erschaffen haben, und die nun von innen her unser Fühlen und Handeln entscheidend (mit)bestimmen.

In der Gestalt von ***Teil-Persönlichkeiten*** – mit Teilpersönlichkeiten arbeitet die Psychosynthese – sind die verinnerlichten Aspekte der äußeren Mutter nun eigenständige, innere Wesen geworden mit einer eigenen Entwicklungsgeschichte, einer eigenen Identität, mit eigenem Ausdruck und einer eigenen Sprache.

Die Begriffe Introjekt, Identität und Teilpersönlichkeit überschneiden sich in ihrer Bedeutung. Ich gebrauche sie daher zuweilen synonym.

„Du bist ganz wie die Oma Lina“, hatte meine Mutter öfters zu meinen Vater gesagt, wenn sie sich über ihn ärgerte. „Sie ist ganz wie ihre Mutter“ oder „wie ihr Vater“ – „er ist ganz wie seine Mutter“ oder „wie sein Vater“, denken oder sprechen wir manchmal amüsiert oder auch entwertend im Kontakt mit einem uns vertrauten Menschen. Wir nehmen hier meist etwas richtig wahr, allerdings eher bei anderen als bei uns selbst: nämlich die innere Besetzung durch einen spezifischen Aspekt eines Elternteils und dessen Wirksamkeit in der Psyche und im Verhalten. Eine Eltern-Identität oder ein Eltern-Introjekt hat große innere Wirkkraft und kann unser Leben entscheidend bestimmen, auch wenn die äußere Mutter oder der äußere Vater schon lange tot sind.

Wenn es nun im Folgenden um die Mutter geht, um ihr unheilvolles Erbe an die Tochter, dann spreche ich in Wirklichkeit von der inneren Mutter: Die reale äußere Mutter kennen wir nicht wirklich, es gibt kein objektives Bild von ihr. Eine Mutter kann sich in ihren verschiedenen Kindern ganz unterschiedlich ab-bilden.

Als Beispiel: Eine Mutter sagt immer wieder die gleichen einschränkenden Sätze zu jeder ihrer Töchter. Dennoch wird die eine Tochter manche Mutterbotschaft tiefer in sich hinein nehmen als die andere. Und diese introjizierten Botschaften werden sich in jeder Tochter wieder anders abbilden und sich in verschiedener Weise in deren Leben manifestieren. In einer Familie mit mehreren Geschwistern erfährt und beschreibt meist jedes Kind die Mutter in unterschiedlicher Weise. Das heißt: jedes der Kinder erschafft *selbst* sein eigenes Mutterbild, die eigene innere Mutter.

Die ***innere Mutter*** gestaltet sich aus:

- allen Mutter-Erfahrungen, welche die Seele bereits mitbringt, das heißt sie ist abhängig von der eigenen Seelengeschichte mit dem Mütterlichen (in der psychologischen Astrologie ist dies durch die Mondstellung angezeigt).
- den inneren Mutter-Archetypen, der „guten Mutter“ und der „bösen Mutter“, als den archetypischen mütterlichen Seelenbildern, wie zum Beispiel das der Stiefmutter, der verschlingenden Mutter, aber auch der Großen Mutter in ihren vielfältigen Gestalten wie der Mutter Maria, der weisen Alten, der Korn-Mutter.

- allen intra-uterinen Erfahrungen mit der leiblichen Mutter und allen Erfahrungen im gemeinsamen Geburtsprozess von Mutter und Kind.
- allen frühen und späteren Begegnungen und Erfahrungen mit der äußeren biografischen Mutter, die einen speziellen Abdruck im Kind hinterlassen.
- allen Erfahrungen mit dem Mütterlichen in der Welt, auch dem Mütterlichen in den Tierreichen.
- allen gesellschaftlichen, politischen und religiösen Mutterbildern und Mutterideologien.

Es wird deutlich, dass wir an der Erschaffung des inneren Mutterbildes ganz entscheidend selbst beteiligt sind. Die innere Mutter gestaltet sich nicht einseitig durch die äußere Mutter, sondern *dialogisch* und in Abhängigkeit der Seelengeschichte von beiden, von Mutter und Tochter. Schon im intrauterinen Dialog mit der Mutter formt sich in Ansätzen die Dynamik der späteren Beziehung und die Gestalt der inneren Mutter. Diese kann heilsam oder unheilvoll sein und meistens ist sie beides:

Als unheilvolle innere Mutter agiert sie vor allem entwertend, verachtend, kontrollierend und oft manipulierend. Sie kann das gesamte Fühlen, Denken und Handeln der Tochter beeinträchtigen und damit deren Leben weitgehend fremdbestimmen. Die heilsame innere Mutter gibt ihrer Tochter Vertrauen in sich selbst und in das Leben, sie vermittelt Achtung, Würde, Kraft und Selbstbestimmung. Es ist hilfreich zu wissen: Wenn ich diese innere bedrängende Mutter-Instanz selbst erschaffen habe, dann liegt es auch in meiner Macht, sie zu verändern.

Fluch einer Mutter

Das unheilvolle Erbe des Mütterlichen im Patriarchat, Themen der individuelle Seelengeschichte der Mutter, ihre Ängste und Tabus, das alles geben Mütter über die Generationenkette – meist unbewusst und ungewollt – an ihre Töchter weiter. Unter extremen Bedingungen können sich solche negativen Energien verdichten zu einem „Fluch".

Unter einem „Fluch" verstehe ich unheilvolle Energie, die auf der magischen Ebene des Bewusstseins gebündelt und von hier aus, absichtlich oder unabsichtlich, auf ein bestimmtes Ereignis oder eine Person gerichtet wird. Ein Fluch ist ein archaischer psychischer Abwehrvorgang, er dient der eigenen Entlastung von großem Unheil. Er kann absichtsvoll und willentlich auf ein bestimmtes Wesen oder eine Situation gerichtet sein, er kann aber auch aus unbewussten und bedrängenden Erfahrungen aufsteigen und dann wiederum unbewusst nach außen verlagert werden. Der Fluch kann sich dann in einem Individuum oder einem Ereignis, aber auch als Feld-Energie in einem System, einer Gruppe oder einer Familie, manifestieren.

Entscheidend ist, dass ein Fluch immer aus einer Situation von großer Bedrängnis und allergrößtem Unheil entsteht – zumeist aus Todesbedrohung und Todesangst – und zum Zwecke der Angstabwehr erschaffen wird.

In der transpersonalen Arbeit mit Frauen, seltener mit Männern, taucht das Thema „Fluch" immer wieder auf. Ich erinnere mich an die Arbeit mit einer Frau, es ging hier unter anderem auch um ihre ungewollte Kinderlosigkeit, unter der sie litt. In einem Tiefenprozess erinnerte sie sich an den „Fluch" ihrer Großmutter, die sich nach ihrer Geburt über das neugeborene Mädchen gebeugt und folgenden Satz gesprochen hatte: „Die soll einmal keine Kinder bekommen". Wie bedrohlich mag die unheilvolle Erfahrung mit dem Mütterlichen in dieser Großmutter wohl gewesen sein?

Im folgenden Beispiel geht es um den „Fluch" der (inneren) Mutter einer Klientin. Die äußere Mutter hatte diesen Fluch so nie ausgesprochen und vermutlich ist sie sich ihrer verhängnisvollen Macht über ihre Tochter niemals bewusst geworden. In der Psyche von Ina aber existierte schon seit langem eine unheilvolle Mutter-Identität. Ein unerlöster Anteil der äußeren Mutter hatte sich in ihrem Inneren, vor allem auf der magischen Bewusstseinsebene, etabliert. Diese Mutter-Identität hatte mit einem „Fluch" ein „Netz des Todes" über das innere und das äußere Leben von Ina gelegt. Diese hatte kaum Lebenswillen, kaum Lebensfreude und häufig fühlte sie sich nicht so richtig lebendig. Sie fühlte sich „wie unter einer dicken Grabplatte", wie sie sagte.

Nach einer Sitzung mit Holotropem Atmen – im „sharing", dem Teilen der Atemerfahrung im Kreis der TeilnehmerInnen unter meiner therapeutischen Begleitung – wurde dieser *innere* „Fluch" nun als *äußere* Stimme hörbar. Ina sprang ganz plötzlich auf, riss die Arme in einer magischen Geste nach oben, und der „Fluch" ihrer inneren Mutter brach mit großer Wucht aus ihr heraus. Was da sprach, war nicht mehr ihre eigene eher leise und zurückhaltende Stimme. Es war die Stimme einer Anderen, laut und machtvoll. Die magische Qualität in Sprache und Körperausdruck war wirklich bemerkenswert.

Später hat Ina den „Mutterfluch“ dann aufgeschrieben. Im Lichte des Bewusstseins und im therapeutischen Durcharbeiten kann er nun seine destruktive Macht über ihr Leben verlieren.

Vielleicht aber, das wird sich zeigen, braucht es noch eine rituelle Ent-Bindung genau auf derselben Ebene, auf welcher sich der „Fluch“ manifestiert hatte, auf der magischen Bewusstseinsebene also. Seine Auflösung wird nicht von mir als Therapeutin gemacht, sondern kommt ganz vom Selbst, von der inneren Heilerin meiner Klientin, wenn die Zeit dafür reif ist.

Realer Hintergrund der lebensverneinenden Haltung von Inas äußerer Mutter war ein Extremtrauma: Sie war als junges Mädchen auf der Flucht von einem Soldaten vergewaltigt worden. Von ihrer Mutter – Inas Großmutter – wurde ihr dann aufgetragen, die Schande der Vergewaltigung einem Priester zu beichten und ansonsten darüber zu schweigen. Gerade in der Ausgrenzung aber, im Schweigen, wurde das Trauma unbewusst weitergegeben und lastete nun als ein „Netz des Todes“ über der gesamten Familie. Als einzige Tochter hatte Ina von ihrer Mutter deren Trauma verletzter Weiblichkeit übernommen und auch den Angst abwehrenden magischen „Fluch“ der Mutter.

Hier nun der Mutterfluch, so wie er sich in der Tochter abgebildet hatte:

Fluch einer Mutter

Ich durfte nicht leben, deshalb sollst du auch nicht leben!

Mir haben sie das Leben genommen, noch bevor es richtig begonnen hatte: Ich war siebzehn, als mich zu Kriegsende ein englischer Soldat vergewaltigte. Meine Mutter hatte in ihrer Verzweiflung nur den Rat, ich solle beichten gehen. Das tat ich auch, und dann habe ich vierzig Jahre lang nicht mehr darüber gesprochen.

Es hätte auch nichts geholfen, sich zu beklagen: Wer den Mund aufmacht, kriegt ein's drauf. Schreib dir das hinter die Ohren. Wer aufmuckt, kommt als erster dran. Darum sei lieber still. Verhalte dich unauffällig, stell keine Forderungen, sei entgegenkommend und höflich. Dann wird man vielleicht in Ruhe gelassen. Das ist das einzige, was ich noch für mich erhoffe: dass man mich in Ruhe lässt.

Und wage es nicht, mich in meiner Ruhe zu stören. Ich durfte nicht leben, deshalb sollst du auch nicht leben! Du brauchst kein Mitleid mit mir zu haben, ich erwarte kein Verständnis. Aber lass mir meinen Frieden. Es soll still sein, dunkel und kühl. Ich ertrage keine Sommerhitze und kein Sonnenlicht. Ich verrammele die Wohnung von Juni bis September und lasse keinen in diese Hitze hinaus. Da wird man ja verrückt!

Ich will nichts hören und nichts sehen. Sonst bekomme ich Migräne. Dann müsst ihr alle Rücksicht nehmen und leise sein. Keinen Mucks will ich hören.

Ich durfte nicht leben, deshalb sollst du auch nicht leben!

Und glaube nicht, ich sei schwach. Ich durfte mein Leben nicht leben, aber ich räche mich fürchterlich: Ich habe mich meinem Mann immer angepasst, seinen Nöten, seinen Bedürfnissen, seiner Karriere. Ich habe zwei Kinder groß gezogen und das knappe Haushaltsgeld zusammengehalten. Ich habe mich immer bemüht, alles richtig zu machen. Aber keiner hat mich je gefragt, ob ich wohl glücklich sei. Ich hätte auch nicht gewusst, was das denn ist – Glück. Eine Illusion, nichts weiter. Bilde dir nur nicht ein, du könntest Glück für dich verlangen! Das darf man nicht! Darauf steht Tod! Schrecklicher, grausamer Tod!

Bleib lieber hier bei mir. Ich rackere mich für dich ab. Ich passe auf dich auf. Ich achte darauf, dass du ordentlich angezogen bist, dass du nicht zu spät kommst, nicht zu hoch hinaufkletterst, nicht zu weit hinausschwimmst, nicht zu scharf isst, nicht zu laut singst, nicht zu wild tanzt. Vögel, die früh singen, holt abends die Katz. Deshalb bleib bei mir, hier bist du sicher.

Ich durfte nicht leben, deshalb sollst du auch nicht leben!

Wenn du in meinem Haus lebst, dann spinne ich dir einen grauen Kokon, so weich wie Watte: Du wirst verwöhnt, ich tue alles für dich. Dank will ich keinen, das bin ich nicht gewohnt. Aber meine Spinnenfäden darfst du nicht durcheinander bringen! Rühr dich nicht, halt still! Und keine Eigenmächtigkeiten! Ich weiß, was dir gut tut.

Ich durfte nicht leben, deshalb sollst du auch nicht leben!

Meine Speisen sollst du essen, wie ich sie dir zuteile: Sind sie dir zu fad, zu karg, zu fettarm, zu wenig süß – ich treibe dir den Genuss ungesunder Speisen aus. Ich vergälle dir jeden Spaß, ich weiß noch die kleinste Freude mit einer spitzen Bemerkung zu vergiften. Ich habe meine Erfahrungen, ich weiß Bescheid, ich mache mir nichts vor. Schließlich will ich nur das Beste für dich.

Ich durfte nicht leben, deshalb sollst du auch nicht leben!

Und geht es dir dreckig, so komme ich gern. Ich will dir helfen. Dann trinkst du meine Kräutermischung, nimmst meine Medizin und mein Geld. Doch hoffe nicht auf meine Unterstützung, wenn du Gestaltungsfreiheit willst: Ich soll mich um deine Tochter kümmern, damit du noch einmal studieren kannst? Mir hat auch keiner die Kinder abgenommen, als ich arbeiten gehen wollte.

Ich durfte nicht leben, deshalb sollst du auch nicht leben!

Und glaube nicht, dass du mir eine Freude bereiten kannst: Wenn du mich ins Theater einlädst, dann wird mir schwindlig, wenn du mit mir in Urlaub fahren willst, dann werde ich krank und wenn du für mich kochst, dann bekomme ich davon Allergien.

Mich kriegt hier keiner raus, ich sitze fest im selbst gesponnenen Netz. Und du mit mir!

Ich durfte nicht leben, deshalb sollst du auch nicht leben!

Wenn du dich aber meiner Macht entziehen willst, dann täusche dich nicht! Mein Fluch verfolgt dich bis ans Ende der Welt:

Ich durfte nicht leben, deshalb sollst du auch nicht leben!“

Ina, 16. 6. 2003

In traditionellen Kulturen wurde dem Fluch einer Mutter große Bedeutung beigemessen. Er wurde als unaufhebbar betrachtet und es existierte die alte Überzeugung, dass der Fluch einer Mutter den Tod bedeute. „Das griechische Wort für die Folgen einer Verfluchung durch die Mutter war *miasma,* eine Art spiritueller Vergiftung, die langsam aber sicher die Vernichtung brachte. Ein *miasma* konnte die Mitglieder einer Familie viele Generationen lang verfolgen.“(1)

Für Inas Heilungsprozess bedeutet dies: In dem Maße, in dem sie eigene archaische Muttermacht entwickelt, also selbstbewusste, authentische und kraftvolle Weiblichkeit, in dem Maße wird sie genügend spirituelle Kraft besitzen, um die „spirituelle Vergiftung" des mütterlichen Todesfluches heilsam zu wandeln. „Ich darf leben und ich werde leben", ist Inas Heilungssatz.

3. Fühlend wahr-nehmen, was ist

In Therapiesitzungen bitte ich manchmal Frauen, zu ihrer Mutter zu sprechen und das Verlassensein und Verachtetsein, den Schmerz und die Wut auszudrücken. Viele Frauen sagen dann resigniert: „Aber das nutzt ja doch nichts." Sie meinen damit, dass die äußere Mutter sich nicht mehr ändern wird. Und häufig stimmt das auch.

Die äußere Mutter muss sich auch nicht ändern, damit wir selbst heil werden können! Es geht immer um die Heilung der inneren Mutter. Und da wir diese wesentlich mit erschaffen haben, liegt es in der Eigenmacht einer jeden Frau, diese auch zu heilen.

Manchmal verirren sich Menschen zu mir, die furchtbar leiden und Heilung suchen, die aber nicht bereit sind, ihrer Wahrheit zu begegnen, die dem was ist, nicht die nötige Anerkennung geben.

Schmerz und Leid, Krankheit und Tod aber wollen anerkannt und geehrt sein! Nur so wandelt sich Schmerz in Freude, Krankheit in Gesundheit und Tod in Leben.

Jeder Heilungsprozess beginnt daher mit dem Wahrnehmen von dem, was ist. Auch dort, wo es um körperliche Heilung geht, beginnen wir mit einer Anamnese, einer Bestandsaufnahme. „Anerkennen, was ist"[(1)] ist eine Grundvoraussetzung für Heilung: Wenn ich meine innere und äußere Situation für-wahr-nehme und bereitwillig an-erkenne, dann ist ein ganz wesentlicher Schritt auf dem Heilungsweg bereits getan. Die meisten menschlichen Probleme haben mit Verleugnung zu tun. Wahrheit aber macht frei: „Und Ihr werdet die Wahrheit erkennen und die Wahrheit wir euch frei machen."

Im Folgenden wird es darum gehen, das anzuerkennen und *fühlend* wahrzunehmen, was im Kontakt mit der inneren Mutter unheil ist, damit es geheilt werden kann. Denn nur über die Heilung ihrer verletzten Weiblichkeit findet eine Frau zu den Wurzeln ihrer Kraft.

Der erste Ruf – eine Anleitung

Der erste Ruf des Kindes ist „Mama!". Wir wissen, auch die Brust, das primäre Objekt des Mütterlichen, heißt im Lateinischen „Mama". Mama ist Mutter, ist Brust, ist Nahrung, ist Nähe und Wärme. Mama ist das Zentrum unseres frühen Lebens, das Universum, in dem wir uns geborgen – oder auch verloren – fühlen. In sehr tiefen und notvollen inneren Prozessen rufen Menschen nicht nach ihrem Gott, nicht nach Heiligen oder Engelwesen, sondern nach ihrer Mutter. Wenn die Not so tief ist, dass wir keine Worte mehr haben, dann kommt nur noch dieses ganz frühe „mam-mam-mam" über unsere Lippen.

Der Ruf nach der Mama bringt Menschen sehr schnell an den Kern ihrer frühen Erfahrungen und Gefühle mit dem Mütterlichen. In Seminaren und auch in Einzelsitzungen biete ich daher gerne folgende Übung an:

Die TeilnehmerInnen sitzen im Kreis. Ich bitte sie, entspannt zu sitzen oder zu liegen, die Augen zu schließen und etwas tiefer als gewöhnlich ein- und auszuatmen. Bei allen Übungen, die in die Kindheit führen, ist es wichtig, die TeilnehmerInnen mit „du" anzusprechen, daher verwende ich als Ansprache auch hier das Du:

- Sprich nun das Wort „Mama" oder „Mami" oder „Mutti" oder „Mutter" laut aus. Rufe nach deiner Mutter, so wie du nach ihr gerufen hast, als du noch klein warst. Immer wieder, immer wieder, immer wieder.
- Rufe immer weiter und weiter und lasse dein Rufen so klingen, wie es von selbst klingen will.
- Spüre alle Empfindungen in deinem Körper. Was will der Körper tun? Lass es geschehen.
- Lass alle Bilder und Erinnerungen aufsteigen. Nimm alle Bilder an, ohne zu zensieren.

- Lass alle Gefühle zu und drücke sie aus. Bring sie in die Stimme. Drücke sie über den Körper aus.
- Wenn kleine Sätze sich in dir formen wie: „Mama, wo bist du?" oder „Mama, geh weg" oder „Mama, lass mich nicht allein", dann lass sie kommen. Sprich sie aus. Lass sie laut werden, immer lauter, immer wieder, immer wieder ...

In den meisten Gruppen entsteht mit dieser Übung nach einiger Zeit ein stark emotional geladenes Feld. Frauen und Männer sind in einem emotionalen Tiefenprozess und in Kontakt mit ihrem zentralen Muttergefühl.

Meistens gehe ich an dieser Stelle mit einzelnen fokussierten und für alle in der Gruppe bedeutsamen Einzelprozessen weiter. Wenn aber durch diese einfache Übung ein altes Trauma durchbricht, wie zum Beispiel der frühe Tod der Mutter, dann ist eine therapeutische Einzelarbeit mit diesem Menschen unbedingt erforderlich. Danach werden in einer abschließenden Gruppenrunde von allen die Körperempfindungen, inneren Bilder und Emotionen mitgeteilt und somit in einem gemeinsamen Raum der Liebe gehalten.

Das, was bei Frauen mit dem „ersten Ruf" ins Bewusstsein kommt, was unser inneres Kind fühlt im Kontakt mit der inneren Mutter und der eigenen Mütterlichkeit, dies ist vor allem:

- Verlassensein und Verlorensein,
- Schmerz und Leid,
- Wut und Hass,
- Verachtung der Mutter und Verachtung des Weiblichen.

Verlassensein und Verlorensein

Das tiefste und schmerzlichste Erleben mit der Mutter ist Verlassensein. Gefühle von Angst, großem Schmerz, Resignation oder frühe archaische Wut können sich mit dieser Erfahrung verbinden.

Auf der Ebene des Personalen – wenn alle kindlichen Schreie und alles wütende Aufbegehren in Ohnmacht erstickt sind – dann bleibt am Ende das Gefühl von Leblosigkeit und Leere, dann bleibt der Körper „unbewohnbar" zurück:

Augen und Ohren.

Es gab keine Arme,
die mich hielten.

Es gab keine Haut,
die mich wärmte.

Es gab keine Brust,
die mich nährte.

Es gab keine Augen,
die mich sahen.

Es gab keine Ohren,
die mich hörten.

Die Öffnungen meines Körpers
wurden verstopft.

Mein Leib ist unbewohnbar,
sucht verspätete Augen und Ohren.

Anna-Maria, 1998

Im folgenden Bericht beschreibt eine Frau ihre frühe Erfahrung von Verlassen- und Hungrigsein.

Diese Erfahrung war Teil einer inneren Reise mit dem Holotropen Atmen und dokumentiert die innerpsychische Nähe von frühem Verlassensein, Fragmentierung und Tod – so wie es auch in der modernen Säuglingsforschung beobachtet und beschrieben ist:

Ich bin ein Säugling, erst wenige Wochen alt. Ich kann mich nur von einer Seite zur anderen drehen, zu anderen Bewegungen bin ich nicht fähig. Doch ich kann schreien.

Ich schreie, weine, schreie und weine, denn ich habe entsetzlichen Hunger. Der Hunger wird immer größer, ich schreie immer stärker.

Warum kommt denn keiner und gibt mir etwas zu essen? Warum ist denn niemand da? Warum bin ich so einsam? Warum ist es so kalt?

Plötzlich weiß ich es: Ich bin nicht in Ordnung. Etwas an mir ist nicht in Ordnung. Ich habe es nicht verdient, gefüttert zu werden. Ich erfülle nicht die Voraussetzungen, ja ich kenne sie nicht einmal.

Bitte gebt mir doch endlich was zu essen. Ich werde auch alles dafür tun, alles! Der Hunger schmerzt so schrecklich. Er frisst sich in meinen Bauch, frisst ein dunkles, kaltes Loch hinein, das immer größer und größer wird. Das Loch frisst allmählich meinen Körper auf und nimmt mir jede Kraft zum Schreien.

Ich werde stiller, nehme einen Zipfel der Decke in meinen Mund, sauge daran. Auch am Daumen lutsche ich, um die Schmerzen zu betäuben. Langsam zerrinnt mir alle Kraft.

Ich liege ganz still, höre auf zu weinen. Ich resigniere, ich gebe auf. Etwas in mir ist zerbrochen, ich bin zerbrochen ... Ich höre auf zu atmen. Ich bin tot.

Annegret, März 2002

Eine solche Erfahrung des Verlassenseins kann die Dimension des Personalen überschreiten und sich ausdehnen in einen transpersonalen kosmischen Raum: Verlassensein kann dann erlebt werden als abgrundtiefes Verlorensein, als im Universum Verlorengehen oder von Gott oder der Göttin völlig getrennt zu sein: „Mein Gott, mein Gott, warum hast du mich verlassen!", ist hier der Ruf.

Aus einer Gruppensitzung mit Holotropem Atmen ist der folgende Bericht einer Frau. Er beschreibt eine solche Erfahrung von *kosmischem Verlorensein*:

Ganz schnell nach Beginn des Atmens fühle ich mich sehr verlassen. Ich fange an zu weinen, weil es so weh tut und ich so allein, traurig, einsam und hilflos bin.

Ich weiß nicht, ob ich ein Kind oder eine Erwachsene bin. Ich sehe nichts, absolut nichts – aber ich kann alles fühlen.

Das Verlassenheitsgefühl wird stärker und steigert sich immer mehr und weiter. Es wird unerträglich. Es ist nicht dieses Gefühl, als Kind von Mutter und Vater verlassen zu werden oder als Erwachsener von einem anderen Menschen. Es ist viel entsetzlicher, unbeschreiblicher, qualvoller: Niemand ist da – ich bin allein. Ich bin hoffnungslos und gottverlassen!

Das ist es. Ich weiß jetzt: Ich bin von Gott verlassen! Ich flehe: „Oh, Gott, verlass mich nicht! Verlass mich nicht! Hilf mir! Bitte, Gott, hilf mir, hilf mir!!!“ Immer wieder, immer wieder.

Ich bekomme keine Luft mehr und fühle, wie ich ersticke.

Inge K., 27. 9. 1998

Kosmisches Verlorensein kann sehr früh und schon im Mutterleib erfahren werden. Im Holotropen Atmen erinnerte eine andere Klientin eine solche frühe, intrauterine Erfahrung von abgrundtiefem Verlorensein. Sie schrieb dazu:

Ich bin ein von der Gebärmutter ausgestoßener Embryo und habe eine isolierende Aura. Ich bin getrennt von der göttlichen Einheit und dem Nährboden von Mutter Erde.

Marita, 1994

Schmerz und Leid

Großer und festgehaltener Schmerz will ausgedrückt werden, da er sich sonst verkörpert. Deshalb ermutige ich meine KlientInnen – in den therapeutischen Sitzungen – ihren Schmerz auszudrücken, herauszuschreien, zu brüllen vor Schmerz, „wie ein Tier“ zu brüllen. „Lass es brüllen!“, rufe ich, „lass den Schmerz tönen.“ Das Tönen-lassen, die Stimme benutzen, ist eine heilsame Brücke für festgehaltene Gefühle von innen nach außen.

Wenn Menschen sich erlauben, einzutauchen in ihren inneren See des Schmerzes, wenn sie sich erlauben, aus tiefster Not zu weinen, zu schreien und zu brüllen (im Holotropen Atmen ist dazu der geeignete Raum) und wenn sie so lange weiter schreien, wie es die innere Ladung des Schmerzes erfordert, dann wandelt sich Weinen und Schreien schließlich ganz vom Selbst in Singen oder Beten. Ein ganz eigenes Seelenlied kann sich entfalten, ein schamanischer Heilungsgesang kann laut werden. – In manchen schamanischen Traditionen war das „Finden“ des eigenen Seelenliedes die Voraussetzung, um in die Gemeinschaft der Erwachsenen aufgenommen zu werden.

Weinen, Schreien und Brüllen sind hier wesentliche Schritte auf einem inneren Einweihungsweg vom Ich zum Selbst. Manchmal endet ein solcher Prozess in einem stillen oder auch laut gesprochenen Gebet und in einer Haltung von tiefem Frieden, von Demut und stiller Freude.

Manchmal allerdings ist das Schmerzvolumen so riesig und hat sich bereits so sehr verkörpert, dass seelischer Schmerz sich auch über und mit dem ganzen Körper ausdrücken will. Dann kann es sein, dass Menschen ihrem spontanen Heilungsimpuls folgend sich vor Schmerzen am Boden wälzen.

Als eine Freundin mir vor vielen Jahrzehnten berichtete, dass sie sich in einer schmerzlichen Trennungskrise vor seelischem Schmerz am Boden gewälzt habe, da war ich zunächst noch peinlich berührt, wenn ich mir dies bildlich vorstellte. Inzwischen habe ich Ähnliches selbst durchlebt und hierbei folgende heilsame Erfahrung gemacht: Gerade durch die rhythmische Berührung des Körpers mit der Festigkeit des Bodens kann sich alter verkörperter Schmerz leichter lösen, er kommt ins Fließen und kann sich wandeln.

Im Kontext einer Holotropen Atemsitzung geschieht dies auch ganz selbstverständlich, hierbei ist es völlig normal, dass die Erfahrenden sich vor Schmerz – oder auch vor Wut – auf ihrer Matte heftig hin und her bewegen und dabei laut schreien.

Dort, wo emotionaler Schmerz nicht energetisch ausgedrückt werden konnte oder durfte, chronifiziert er in Leid. *Leid ist chronifizierter Schmerz.* Hier braucht es manchmal längere Zeit des behutsamen Aufweichens, bis festgehaltener Schmerz wieder ins Fließen kommt, sich ausdrücken und wandeln kann.

Hierzu nun beispielhaft der Bericht von Birgit aus einer einzeltherapeutischen Tiefenerfahrung (ich unterstützte diese Erfahrung mit dem rhythmischen Schlag einer Trommel). Birgit ist Mutter von zwei wunderbaren und lebendigen kleinen Töchtern. In ihrer Seele aber trägt sie eine große Menge an verhärtetem Tochterschmerz und uraltem Mutterschmerz. Die Schmerzen ihres inneren Kindes verbinden sich mit Schmerzen einer präexistentiellen inneren Muttergestalt (aus früheren Existenzen ihrer Seele), welche die gewaltsamen Tode ihrer geliebten und beschützten Kinder nicht fassen kann. Unausgedrückte Schmerzen verkrusteten in ihr zu chronischem Leid.

„Die Krähe ist mein Krafttier“, schreibt sie zu ihrem Erfahrungsbericht, „sie steht für Dunkelheit und Lebensenergie, Transformation, Feuer und weibliche Kraft.“

Ich verhafte im Leid.

Ich sehe mich in der Küche, hier ist es dunkel und ich gehe zwischen Terrassentür und Küche immer wieder hin und her. Ich gehe nicht aus dem Haus ins Licht.

Die Krähe holt mich ab. Sie ist eine freundliche Krähe. Ich spüre die Körperhaltung einer Krähe in mir. Sie geht mit mir raus aus der Wohnung. Wir sind nun auf den Feldern. Ich soll Körner picken, sagt sie.

„Wer bist du Krähe?“ „Picke!“ Sie zeigt mir, wie ich tanzen soll auf dem Acker. Sie fliegt hoch in die Luft. „Lass mich nicht alleine, Krähe! Ich habe Angst.“ Sie zeigt mir, dass sie bei mir ist, in meinem Herzchakra. Ich soll tanzen auf dem Acker.

Wir fliegen zusammen zum Hexenberg. Hier brennt ein Feuer. In dieses Feuer soll ich meinen Schmerz geben. Ich habe große Angst davor. Die Krähe flattert freundlich über dem Feuer, im Nachthimmel, in den stobenden Funken. Sie hat Freude, Lebensfreude.

Ich kann mit ihr eine Absprache treffen: Jeden Tag ein Stück von meinem alten Schmerz in die Wandlung, ins Feuer. Alles auf einmal schaffe ich nicht. Sie sitzt wie eine treue Begleiterin neben mir am Feuer. Sie weiß um meine Angst und überfordert mich nicht. – Sie wird mir den Weg zeigen.

Ich beuge mich als Mutter über mein totes Kind und weine. Die Krähe steht neben uns und tröstet mich; sie verspricht mir Begleitung und Kraft.

Birgit R., 9. 10. 2002

Wut und Hass

Wut und Hass entstehen grundsätzlich aus *Angst* und aus großen und blockierten Gefühlsvolumen. „Wer nicht fühlen will, muss hassen“, hatte Horst-Eberhard Richter gesagt. Wer die eigenen tiefen Ängste nicht fühlend annehmen kann oder will, wird versuchen, sie im Hass abzuwehren. Hass ist somit ein Versuch von Angstabwehr.

Auf der tiefsten und ursprünglichsten Ebene ist Angst immer gleich Todesangst. Sie hat ihre Wurzeln in biografischen oder präexistentiellen Erfahrungen von realer Lebensbedrohung, – und meistens existiert sie auf mehreren Bewusstseinsebenen gleichzeitig:

Dort, wo Leben bedroht ist, entwickelt sich enorme biologische Überlebenskraft. Dies gilt für alle Wesen, für Pflanzen, Tiere und Menschen. In einer Erfahrung von Todesnähe entsteht zwangsläufig ein reaktiver aggressiver Impuls, welcher der Erhaltung des Lebens dient. Kann diese konstruktiv-aggressive Energie nicht ausgedrückt werden – zum Beispiel in einer Gewalterfahrung durch körperliche oder psychische Fesselung –, dann staut sich diese ursprünglich konstruktive Energie zu einer gewaltigen Überlebenswut. Jedes Tier wehrt sich, schreit und beißt, wenn es getötet werden soll. Mit dem Menschen ist das nicht anders. Grof spricht in diesem Zusammenhang auch von dem „biologischen Zorn eines Organismus“(2), dessen Leben bedroht ist.

Je früher und nachhaltiger ein Menschenkind durch Verlassensein von der Mutter und darauf folgende Extremtraumata (Trauma bedeutet „Wunde“) – insbesondere körperliche und sexuelle Gewalt – beschädigt ist, umso archaischer wird sich dieser biologische Zorn gestalten. Grof sagte einmal (in einer mündlichen Mitteilung im Rahmen der Transpersonalen Ausbildung), dass das Aufeinanderfolgen von Extremtraumata in der frühen Kindheit gewöhnlich zu einer starken psychischen Beschädigung führt

Solche *aufeinanderfolgenden Extremtraumata* können sein:

- Verlassenheit oder Todesbedrohung in einer vernichtenden Gebärmutter durch Abtreibungsphantasien oder Abtreibungsversuche der Mutter,
- eine sehr schwere Geburt, die lange dauert und von Ersticken und Todeserfahrung begleitet ist,
- länger dauerndes körperliches oder emotionales Verlassensein nach der Geburt durch Krankenhaus- oder Heimaufenthalt oder durch emotionale Abwesenheit der Mutter,
- gleichzeitige oder nachfolgende Erfahrungen massiver körperlicher und sexueller Gewalt.

In meiner therapeutischen Praxis begleite ich häufig Frauen (und auch Männer) mit einer solchen Kette traumatischer Erfahrungen in der frühen Kindheit. Ihre innere Überlebenswut, die sich in der Verdrängung zu Hass verhärtet hat, umfasst ein riesiges Volumen. Soweit dieser Hass überhaupt zugelassen und gefühlt werden kann, zeigt er sich in archaischen inneren Bildern und Impulsen. Gewaltphantasien von Töten, von „Schlachten" und „Zerstückeln" (wie sie in Verbrechen agiert werden) sind hier keine Seltenheit. Sie existieren, meist in Abspaltung, in den Schattenreichen der Seele.

Auf einer frühen archaischen Ebene des Bewusstseins handelt es sich hierbei um einen *symbolischen* Akt, mit dem das eigene bedrohte Leben erhalten werden soll. Mit Tötungsphantasien oder Tötungshandlungen soll die eigene Todesangst abgewehrt werden. Gewöhnlich sind die hiervon betroffenen Menschen in ihrem Lebensfluss sehr eingeschränkt und leiden unter vielfältigen Symptomen. Große Heilungsanstrengungen von Seiten der Betroffenen und auch der begleitenden TherapeutInnen sind hier erforderlich.

Als Therapeutin bin ich mit solch dunklen inneren Bildern vertraut und so fühle ich Dankbarkeit und Freude, wenn sie endlich ins Licht des Bewusstseins kommen. In einem therapeutischen Heilungsfeld, das getragen ist von Achtung und Liebe für ausnahmslos alles, was sich zeigen will, können sich diese verdrängten archaischen Impulse und Bilder endlich hervorwagen. Und sie können sich rückverwandeln in ihren ursprünglichen Grundstoff, nämlich in reine Lebensenergie:

Innere Gewalttätigkeit wandelt sich in große, gewaltige Lebenskraft.

In diesem Sinne bin ich sehr dankbar für die folgenden erschütternden Berichte einer Frau – ich nenne sie Anna-Maria. Sie beschreibt darin ihre dramatischen Gefühle und Bilder, wie sie in einer stürmischen und turbulenten Heilungskrise im Rahmen ihrer Therapie aus dem Dunkel des Unbewussten auftauchten. Anna-Maria war betroffen von einer solchen Abfolge traumatischer Ereignisse in ihrer frühen Kindheit: Nach schwierigen intrauterinen Erfahrungen und einer schweren Geburt war sie als Säugling zeitweise in einem Heim untergebracht, später wurde sie in eine Pflegefamilie gegeben und dort von dem Pflegevater sexuell missbraucht. Bei all dem ist sie heute eine bewusste und bemerkenswert begabte Frau.

Die folgenden Erfahrungen sind hintereinander in einer Nacht aufgetaucht und wurden von Anna-Maria in einem Zustand von gewaltigem innerem Aufruhr niedergeschrieben. Der erste Text drückt authentisch ihren massiven, bisher eingefrorenen Hass auf die biologische Mutter aus, die sie früh weggegeben und nicht beschützt hatte.

Der zweite Text geht noch tiefer. Es ist ihr Versuch, den eigenen unaushaltbaren Schmerz – wie er sich in ihr verkörpert hatte – Körperteil für Körperteil, in einem quasi magischen Akt der Befreiung, an die Mutter (den Ursprung) zurückzugeben. Und es ist gleichzeitig ein Akt der Differenzierung von Ich und Du, in dem sie sich von einer destruktiven inneren Mutter-Identität zu befreien versucht.

Die folgenden Texte sind erschütternd und gerade deshalb von großer Heilkraft. Werte LeserIn, halten Sie beim Lesen dieser Texte nicht die Luft an, atmen tief ein und wieder tief aus!

Meine Scheiß-Mutter

Ich hasse sie, sie ekelt mich, sie kotzt mich an mit ihrer ewigen Kummer- und Sorgenmiene, mit ihrem stöhnenden Ausatmen, mit ihrem schwabbelig dicken Körper, ihrem alte-Frauen-Schweiß-Geruch, ihrem Opfermotto: „Man muss von sich selber absehen", ihrer Vergötterung des Vaters, der nur das Gute, Wahre, Schöne wollte/sagte/tat, ihrem Gewinsel: „Wenn der Vater noch lebte ...", ihrem nicht-Ja-und-nicht-Nein-sagen-können, ihrer Prüderie und ihrer Verleugnung des Körpers: „Das ist ein Witz", hat sie meiner Schwester geantwortet, als ich die vorgeschickt habe, um der Mutter klarzumachen, dass ich einen BH im Turnunterricht brauchte.

„Im Schrank sind Binden", hat sie mir knapp und beleidigt geantwortet, nachdem ich in größter Not gestammelt hatte, da sei etwas Braunes in meiner Hose, obwohl ich längst wusste, was das war.

Ob ihr die Lobreden auf die Weiler-Familie wohl vergangen wären, wenn sie gewusst hätte, dass Vater Weiler sich an mir vergangen hat, sich einen abgewichst hat an mir im Meer, oder hätte ich zu hören gekriegt, dass ich mal wieder überdreht bin?

Zwecklos zu fragen, weil ich nie und nimmer das Vertrauen gehabt habe, mich an sie zu wenden. Eine Scheiß-Mutter war sie, eine verbogen-verlogene Scheiß-Kotz-Würg-Mutter. Nein, schlimmer noch, sie war keine Mutter, keine Mutter, keine Mutter!!!

Anna-Maria, 15. 6. 1998

Schlachtfest mit ihr (Hervorhebungen im Original)

Meine Geburt war ein Schlachtfest in *ihrer* Beschreibung. *Ihr* Tod war ein normales Verrecken an Krebs, Nierenkrebs. Wenn ich *sie* jetzt zurückholen könnte, würde ich ein Schlachtfest mit *ihr* veranstalten. Würde *ihr* die Augen ausstechen, mit denen *sie* mich nie angesehen hat. Würde *ihr* die Zunge herausreißen, mit der *sie* alles und alle verleugnet hat, weil *sie* nichts anderes konnte als leugnen und lügen. Würde *ihr* die Hände zertrümmern, mit denen *sie* nie berührt, aber um so fester gepackt und gebackt und gemacht hat. Würde *ihr* die Titten abtrennen, mit denen *sie* keines ihrer Kinder genährt hat. Als ich diese weiblichen Hügel im Alter von drei Jahren in großer Verwunderung angefasst und den merkwürdigen Satz: „Das sind ja deine Büffel" gesagt habe, hat *sie* mich verschreckt und brutal weggestoßen. Weggestoßen aus meinem Mädchenkörper, der kaum ein Jahr später von meinem Leihvater ausgelöscht wurde. *(Durch sexuelle Gewalt, G.C.)*

Ich will nicht den uralt-bekannten Schmerz, ich will weiter schlachten: Will *ihr* den schwabbelig-dicken Bauch absägen, so wie ich mit zwanzig an meinem Bauch rumgeschnitten habe, ohne den Mut, den Schnitt tief genug zu setzen. Will *ihr* die Fotze mit Wackersteinen stopfen, damit dort nie wieder etwas raus-oder reinkommt. Will *ihr* die Füße und das Rückrat zertrümmern, weil *sie* nie auf eigenen Füßen gestanden und nie ein eigenes Rückrat besessen hat.

Und wenn ich alles zerschlagen habe, will ich diesen Fleisch-Blut-Knochen-Haufen mit Benzin übergießen und verbrennen, restlos verbrennen.

Anna-Maria, 15. 6. 1998

Am nächsten Tag schickte mir Anna-Maria ihre Texte mit folgendem Begleitbrief:

Gertrude, Gertrude, seit 9 Stunden sitze ich am Computer – mit wenig Unterbrechungen für Essen, Kind abholen und wegbringen, Rumrennen, um nicht durchzudrehen – und schrei(b)e mir das vom Leib, was so ungeheuerlich ist, dass ich es Dir schicke, weil ich das nicht einfach vorlesen kann, weil das alles übersteigt, was ich mir zugetraut hätte.

Bitte, lies es. Bitte, überleg dir, wie ich, wie wir damit arbeiten können. Bitte, bleib mir treu.

Anna-Maria

Vielleicht ist es an dieser Stelle beruhigend zu wissen, dass Anna-Maria ihren frühen Hass gegen die Mutter heilsam wandeln konnte in Annahme und Liebe (vgl. S. 146).

Verachtung der Mutter und des Weiblichen

„Die töchterliche Abwendung von der Mutter – als deren Abwertung – bedeutet daher zugleich, sich vom weiblichen Geschlecht abzuwenden und es abzuwerten", schrieb Christa Mulack 1996 in „Die Wurzeln weiblicher Macht"[(3)]. Dieses Buch hat mich damals sehr ermutigt, die eigene Angst vor weiblicher Macht zu transformieren und den Machtbegriff positiv zu besetzen.

Die Verachtung des Weiblichen beginnt mit der Verachtung der eigenen Mutter. Viele Frauen, die in den 40er und 50er und auch noch in den 60er Jahren geboren wurden, haben große Angst, so zu werden wie die eigene Mutter, die sie verachten. Gerade die Mütter der Kriegs- und Nachkriegsgenerationen wurden von ihren Töchtern häufig als ohnmächtig, abhängig, hörig, schwach, inkompetent und manipulativ erlebt. Diese Mütter verkörperten die Niederlage des Weiblichen im Patriarchat. Als Opfermütter mangelte es ihnen an Achtung für sich selbst und sie wurden oder werden von ihren Töchtern dafür verachtet.

In Heilungskreisen mit Frauen zum Thema „Mutter" entsteht große Betroffenheit und es fließen Tränen, wenn die eigene Verachtung für die Mutter ins Bewusstsein kommt. In einem Heilungsritual für die innere Mutter gibt es Raum für Klage und Anklage, aber auch für die Annahme der eigenen ‚Schuld' in der Beziehung zur Mutter. Die Mehrheit der Frauen formuliert in einem solchen Ritual Sätze wie:

- „Mama, es tut mir leid, dass ich dich verachtet habe."
- „Mutter, ich habe dich nicht geachtet, ich habe mich für dich geschämt."

- „Mutti, ich habe dich abgelehnt und verachtet, weil du dich nie gegen Papa gewehrt hast."
- „Mama, ich habe dich verachtet, weil du es ihm immer recht machen wolltest."
- „Mama, ich verachte dich, weil du immer unzufrieden und ewig nörglerisch bist."
- „Mutti, ich verachte dich, weil du nie sagst, was du wirklich denkst."
- „Mama, ich verachte dich, weil du dich mehr dafür interessiert, was die Nachbarn sagen, als für das, was ich dir zu sagen habe."
- „Mama ich verachte dich für deine Schwäche, deine Alkoholsucht und Tablettenabhängigkeit."
- „Es tut mir von Herzen leid."

Die Erkenntnis der Verachtung der Mutter und des Mütterlichen ist ein großer Heilungsschritt auf dem Weg der Tochter. *Wahrnehmung und Benennung* von mütterlicher Ohnmacht, Schwäche und Abhängigkeit sind absolut not-wendig, *Verachtung* aber beschädigt die Tochter selbst. Denn ihre Verachtung richtet sich gegen die innere Mutter und damit gegen die eigene Weiblichkeit und die Weiblichkeit der nachfolgenden Töchter. Diese unsere verachteten Mütter sind ja selbst die Töchter ihrer eigenen verachteten Mütter. Im Rücken einer patriarchalen Frau versammelt sich meist eine lange Schlange von ohnmächtigen, verachteten, gedemütigten und geschändeten Müttern, Großmüttern und Urgroßmüttern.

Maureen Murdock schrieb dazu in „Der Weg der Heldin"(4): „In Wahrheit wurden unsere Mütter und davor deren Mütter wie Lots Frau in eine Gestalt gezwängt, die die Männer auf sie projizierten. Den Müttern der 1940er und 50er Jahre standen nicht viele Möglichkeiten offen, ihre eigenen Ziele zu verfolgen und zu verwirklichen. Sie wurden mit Hilfe von Werbung, Hüfthaltern und Valium manipuliert, eingesperrt und unterdrückt. Es war die Aufgabe ihrer Töchter, ihre weiblichen Wunden bloßzulegen und zu heilen."

Für uns Töchter – Repräsentantinnen einer feministisch-spirituellen Frauenbewegung – war und ist es Aufgabe, die Wunden des Weiblichen zu offenbaren. Diese Herausforderung ist noch längst nicht zu Ende, sie stellt sich immer wieder aufs Neue und die Herausforderung ist größer denn je: Denn, die Verwundung unserer Mütter war oder ist noch direkt sichtbar, sie ist so anschaulich geworden in Prüderie, Schwäche und Resignation.

Jüngere Frauen dagegen sind häufig so sehr mit der Vaterkultur identifiziert, sind adrette und nette, weiblich-patriarchale Kunstprodukte und die Wunde ihrer verletzten Weiblichkeit bleibt im tiefsten Schatten.

Es ist daher die heiligste Aufgabe der Töchter, die weiblichen Wunden offenzulegen, damit sie der Heilung zugänglich werden. Dort, wo mehr Bewusstheit ist, ist auch mehr Verantwortung. Wir Frauen nehmen Verantwortung für die Heilung des Weiblichen, für die Heilung des Mütterlichen und für die Heilung unseres Planeten. Spiritualität fordert Verantwortung!

Deshalb legen wir unseren Schmerz, unsere Wut, unseren Hass und alle anderen bedrängenden Gefühle in Beziehung zur Mutter, in Beziehung zu unserer eigenen verletzten Weiblichkeit und in der Beziehung zum Männlichen radikal – bis an die Wurzeln gehend – bloß. Und wir nehmen in diesem herausfordernden Prozess alle Gefühle, alle inneren Bilder und alle Impulse an und drücken sie in einem heilsamen Kontext aus – gerade auch die verbotenen! – und befreien uns so von der Fessel des Patriarchats.

Und wir hören endlich damit auf, die äußere Mutter für unser eigenes Elend verantwortlich zu machen! Denn wir wissen um die Ursprünge der Verachtung des Weiblichen in unserer Gesellschaft und unserer Religion.

Wir übernehmen die Verantwortung für unsere Verletzungen, wir heilen verachtete Weiblichkeit und *wir erinnern uns, wer wir sind: Töchter der Großen Lebensmutter.*

4. Die Opfer-Mutter als Täterin

Menschen suchen Hilfe in Therapien, weil sie leiden. Meistens sind sie hierbei in Kontakt mit ihrem inneren Opfer. Häufig leiden sie unter unerträglichen inneren Zuständen, schwierigen Gefühlen oder Symptomen. Dabei steht die Arbeit mit dem *inneren Opfer*, also mit dem, was uns angetan wurde, was wir erlitten haben und worunter wir weiterhin leiden, gewöhnlich am Beginn einer Therapie und eines Heilungsprozesses. In der therapeutischen Arbeit mit dem inneren Opfer geht es zunächst darum, alles Erlittene fühlend anzunehmen, um es schließlich zu wandeln. Dies kann Monate oder auch Jahre dauern.

Wenn Frauen in einem kontinuierlichen therapeutischen Prozess alle Opfererfahrungen – das sind zunächst meist Kindheitserfahrungen – erinnern und integrieren, dann taucht irgendwann eine erschreckende Erkenntnis auf mit der Frage: „Was habe ich meinen eigenen Kindern angetan?" Hier zeigt sich nach dem inneren Opfer nun die *innere Täterin.*

Jede Mutter kommt irgendwann einmal an die Grenze ihrer Belastbarkeit, dann kann es geschehen, dass ihre eigenen schmerzlichen Opfererfahrungen durchbrechen und in destruktiver Täterschaft gegen die Kinder agiert werden. Im Extremfall kann über Generationen ein Kreislauf von Opfer-Täter-Opfer entstehen, so lange bis eine aufwacht und diesen Teufelskreis durchbricht.

In einer Familienberatungssituation um einen verhaltensauffälligen Jungen – ich arbeitete zehn Jahre lang in einer Beratungsstelle für Kinder, Jugendliche und Eltern – sagte einmal ein uneinsichtiger Vater: „Mein Großvater hat meinen Vater geschlagen, mein Vater hat mich geschlagen und ich schlage meinen Sohn. Es hat meinem Vater und mir nicht geschadet, warum sollte es also dem Jungen schaden?"

Opfer und Täter als innere Einheit

Als *Täter* oder *Täterin* bezeichne ich eine Identität, also eine innere Gestalt, die aus dem eigenen biologischen Überlebenszorn erschaffen wurde. Sie kann männlich oder weiblich sein. Mit einer großen Ladung aggressiver Energie dient sie der Abwehr von unerträglichem Schmerz und ungefühlter Todesangst. In Grenzsituationen von Bedrohung und Angst, aber auch bei alltäglicher Überforderung und bei Stress, kann sie aktiviert werden. Vermutlich tragen wir alle mehrere dieser destruktiven Täter-Teilpersönlichkeiten in uns.

Das *Opfer* ist ein innerseelischer Aspekt, eine Opferidentität, angefüllt mit Erlittenem, mit Schmerz und Pein und dem, was einem Wesen angetan wurde. Wir alle tragen zahlreiche solcher innerer Opferanteile in uns auf den unterschiedlichsten Bewusstseinsebenen. Meist aber sind uns Opferidentitäten eher zugänglich als Täteridentitäten. Denn es ist viel leichter anzuerkennen, gepeinigt worden zu sein, als selbst PeinigerIn zu sein, getötet worden zu sein, als eigene Tötungsimpulse in sich wahrzunehmen.

Da, wo Opfererfahrung ist, ist immer auch innere Täterenergie, der Überlebenszorn des Opfers. Opfer und Täter wollen innerpsychisch zusammenkommen, damit die Seele heil und ganz werden kann. Denn Opfer und Täter sind eine innere Einheit, sind die beiden Pole einer einzigen universellen Kraft.

In den Therapien ist daher das Auftauchen einer inneren Tätergestalt von allergrößter Bedeutung für den Fortgang des Heilungsprozesses. Denn nach der Integration von Opferschaft ist ohne die nun folgende *Integration der inneren Täterschaft* keine Heilung möglich. Ohne sie bleiben wir ein Leben lang hilflose Opfer. Es ist gerade die Mord(s)wut, die den Durchbruch zur Heilung schafft! Von ganz besonderer Bedeutung ist die heilsame Integration von Opfer- und Täterschaft bei sexuell missbrauchten Frauen, wie ich weiter unten darstellen werde.

In diesem Zusammenhang erinnere ich mich an eine Frau, Opfer eines schweren Gewaltverbrechens, die ich jahrelang therapeutisch begleitet habe. Sie war von einem unbekannten Mann körperlich überwältigt, gefesselt und mit einem Knebel im Mund verschleppt worden. Über Stunden war sie sexuell-sadistisch misshandelt und schließlich irgendwo abgelegt worden.

Eine lange Zeit brauchte diese Frau zur Integration des Erlittenen, ihres inneren Opfers. In den Erfahrungen mit Holotropem Atmen konnte sie klagen, weinen, schreien und brüllen, und sie musste ganz erbärmlich würgen, spucken, rotzen und kotzen.

Hier ein Text aus ihrer *Opfer-Erfahrung:*

Festsitzen, gefangen wie die Maus in der Falle, Feststecken,
Verzweiflung und Ekel steigt in mir hoch –
Erbrechen – Erbrechen – Erbrechen, ich halte es nicht aus.
Ich will kein Sperma an mir und in mir.
Ekel ist mein Begleiter,
Ekel, Übelkeit, Würgegefühl und Schmerz, in jeder Pore.
Die Atemnot kommt wieder, ich kenne sie gut.
Das schwarze Nichts, das schwarze Loch blickt mir entgegen.
Es versetzt mich in Panik – soll ich hinab?
Todesangst – ich verlasse den Körper und das Sterben beginnt.

Gudrun S.

Irgendwann, ich weiß nicht mehr in der wievielten Sitzung, nach wie vielen Monaten, kam der heilsame Durchbruch mit dem plötzlichen Auftauchen einer inneren Tätergestalt: In einem lange andauernden Zustand von besinnungsloser, rasender Wut zerriss sie – innerlich sowie über körperlichen Ausdruck, über Toben – alles, was ihr in den Weg kam. Als eine Art archetypische Zerreißerin – erinnernd an die rasenden Priesterinnen des Dionysos, die Mänaden – zerfleischte sie Mensch und Tier und machte auch vor kleinen Kindern nicht halt.

Hier nun ein Bericht aus ihrer *Täter-Erfahrung:*

Ich bin angespannt, rasend vor Wut und Zorn,
ich könnte mich zerreißen, alles zerfleischen.
Die Bestie kriecht hervor, sie lässt sich nicht mehr zügeln.
Sie wird zum Werwolf, zum Dämon, alles scheint verloren,
alles ist verloren, was sich mir in den Weg stellt.
Die Gewalt bricht hervor,
kein noch so starker Damm kann sie halten,
nichts was ihr Einhalt gebietet.
Es ist erschreckend, erschreckend, weil die Lust dazukommt,
die Lust am Töten, Rächen, Zerstören.
Ich bin entsetzt über das Ungeheuer in mir,
bin ich noch Mensch oder Tier?

Gudrun S.

Es scheint so, dass das Volumen an Täterenergie identisch ist mit dem Volumen an Opferenergie. Opfer und Täter haben das gleiche Ausmaß an energetischer Ladung. Einfacher ausgedrückt: die destruktive Aggression ist genauso groß wie die erlittene Verletzung. Wenn beide Energie-Volumen, die von Opfer und Täter, sich im therapeutischen Heilungsprozess erschöpfend *bewegen* können, wenn ganz konkret über Körperausdruck und körperliche Bewegung – wie spontan auftretendes starkes Zittern, Schütteln, Zucken, Schlagen, Treten und Schreien – eine körper-seelische Ent-Ladung stattfinden kann, dann erst kann sich Heilung auch in der Tiefe ereignen.

Gudrun, die verschleppte und vergewaltigte Frau, hat nach vielen Jahren ihren Frieden gefunden, auch wenn die Verwundung bleibt. Sie ist wieder berufstätig und lebt in einer partnerschaftlichen Beziehung mit einem Mann. Kürzlich telefonierte ich mit ihr und erfuhr, dass sie geheiratet hat.

Hier noch ein Text aus ihrer *Heilungs-Erfahrung*:

Die Fantasie von Sexualität erwacht in mir
und verbindet sich mit dem Feuer
zu einem exotischen Kampf.
Erneut Unruhe, Gewalt –
und ich schaue, sehe und spüre Distanz.
So ist es und so ist es gut.
Den Weg ins Nichts werde ich gehen,
dann wenn die Zeit gekommen ist. –
Und eine große Ruhe breitet sich in mir aus.

Gudrun S. (alle Texte von 1993 und 1994)

Gudrun kam wieder ins Leben, weil sie ihre innere Täterin aktivieren konnte. Täterenergie ist zunächst reine Überlebenskraft und damit heilsam, sie dient dem physischen und psychischen Überleben. Dort, wo ein Organismus keine Täterenergie mobilisieren kann, wird er eine traumatische Erfahrung nicht überleben, er wird sterben.

Zum Problem wird innere Täterschaft nur dann, wenn sie im Unbewussten *festgehalten* und verleugnet wird. Erst in Stauung, in energetischer Verdichtung und Verdunkelung, wird aggressive Überlebensenergie destruktiv. Aufgrund ihrer hohen Ladung reicht dann manchmal ein kleiner Reiz von außen und es kommt mit Gewalt zu einer Ent-Ladung: „Ich bin explodiert“, „es reicht“, „das Fass ist übergelaufen“ sind sprachliche Bilder hierfür.

Lange gestaute Täterenergie braucht ein Opfer zur Entladung: Männer agieren ihre Täterschaft gewöhnlich – aufgrund patriarchaler Sozialisation – nach außen, während Frauen eher dazu neigen, sich ihrer inneren Täterin selbst zum Opfer zu machen, indem sie ihre destruktiven Energien gegen sich selbst oder auch gegen die eigenen Kinder richten.

Wird in einer Familie ein Opfer gebraucht, dann stellen sich die Kinder oft liebend gern ihren Müttern und Vätern (unbewusst) zur Verfügung. In der systemischen Familientherapie sprechen wir dann vom „Indexpatient Kind“. Das bedeutet, dass ein Kind freiwillig – aus einem inneren Motiv der Liebe – die Rolle des Sündenbocks übernimmt. Kinder, die sich der Mutter oder dem Vater unbewusst opfern, entwickeln unterschiedliche Symptome und Verhaltensstörungen wie Pseudodummheit, Ängste, aggressive Ausbrüche. Sie lenken damit den Täterimpuls von Mutter oder Vater auf sich, um so die Eltern zu entlasten.

Wo eigene Opfererfahrungen nicht fühlend angenommen werden und aggressive Überlebensenergie, der Täterimpuls, gefesselt ist, hier entsteht ein inneres energetisches Gewaltpotenzial. Diese Kraft sucht sich einen Kanal:

- Täterenergie richtet sich gegen sich selbst, in autoaggressiven Handlungen oder Erkrankungen,
- Täterenergie richtet sich gegen andere, das Kind, den Partner, die Partnerin,
- Täterenergie richtet sich gegen die Mitwelt, gegen Tiere, Pflanzen und die gesamte Schöpfung.

In meiner therapeutischen Arbeit begleite ich zuweilen Frauen und Mütter (und auch Väter), die unter ihren aggressiven Impulsen, Gewaltphantasien oder auch Gewalthandlungen, gegenüber den Kindern – häufig gegenüber einem ganz speziellen Kind – sehr leiden. Immer geht ihr Heilungsweg über die selbst erfahrene Gewalt, die eigene Opferschaft – das heißt, über die liebende Annahme des verletzten inneren Kindes.

Wo Opfer und Täter in die Einheit kommen, ist Heilung möglich. Der folgende Text von Anna-Maria demonstriert diese innere *Einheit von Opfer und Täter* in einem Alltagskonflikt – ausgelöst durch einen öffentlichen und von ihr als sehr beschämend erlebten Wutausbruch ihres kleinen Sohnes. Ihre sehr bedrängenden alten Kindergefühle und körperlichen Fragmentierungszustände – durch frühes Verlassensein und sexuelle Traumatisierung – kommen über diesen Umweg, über den Zorn auf ihren kleinen Sohn, wieder ins Bewusstsein und werden so der Heilung zugänglich:

Ich bin die *Mutter der Angst*
Es ist alles schwarz. Nein, es gibt nichts. Das Nichts ist schwarz.
Ich bin das Schwarze. Ich bin die Angst.
Es gibt nichts als Angst.

Ich bin die *Mutter der Ohnmacht*
Ich weiß nicht, wer ich bin. Ich falle auseinander.
Mein Kopf verschwindet. Nein, löst sich vom Hals. Ich werde geköpft.
Die Hände zerbersten. Die Finger fliegen wie Streichhölzer von mir weg.
Die Füße tragen mich nicht. Die Beine sacken ein.
Die Wirbelsäule ist zerschmettert.
Irgendwo außerhalb von mir ist das, was mein Bauch war, und zittert.
Ich kann nichts tun. Ich kann nichts.

Ich bin die *Mutter der Scham*
Ich höre dich brüllen. Ich höre dich toben.
Ich höre deine Fick-Arschloch-Schreie.
Alle hören dich.
Obwohl ich nicht hinschaue, sehe ich dich trampeln.
Obwohl ich wegschaue, sehe ich dich schmeißen.
Alle sehen es.
Ich höre, wie du verleugnest, was du getan hast.
Ich höre, wie du andere beschuldigst.
Ich sehe ohne Augen, wie du um dich schlägst.
Alle sehen es.
Ich habe wieder versagt. Ich versage immer. Ich schäme mich.
Ich will nicht ich sein.
Ich schäme mich, dass du mein Kind bist. Ich will dich nicht.
Ich will gar kein Kind. Ich will kein Kind wie dich. Ich will dich umtauschen.
Ich will ein Kind wie Max. Ich will mit dir nichts zu tun haben.
Ich schäme mich in Grund und Boden.
Ich will weg hier.
Ich will dich nicht wiedersehen.

Ich bin die *Mutter der Wut*
Warte! Ich habe Riesenhände. Warte! Ich habe Klauen.
Jetzt pack ich dich. Jetzt schlag ich dir mit meinen Pranken den Schädel ein!
Jetzt zertrümmer ich dir deinen ekelhaften Dickschädel!
Jetzt pack ich dich bei den Händen und reiß sie dir ab!
Warte! Meine Fäuste sind Keulen.
Damit trommel ich auf deinen Bauch, bist du zusammenbrichst!
Warte nur, Bürschchen, warte! Ich habe Zyklopenfüße.
Jetzt trampel ich auf dir rum, bis du fertig bist, fertig, kaputt, tot, aus, weg!

Anna-Maria, 8. 12. 1998

Alte Angst, *alte* Ohnmacht, *alt*e Scham und *alte* Wut drängen in Annahme, Integration und Heilung. Beispielhaft wird hier deutlich, wie das alte Extremtrauma, und die damit verbundenen körper-seelischen Fragmentierungen – die eigene Zertrümmerung – über den Konflikt mit dem kleinen Sohn ins Licht des Bewusstseins kommen. Es ist erschütternd und erhellend gleichzeitig, mitzuerleben, wie die frühen vernichtenden Erfahrungen eines kleinen, sexuell gequälten Mädchens zu vernichtenden Gefühlsausbrüchen einer Mutter werden können. *Angst, Ohnmacht, Scham* und *Wut* sind, wie wir wissen, *die* zentralen Gefühlszustände in einem sexuellen Trauma:

- Die Angst des inneren Kindes wird zur „Mutter der Angst".
- Die Ohnmacht des inneren Kindes wird zur „Mutter der Ohnmacht".
- Die Scham des inneren Kindes wird zur „Mutter der Scham".
- Die Wut des inneren Kindes wird zur „Mutter der Wut".

Die Kindstöterin

Erfahrungsbericht:

Ich war Teilnehmerin beim Ausbildungswochenende in Transpersonaler Psychologie mit dem Thema „Heilige Hochzeit" (Integration von Weiblich und Männlich). Am Nachmittag des 13. 7. 2001 hatte ich beim Rumalbern mit anderen Seminarteilnehmern einen Sturz mit einer Schubkarre, was eine kleine Erschütterung gab. In der folgenden Nacht hatte ich einen deutlichen Traum, und in diesem Traum bekam ich eine deutliche Botschaft: Ich sollte am nächsten Tag im „Kreis der Frauen" mit Gertrude eine Einzelarbeit machen, in der ich meine beiden vergangenen Abtreibungen zur Sprache bringen sollte. Obwohl mir dieses heikle Thema unangenehm war, tat ich es.

Im therapeutischen Gespräch mit Gertrude fühlte ich mich aber emotional nicht beteiligt, sondern spürte eher eine unbeteiligte Distanz. Ich erzählte, dass ich jedesmal, wenn ich merkte, dass ich schwanger war, in eine große Panik geriet. Und wenn ich dann die Abtreibungen gut überstanden hatte, war ich hinterher sehr erleichtert. Gertrude fragte mich nach dem genauen Ablauf der Abtreibung. Ich war gerade dabei zu schildern, wie der Arzt das Absauggerät in meine Vagina einführte, als mir übel wurde:

Ich muss nun würgen und habe das Gefühl, mich übergeben zu müssen. Man stellt mir einen Eimer hin. Und völlig unvermittelt habe ich den starken Drang zu schreien und gleichzeitig zu würgen. Ich schreie und würge und schreie immer weiter.

Und dann handelt mein Körper plötzlich völlig autonom und eigenständig. Ich oder besser gesagt „etwas in mir" zwingt mich auf die Knie. Ich hocke auf den Knien, schreie, würge und presse und meine beiden Hände ziehen etwas zwischen meinen Beinen heraus. Ein Teil von mir tut das, ein anderer Teil sieht zu, ich selbst aber weiß nicht genau, was da vor sich geht. Erst als Gertrude das, was ich tue, beschreibt, wird es mir selbst klar: Ich habe gerade ein Kind geboren.

Auf ihre Fragen: „Wo bist du? Wer bist du? Wie alt bist du?", kann ich mehr erkennen.

Ich bin ein junges Mädchen, das Kleid, das ich anhabe, ist aus einer ganz anderen Zeit.

Und ich bin ganz allein in einer Waldlandschaft. Ich halte das neugeborene Kind eine Weile in meinen Armen und schreie, weine und schluchze.

Plötzlich fangen meine Hände an, sehr eilig in der Erde ein Loch zu graben. Wieder wird mir erst durch die Worte von Gertrude klar, was ich eigentlich hier tue. Ich vergrabe mein neugeborenes Kind in der Erde. Dabei sage ich ganz verzweifelt immer und immer wieder den Satz: „Ich kann mit dem Kind nicht zurückkehren, ich kann mit dem Kind nicht zurückkehren!"

Als mein Kind vergraben ist, knie ich mich auf die Stelle und schluchze, weine und schreie. Mein Schmerz ist so groß, wie ich ihn zuvor noch nie gefühlt habe. –

Eine letzte Erinnerung steigt auf, wie ich mich später, an genau der gleichen Stelle, an einem Baum erhänge.

Anmerkung:

Einen Tag nach dieser Erfahrung war das Seminar zu Ende und ich erzählte das Erlebte meinem damaligen Freund und heutigen Mann. Am gleichen Tag wurde meine Tochter gezeugt, die nun bald zwei Jahre alt wird und ein richtiger „Sonnenschein" ist.

Im Gegensatz zu den zwei früheren abgelehnten Schwangerschaften hatte ich diesmal keine innere Panik, sondern freute mich darauf und hatte von Anfang an eine starke Bindung zu dem Kind in mir.

Auf Anraten von Gertrude hatte ich damals für das getötete Kind unter einem Baum in meinem Garten einen Platz gefunden und ihm ein „Grab“ gemacht. Hier habe ich immer wieder mit ihm gesprochen und ihm gesagt: „Es tut mir so leid.“

Karin D., 21. 1. 2004

Die Kindstöterin ist eine spezielle Ausformung innerer Täterschaft. Sie ist eine Schattengestalt des Mütterlichen, vielleicht die dunkelste und angstmachendste überhaupt. Allein das Wort „Kindsmörderin“ reicht schon aus, um in vielen Frauen Gefühle des Entsetzens zu aktivieren.

Das *Phänomen der Kindstötung* ist in unserem Kulturkreis weitgehend tabuisiert und wird deshalb nur heimlich praktiziert. In anderen Kulturen und Stammesgesellschaften war und ist es durchaus üblich, kranke, schwächliche oder unattraktive – vor allem aber überzählige Neugeborene – zu töten oder auszusetzen. In patriarchalen Gesellschaften sind nachweislich eher Mädchen als Buben von Kindstötung betroffen. Nach einer anthropologischen Studie(1) bei den Eipos, einem kleinen Volkstamm in Papua-Neuguinea, wurden im Zeitraum von 1974 bis 1978 „41 Prozent aller lebendgeborenen Säuglinge getötet. Von 20 Babys, die dieses Schicksal ereilte, waren 5 männlich und 15 weiblich.“

In traditionellen Stammeskulturen ist das Überleben der größeren Kinder oder der gesamten Sippe häufig abhängig von einer derartigen nachgeburtlichen Regelung. So schilderte Kuchingi, ein Mann vom Stamm der Ache in Südamerika, seine eigene Situation des Überlebens(2):

„Derjenige, der (in der Geburtenfolge) nach mir kam, wurde getötet. Der Abstand zwischen den Geburten war gering. Meine Mutter tötete ihn, weil ich (noch) klein war. ‚Du würdest nicht genug Milch für den älteren haben‘, sagte man ihr. ‚Du musst den älteren stillen.‘ Dann tötete sie meinen Bruder, denjenigen, der nach mir geboren wurde.“

Katharina, eine Klientin, ‚erinnerte‘ die präexistentielle Erfahrung, als Kleinkind von ihrem Stamm ausgesetzt worden zu sein. Es ist an dieser Stelle nicht wichtig, ob sich die Geschichte genau so ereignet hat. Wichtig im therapeutischen Kontext ist allein Katharinas innere Wahrheit und die tiefe Stimmigkeit der Erfahrung in ihrem aktuellen Lebenszusammenhang, sowie die sich hieraus entwickelnde Heilkraft:

Katharina kam nach der Weihnachtspause zur ersten Therapiesitzung und fühlte sich depressiv.

„Wie in einem Loch fühle ich mich", sagte sie. Nach einem Familienbesuch bei ihrer Mutter und ihren Geschwistern empfand sie tiefe Resignation angesichts der emotionalen Not ihrer Herkunftsfamilie. Ich bitte sie zu ihrer (innerlich vorgestellten) Mutter zu sprechen:

„Mutter, ich schaffe es nicht, dass es allen in der Familie gut geht! Ich schaffe es nicht, Mutter, für dich und dein Lebensglück zu sorgen!"

Dann verändert sich plötzlich ihre Energie, ihr Körperausdruck und ihre Stimme – sie gleitet in eine Erlebnis-Regression – und es kommt unvermittelt der Schrei: „Ich bin schuldig, ich bin schuldig!"

Ich bitte Katharina an diesem Thema dranzubleiben, innerlich weiterzugehen, immer wieder zu rufen: „Ich bin schuldig, ich bin schuldig" und dabei alle auftauchenden Erfahrungen, alle Bilder und alle Gefühle als die eigene innere Wahrheit zu achten.

„Ich muss mich opfern", wimmert sie schließlich.

Es folgt nun Katharinas Protokoll dieser Therapiestunde im Wortlaut aus ihrem Tagebuch:

Therapie am 16. 1. 2001

Thema sind meine Gefühle zu meiner Herkunftsfamilie. Vor allem die zu meiner Mutter. Gertrude legt ein Kissen vor mich, es symbolisiert meine Mutter. Ich soll ihr sagen, dass ich mich überfordert fühle, dass ich nicht alles schaffen kann, dass ich mich für alle in der Familie nicht mehr verantwortlich fühlen kann und will.

Aber ich fange schnell an zu weinen. Sie tut mir auch so leid und Ich bin ja auch traurig darüber, dass ich niemals alles schaffen kann – nicht für das Glück aller verantwortlich sein kann. Ich werde lauter, rufe, schreie, dass ich schuldig bin – Schuld habe an allem und nun dafür büßen muss. Ich muss mich opfern.

Dann bin ich plötzlich ein kleines Kind, ein Baby. Sehe Wölfe um mich herum – ich liege im Schnee. Es ist entsetzlich kalt. Ich heule mit den Wölfen, die mir Menschenkind aber nichts tun. Ich heule und esse rohes Fleisch – wie ein Tier.

Dann spüre ich plötzlich, dass meine Arme einschlafen. Sie sterben irgendwie ab – ich habe Angst und ich bitte Gertrude, mich da herauszuholen. Ich habe den Drang zur Toilette zu gehen – würde gerne flüchten und Bachblüten nehmen. Nur raus aus diesem Gefühl! Aber

Gertrude holt mich nicht heraus, sondern hält mich und ermutigt mich weiterzugehen.

Ich wimmere, weine. – Ich muss sterben. –

Gertrude bittet mich, tiefer in das Sterben dieses „Wolfskindes" zu gehen. Ich kann nicht, ich will da raus, es ist entsetzlich, und meine Arme fühlen sich ganz abgestorben an. Druck auf der Brust, die Kehle zugeschnürt.

Ich fühle, dass ich ausgesetzt wurde, weil meine Mutter mich nicht behalten durfte. Ich darf nicht existieren. Mich darf es gar nicht geben. Und jetzt muss ich sterben. Und ich fühle das Sterben – alles Schreien hilft nicht. Ich erfriere. Die Wölfe sind Tiere – sie tun nichts. Sie sind einfach da.

Dann gebe ich auf, weil ich überhaupt keine Kraft mehr habe. Ich gebe auf und sterbe.

Gleichzeitig fühle ich immer noch diese Panik, weil ich wieder ins Leben, in die Realität will. Ich habe Angst stecken zu bleiben – verrückt zu werden.

Gertrude bittet mich noch, dieses ausgesetzte Kind, dieses Wolfskind in mir zu achten und zu segnen. Ich fühle soviel Liebe und Zuneigung zu ihm. Dann tauche ich langsam wieder auf. –

Gertrude ist da. Sie hält meinen Rücken. In der Zwischenzeit liege ich nämlich auf dem Boden, sitze nicht mehr im Sessel. Ich bin so entsetzlich müde. Weine, spüre, dass ich in meinem Leben immer besondere Dinge tun will, mir immer etwas Neues ausdenke, nur um bemerkt zu werden und da sein zu dürfen. Das ist die Parallele zu meinem jetzigen Leben, dass ich immer und immer noch besser sein und werden muss, um da zu sein. Perfekt will ich sein – geben und geben, dass alle zufrieden sind und ich leben darf. Und ich werde kraftlos dabei.

Katharina O.

In den von mir begleiteten Tiefenprozessen kommt es recht häufig vor, dass Frauen innerlich gespeicherte Erfahrungen von Kindstötungen auf-träumen, mal als kindliches Opfer, wie Katharina, oder als mütterliche Täterin, wie Karin. Und manchmal finden in einer einzigen Erfahrung beide, das kindliche Opfer und die mütterliche Täterin, in die Einheit des Bewusstseins, wie der noch folgende Bericht von Marianne zeigen wird.

Aber nicht nur in transpersonalen Tiefenprozessen, auch im normalen Alltagsbewusstsein existiert das Phänomen der Kindstötung. So erinnert sich fast jede Frau, die einmal schwanger war – bei aller Liebe zu ihrem Kind – auch an Vernichtungsgedanken gegenüber dem Ungeborenen, was großes Erschrecken über sich selbst auslösen kann.

Im evolutionären Prozess des Mütterlichen auf dieser Erde existierte das Phänomen der bewussten und willentlichen Kindstötung zu allen Zeiten und bei allen Völkern. Der Schatten der liebenden Mutter ist die Mutter, die ihre Kinder tötet. Die Todesmutter existiert im Innern einer jeder Frau. Die Kindstöterin kann somit, wie andere innere Gestalten auch, gleichzeitig auf unterschiedlichen Ebenen des *Multi-dimensionalen Bewusstseins* existieren:

- Auf der Ebene des Existentiellen, dem Jetzt-Bewusstsein; hier speist sie sich gewöhnlich aus den traumatischen Opfererfahrungen der eigenen Kindheit.
- In der Mehr-Generationen-Retrospektive; in vermutlich fast jedem Familiensystem finden sich Tötungen von Kindern, gewollt oder ungewollt.
- Auf der Ebene von präexistentiellen Erfahrungen (früheren Verkörperungen der Seele); das Töten oder Aussetzen von unerwünschten Kindern sowie deren rituelle Opferung war in vielen Kulturen üblich und ist als Information im Tiefenbewusstsein der Menschen gespeichert.
- Auf der Ebene des Kollektiven Unbewussten; hier ist die Todesmutter eine archetypische Gestalt.

Der nun folgende Bericht von Marianne aus einer Holotropen Atemsitzung dokumentiert die Multi-Dimensionalität des psychischen Phänomens von Kindstötung.

Marianne ist eine sehr mütterliche und liebende Frau, engagierte Mutter von drei kleinen Kindern und eine gläubige Christin. Sie kam zur Therapie wegen unkontrollierbarer Wutausbrüche gegenüber ihrem ältesten Kind, was ihr sehr zu schaffen machte. Im Verlauf ihrer transpersonalen Therapie öffnete sich in ihr ein inneres System, in dem Erfahrungen gleichen Inhalts – zum Thema Kindstötung – auf den unterschiedlichen Ebenen des Bewusstseins gespeichert waren:

Meine innere Kinds-Mörderin

Am Anfang der Reise sehe ich meine Kinder und meinen Mann ihr Leben leben, so wie sie selbst es wollen. Nur ich kann mein Leben nicht selbst bestimmen. Ich fühle mich als Opfer. Und plötzlich fühle ich mich als Opfer für meinen Vater, für eine Vaterfigur oder einfach nur „geopfert". Man nimmt mir mein Leben und ich fange an zu schreien aus Todesangst – ganz lang, ganz laut, immer wieder, aus tiefster Seele.

Dann ändert sich mein Erleben und ich erhebe mich aus dem Liegen auf die Knie. Ich spüre eine schier unfassbare und unbändige Vergeltungswut – Auge um Auge, Zahn um Zahn. So ermorde ich diesen Vater. Ich drehe ein Handtuch zwischen meinen Fäusten hin und her und drehe ihm so den Hals um.

Danach bin ich frei und wieder in der Macht meines eigenen Lebens. Ich tanze mit starken Männern und Frauen wilde Tänze und bin eine von ihnen.

Danach ändert sich wieder mein Erleben und ich bin eine weinende, klagende und schreiende Mutter, die ihr totes Kind in den Armen wiegt. Ich erlebe hier die nicht zugelassene Trauer meiner eigenen Mutter um meine tote Schwester. Und ich erlebe gleichzeitig den Schmerz aller Mütter, deren Kinder in Opferritualen getötet wurden. Das ganze Leid aller Frauen, die ihre Kinder verloren haben, liegt darin. Ganz, ganz lange dauert dieser Schmerz an. Dann lege ich mein totes Kind vor mich hin und rufe eine höhere Macht an und bitte sie um Trost.

Plötzlich erlebe ich Heilung, ich nehme den Tod des Kindes an. Ich werde gestärkt von der höheren Macht. Und ich habe nun selbst die Macht einer Königin und nutze sie, um Kinder, die missbraucht, getötet und geopfert werden sollen, zu schützen. Ich hebe nun das tote Kind mit beiden Armen hoch zum Himmel, als Mahnung und als Zeichen meines Anerkennens dieser höheren Macht.

Etwas später bin ich selbst mein eigenes inneres Kind. Ich weiß, dass ich mir selber damals viel Schutz gegeben hatte und mir weiterhin gebe. Und dass ich auch offen für die Schönheit des Lebens bin. So stehe ich auf und tanze einen schönen Tanz.

Dann sitze ich wieder und bin nun selbst eine Kindsmörderin. Ich sitze ganz alleine mit meinem toten Kind auf der Erde, während alle anderen Menschen an mir vorbei in die Kirche ziehen. Ich rebelliere dagegen, aber ich bin eine Kindsmörderin aus früheren Zeiten, die man ausgestoßen oder als Hexe verbrannt hatte – jenseits einer kirchlichen Gnade. Ich fühle mich schlecht, schuldig und unwert. Ich habe solche Sehnsucht, trotz meines Unwertseins „in den Himmel kommen zu wollen".

Und plötzlich kann ich spüren, dass das auch so sein würde. Der ganze Kreis von Opfer- und Täterschaft, von riesiger Trauer und Schuld wird gehalten in den liebenden Händen von Mutter Maria. Sie, die Mutter von Jesus Christus, diese heilige und „reine Frau" hat große Liebe für mich. Für mich, die ich schuldig bin des Mordes an meinem eigenen Kind, für mich, die Kindsmörderin.

Ich bin ganz in Hingabe und bitte um Heilung dieser dunklen Gestalt im meiner Seele, und ich erfahre Heilung. Ich fühle mich trotz all der Schrecken und des Grauens getragen und geborgen. Ich bin auch ein Schmetterling – frei und unbeschwert – mein eigenes inneres Kind.

Am Ende der Sitzung sehe ich wie in einem Film meine eigene Geburt. Ich sehe mein Angenommensein und die Liebe meiner Eltern und ihre liebevolle Begleitung durch meine Kindheitsjahre. Es ist die reine Liebe und ich kann sie sehen und dankbar dafür sein. Ich weine vor Freude, soviel Gutes zu sehen.

Marianne L., Oktober 1998

In Mariannes Seele existierten Erfahrungen *eines Inhaltes* – hier der Tötung von Kindern – gleichzeitig auf den unterschiedlichsten Ebenen ihres Bewusstseins. Stanislav Grof(3) bezeichnet solche Phänomene als COEX-Systeme, als „Systeme verdichteter Erfahrung".

Auf der *Ebene des Existentiellen* litt Marianne unter der akuten vernichtenden Wut gegenüber ihrem Kind. Ihre Herkunftsfamilie war schwer belastet durch den Tod ihrer jüngeren Schwester, den der Vater schuldhaft verursacht hatte. *Präexistentiell* erlebte Marianne sich selbst sowohl als Opfer von Kindstötung als auch als Mörderin eines eigenen Kindes. Und auf der Ebene des *Kollektiven Unbewussten* war Marianne angeschlossen an den Strom des Schmerzes aller Mütter dieser Welt, die den Tod ihrer Kinder beklagen.

Entscheidend für Mariannes Heilung aber ist weniger die Dichte der Phänomene, als ihr starker und heilsamer Gefühlsausdruck. Die Ereignisse sind wie sie sind, die begleitenden Gefühle aber wollen angenommen und gewandelt sein, hierin liegt die Kraft der Heilung. Mariannes tiefe „Trauer und Schuld wird gehalten in den liebenden Händen von Mutter Maria“, der Großen Lebensmutter, und hier – im Transpersonalen Raum – können Trauer und Schuld sich wandeln in Freude und Dankbarkeit.

Die geopferte Tochter – sexueller Missbrauch

„Der sexuelle Missbrauch eines Kindes in der Familie, in der wir es wohlbehütet und geborgen wähnen, (ist) das Schlimmste, was einem Kinde geschehen kann. Dort, wo das Kind ein Recht auf Wärme, Fürsorge und Schutz hat, wird es als Objekt sexueller Befriedigung benutzt. Inzest ist ein unglaubliches Verbrechen, für das der Erwachsene allein die Verantwortung trägt.“[(4)]

Phantasie – Erfindung
Konkrete Erinnerung!
Wirklichkeit:

Ein Bett. Ein großes Bett. Ein Ehebett.
Vater liegt darin auf der linken Seite.
Mutter liegt darin auf der rechten Seite.
Beide sind mit großen, bauschigen Kissen zugedeckt.
Ich – das Kind – liege zwischen meinen Eltern.
Vollkommen entblößt. Nackt.
Ich liege auf dem Rücken mit weit ausgebreiteten Armen.
Vater zieht am linken Arm.
Mutter zieht am rechten Arm.
Jeder zieht mich auf seine Seite.
Bei wem willst du heute schlafen?
Komm unter meine Decke. –
Ich kann mich nicht immer entscheiden.

Manchmal sagt Vater: Komm zu mir. Ich brauche dich.
Ich krabble zu ihm und er streichelt mich zärtlich.
Mir wird warm und wohlig.
Ich spüre seine harte Schulter. Sein knochiges Brustbein.

Es stört mich nicht.
Vater nimmt meine Hand und führt sie über seinen Bauch bis hin zu seinen Hoden.
Das einzige, was weich an ihm ist. Eklig!
Und zu seinem Glied. Bis es lang und hart wird. Eklig!
Empfinde ich überhaupt? Wache ich? Träume ich einen schlechten Traum?
– Ich habe Angst!
Aber Vater braucht mich. Ich liebe ihn doch so sehr!
Und er liebt mich – sein „Zuckerpüppchen".
Das ist unser Geheimnis, flüstert Vater.
Du brauchst keine Angst davor zu haben – wenn du nichts sagst.
Mutter darf von allem nichts wissen. Und andere schon gar nicht.
Schweigen ist unser Bündnis!

Er – ganz nah. Zu nah!
Ich kann mich nicht bewegen. Hält er mich fest?
Psst – bleib still. Es ist nichts Schlimmes. Mutter schläft.
Sein Mund küsst meine Augen. Meine Lippen.
Ein scheußliches Kitzeln und Kratzen.
Nicht weich, nicht warm – Was will er?
Im Halbschlaf fühle ich seine Finger über meine Vagina streichen.
In der Vagina. Schön und schrecklich!
Der Po zieht sich mir zusammen. Die Beine werden ganz steif.
Meine Brust steht still. Ich kann nicht atmen.
Meine Augen liegen weit, hellwach im Dunkeln.
Sehen nichts. Verstehen nicht.
Ich bin nur Angst!
Sein Geschlecht auf meinem. Was will er denn noch?
Ich will nicht!
Meine schwache Kraft stemmt sich gegen ihn. Vergebens.
Nur keine Geräusche machen. Mutter wird sonst wach!

An mir und in mir geschieht Aufwühlendes.
Stumme Fragen, unerlaubter Protest:
Vater, warum machst du das? Das ist was Böses! Ich darf das nicht tun!
Hilflos liege ich –
Wie gebannt an magischen Schnüren gekettet,
gezogen von Vaters unsichtbarer Hand.

Aus mir heraus dringt kein Laut. Mein Hals ist erstickt.
Ich denke den verzweifelten Schrei nach Erlösung:
Wann ist das endlich vorbei? – Mutter, hilf mir!
Mutter, merkst du denn nichts?

Ein Riss geht durch meinen nackten Körper.
Wird zum klaffenden Spalt. Vom Kopf bis zum Unterleib.
Blut fließt aus Kopf und Scheide.
Meine Beine spreizen sich mühsam.
Aus dem tiefen Spalt durch mein Gesicht quellen Hirnwolken hervor.
Sie werden zu Rauch. Dann zu kaum sichtbaren Fäden.
Schreiben Gedankenfetzen in die Luft:
Meinen Namen – Ich – Sehnsucht – Liebe – Geborgenheit ...
An der Zimmerdecke lösen sich die Zeichen auf.

Am Morgen ist alles wie immer.
Mutter setzt sich zu mir auf die Bettkante.
Ich spreche das vertraute Dankgebet:
„Wie fröhlich bin ich aufgewacht.
Wie hab ich geschlafen so sanft die Nacht.
Hab Dank, Gottvater im Himmel mein, dass du hast wollen bei mir sein.
Behüte mich auch diesen Tag, dass mir kein Leid's geschehen mag.
Amen.

Christa B., August 1990

Fakten zum Thema „Sexuelle Gewalt an Kindern"

Mehr als 300.000 Kinder werden jährlich – nach Schätzungen des Bundesgesundheitsministeriums – in Deutschland sexuell missbraucht, ohne dass dies öffentlich wird. So wurden nach einer Kriminalstatistik des Bundeskriminalamtes im Jahr 2004 im gesamten Bundesgebiet 17.895 Kinder Opfer von sexuellem Missbrauch. Nach derselben Statistik wurden außerdem 1864 Personen – zu 92,7 Prozent Kinder und Jugendliche – Opfer von sexuellem Missbrauch durch Personen „unter Ausnutzung einer Amtsstellung oder eines Vertrauensverhältnisses". Für Vergewaltigung und sexuelle Nötigung von Kindern und Jugendlichen liegen noch einmal gesonderte Zahlen vor.

Die Mehrzahl der Opfer von sexuellem Missbrauch sind Mädchen: Nach der Statistik von 2004 waren 77,2 Prozent Mädchen und 22,8 Prozent Jungen; die Opfer unter den „Schutzbefohlenen“ der Amtspersonen waren zu 80,8 Prozent weiblich und zu 19,2 Prozent männlich.

Die Tatverdächtigen von sexuellem Missbrauch an Kindern waren nach der Kriminalstatistik von 2004 zu 96,4 Prozent männlich und 3,6 Prozent weiblich; die missbräuchlichen Amtspersonen zu 92,7 Prozent männlich und zu 7,3 Prozent weiblich.

Die wenigsten sexuellen Verbrechen an Kindern aber kommen zur Anzeige, da sie innerhalb von Familien oder anderer geschlossener Systeme stattfinden. Die Opfer können sich nicht selbst mitteilen oder sie werden unter Androhung von zusätzlicher Gewalt von den Tätern daran gehindert. Die Dunkelziffer ist somit sehr groß, eine tatsächlich 10 bis 30 mal größere Zahl wird offiziell angenommen.

Da nur etwa jede fünfte Anzeige auch tatsächlich verhandelt wird, sagen die vorliegenden Zahlen nichts genaues über das Ausmaß sexueller Gewalt an Kindern. Nach einer Statistik tatsächlich Verurteilter von 1994 waren in diesem Jahr 15.096 Anzeigen wegen sexuellen Missbrauchs an Kindern erstattet worden, aber nur 2006 Personen wurden rechtskräftig verurteilt, die Verurteilten waren zu 99 Prozent Männer. Die meisten der Täter gehören zur Familie des Opfers; zu 50 bis 75 Prozent sind es die Väter, Stiefväter oder Großväter oder sie kommen aus dem nahen sozialen Umfeld des Opfers.

Selbsthilfeinitiativen gehen davon aus, dass jede vierte bis jede zweite Frau Erfahrungen mit sexuellen Übergriffen, sexuellem Missbrauch oder sexueller Nötigung in ihrer Kindheit gemacht hat. Nach Michaela Huber (in einem Interview 2005) sind 80 bis 90 Prozent der Opfer sexueller Gewalt Mädchen. Mädchen werden deutlich eher sexuell missbraucht, Jungen werden eher durch Schläge misshandelt. Als Folge der Gewalterfahrung, so Huber, „implodieren“ Mädchen eher, während Jungen eher „explodieren“.

Eine weitere Information von Michaela Huber scheint mir in diesem Zusammenhang von Bedeutung: Etwa 5 Prozent aller Männer sprechen sexuell auf Kinderpornographie an. Nach der Statistik von 2004 wurden in diesem Jahr 4815 Fälle von Besitz oder Verschaffung von Kinderpornographie erfasst, 96,3 Prozent der Täter waren Männer.(5)

Letztendlich aber ist die Diskussion um Zahlen nebensächlich. Häufig wird diese nur zum Zweck männlicher Ehrenrettung geführt, es geht hierbei – wie in anderen Bereichen auch – darum, Fakten zu verwischen und das was ist, zu leugnen. Tat-Sache ist: Die weitaus meisten Opfer sexueller Gewalt sind weiblich und die weitaus meisten sexuellen Gewalttäter sind männlich.

Frauen aber sind beileibe nicht unschuldig am Drama sexueller Verbrechen an Kindern. Patriarchale Frauen sind abhängige und hörige Komplizinnen ihrer Männer, sind mehr oder weniger heimliche Mittäterinnen. Durch ihr Wegschauen, ihr Leugnen und ihre Selbsttäuschung wird sexuelle Gewalt an Kindern innerhalb der Familie erst möglich.

Da es in diesem Buch aber primär um die Heilung verletzter Weiblichkeit – und nicht um die Heilung beschädigter Männlichkeit – geht, wird uns der mütterliche Verrat an der Tochter im Folgenden mehr beschäftigen als die Tatsache väterlicher Gewalt an der Tochter.

Der Begriff „sexueller Missbrauch" ist im Grunde unangemessen: Wir sprechen beispielsweise von Alkohol- oder Tablettenmissbrauch. Ein Kind aber ist nun kein Mittel, das wir angemessen „ge"-brauchen" oder aber „miss"-brauchen könnten; vermutlich ist mit diesem Begriff das Suchtthema angesprochen. Ich habe mich dennoch entschieden, den Missbrauchsbegriff, neben anderen zu verwenden, da er gebräuchlich ist und Erfahrungen von sexueller Gewalt unter diesem Etikett auch bei Betroffenen gespeichert sind.

Der mütterliche Verrat an der Tochter

An erster Stelle muss die Frage stehen: Warum nur tut ein Vater, Großvater, Onkel, Bruder einem Kind, das er angeblich ‚liebt' – wie viele Täter in Strafverfahren immer wieder betonen – sexuelle Gewalt an? Warum nur werden, meist ganz unauffällige Männer, zu sexuellen Gewalttätern? Warum begehen Männer sexuell-sadistische Verbrechen an unschuldigen Kindern und nehmen dabei sogar deren Tod in Kauf?

Eine einfache und schnelle Antwort kann es zu diesem Phänomen, das vermutlich so alt ist, wie das Patriarchat selbst, nicht geben. Es würde auch den Rahmen dieses Kapitels sprengen, wollte ich ihm gründlicher nachgehen. Eine wesentliche Ursache sexueller Gewalt an Kindern aber – und Frauen – möchte ich hier benennen: Es ist das Elend des Männlichen im Patriarchat, der Verlust von heilsamer männlicher Lebenskraft, was Männer zu Sexualtätern werden lässt. Wie wir wissen, sind es gerade emotional unreife, schwache, gefühlsarme und innerlich ohnmächtige Männer, die in Verleugnung ihrer eigenen Angst und Schwäche, sich derer bemächtigen, die kindlich-vital, vertrauensvoll und von ihnen abhängig sind.

Eine Befragung von Tätern im Rahmen einer soziologischen Studie[(6)] verdeutlichte, dass es gerade *„das Lebendige* an den Kindern" ist, was Täter sexuell anzieht. Ein Mann, der ein kleines Mädchen vergewaltigt, leidet an einem Verlust innerer Lebendigkeit. Er hat seinen vitalen weiblichen Anteil, die Anima als Urkraft des Lebendigen, nicht integriert und sucht sie nun mit Gewalt in seinem Opfer.

Im Kontext von Weiblichem Bewusstsein und Heilung aber stellt sich uns die Frage: Wo ist die Mutter? Hört sie denn nicht, was passiert, manchmal im Bett direkt daneben? „Mutter, hilf mir! Mutter, merkst du denn nichts?", ruft die kleine Christa im Text oben. Sieht und fühlt die Mutter denn nicht, wie ihr kleines Mädchen sich verändert, wie es sich verschließt, unter nächtlichen Angstzuständen leidet, wieder einnässt? Warum sind Mütter an dieser Stelle so blind, warum sehen sie nicht, was Tatsache ist?

Eine meiner Klientinnen wurde als kleines Mädchen fast jede Nacht von ihrem um viele Jahre älteren Bruder sexuell missbraucht, wenn dieser angetrunken nach Hause kam. Die befleckten Bettlaken wurden von der auf Sauberkeit bedachten Großmutter, die morgens das Kinderbett machte, immer ordentlich gewechselt. Was hat sie sich beim Anblick der Spermaflecken im Kinderbett wohl gedacht, was gefühlt?

In ihrer unaussprechlichen Not hatte die Kleine schließlich eine Seite aus ihrem Schulheft gerissen und vollgeschrieben mit nur einem einzigen Wort: Hilfe! Hilfe! Hilfe! …, die ganze Seite voll. Diesen Zettel hat sie mitten in ihr Bett gelegt, so dass ihn die Großmutter beim morgendlichen Bettenmachen sehen musste. Als sie aus der Schule kam, war das Bett ordentlich gemacht und die Heftseite mit den Hilferufen war verschwunden.

Was veranlasst eine Mutter, die Schlafzimmertür leise wieder zu schließen, die sie ‚ahnungslos' geöffnet hatte und die so Zeugin der Vergewaltigung an ihrem Kind wurde? Warum ignoriert sie die Blutspuren in der Unterhose ihrer kleinen Tochter und die Verletzungen an der kleinen Scheide? Welche destruktive Macht veranlasst eine Mutter, selbst dann noch zu schweigen, wenn sie ihren Mann mit einem Messer in der Hand beim Sexualakt mit der jugendlichen Tochter überrascht?

Die Liste der Beispiele aus meiner Praxis ist lang und mit fast jeder Frau, die neu zu mir kommt, wird sie noch länger.

Sexual-sadistische Gewalt von Männern an Kindern, Frauen, Tieren und anderen Männern, die in ihrer Gewalt sind, ist hinlänglich bekannt und offenbart sich alltäglich in immer neuen Berichten über Gräuel an Unschuldigen. Männliche Todesangst, angemaßte kompensatorische Pseudo-Macht, der Verlust von innerer lebendiger Weiblichkeit und damit verbunden ein eklatanter Mangel an männlicher Fähigkeit zum Mit-fühlen und Mit-leiden, sind die tiefsten Gründe männlicher Gewalt. Diese Gewalt hat patriarchale Tradition: Schließlich waren Inbesitznahme, Bemächtigung und Vergewaltigung entscheidend für den Jahrhunderte dauernden Umbruch von den Mutter- zu den Vaterkulturen, wie überlieferte Mythen deutlich berichten (vgl. hierzu Teil II: „Die Angst vor der weiblichen Kraft").

Das alles aber kann nur deshalb geschehen, weil über die Hälfte der Weltbevölkerung, die Mehrheit der Frauen also, in ohnmächtiger und erlösungsbedürftiger Abhängigkeit vom Männlichen zu den Verbrechen der Männer schweigt und zudem das Männliche auch in seinen destruktiven Formen mit unermüdlicher Umsorgung, Wärme, Anteilnahme, Liebe, Mitgefühl, Bewunderung und Idealisierung beständig weiter nährt.

Aus infantiler Abhängigkeit, emotionaler Bedürftigkeit und Ohnmacht werden Frauen zu *passiven* Mittäterinnen, indem sie wegschauen und nicht wahrhaben wollen, was Tatsache ist. Einige wenige Frauen – selbst Opfer sexueller Extremtraumatisierung – werden zu *aktiven* Mittäterinnen, indem sie ihre Kinder ‚freiwillig' an Männer ausliefern, dazu einige Presseberichte:

„Ein früherer Computerunternehmer, der in der Schweiz zwei sieben und zehn Monate alte Säuglinge missbraucht und gefoltert hat, muss für 17 Jahre hinter Gitter. (...) Seine Ex-Freundin wurde als Mittäterin (...) verurteilt."(7)

„Kindesmissbrauch vor Zuschauern: (...) Die Opfer waren laut Anklage sieben Jungen und Mädchen im Alter zwischen wenigen Tagen und 13 Jahren. (Sie wurden) vor einem Publikum von männlichen Zuschauern sexuell und sadistisch misshandelt. (...) Die Frau ist wegen Verletzung der mütterlichen Fürsorgepflicht und wegen sexuellen Missbrauchs der eigenen Tochter angeklagt."

Ein weiterer Angeklagter soll „ein wenige Tage altes Baby, das von seiner Schwester gewickelt wurde, für sexuelle Handlungen missbraucht haben. Die Szene wurde von der Mutter mit einer Sofortbildkamera fotografiert."(8)

Dies sind nun seltene und extreme Beispiele mütterlicher Täterschaft. Was aber bleibt: Sexueller Missbrauch in der Familie durch Vater, Großvater, Onkel oder Bruder kann nur dort stattfinden, wo die Mutter körperlich oder emotional-geistig nicht anwesend ist! Wie ich oben bereits dargestellt habe, ist die patriarchale Mutter selbst abhängiges Opfer, festgehalten in weiblicher Selbstverleugnung. Sie ist nicht bei sich selbst, – wie könnte sie da wach und beschützend bei ihrer Tochter sein? Sie verharrt in einer Art amnestischer Opfertrance.

Mehr als die Hälfte meiner Klientinnen erinnern sich an einen biografischen Missbrauch im Säuglings- oder Kindesalter. Jede von ihnen hatte eine schwache, hilflose und ohnmächtige Mutter, manchmal noch depressiv, kränklich oder alkoholabhängig. Im Erfahrungsprozess wird es meist offensichtlich, dass eine Mutter, die ihre Tochter ihrem Mann sexuell ausliefert, selbst Opfer von sexueller Gewalt war, genau wie ihre Mutter und die Mutter der Mutter.

Wach werden, hinschauen und wahrnehmen was ist, das würde aber bedeuten, sich der *eigenen Verletzung* zu stellen. Sich als Löwenmutter schützend vor die Tochter zu stellen, das erfordert die Bereitschaft, den Schmerz der eigenen Wunde anzunehmen. Und es erfordert auch, die (gestörte) Beziehung zum Täter – wenn er der Ehemann oder Partner ist – aufzugeben und damit den Zusammenhalt einer Pseudo-Familie zu opfern. Dies aber ist nur möglich mit der Kraft Weiblichen Bewusstseins, mit weiblicher Eigenmacht und großer Liebesfähigkeit.

Gründe für den mütterlichen Verrat an der Tochter sind:

- Ohnmacht der patriarchalen Mutter und ihre Abhängigkeit vom Mann, Angst vor Verlust der Beziehung und dem Zerbrechen der Familie.
- Angst vor der eigenen Verletzung; die Leugnung dessen, was ist, steht im Dienste der Abwehr der eigenen Beschädigung durch sexuelle Gewalt.
- Amnesie (Verlust der Erinnerung) des gesamten Systems. Nicht nur das Opfer, auch der Täter und die unbewusst beteiligte Mutter verdrängen oder verleugnen den Missbrauch.

Aus gutem Grund ist Juno rund

Nana ist klein und rundlich. Mit blonden Locken, einem Mund zum Küssen und strahlenden Augen. Nana ist so klein, dass sie gut in Omas Einkaufstasche passt, so lebhaft und neugierig, dass sie nicht lange drin bleibt. Die Mama sagt: „Das Kind ist einfach nicht zu bändigen." Oma hebt die Einkaufstasche wieder auf und Opa raucht. Kippentabak. Früher war es Juno. „Aus gutem Grund ist Juno rund", summt er, wenn er Nana ins Bett bringt.

Nana und ihr Opa sind oft allein. Die andern gehen aufs Feld, Ähren sammeln. Oder in die Himbeeren. Opa nimmt sie mit zum Bach oder zum Backhaus. Wenn er seine Freunde trifft, sitzt Nana auf dem Boden, spielt mit Sand und Granatsplittern. Davon liegen viele herum, fast so viele wie Steinchen. Steinchen in den Mund nehmen ist verboten. Granatsplitter in den Mund nehmen tut weh. Einmal hat Oma sie dabei erwischt und furchtbar mit Opa geschimpft.

Mittags kommen die anderen heim. Oma kocht ein paar Rüben. Mama und die Tante klappern mit Geschirr. Nana wird gewickelt, gefüttert und dann zum Mittagsschlaf neben Opa auf die Couch gelegt. Bevor die anderen wieder weggehen, fängt Opa schon an zu schnarchen.

Wenn Opa wach wird, kitzelt er Nana ein bisschen am Kinn. Sie wacht auf und leckt an seinem Finger. Opas Finger schmecken gut. Manchmal legt Opa sie auf seinen Bauch. Dann kann sie seltsame Geräusche hören tief drin in Opa. Der streichelt und küsst Nana. Das ist ein großes Vergnügen. Sie lacht und jauchzt, strahlt und hopst. –

Einmal küsst Opa ihr die nackten Zehen. Das kann sie nicht sehen, aber sie spürt, wie es kitzelt. Dann ist da plötzlich wieder Opas Finger. Ein dicker Finger, an dem Nana mit Vergnügen lutscht. Daneben ist Stoff, der auch gut schmeckt. Nana mag alles in den Mund nehmen. Aber Nana darf nicht am Stoff probieren. Sie soll den Finger lutschen. Nana will nicht mehr. Aber da ist eine starke Hand an ihrem Kopf, die sie drückt und schiebt. Nanas Mund ist ganz voll, so dick ist der Finger. Sie will nicht mehr, aber die Hand hält sie fest.

Ihr Mund ist ganz weit aufgerissen. Merkt Opa denn nicht, dass sie gleich stirbt? Ihr Kopf wird rauf und runter gedrückt, rauf und runter. Nana will schreien, damit Opa hört, dass sie in Gefahr ist. Rauf und runter. Nana kämpft um ihr Leben. Wo ist Opa? Rauf und runter, rauf und runter. Warum kommt Opa nicht? Rauf und runter. Ihr Mund tut weh und sie kriegt keine Luft. Rauf und runter, rauf und runter. Plötzlich ist da eine scheußlich schmeckende dicke Milch. Nana will nicht, aber sie schluckt und spuckt und schluckt und kann endlich, endlich wieder atmen.

Nana ist ganz still. So still wie noch nie. Als Mama ihr abends die Brust geben will, fängt sie fürchterlich an zu schreien. Mama beruhigt sie und versucht es noch einmal. Aber Nana schreit nur noch lauter, zappelt und wird ganz rot im Gesicht. Mama ist verärgert:

„Dieses Kind ist einfach nicht zu bändigen." Oma holt das Fläschchen aus einer Kiste. Und Opa raucht Juno.

Maria F., September 1996

„Sexueller Säuglingsmissbrauch" – dieser Begriff löste meist Ungläubigkeit, Fassungslosigkeit und Sprachlosigkeit aus. Kann es das wirklich geben? Es war Anfang der 80er Jahre, als eine meiner Klientinnen in einem therapeutischen Körperprozess in Zustände von Würgen, Röcheln, Spucken, Erbrechen und todesnahe Erstickungsgefühle kam. Sie war ins Säuglingsalter regrediert, war wenige Tage oder Wochen alt und wimmerte erbärmlich. Während ich sie durch diesen Prozess begleitete – der über weite Strecken ein wieder erlebter Todeskampf war – sie körperlich fest umschlossen hielt, Spucke und Rotze abwischte, sie meiner unterstützenden Anwesenheit versicherte und ihre Ausatmung forcierte, hatte ich ständig den Geruch von Sperma in der Nase.

Diese Erfahrungen wiederholten sich in den folgenden Sitzungen und allmählich dämmerte mir und meiner Klientin das Unglaubliche, was sich hier über den Körperprozess offenbarte: orale sexuelle Vergewaltigung im Säuglingsalter. Noch fassungslos und irritiert berichtete ich davon meinen KollegInnen, erntete aber Unverständnis und Ablehnung. Mit dem Hinweis auf mögliche „infantile sexuelle Wunschphantasien" meiner Klientin blieb ich alleine und geriet in eine professionelle Krise: Wem sollte ich glauben, meiner Wahrnehmung oder den psychoanalytischen Statements meiner KollegInnen?

„Der Körper lügt nicht", dieser Grundsatz aus meiner körpertherapeutischen Ausbildung brachte mir Klarheit. Warum sollte ein Leib-Seele-System sich so etwas Entsetzliches ausdenken? Mit kindlichen libidinösen Strebungen hatte das hier Erlebte nun wirklich nichts zu tun! Wenig später

fand in Bremen der erste Feministische Psychotherapie-Kongress statt, Therapeutinnen aus ganz Deutschland berichteten von ähnlichen Phänomenen bei ihren Klientinnen, ein erster Symptomkatalog wurde erstellt. Wenig später wurden Hefte mit Säuglingspornografie aus Italien bekannt, welche anschaulich offenbarten, was kaum jemand wahrhaben wollte.

Sexueller Missbrauch an Säuglingen ist immer *verbunden mit Todeserfahrung*, manche Kinder ersticken tatsächlich oder sterben an ihren Verletzungen. Deshalb wird bei Internetangeboten für sogenannte „sexuelle Säuglingsfolter" die „Entsorgung" der Opfer gleich mit angeboten. Aber auch wenn ein Kind nicht physisch stirbt, sondern ‚nur' psychisch, auch wenn der Missbrauch sich aus einer lustvoll-spielerischen Situation zwischen Kind und Täter entwickelt – wie im Beispiel von Nana und ihrem Großvater – so sind die körperlichen und seelischen Beschädigungen riesig. Sexuelle Gewalt an Kindern ist Mord an Leib und Seele. Zudem werden Kinder durch Morddrohungen vom Täter am Sprechen gehindert: „Wenn du das der Mama sagst, dann bring ich dich um." Es benötigt jahrelange therapeutische Arbeit, um diese Verletzung zu ‚heilen', das heißt, heilsam mit ihr leben zu können.

Missbrauch im Säuglingsalter ist schwer zu erinnern, denn das Bewusstsein, in präpersonaler Einheit mit allem, kann nicht unterscheiden zwischen Ich und Du, zwischen Opfer und Täter. In frühesten Lebensstadien kann die Tat nicht erlebt werden als etwas, das von außen zugefügt wird, sie kann keinem vom Ich unterschiedenen Du zugeordnet werden. Häufig wird sie als diffuse, dunkle Bedrohung erlebt – wie im folgenden Beispiel – und später dem eigenen Ich zugeschrieben, was zu Gefühlen von Scham, Schuld, starker Selbstablehnung und autoaggressiven Tendenzen führen kann. Im Prozess des Auf-träumens fühlen sich „Überlebende" früher sexueller Gewalt häufig verwirrt und sie befürchten, sich alles nur einzubilden.

Hier vertrauen Klientin und Therapeutin immer wieder der Weisheit des Körpers, dem Körperbewusstsein, welches niemals lügt. Typisch für das körperliche Erinnern von oralem sexuellem Missbrauch im Säuglingsalter sind Würgen, Erstickungsgefühle, Schleimen, Erbrechen, Spucken verbunden mit großer Todesangst und Ekelgefühl. Häufig entsteht ein Impuls, den Mund immer wieder mit Wasser auszuspülen oder mit einem Taschentuch auszuwischen. Das Zellbewusstsein im Mund- und Halsbereich will sich von der Erinnerung an das Trauma reinigen. Deshalb sind regelmäßige

Mundspülungen mit klarem Wasser – mit ein paar Tropfen der Bachblüte „Crab Apple" – sehr hilfreich. Sie heilen das sowohl körperliche als auch psychische Empfinden, beschmutzt zu sein.

Gerade der Missbrauch an Säuglingen offenbart das Fehlen einer beschützenden Mutter. Ein Säugling im Tragetuch am Körper seiner Mutter ist in Sicherheit, da aber, wo Mütter ihre Säuglinge und Kleinkinder allein lassen, sie Großvätern, Onkeln oder anderen Personen überlassen, ist das Kind ungeschützt und hilflos der Gewalt ausgeliefert. Das übermächtige Gefühl des Alleingelassenseins, mutter-seelen-allein zu sein, ist gewöhnlich die schmerzliche Erfahrung vor oder hinter der Missbrauchserfahrung:

> Nach einigen Atemzügen werden meine Hände mehr und mehr gelähmt. Ich fühle Verzweiflung. Es dauert lange, bis die Lähmung allmählich zurückgeht. Danach führt mich die Reise schnell zurück in meine Säuglingszeit. Ich fühle mich völlig allein, schreie und weine. Dieses Gefühl des Alleingelassenseins ist übermächtig. Ein zweites Gefühl stellt sich ein: Ich empfinde große Bedrohung. Wieder schreie ich. Ich fühle mich hilflos, aber ich weiß, dass mir niemand zu Hilfe kommt. Ich muss so sehr weinen.
>
> Trotz Pausen auf meiner Reise bin ich nach einigen Atemzügen sofort wieder dort, wo die Bedrohung lauert und immer größer wird. Sie ist schwarz – ein Bild stellt sich nicht ein. Ich schreie aus Leibeskräften und forme Worte wie „mein Baby, mein Baby" – immer wieder – und „lass mich in Ruhe". Meine linke Halsseite tut weh und mein Mund bleibt offen, ich kann ihn nicht mehr schließen. Diese schwarze Bedrohung zwängt sich, oder etwas (?) zwängt sich in meinen Mund – ich kann nichts dagegen tun, ich bin ausgeliefert. Mein Mund ist weit offen, ich schreie wie am Spieß. Ekel überkommt mich und ich übergebe mich. Ich habe das Gefühl, ich erbreche etwas, was nicht zu mir gehört, was ich loswerden muss.
>
> Danach bin ich wieder mehr die von heute. Ich weine, das Baby tut mir so sehr leid. Plötzlich werde ich wütend und schreie mehrmals: „Ich bring dich um, ich bring dich um!" Doch mir erscheint diese Wut nur als eine Aufflackern – übrig bleiben nur Trauer und Mitleid für das Kind.
>
> Nach einer Atempause (denn ich bin völlig erschöpft) höre ich schöne ruhige Musik, ich atme mich hinein. Und ich bin fest entschlossen,

das Baby aus dieser schrecklichen Umgebung herauszuholen, es in Sicherheit zu bringen. Ich nehme es aus seinem Bettchen, halte es schützend in meinen Armen und zeige ihm, dass es nun nichts mehr fürchten muss, dass ihm niemand mehr weh tut, dass es behütet ist.

Ich möchte ihm zeigen, dass die Welt schöne und helle Seiten hat. Ich wiege es in meinen Armen und gehe mit ihm im Sonnenschein einen Baum bestandenen Weg entlang. Die Bäume blühen weiß und rosarot, auf den Wiesen wachsen bunte Blumen, es duftet. Ich streichele das Baby zärtlich und beruhige es. Lange spazieren wir dort entlang. Der Weg führt auf einen Hügel, über dem die Sonne steht. Dort oben warten mein Sohn und mein Lebensgefährte auf uns, mich und mein Baby. Ich fühle Sicherheit, Hoffnung und Vertrauen für uns beide. Mein Baby wird es von nun an gut haben, nichts Böses wird ihm je wieder passieren – dafür werde ich sorgen.

Dagmar D., Atemsitzung im März 1996

Holotropes Atmen – Bewegung in weibliche Ganzheit

Dagmar D. hatte insgesamt nur vier Atemsitzungen in einer kleinen Gruppe mit Holotropem Atmen parallel zu einer psychoanalytischen Therapie bei einer Ärztin – welche selbst eigene Erfahrungen mit dem Atmen gemacht hatte. In dieser ihrer dritten Atemsitzung durchlebte sie die wichtigsten Schritte eines Heilungsprozesses:

- die Erfahrung, von der Mutter alleingelassen zu sein,
- die traumatische Erfahrung von oralem Missbrauch (innere Opferschaft),
- in Ansätzen ihre mörderische Wut (innere Täterschaft),
- sich selbst als „gute Mutter", welche das verletzte Kind liebevoll zu sich nimmt und es beschützt,
- transpersonale Heilkraft, wie sie sich in der Natur offenbart, den blühenden Bäumen und dem Bild vom Lebensweg auf den Hügel, über dem die Sonne steht,
- und schließlich zusammen mit ihrem verletzten Kind das Wagnis der Gemeinschaft mit anderen Menschen.

Holotrope Atem-Therapie[9] ist – wie kaum eine andere therapeutische Methode – geeignet, Frauen mit sexuellen Traumatisierungen in ihrem Prozess der Ganzwerdung zu unterstützen. Das Holotrope Atmen ist eine intensive Methode der Heilung in Zuständen veränderten Bewusstseins. Es wurde Anfang der 80er Jahre von Stanislav Grof – einem amerikanischen Psychiater, Psychoanalytiker und bekannten Bewusstseinsforscher – gemeinsam mit seiner Frau Christina entwickelt. Sie kombinierten die Elemente Tiefenentspannung, Tiefenatmung, evokative Musik, gezielte Körperarbeit, Malen eines Kreisbildes sowie das integrierende Gespräch zu einer rituellen Einheit, einer Methode heilender Selbstentdeckung im Feld einer Gruppe.

In den veränderten Bewusstseinszuständen, wie sie im Holotropen Atmen erlebt werden, können die Ebenen von Geburt und Tod, verschüttete Erlebnisse aus der Kindheit, Teile der eigenen und der kollektiven Seelengeschichte, archetypische und mystische Dimensionen der Seele sowie diverse Aspekte irdischer und kosmischer Existenz erfahren und heilsam integriert werden. Der Begriff „Holotrop“ bedeutet „Bewegung hin zur Ganzheit“. Die Ganzheitlichkeit einer solchen Holotropen Erfahrung ermöglicht einen tiefen Heilungsprozess auf den verschiedensten Ebenen des Multidimensionalen Bewusstseins.

Im Folgenden gebe ich eine Zusammenfassung der wichtigsten Faktoren, welche gerade für die Heilung verletzter Weiblichkeit entscheidend sind:

- Das Holotrope Atmen führt tief in die erfahrene Verletzung, in die *Opfer-Erfahrung*, und aktiviert gleichzeitig große seelische und körperliche Heilkräfte.
- Es bringt den eigenen *Täter-Impuls*, die mörderische Wut, ins Bewusstsein und bietet die heilsame Möglichkeit, diesen über kathartischen Ausdruck wie intensive Bewegung, Strampeln, Treten, Schlagen, Schreien und Wüten zu befreien, ohne sich oder andere zu verletzten.
- Gerade diese intensive körperliche Beteiligung im Atemprozess gibt Frauen, die im Trauma das Bewusstsein von ihrem weiblichen *Körper* verloren haben, ihren Körper wieder zurück. Der Heilungsprozess läuft stark über den stofflichen Körper, das Körperbewusstsein wird aktiviert, es ‚erinnert‘ sich an alte Verletzungen und reinigt sich über differenzierte Bewegungen, über Husten, Schleimen, Spucken, Erbrechen. Traumatisierungen werden nicht nur im Geistigen und Emotionalen, sondern gerade auch im Körper „bis auf die Zellebene“ (Grof) geheilt.
- Im ganzheitlichen Atmen erfahren Frauen *heilsame Eigenmacht:* Niemand mischt sich ein, keine/r sagt, was eine tun soll, keine äußere Instanz be-

mächtigt sich des Heilungsweges einer Frau. Alles ereignet sich allein aus der Kraft der inneren Heilerin, sie allein kennt Ursache, Zustand und Heilungsweg. Im Holtropen Atmen können Frauen ihre alte weibliche Urkraft, Weisheit und Heilkraft wieder entdecken und integrieren.

– Im Atemprozess ist es möglich, das Trauma körperlich, emotional und geistig zu erinnern, eine energetische Wandlung einzuleiten und ein transpersonales inneres Heilungsfeld zu erschaffen, in dem die notvolle Erfahrung angenommen und gewandelt werden kann: Da, wo die schützende Präsenz einer biografischen Mutter fehlte, gestaltet sich nun vom ganzheitlichen Selbst eine *innere weiblich-mütterliche Macht* – sie kann als Große Mutter erscheinen, als Mutter Natur, als Weise Alte, als innere Führerin oder als Mutter-Ich – sie nimmt das verletzte Kind zu sich, gibt ihm Trost und die lange vermisste Wärme und Geborgenheit.

Aus diesen Gründen erachte ich keine andere Methode für so heilkräftig bei Traumatisierungen durch sexuelle Gewalt wie das Holotrope Atmen – vorausgesetzt, die begleitenden Therapeuten sind emotional offen für dieses Thema (was nicht selbstverständlich ist) und haben bereits Erfahrung in der Begleitung betroffener Frauen. Holotropes Atmen in einer kleinen Heilungsgruppe (bei mir 10 Personen) im Wechsel mit integrativen Einzelsitzungen bietet ein hocheffizientes Setting für die Begleitung traumatisierter Menschen.

Nach Jahren der Arbeit mit reinen Frauengruppen, schätze ich nun gerade auch die Anwesenheit achtsamer Männer, was das Heilungspotenzial einer Gruppe um ein Vielfaches vergrößern kann. Meistens sind betroffene Frauen – manchmal nach anfänglichem Widerstand – sehr berührt und dankbar für die Anwesenheit mitfühlender männlicher Kraft.

Im Folgenden noch ein Beispiel aus einer Atemsitzung: Violeta P. hatte etwa ein Jahr lang Bilder von mehrfacher sexueller Vergewaltigung in ihrer Kindheit, es war in der Schule, vermutlich durch einen Priester. Bis dahin hatte sie nichts davon gewusst und die nun aufgetauchten schockierenden Bilder entfesselten eine Riesenwelle von schwierigen Gefühlen – Angst, Verlassenheit, Schmerz, Trauer, Wut und Hass – auch mitten in ihrem Alltag. Unter der therapeutischen Begleitung einer transpersonal arbeitenden Kollegin und mit zwei Atemsitzungen bei mir ging Violeta durch eine intensive Heilungskrise, erlebte den Tod ihres missbrauchten Kindes und seine Wiedergeburt.

Ohne es mir vorgenommen zu haben, atme ich tief und schnell. Es atmet mich. Ich wundere mich, warum diesmal die Musik so lange auf sich warten lässt. Als die ersten Töne klingen, bin ich schon längst auf einer anderen Ebene. –

Ich sehe die Dunkelheit, den finsteren Blick, den ich aus meinen Albträumen kenne und der bei mir sämtliche Fluchtinstinkte mobilisiert. Treu zu meiner Überlebensstrategie bereite ich mich gerade darauf vor wegzuschauen, als eine innere Stimme auf einmal sagt: „Ich gehe rein. Diesmal gehe ich rein." Völlig überrascht finde ich mich sofort damit ab, weil ich weiß, dass Widerstand zwecklos wäre.

Alles ist dunkel. Eine absolute Finsternis umgibt mich, dunkler als ich es mir je hätte vorstellen können. Aber ..., sie fühlt sich gar nicht so schlecht an. Ganz im Gegenteil, ich fühle mich im Dunklen wunderbar geborgen. Und indem ich dieses Gefühl wahrnehme, spüre ich gleichzeitig, wie sehr es mir gefehlt hat. Damals hat mich meine Mutter nicht vor dem Missbrauch schützen können und – was noch schlimmer ist – sie hat mich danach nicht aufgefangen.

Auf der Seite liegend, mit eingezogenen Beinen, fühle ich mich zurückversetzt in den Mutterleib, in die wunderbare Geborgenheit, welche den Schmerz meiner späteren Schutzlosigkeit zum Vorschein bringt. Die Tränen überfluten mich. Ich spüre wie sehr dieser mütterliche Schutz mir mein Leben lang gefehlt hat. Ich rufe nach meiner Mutter, immer wieder, zwischen den vielen Tränen.

Als der Schmerz nachlässt, bin ich zunächst erleichtert. Aber nach kurzer Zeit merke ich, dass ich mich nicht bewegen kann. Mein ganzer Körper ist erstarrt, ich bin in ihm eingeschlossen. Ich versuche meinen Arm auszustrecken, um meine Begleiterin zu berühren. Sie soll mir helfen, mich notfalls schütteln, damit ich dieses Gefängnis verlassen kann. Aber alles bleibt starr, nicht einmal einen Finger kann ich bewegen. Ich bekomme Angst, fürchterliche Angst. Ich befürchte, dass auch bald die Atmung aussetzt. Ich bin dabei machtlos, ausgeliefert.

Mitten in meiner Verzweiflung höre ich die Stimme von Gertrude in meinem Ohr, die fragt, wie es mir geht. Mit Mühe und Not kann ich erklären, dass ich gelähmt bin, dass ich Hilfe brauche. „Atme", sagt sie, „atme dich durch! Ich bleibe bei dir." Und ich tue es, aus purer Verzweiflung presse ich die Luft hinein in meine halb erstarrten Lungen. Immer wieder, bis der Atem wieder anfängt zu fließen.

Mir bleibt keine Zeit für Erleichterung, als ich merke, dass ich mich langsam wieder bewegen kann. Im selben Augenblick habe ich den Eindruck, dass ich meinen Kopf verliere. Ein Gefühl, das ich gut kenne, das mir panische Angst einjagt. Keinen Boden unter den Füssen, weit und breit kein Halt für mich. „Ich löse mich auf!", schreie ich in voller Panik, obwohl ich weiß, dass auch das mir nicht helfen kann.

„Atme, atme dich durch", höre ich erneut Gertrude. Sie und meine Begleiterin legen sich zu mir, halten mich und umfassen mich körperlich. „Ich möchte lieber sterben. Ich halte es nicht aus!", schreie ich immer wieder und atme, tief und schnell.

Das Gefühl der Auflösung wird immer stärker, die Panik kann gar nicht mehr größer werden: Da sehe ich mich als Mädchen während der Vergewaltigung auf der Schulbank liegen. Ich löse mich auf, komplett. Auf der Bank bleibt nur eine Pfütze. Und dann verdunstet auch noch das Wasser. Das Mädchen, das ich war, hat sich in Luft aufgelöst, für immer.

Ganz weit weg sehe ich ein glückliches Mädchen, das sich bewegt, tanzt, rennt, völlig unbekümmert. Mir ist klar, dieses Kind war ich mal, aber ich habe es verloren. Die Trauer, die mich überfällt, übersteigt alles, was ich mir je hätte vorstellen können. Ich weiß jetzt, wie der Schmerz sich anfühlt, wenn man ein Kind verloren hat. „Sie ist weg, für immer", schluchze ich immer wieder, „ich vermisse sie so ..."

Mitten in der Trauer überfällt mich plötzlich die Frage: „Wie soll ich ohne sie weiterleben?" Und ich finde keine Antwort. Mir fällt ein, – wenn ich sie beerdigen könnte ...

Ich sehe den Trauerzug, ich sehe mich in Schwarz, gebeugt vor Schmerz. Wir kommen zum Grab. Ich möchte sie ein letztes Mal sehen. Wir öffnen den Sarg, aber er ist leer. Mein Mädchen hat sich aufgelöst, ich kann sie nicht einmal begraben. Und mein Schmerz nimmt weiter zu. „Ich habe sie für immer verloren."

Mitten in meiner Ausweglosigkeit fühle ich mich auf die Mittelmeerinsel versetzt, auf der ich geboren wurde. Ich sehe das blaue Meer, die Felsküste, die grünen Pinienwälder ...

Und ich nehme den Salzgeruch, den Duft der Pinien wahr. Das Riechen tut gut, es beruhigt die Trauer, es ist Balsam für meine Seele. Plötzlich wird mir klar warum: Sie ist da, sie ist jetzt Luft und Pinienduft. Im Salzgeruch des Meeres kann ich sie spüren. Ich habe mein Mädchen nicht ganz verloren!

Ich stehe auf und atme tief ein, um sie in mich aufzunehmen. Ich sehe die Küste, die Klippen und rieche ganz intensiv das Meer und die Pinien. Ein Gefühl der Dankbarkeit breitet sich in mir aus. Ich spüre wie die schmerzhafte Lücke, die in meinem Inneren aufgerissen war, sich langsam wieder füllt, mit dem Duft meiner Geburtsinsel.

Später beim Malen wird mir klar: Die Essenz meines Mädchens konnte nicht verloren gehen. Sie hat sich nur verwandelt. Oben, da wo sich der Kreis des Mandalas wieder schließt, kondensiert ihre Substanz wie Wasserdampf und fällt wieder auf mich hinunter, auf die offene Blume meines Schmerzes, in der sich auch meine Liebe zu diesem verlorenen Kind entfalten konnte. Sie kommt zu mir zurück, verwandelt, noch wenig greifbar, aber sie kommt zurück, wenn ich für sie offen bleibe. Und ich fühle mich unendlich dankbar.

Violeta P., Atemreise im Juni 2005

Heilungschritte bei sexuellen Gewalt-Traumata in einer Transpersonalen Psychotherapie

Die Erscheinungsformen sexuellen Missbrauchs an Kindern sind so vielfältig und unterschiedlich wie die an ihm beteiligten Menschen. Generell kann daher gesagt werden, dass die Schwere eines Gewalttraumas abhängig ist von dem Zusammenwirken folgender Faktoren:

- dem Alter des Kindes, – je früher um so schwerer;
- der zeitlichen Dauer der Gewalterfahrung, einmalig oder über Wochen, Monate, Jahre;
- den sexuellen Praktiken und dem Ausmaß der dabei erlebten Todesnähe;
- der Gefühllosigkeit und sadistischen Gewalttätigkeit des Täters;
- der Qualität des familiären Raumes, in dem die Verletzung langsam heilen könnte oder aber noch mehr verstärkt wird.

Der Begriff „Trauma“ kommt aus dem Griechischen und bedeutet „Wunde“. Eine solche Wunde, körperlicher und seelischer Art, entsteht durch extreme von außen kommende Gewalteinwirkung. Für die erleidende Person hat die traumatische Erfahrung katastrophenartige Ausmaße; sie löst in ihr Gefühle von tiefer Ohnmacht und Verzweiflung aus und kann psychisch nicht mehr verarbeitet werden. Das Ich bricht unter der Gewalterfahrung zusammen und das psychische Gleichgewicht bleibt nachhaltig gestört.

Um das körper-seelische Leben dennoch zu garantieren, mobilisiert die Psyche wirkungsvolle Überlebensmuster wie: Spaltungen im körperlichen und seelischen Bereich, teilweiser oder vollständiger Verlust der Erinnerung an das Geschehen, emotionale Leere und Stumpfheit, sowie körperliche Empfindungslosigkeit. Ein Wesen, das keine dieser *Abwehrformen* organisieren kann, wird ein Trauma nicht überleben können. Daher stehen die Abwehrformen – zunächst – im Dienste des Lebens. Ich betrachte sie als schöpferische Überlebenshilfen, und als solche sind sie zu würdigen. In den Therapien sprechen wir sie direkt an und sagen ihnen „danke".

Die Seele aber strebt ein Leben lang – und über das irdische Leben hinaus – nach Ganzwerdung und schließlicher Vollkommenheit. Daher versucht sie die abgespaltenen Erfahrungen später wieder zu integrieren. Diese zeigen sich nun in der Verkleidung von körperlichen oder psychischen *Symptomen.* Die Symptomwahl ist nicht beliebig, in ihr sind diverse Informationen zum eigentlichen Trauma in verschlüsselter oder symbolischer Form enthalten. Psychische Symptome infolge eines sexuellen Gewalttraumas, auch „posttraumatische Belastungsstörungen" genannt, sind zum Beispiel: Angst- und Panikzustände, aggressive Durchbrüche, autoaggressives Verhalten wie Selbstverletzungen, Suizidphantasien und Suchtverhalten, Identitätsstörungen, mangelndes Selbstwertgefühl und vor allem starke *Schuld- und Schamgefühle.* – Differenziertere Symptombeschreibungen finden Sie in den empfohlenen Büchern zum Thema. –

Wie die Abwehrformen im Dienste des reinen Überlebens so stehen die Symptome im Dienste der Seelenentwicklung, der Heilung als Ganzwerdung. Sie sind der eigentliche Schlüssel zum Verständnis des Erlebten und damit zur Wandlung. Als wertvolle Verbündete sind sie bedingungslos zu achten.

Je schwerer das sexuelle Gewalttrauma, um so mehr Zeit, Raum und therapeutische Unterstützung braucht eine Frau für ihren Heilungsprozess. Nun kann ich im Kontext dieses Buches dem komplexen Thema der posttraumatischen Störung und der therapeutischen Begleitung Betroffener in keiner Weise gerecht werden. Inzwischen gibt es in diesem Bereich umfassende professionelle Erkenntnisse und Erfahrungen, viele kompetente und hilfreiche Bücher sind geschrieben worden. Ich beschränke mich daher mit der Auflistung einiger wichtiger Heilungsschritte im Rahmen einer Transpersonalen Therapie und lasse ansonsten Frauen durch ihre Erfahrungsberichte selbst zu Wort kommen. Betroffenen Frauen und interessierten Therapeutinnen, die mit dem Thema weitergehen wollen, empfehle ich eine Auswahl von Fachliteratur.[(10)]

An dieser Stelle möchte ich noch erwähnen, dass – im Bereich des Transpersonalen – das Erleben sexueller Gewalttraumata im Körper-Seele-System des Opfers aus unterschiedlichen Erfahrungsdimensionen herrühren kann. Zu unterscheiden sind:

- biografische, tatsächlich körperlich erlebte sexuelle Gewalt als häufigste Ursache,
- Informationen von sexueller Gewalt im Körper und in der Psyche des Opfers durch entsprechende Gedanken und Phantasien des Täters, ohne körperlichen Übergriff,
- sexueller Gewalt, welche eine Mutter, Großmutter oder sonstige Verwandte erlebte und die sich im Körper-Seele-System der Tochter, Enkelin, Cousine usw. abbildet,
- sexuelle Gewalttraumata aus Präexistenzen.

Nicht immer sind hier eindeutige Unterscheidungen möglich, die Symptomatik kann sich durchaus ähnlich sein. Häufig werden bei der Bearbeitung von biografisch manifestem Missbrauch auch zusätzlich Informationen von sexueller Gewalt aus dem Familiensystem und aus Präexistenzen mit aktualisiert – gerade im Holotropen Atmen können sexuelle Traumatisierungen aus verschiedenen Bereichen gleichzeitig erinnert und geheilt werden. Entscheidend ist hier nicht so sehr eine genaue Abklärung der Ursachen sondern vor allem die Anerkennung und Heilung der tiefen Verwundung des Opfers.

Im folgenden Beispiel aus einer Atemsitzung liegt der Fokus auf der körperlichen Reinigung von Informationen aus sexuellem, auch oralem, Missbrauch in der Kindheit. Die Klientin hatte gleich für sechs ebenfalls betroffene Frauen aus ihrem Familiensystem „mitgearbeitet“, wie sie es nannte:

> Ich begann mit der Angst zu sprechen, ich schrie. Für einen kurzen Moment ging ich durch einen Tunnel, der lichtdurchflutet war und kein Ende hatte. Plötzlich kam der Brechreiz. Ich spuckte Schleim

aus. Würgen, Ekel. Ich verspürte den Wunsch, mir den Mund auszuspülen und hatte Harndrang.

Ich glaubte, alles ausgespuckt zu haben, als meine Oma, meine Mutter, meine Tante und meine Cousine vor mir standen. Intuitiv wusste ich sofort, dass ihnen Gleiches widerfahren war. Sie baten mich, auch für sie zu erbrechen. Betroffen war ich von meiner Cousine – damit hatte ich nicht gerechnet. Sofort stellte sich erneut der Brechreiz ein und ich spuckte wieder Schleim.

Die zweite Brechphase war beendet, als plötzlich auch die jüngere Schwester meiner Mutter auftauchte. Dann kam die Mutter meines Vaters hinzu, die blau gekleidet war und bisher alles beobachtet hatte. Bevor die beiden ihr Anliegen aussprachen, bat ich meine Begleiterin um eine frische Spucktüte und die dritte Brechphase begann. Wieder löste sich viel Schleim.

Eine lange Reihe schwarz gekleideter Ahninnen stand jetzt hinter mir. Noch nie waren sie mir so nahe, wie in diesem Moment. Ich fühlte mich unendlich erleichtert und dankbar.

In der nächsten Szene sah ich schwarz gekleidete Frauen mit Schwertern, die im Kreis standen und einen rituellen Tanz vollzogen. In weiße Windeln gewickelt lag ich in ihrer Mitte. Ich fühlte mich sicher und hatte keine Angst mehr.

Ursula K., Januar 2006

Heilungsschritte bei sexuellen Gewalt-Traumata:

Die hier vorgestellten Schritte beziehen sich auf biografischen und körperlich-sexuellen Missbrauch in der Kindheit. Eventuell auftauchende systemische und präexistentielle Erfahrungen sexueller Gewalt werden in den Heilungsprozess miteinbezogen.

1. Phase

Erkennen, fühlende Annahme und Integration aller Opfer-Erfahrungen

- Eine tragende therapeutische Beziehung herstellen, Vertrauen bilden, einen sicheren Ort schaffen. Dazu gehört am Anfang auch, räumlich Abstand zu halten und die Klientin niemals ohne ihre Einwilligung zu berühren.

- Das *Benennen des Missbrauchs nicht vorwegnehmen*, warten bis das Thema von der Klientin selbst angesprochen wird, was lange dauern kann. Wenn bei deutlichen Anzeichen von sexueller Gewalterfahrung nichts angedeutet wird, dann vorsichtig fragen: „Hast du schon mal an die Möglichkeit eines sexuellen Missbrauchs gedacht?“
- *Raum geben für Zweifel*, für Nicht-wahr-haben-wollen des Traumas. Gleichzeitige Hinweise aus dem Unbewussten – über Träume, Erinnerungen, aktuelle Ereignisse – verstärken.
- Wahrnehmen, fühlen und *durcharbeiten aller Opfer-Erfahrungen*, sich dem Trauma stellen.
- Vom Sprechen-über zur *Gefühlsebene* kommen. Die Gefühle verstärken: „Was ist gerade dein zentrales Gefühl?“ – „Wo im Köper kannst du es am stärksten spüren?“ – „Leg deine Hand hier hin und halte das Gefühl für eine Weile. Atme hinein.“
- Den zentralen Gefühlen bei sexuellem Missbrauch: Angst, Ohnmacht, Scham, Schuldgefühl, Schmerz, Wut/Hass und dem Gefühl eigener Wertlosigkeit immer wieder Raum, Zeit und Achtung geben.
- *Regressive Arbeit* mit dem Körper, dem Holotropem Atem oder einer anderen Methode, wenn die therapeutische Beziehung stabil und vertrauensvoll ist und die Klientin genug Ich-Struktur besitzt.
- Bei Panikzuständen, Todeserfahrungen, Ersticken u.ä. ist die volle körperliche Präsenz der Therapeutin erforderlich! Um Re-Traumatisierung, das heißt erneute Fragmentierung, zu vermeiden, gebe ich mit meinem Körper Halt und Begrenzung.
- Spontan auftretende *Körpersensationen (Körpererinnerungen) verstehen und bearbeiten*: wie Blutungen, Entzündungen, Ausschläge – meist im Genitalbereich, am Anus (bei analer Vergewaltigung) oder im Mundbereich.
- Das Schweigen brechen, *das sexuelle Geheimnis öffentlich machen* und damit den Bann zwischen Opfer und Täter durchbrechen. Das traumatische Ereignis immer wieder als solches klar benennen, die Klientin dafür eigene Worte finden lassen, sie ermutigen vor der Gruppe klar auszusprechen: „Mein Vater hat mich sexuell missbraucht.“
- Im therapeutischen Rahmen *die abwesende Mutter konfrontieren*: „Mama, wo warst du, warum hast du meine Hilferufe nicht gehört?“ Gefühle von Schmerz und Trauer um den Verlust der Mutter unterstützend begleiten.
- In der notvollsten Phase des Wiedererinnerns stellt sich *die Therapeutin* – vorübergehend – *als „gute Mutter“* zur Verfügung, d. h. in schweren Durch-

gangskrisen ist regelmäßiger Telefonkontakt wichtig, zunächst täglich, dann in größeren Abständen. Hierbei die genaue Zeit vereinbaren und einhalten, nur wenige Minuten sprechen; Ziel ist hier, die innere Verbindung zu halten und die langsame Entwicklung einer guten und verlässlichen inneren Mutter-Repräsentanz zu fördern.

- *Abgespaltene Seelenanteile von der Klientin zurückholen lassen* – im Tiefenbewusstsein (mit Trommelreise, Tiefenatmung, Holotropem Atmen oder anderen Methoden) – und diese Anteile/Teilpersönlichkeiten integrieren durch Malen, ihre Geschichte aufschreiben, ihnen eine Stimme geben und sie sprechen lassen, sie über den Körper ausdrücken.
- Und immer wieder wird *das verwundete Kind gehalten* und gewiegt. Seine Wahrnehmung von dem, was es erduldet hat, will *bezeugt* werden; es wird mit ihm gesprochen, es wird an die Hand genommen und beschützt.
- Während des gesamten Prozesses *die Heilungskräfte fördern*: Im Außen durch Unterstützung einer heilsamen Lebensform, wie genügend Schlaf, heilsame Ernährung, unterstützende soziale Kontakte usw.; im Inneren durch spirituelle Anbindung an eine weiblich-göttliche Kraft (als Anima, Große Lebensmutter), an archetypische innere Begleiterinnen wie die Heilige Kriegerin, die Weise Alte. Die Heilkräfte der Erdmutter und der Elemente Luft, Feuer, Wasser und Erde gebrauchen lernen (vgl. Teil III u. IV). Heilungsgesänge, Gebete und Rituale für den Alltag erfinden. Ausdruck über Schreiben, Malen, Bewegung, Tanz und über die Stimme ist hilfreich.

2. Phase

Erkennen, fühlende Annahme und Integration aller Täter-Impulse

- Wut, Zorn und den inneren Überlebens-Hass – die aggressive Energie, die im Trauma dem Überleben gedient hat – fühlen, ausdrücken und integrieren.
- Alle *autoaggressiven Impulse* und Handlungen explorieren und auf die eigentliche Ursache, den sexuellen Missbrauch, wieder hinlenken.
- Gegen den Täter gerichtete *mörderische Wut* – „Ich bring dich um!“ – in all seinen Erscheinungs- und Ausdrucksformen voll unterstützen, über den gesamten Körper und die Stimme ausdrücken lassen.
- Die therapeutische Auseinandersetzung mit dem Täter (durch Gestaltdia-

log oder Brief), insbesondere wenn er der Vater, Großvater, Bruder oder Onkel war, unterstützen.

- Mögliche Abhängigkeits- und *Liebesgefühle zum Täter* – meist wenn es der Vater ist – verstehen und annehmen, häufig in Ambivalenz zum Hass.
- Körperarbeit, Tiefenatmung und sonstige regressive und kathartische Techniken einsetzen, welche vollen aggressiven Ausdruck über den Körper ermöglichen und damit für Entladung der Täterenergie sorgen!
- Heilung der Täterintrojekte, das meint den *„Abdruck des Täters“* im eigenen Körper-Seele-System, beachten, wie zum Beispiel der Bedürftige, der Verlassene, der Geile, der Kranke, der Verrückte.
- Therapeutische Arbeit mit allen *inneren männlichen Schattenfiguren*: dem Frauenhasser, dem Vergewaltiger, dem Mörder.
- Therapeutische Arbeit mit allen *inneren weiblichen Schattenfiguren*: der Männerhasserin, der Schwanzabschneiderin, der Männertöterin.
- Gefühle von Wut und Hass auf die abwesende „böse Mutter“ annehmen, therapeutisch erarbeiten (mit Gestaltdialog, Brief oder ähnlichem) und voll ausdrücken.

3. Phase

Heilung und Integration der Opfer-Täter-Energie im Selbst

- *Heilende Unterstützung für den Körper*, Ganzkörpermassagen und Massagen der traumatisierten Körperregionen durch die Therapeutin oder eine andere weibliche Vertrauensperson. Anleitung geben für heilsame Selbstberührung.
- *Theoretische Beschäftigung mit der Anima* als Archetyp des Lebens, z.B. Bücher über die spirituelle Tradition der Großen Göttin lesen.
- *Innere Begegnung mit Anima-Figuren*, Aspekten der Großen Lebensmutter, fördern durch Traumarbeit, Seelenreisen, Visionssuche, Holotropes Atmen, Malen.
- Der Großen Mutter bei sich Raum geben: *Erschaffung eines „Mutterfeldes“* d.h. eines heilsamen, von Weiblichem Bewusstsein geprägten Lebensraumes, z.B. ein Hausaltar mit weiblichen Symbolen und Objekten.
- Weiterführende Seminare und Fortbildungen zum Thema „Heilung“ besuchen, Bücher lesen.
- *Arbeit mit der Herkunftsfamilie*, Mehrgenerationen-Arbeit, Familienstellen.

- Den sexuellen Missbrauch in der Familie öffentlich machen, die *heilsame Konfrontation* wagen.
- Vom Täter einen materiellen Ausgleich einfordern.
- *Opfer-Täter-Identitäten integrieren*, z.B. durch Dialoge zwischen der Abhängigen und der Männerhasserin, der Ohnmächtigen und der Übermächtigen.
- Verbindung mit dem Animus herstellen, der männlichen inneren Kraft von Klarheit, Zentrierung, Gerichtetsein, Abgrenzungsfähigkeit; diese Kräfte wertschätzen, entwickeln und im Alltag erproben.
- Von einer missbrauchten Frau Vergebung für den Täter zu erwarten, ist eine therapeutische Unverschämtheit. Aber manchmal ereignet sich Vergebung in einem umfassenden Heilungsprozess ganz vom Selbst.
- Dankbarkeit und Freude für das Geschenk des Lebens fühlen und empfinden lernen.

Jede Phasenlehre ist nur ein Modell, und dieses hier folgt in etwa dem idealtypischen Verlauf eines transpersonalen Heilungsweges. In der Praxis können sich die einzelnen Phasen und Schritte durchaus überschneiden, manche entfallen und andere wiederum erfordern viel Zeit und Raum.

Keinesfalls aber sollte das Fühlen und Ausdrücken von Wut und Hass (was ich als innere Täter-Energie bezeichne) fehlen, sonst bleibt eine Frau ihr Leben lang ein armes Opfer! Gerade in Wut und Hass sind große Lebensenergien gebunden. Manchmal zeigen sich die aggressiven Impulse der zweiten Phase schon zu Beginn des Prozesses, sie bilden dann eine Art energetische Basis, auf der die Erfahrung von Ohnmacht und Schmerz gehalten werden kann.

Einen der Schritte möchte ich hier ausführlicher darstellen: *Die Konfrontation des Täters* und der gesamten Familie mit der Tatsache des sexuellen Missbrauchs. Sie kann im Verlauf der Therapie für die Klientin wichtig werden, häufig aber macht schon der Gedanke hieran betroffenen Frauen große Angst und es bleibt die freie Entscheidung, diesen Schritt zu tun oder auch nicht.

Entscheidet sich eine Frau hierzu, dann braucht sie den verlässlichen Rückhalt ihrer Therapeutin und deren tatkräftige Hilfe: Unter Umständen können therapeutische Sitzungen für die gesamte Familie notwendig werden; Schuld-Ausgleichs-Zahlungen (in Form von Geld) sind mit dem Täter auszuhandeln; Empfehlungen für Beratung oder Therapie für einzelne Familienmitglieder könnten erforderlich sein.

Die Konfrontation der Herkunftsfamilie durch einen offenen Brief ist immer eine große seelische Leistung. Denn die betroffene Frau hat auch im günstigsten Fall kaum Wohlwollen oder Unterstützung von ihrer Familie zu erwarten. Mit ihrer Offenbarung bricht sie die stillschweigende Übereinkunft, über die Sache zu schweigen, sie stört ganz empfindlich die familiäre Illusion von Harmonie und Ordnung, denn sie bringt das dunkelste Thema ans Licht. Häufig hat sie mit Leugnung, Ignoranz oder Entwertung zu rechnen: „Das bildest du dir doch alles nur ein." Oder aber gewaltige Familiendramen können in Gang kommen, wechselseitige Drohungen, Bezichtigungen, Herzattacken ...

Die enttäuschendste, aber häufigste Variante ist: Es passiert gar nichts, Täter oder Familie tun so, als hätten sie diesen Brief nie bekommen, sie nehmen ihn einfach nicht zur Kenntnis.

Manchmal aber gibt es auch Mitgefühl und Anteilnahme von einer Tante, einem Bruder oder einer anderen Person aus der Familie. Und manchmal kann sie oder er bezeugen, dass damals etwas nicht stimmte: „Ja, mir ist damals aufgefallen, dass dein Vater, Großvater ..." – „Ich fand es immer seltsam, dass ..." – Das tut gut, denn es bestätigt die eigene Wahrnehmung, Selbstvertrauen kann so wieder wachsen.

Entscheidend für den Wert einer Konfrontation aber ist nicht die Reaktion der Familie. Allein die Konfrontation ist ein wichtiger Heilungsschritt: Er stärkt das Selbstvertrauen und gibt Mut, zur eigenen Wahrheit zu stehen. Und letztendlich ist dieser Schritt heilsam für alle, für das gesamte System, denn er durchbricht das stillschweigende Muster von sexueller Gewalt durch die Generationen, – versteckt hinter einer intakten Familienfassade. Jedes Familienmitglied erhält die Chance zu einer heilsamen Erschütterung, mit der jede Heilung beginnt:

> „Liebe Mama, lieber Papa, lieber Robert, liebe Lotte, liebe Melanie, liebe Sabine, liebe Tante Tilde, lieber Onkel Ernst, liebe Tante Hannelore!
>
> Ihr werdet Euch sicher wundern, was dies für ein überraschender Brief von mir ist. Diesmal ist es keine Einladung zu einem erfreulichen Familienereignis. Aber es hat trotzdem mit unserer Familie zu tun und mir ist es wichtig, dass die Menschen, die mir in meiner Familie nahe stehen, darum wissen.

Es ist mir nicht leicht gefallen, diesen Brief zu schreiben, aber es soll eine Form des Abschlusses sein für eine alte Geschichte zwischen meinem Großvater und mir. Ich weiß leider wenig oder gar nichts über Eure Beziehung zu meinem Großvater Ludwig, aber das Wissen um unsere alte Geschichte soll dazu dienen, ihn in Eure Gebete einzuschließen, ihn ins Herz zu nehmen und ihm zu vergeben.

Auch soll mein Brief Euer Bewusstsein für das Thema des Kindesmissbrauchs und jeglicher Gewalt an Kindern schärfen, welche wahrscheinlich seit langen Generationen in unserer Familie weitergegeben wurde. Ich denke dabei an die Kindheitsgeschichten von Dir, Mama, und dir, Onkel Ernst, wo „nicht lange gefackelt wurde" und sich keiner Gedanken über die Gefühle der Kinder machte.

Ich danke Euch für Eure Aufmerksamkeit.
Alles Liebe.
Eure Marianne"

„Lieber Opa!

Dies ist ein Abschiedsbrief an Dich, in dem ich noch einmal von meiner Beziehung zu Dir und von meinen Gefühlen zu Dir sprechen will. Dies zu tun fällt mir nicht leicht; ich denke nicht gerne an meine Besuche bei Dir in Frankfurt – an damals, als Du die wenigen Minuten ausgenutzt hast, in denen ich alleine bei Dir in der Wohnung war, während der Rest der Familie die mitgebrachten Weinkisten in den Keller schleppte. Als Du mich zu Dir gerufen hast und ich mich vor Dich stellen sollte, Du mir dann meine Unterhose runter gezogen hast und mein Geschlecht berührt hast. Ich glaube, Du fragtest mich, ob ich das schön fände. Ich weiß nicht mehr, was ich geantwortet habe, ich war bestimmt verwirrt, geschockt und in höchstem Maße irritiert. Ich spürte, dass das, was Du tatest, nicht richtig war – geil, schmutzig, schnell, heimlich, pervers. Und als dann alle wieder da waren – im Wohnzimmer – dann ging der normale Familienbesuch weiter, so als ob nichts gewesen wäre, als ob ich geträumt hätte.

Und dann die Nacht vor meiner Polypen-Operation in Frankfurt, ich lag zwischen Dir und meiner Oma im Bett. Vertrauensvoll lag ich da, wohlig gebettet und dann wecktest Du mich auf mit Deinem geilen Gestöhne, warst verschwitzt und drücktest mir Dein steifes Glied in die Hand. Ich wusste nicht, wie mir damals geschah – es hat mir solche Angst gemacht und ich weiß auch nicht, wie ich weitergeschlafen habe. Und dann am nächsten Morgen war alles wie immer. Keine Spur mehr von der Nacht – als Kind habe ich bestimmt gedacht, ich hätte alles nur geträumt.

Bei meinen Besuchen in Frankfurt war ich immer das strahlende Vorzeigekind, von meiner Mutter angehalten, freundlich und nett zu sein, das zu tun, was die Erwachsenen wollten. Ich hasste diese Besuche, auch als die Übergriffe von Dir aufgehört hatten. Bald nach meiner Konfirmation fuhr ich dann nicht mehr mit zu Dir und kurz danach bist Du auch gestorben. Zu dieser Zeit fiel mir auch unsere alte Geschichte wieder ein, die lange irgendwo verdrängt gelauert hatte. Als Du im Sarg lagst, spürte ich all den Hass und die Wut auf Dich: Ich fand Dich höchst bedauernswert und hässlich, wie Du so dalagst, wie ein Monster mit offenem Mund inmitten von billigen Plastikblumen. Ich lachte innerlich hämisch über Deinen armseligen Anblick und konnte Dir endlich emotional all das heimzahlen, was Du mir angetan hast.

Irgendwann drängte sich unsere Geschichte wieder in den Hintergrund. Doch bis heute spüre ich immer wieder ihre Auswirkungen auf mein Leben. Mein Vertrauen in das Männliche, Große, Weise, Alte, Urväterliche ist durch Dich beschädigt worden. Ein großer Teil meiner weiblichen Offenheit und meines Vertrauens verwandelte sich in Trotz, Wut und Kämpfertum.

Das kleine Mädchen, das sich vertrauensvoll auf des Großvaters Schoß setzt, gab es nur ganz kurz und musste sich dann für immer verabschieden. Marianne.“

Marianne L., ein Brief an die Familie, Mai 2001

Der Abfolge der *drei Phasen* und den zugehörigen Heilungsschritten entsprechend folgen nun einige kurze Textbeispiele betroffener Frauen aus Träumen, synchronistischen Ereignissen, dem Holotropen Atmen und anderen Tiefenprozessen:

Geschenk

Ich will Bert, meinem Mann, ein besonderes Geschenk zum Geburtstag machen, er soll sich darüber freuen. Es ist eine kleine Flasche, zierlich, wunderschön und sehr zart. Unten ist sie zu einem Drittel mit einem wohlschmeckenden Grappa gefüllt und oben ist sie verschlossen und noch mit einem Etikett versiegelt.

Da kommt mein Vater, nimmt die kleine Flasche und öffnet sie. Ich fühle mich ohnmächtig, verzweifelt und wütend.

Beate L., Traum 1993

Kinderunterhose

Ich komme aus einer Therapiestunde, in der es um Missbrauch ging. Nach der Stunde laufe ich noch eine Runde spazieren. Da sehe ich direkt auf dem Weg vor mir eine Kinderunterhose liegen, daneben liegt ein Kinderfahrrad und ein Ball – ein wahres Still-Leben.

Katrin S., 2005

Fern-sehen

Ich habe nach sieben Jahren ohne Fernsehen nun einen Fernseher auf Probe und möchte mal sehen, was es so gibt. Das Erste, was ich sehe, ist eine Reportage über Kinderpornographie. Ich denke, das darf doch nicht wahr sein, schalte um und lande in einem Report über Kindesmissbrauch. Detailliertere Schilderungen, wie Täter vorgehen, kann es kaum geben.

Katrin S., 2005

Klar-sehen

Seit dem Thema mit dem Missbrauch habe ich immer wieder einen roten, juckenden neurodermitischen Ausschlag auf beiden Augenlidern, was ich vorher in meinem Leben nie hatte. Es fällt mir manchmal auch noch schwer, wirklich hinzusehen. Wenn ich aber bereit bin, die Augen aufzumachen und klar zu sehen, was damals war, dann verschwindet auch die Neurodermitis.

Katrin S., 2005

Geborgen

Ich träume, dass ich mit meiner Mutter und meinem Vater im Wohnzimmer bin. Ich sitze auf einem Sofa, rechts von mir sitzt mein Vater. Meine Mutter sitzt schräg gegenüber auf einem anderen Sofa, sie ist ohne Ausstrahlung, leblos, wie eine Statistin.

Ich lehne meinen Kopf an die linke Schulter meines Vaters und sehe dabei meine Mutter an. Das Thema „Missbrauch“ kommt mir in den

Kopf und ich überlege, ob ich doch besser nicht meinen Kopf an die Schulter meines Vaters legen sollte. Trotz dieses Gedankens fühle ich mich bei ihm wohl und geborgen.

Plötzlich greift mein Vater mir zwischen die Beine und berührt mit seinem Finger meine Scheide. Ich springe vor Entsetzen auf, schreie laut und Tränen schießen mir in die Augen. Meine Mutter bleibt starr und zeigt keine Reaktion. Niemand reagiert und hilft mir. Ich stehe völlig alleine da, verwirrt, hilflos und überfordert.

Überwältigt von meinen Gefühlen verlasse ich schnell das Zimmer. Ich gehe zu einer fremden Frau in die Küche und frage, ob ich was helfen kann – so als sei nichts geschehen und auch, um den Schein zu wahren.

Katrin S., Traum, 2005

Verbotene Münder

Übermacht. Ein Kampf auf Leben und Tod. Der Körper lehnt sich auf, aber der Mund bleibt verschlossen, krampft sich zusammen, lässt es nicht raus. – Verbotene Münder, verschlossene Münder, schwarze Löcher ohne Sicht. Gähnende Leere, nein – tiefschwarze Dunkelheit – verhüllt den Schmerz. Der Schmerz, der sich äußern will – jedoch wie?

Nägel, die den Hals aufkratzen, blutige Spuren hinterlassen, rote Furchen der Selbstzerstörung. Opfer und Täter zugleich, meine Nägel an meinem Hals. Der zugedrückte Hals, der erstickte Hals. Das Kind, das sich selber die Luft abdreht; es will schreien, aber da ist wieder das schwarze Munderloch ...

Da geht das Kind hinein in das schwarze Loch und kommt an einen Ort, da sind viele Menschen. Es wird etwas gefeiert. Die Menschen bilden einen großen Kreis und tanzen um etwas herum. Da bin ich, ich tanze auch, etwas abseits, ich bewege mich mit dem Rhythmus der Musik – sacht, zärtlich, feierlich – bis es soweit ist, meine Aufgabe zu tun.

Johanna S., Atemerfahrung 1994

Aufbruch

Da ist dieses kleine Mädchen, das bin ich – ganz klein. Sie krümmt sich zusammen, hat Angst vor der Zerstörungskraft, die von außen kommt. Ohnmacht, Elend, Nichts.

Da macht sich von ganz tief innen ein Energiefeld breit. Es strömt zur Mitte in den Bauch, verbreitet sich von dort in alle Poren und strahlt aus den Händen aus. Diese Energie wandelt sich in Wut und Zorn, schlägt um sich, wehrt sich der Dämonen. Diese Explosivkraft, der Explosivzorn, er ist so überwältigend, so groß, dass kein Schrei der Welt ausreicht, um ihn auszudrücken! Ihn halten, zentrieren und richten, das ist der Weg zur Heilung, Überwindung von Schmerz, von Verwirrung.

Ein *Aufbruch.*

Johanna S., Atemerfahrung Winter 1995

Wahrheit

Wie immer ist sie da, die Angst vor der Gewalt, die mich überrollt, mich auslöschen will.

Ich werde klein, immer winziger, bis einfach nichts mehr da ist. Nur noch Tod, nicht sein, nichts sein.

Dann schaut es mich an – die Wahrheit? – der Schmerz? – Was ich da sehe, sind unschuldige Kinder-Schamlippen, so zart, so verletzt; ein Kinderpopo. – Und wieder der Mund – das offene Loch, verstopft mit Ekelschleim, Ekel, erigierter Penis. Das zu sehen ist Verbot, also wieder zuschütten, verstopfen.

Und doch – Erdrückung verlangt Befreiung. Wie kann ich mich befreien aus dieser Not? Und dann beginnt der Heilungstanz: Rhythmus, Bewegung, Hingabe, Ganzwerden, Heilung. Wiederfinden zu meiner Größe, wachsen, endlich aufrecht sein, *leben!*

Johanna S., eine Atemsitzung Juni 1996

Wut

Wut! Mörderische, zerstörerische Wut!
Meine Macht! Abstieg in meine inneren Räume,
in meinen Bauch.
Zerstörung, Wut, Männer umbringen,
mit Pfeilen auf sie schießen, sie ermorden, unschädlich machen!
Vernichtung, Konfrontation! Kraft und Macht!

Olga D., Sequenz aus einer Atemsitzung 1995

Gebet

Eile zu mir
Du eifrige Göttin
heilige Zürnin
erschüttere meine Seele
rüttel meinen Geist

schüttel meinen Leib
dass ich breche auf die Schandtaten der Väter
bis ins dritte und vierte Glied
den unseligen Manneswahn
der meine Weiblichkeit verschüttet hat.

Geh mit mir
Du fruchtbare Göttin
die Liebe ist und Leben gibt
rufe mich bei meinem Namen
besinne meinen Verstand
bestimme mein Handeln
dass ich mich befreie
aus den Trümmern meiner Verlorenheit
und Leben liebe
und Liebe lebe –
und Heimat finde.

Christa B., 1990

Heimweg

Habe ich mich heute selbst verloren? Nein – Ich fand in mir dies missbrauchte, verlassene Kind. Das kleine Mädchen aus Kindertagen schaut mich mit ernsten, wissenden Augen an. Und füllt sich mit leisen, salzigen Tränen. Mit hilflos erhobenen Armen geht es langsam auf mich zu. Kopfnickend: So war's – und noch manches mehr.

Sanft schließe ich dieses Mädchen in meine Arme, streichel ihm über die verletzte Stirn und nehme es behutsam an die Hand. Durch die sich auflösenden Abendschleier treten wir gemeinsam den langen Heimweg an. Verwundet. – Wie wir sind.

Christa B., 1990

Weiblichkeit

Ich bin deine Göttin. Ich bin Licht und Liebe.
Ich bin Licht und Dunkelheit.
Nimm es an, dein Leben mit seinen Schmerzen, Verletzungen,
wie ich dich annehme. Ich bin bei dir.
Initiation. Aufnahme in die Gemeinschaft,
Weiblichkeit, Gesang,
Macht und Kraft in meinem Bauch.
Ich folge dem Trommeln der weisen Alten,
ich tanze zu ihrer Trommel.

Olga D., aus einer Atemreise 1995

Große Göttin

Das Auge der Liebe.
Heilung, Heilung, Heilung,
Heilkraft, Heilwerden, Heilen.
Schutzengel, Erdgeister, Urmutter,
Große Göttin, Vater unser.

Maria F., 1996

5. Frauen heilen ihre Schuld

In schwierigen Beziehungen, und vor allem in Konflikten mit Mutter oder Vater, wünschen wir uns sehnlichst, *die andere Person* möge doch ihren Anteil am Drama, sie möge ihre Schuld „zu-*geben*". Wenn das geschieht, dann fällt uns Vergebung – meistens – leicht. Die meisten erwachsenen Kinder warten aber vergeblich auf ein Schuld-Eingeständnis ihrer Eltern.

Es ist nun eine der heilsamsten spirituellen Übungen, das zu *geben,* was wir so gerne *bekommen* möchten: Deshalb geben wir selbst unsere eigene Schuld zu. Frauen nehmen ihre Schuld an und heilen sie.

Schuld als innere Wahrheit

Was hat Schuld mit Heilung zu tun?

Fast alle Frauen und auch Männer, die ich therapeutisch begleite, kommen im Laufe ihres Heilungsweges in Kontakt mit mehr oder weniger heftigen Schuldgefühlen. Häufig sind es Schuldgefühle gegenüber den eigenen Kindern, aber auch die Beziehung zu Mutter oder Vater, dem Ehemann, der Ehefrau sowie zu früheren Partnern/Partnerinnen kann durch ungeheilte Schuldthemen belastet sein.

Ungeheilte Schuld wird in Familiensystemen über die Generationenkette weitergegeben an die Kinder und Kindeskinder. Schuldgefühle machen krank, sie binden – gleichgültig ob sie bewusst oder unbewusst sind – große Volumen an Lebensenergie. Und tatsächliche, ungeheilte große Schuld, wie sexuelle Gewalt oder Mord, kann großes Unheil über Individuen oder eine gesellschaftliche Gruppe bringen.

Ich bin überzeugt: Es kann keine wirkliche Heilung geben ohne die Heilung von Schuld. Erst in der Annahme von Schuld kann sich Vergebung ereignen, Selbstvergebung und Vergebung anderer. Im uneingestandenen Festhalten von Schuld, der eigenen oder der fremden, bleibt die Liebe im Raum der Schatten gebunden. Erst über Schuldheilung und Vergebung öffnet sich der innere Heilungsraum, der Raum der Liebe.

In der humanistischen Psychotherapie war der Begriff der „Schuld" lange nicht erlaubt, er wurde einfach mit Autoaggression gleichgesetzt. Die Betroffenen wurden daher ermutigt, ihre Wut auszudrücken, so als hätte sich damit ihr Schuldgefühl erledigt. Auch jetzt noch, wenn ich in Vorträgen oder Seminaren zu diesem Thema spreche, entsteht unter den TeilnehmerInnen manchmal eine Atmosphäre von Ablehnung und Unbehagen oder gar von Ärger auf mich. Oft möchten die Menschen den Schuldbegriff auch lieber ersetzen durch „Verantwortung übernehmen für etwas", das klingt viel harmloser. Woher kommt das?

Schuld macht Angst, große Angst sogar. Bei dem Wort Schuld assoziieren wir automatisch „Sünde" und folglich Bestrafung. Auf der tiefsten Seelenebene bedeutet dies die Strafe des Todes. *Ur-Sünde*, Schuld und Strafe sind Brennpunkt unserer christlich-jüdischen Religion, unserer gesellschaftlichen Tradition und damit auch unserer Familientradition. Schuld bereitet Todesangst, es sei denn, da kommt ein „Retter", der die Schuld unserer

„Sünden", ein-für-alle-mal auf sich nimmt, durch seinen ‚freiwilligen' Tod. Einige Beispiele aus Kirchenliedern(1) hierzu:

„O wir armen Sünder!
Unsre Missetat, darin wir empfangen und geboren sind,
hat gebracht uns alle in solche große Not,
dass wir unterworfen sind dem ewigen Tod."

„Christe, du Lamm Gottes, der du trägst die Sünd der Welt.
Erbarm dich unser!"

„O Lamm Gottes, unschuldig am Stamm des Kreuzes geschlachtet,
alle Sünd hast du getragen, sonst müssten wir verzagen.
Gib uns dein' Frieden o Jesus."

Jedes Sühne-Opfer aber ist lediglich ein *Ersatz*-Opfer, ist der Versuch eines *fehlgeleiteten* Schuldausgleichs. Kein „Lamm Gottes" kann uns von der Schuld befreien. Kein Blutopfer, ob von Mensch oder Tier, wird jemals „Frieden auf Erden und den Menschen ein Wohlgefallen" bringen können. Denn solange geschlachtet wird, es Schlachthäuser gibt, solange wird es auch Schlachtfelder geben.(2) Allein Ego-Opfer bringen den ersehnten Frieden. Schuldannahme ist ein Ego-Opfer und bringt Heilung. Heilung ist weitgehend identisch mit Frieden.

Schuld also wird innerpsychisch gleichgesetzt mit Sünde und peinigt uns Menschen zutiefst. Daher geht es im alltäglichen menschlichen Miteinander ständig um „richtig" oder „falsch", um „schuldig" oder „nicht schuldig." Gestern hatte ich ein kleines Mädchen für eine kurze Zeit zu Besuch. Beim Abholen sagte ihre Mutter nur einen Satz: „War sie auch lieb?" Oder hat sie sich „etwas zu Schulden kommen lassen?", war hier die implizite Frage.

Fragen Sie sich doch selbst einmal ernsthaft: „Wie oft fühle ich mich schuldig? Gehöre ich zu denjenigen, die sich permanent ent-schuldigen?" Manche Menschen haben eine solche Angst vor Schuld, dass sie sich fast pausenlos entschuldigen: „Entschuldige bitte" oder „'tschuldigung", auch da, wo es gar nichts zu entschuldigen gibt. Wir kennen auch die Variante der vorauseilenden Ent-Schuldigung, die den Weg frei machen soll für noch mehr Rücksichtslosigkeit: Jemand drängt sich durch eine Menschenmenge und sagt dabei fortwährend: „'tschuldigung …"

Schuld = Todesstrafe, so lautet die ängstigende Formel im Unbewussten der Menschen. Und da das mit dem „Christe, du Lamm Gottes, der du trägst die Schuld der Welt …“ ja offensichtlich nicht so ganz funktioniert, müssen immer neue Schuld-Lämmer gefunden werden, auf die unsere Schuld-Ängste projiziert werden können. Wir alle kennen die Mechanismen der Schuld-Zuweisungen: Es sind immer die anderen daran Schuld, wenn etwas schief geht. Die anderen, das sind diejenigen, die anders sind als wir selbst, diejenigen, die uns fremd sind, diejenigen, welche uns durch ihre Eigen-Art befremden. Im Patriarchat sind das Menschen anderer Nationen, es sind die Frauen und vor allem sind es die Tiere.

„Bin ich noch Mensch oder *Tier?*“, fragte Gudrun in ihrer Erfahrung im Holotropen Atmen, als sie das Zerstörerische in sich selbst nicht mehr fassen konnte. „Tierisch wütend“, sagen wir, einen Sexualtäter bezeichnen wir als „Schwein“ und „bestialisch“ sagen wir, wenn das Ausmaß von *menschlicher* Gewalt unser Fassungsvermögen übersteigt. Tiere sind – noch vor den Frauen – die größte Opfergruppe, auf die menschliche Schuld übertragen und an welcher menschliche Schuld aufs grausamste gesühnt wird.

Schuldgefühle provozieren Todesangst und solange sie nicht aus dem Raum der Angst befreit, nicht angenommen werden, solange müssen sie *abgewehrt* und auf andere, auf Sündenböcke, projiziert werden. Schlachthäuser und Schlachtfelder, Judenmord, Völkermord und Inquisition sind *Folgen kollektiver Schuldabwehr.*

Die beliebtesten *Schuldabwehr-Strategien* sind folgende:

- Verleugnung von Schuld
- Sich ent-schuldigen wollen
- Delegation von Schuld – die anderen beschuldigen

Aus der Verleugnung, dem Ab-Streiten von Schuld, dem Verschieben auf andere, entsteht neuerliche Schuld. Hören wir also damit auf, uns ent-schuldigen zu wollen, verzichten wir auf das automatisierte „entschuldige bitte“. Tatsächlich gibt es nichts zu ent-schuldigen, denn auf der Ebene der Ganzheit gibt es keine Schuld!

Schuld existiert nur in der Dualität, nur auf der Ebene des personalen Ich. Auf dieser Ebene gibt es niemals Un-Schuld. Bert Hellinger[(3)] weist darauf hin, dass „Unschuld ein kindliches Bedürfnis ist. Es ist das Bedürfnis, dass die Eltern sagen: ‚Du bist gut‘“.

Hier, im Personalen ist Schuld ein erlebter innerpsychischer Zustand – ein Gewissenskonflikt – in Folge einer als unangemessen empfundenen Handlung, welche die Seele belastet: Ich *fühle*, es tut mir leid. Wirkliche Schuldgefühle bewirken ein tiefes inneres Erleben von Schmerz und Leid. Keine Ent-Schuldigung sondern allein Schuld-Annahme ermöglicht hier Befreiung und Heilung.

Gerade in diesem Moment gibt es einen dumpfen Knall. Ich eile nach draußen, um nachzusehen: Ein Jungvögelchen, ein Rotkehlchen, ist mit voller Wucht gegen die Glasscheibe der Terrassentür geflogen.

Ich hatte versäumt den Vorhang vorzuziehen! Ich fühle mich schuldig. Ich nehme das verletzte Tierchen in beide Hände. Es ist so weich, so zart. Kot und Wasser fließen aus ihm heraus, es atmet schwer. „Es tut mir so leid, es tut mir so leid“, sage ich immer wieder, während ich mit meinem rechten Zeigefinger behutsam über sein Köpfchen streiche. Tränen laufen mir übers Gesicht. Vorsichtig gebe ich in Wasser verdünnte Notfalltropfen in sein Schnäbelchen. Ich weiß nicht, ob es überleben wird und ich übergebe es der Liebe der Großen Vogelmutter.

Schuldthemen sind häufig sehr komplex. Sie können sich zu einem Schuldkomplex, einem schier unentwirrbar erscheinenden Knäuel verwickelt haben. Ich unterscheide deshalb aus diagnostischen Gründen folgende *Schuldbegriffe:*

- *Juristische Schuld*, wie sie die Rechtsprechung definiert
- *Moralische Schuld*, wie sie von den Religionen definiert ist
- *Angelastete Schuld*, wie sie von Eltern oder anderen Bezugspersonen eingeredet wird
- *Übernommene Schuld*, wie sie von einem Schuldigen aus dem Familiensystem oder von anderen übernommen wird
- *Authentische Schuld*, wie sie als Wahrheit der Seele gefühlt wird (diese ist meistens biografisch, kann aber auch präexistentielle Ursachen haben)

Zur *Definition von Schuld*: Schuld entsteht durch eine Handlung, die absichtlich oder unabsichtlich ein anderes Wesen beschädigt, indem sie ihm Lebensenergie nimmt.

Im Verlauf einer Therapie, wenn die Opferthemen durchgearbeitet sind, dann kommen, wie oben dargestellt, auch die Täterthemen ans Licht. Damit entsteht häufig ein innerer Zustand, der Frauen großen Schmerz verursachen kann und manchmal schmerzlicher erlebt wird, als alles bisher Erlebte: das Schuld-Gefühl. Es will geheilt werden.

Die *Heilkraft von Schuld-Annahme* ist sehr wirkungsvoll. Ich denke dabei auch an die allererste Frau, die ich in ihrem Heilungsprozess begleiten durfte. Ich war damals noch Studentin und meine Beratungsarbeit wurde sehr förderlich von einer Analytikerin begleitet. Diese meine erste Klientin, Frau A., hatte neben anderen Problemen auch eine extrem starke Neurodermitis an beiden Händen. Im Laufe der Beratung wurde deutlich, dass Frau A. unter einem verborgenen Schuldkonflikt litt, der sich nun über die Hände symbolisch ausdrückte: Sie hatte eine nichteheliche Schwangerschaft und Abtreibung zu verdrängen versucht und auch ihrem Mann verschwiegen. Da sie streng katholisch war, machte ich ihr den Vorschlag, zur Beichte zu gehen. Meine Supervisorin hatte hierfür einen fortschrittlichen katholischen Priester ins Vertrauen gezogen. Frau A. nahm dieses Angebot mit großer Erleichterung an. In den folgenden Wochen heilte die Neurodermitis an ihren Händen zügig ab. Sie brauchte ihre „Hände nicht mehr in Unschuld zu waschen", denn sie hatte die Schuld genommen und damit geheilt.

In der Tiefenarbeit mit Müttern tauchen Schuldthemen fast regelmäßig auf. Die Schuld der Mütter aber ist ein äußerst komplexes und herausforderndes Thema. Es ist recht heikel für mich als Feministin, von „mütterlicher Schuld" zu sprechen, denn Frauen und Mütter fühlen sich ja schon immer gerne für alles Mögliche schuldig:

„Wie alle Frauen bin ich leicht in die Pflicht zu nehmen. Viel mehr Pflichten als Rechte. Immer das kleine schlechte Gewissen, die nagende Schuld, für alles übrigens. Das ist wohl das Wesen des Frauseins: Selbst diejenigen unter uns, die auch nach den herrschenden Kriterien erfolgreich sind, selbst die behalten den Reflex des Opfers, das sich für seine Existenz entschuldigen und seine Pflicht tun muss." (4)

Frauen sind bezüglich ihrer Schuldthemen sehr verunsichert, irritierbar und enorm *suggestibel*, sie lassen sich Schuld sehr leicht einreden. Als Eva-Pandora – als Trägerin einer angelasteten kollektiven Ur-Schuld (vgl. Teil II, S. 170ff) – ist frau ja schon immer verantwortlich für alle Übel dieser Welt. Die patriarchale Frau hat diese an sie delegierte Schuld innerlich schon lange angenommen. Sie fühlt sich schuldig, – für die Probleme ihrer Kinder und ihres Mannes noch dazu.

In einem belasteten Familiensystem übernimmt sie gerne – meist schon als Kind – die Schulden anderer und bietet sich als Symptomträgerin an. Insbesondere das überwältigte und missbrauchte Mädchen im Inneren einer Frau verharrt im mütterlichen oder väterlichen Bann angelasteter Schuld. Frauen sind gebunden in einem kollektiven *Schuld-Komplex*, und dieser ist Jahrtausende alt.

„Du bist schon böse geboren", hatte mein Vater zu mir gesagt, als ich noch ein Kind war. Dieser Satz hatte sich mir eingebrannt, obwohl ich es nicht so recht glauben konnte. Doch immer wieder tauchte die bange Frage in dem kleinen Mädchen auf: „Und was, wenn er vielleicht doch Recht hat?"

Der weibliche Schuldkomplex erfordert therapeutische Feinarbeit. Es ist wichtig, diesen Komplex zu entwirren, um angelastete Schuld (diese dient gewöhnlich der Entlastung eines Elternteiles) sowie übernommene Schuld aus dem Familiensystem von wirklich gefühlter, authentischer Schuld, zu unterscheiden. Das systematische Durchgehen der unterschiedlichen Schuldbegriffe, wie ich sie weiter oben aufgelistet habe, kann hier für TherapeutIn und KlientIn hilfreich sein. Um Klarheit zu schaffen, können mehrere Sitzungen nötig sein, in denen die Schuldthemen differenziert exploriert werden. Sonst besteht die Gefahr, dass ein alter unheilvoller Schuldkomplex wieder neue Nahrung erhält!

So geht es im Folgenden ganz ausdrücklich nicht um neuerliche Beschuldigung der Mütter, sondern um Heilung der Schuldgefühle von Frauen und Müttern. Mütterliche Schuld meint hier keinesfalls das, was einer Frau von außen angelastet wird, Schuld, meint hier nicht moralische Schuld, meint nicht rechtliche Schuld. *Schuld im therapeutischen Kontext ist einzig und allein das, was eine Frau als Schuld fühlt. Schuld ist eine innere Wahrheit.*

Authentische Schuld wird als *innere Wahrheit* gefühlt. Solche wahrhaftigen Schuldgefühle können bei Müttern entstehen, wenn zum Beispiel

- ein Kind häufig alleine gelassen wurde,
- ein Kind lange unnötig schreien musste, ohne aufgenommen und gestillt zu werden,
- ein Kind permanent negativ gespiegelt und abgewertet wurde,
- ein Kind grundsätzlich emotional abgelehnt wurde,
- ein Kind körperlich misshandelt, geschlagen oder den Schlägen des Vaters überlassen wurde,

- ein Kind sexuell, emotional oder spirituell missbraucht wurde,
- ein Kind abgetrieben wurde,
- ein Kind weggegeben wurde.

Authentische Schuldthemen sollten nicht unnötig dramatisiert werden, aber sie sollten den Frauen auch nicht therapeutisch ausgeredet werden: „Sie brauchen sich keine Schuldgefühle zu machen, sie mussten damals doch arbeiten gehen und ihr Kind alleine lassen." Oder: „Du musstest doch abtreiben, wie hättest du dein Kind alleine großziehen wollen?"

Das klingt vernünftig, aber es geht hier nicht um rationale Rechtfertigungsgründe in der äußeren Welt. Diese äußeren und häufig auch stimmigen Motive für mütterliches Handeln haben die Schuldgefühle keiner einzigen Frau jemals geheilt! Eine Frau kann sich hundertmal vorsagen: „Ich musste abtreiben, ich konnte nicht anders, ich war so jung, ich war allein, ich hatte kein Geld ...", dies wird ihr inneres Schuldgefühl niemals heilen.

Im Gegenteil: Die äußere, rationalisierende Stimme bringt die innere Stimme der Wahrheit vielleicht zum Schweigen und die Wahrheit geht in den Schatten. Aber alles im Dunkel Festgehaltene, jeder Schatten, drängt ans Licht. Dies ist ein *Gesetz der Seele*. Notfalls kommt die verdrängte innere Wahrheit über die Hintertür zurück ins eigene Haus: über Symptome, Krankheiten, körperliche Schmerzen, Unfälle. Viele Mütter, welche die Schuld an ihren Kindern nicht bewusst annehmen und heilen, lassen sich (unbewusst kompensatorisch) ein Leben lang von diesen Kindern drangsalieren, manipulieren und in ihrer Mütterlichkeit ausbeuten. Ich arbeitete zehn Jahre lang in einer „Beratungsstelle für Kinder, Jugendliche und Eltern" und habe hier viele dieser schuldbeladenen Mütter gesehen. Aus dieser und anderen Erfahrungen kann ich sagen:

- Mütter, die ihre Kinder viel alleine ließen, lassen sich folglich von ihren Kindern eher ausbeuten, haben Schwierigkeiten mit Grenzsetzung, können den Kindern kaum Nein sagen.
- Mütter, die mitverantwortlich sind für schwere Traumatisierungen ihrer Kinder durch sexuellen Missbrauch oder sonstige massive Gewaltanwendungen, neigen eher zu körperlichen oder seelischen Schmerzzuständen und schweren körperlichen Erkrankungen.
- Mütter, die abgetrieben haben, tragen ein unerlöstes Todesthema in sich und verbieten sich selbst häufig, ganz lebendig im Leben zu sein.

Bei allen mir bekannten Frauen mit verdrängten, verleugneten oder abgespaltenen Schuldkonflikten ist eine auffällige Einschränkung von Lebenskraft und Lebensfreude die Regel. Wir können dies als *unbewusste* Selbstbestrafung und *unbewussten* Schuldausgleich verstehen. Diese unbewusste Sühne aber ist nicht heilsam, sie heilt nicht. Im Gegenteil, sie vergrößert das Unheil der Mütter und ihrer Kinder. Ungeheilte Schuldgefühle machen krank!

Was hier hilft und heilt: Die Schuld freiwillig annehmen! Schuldgefühle, die von der inneren Wahrheit her kommen, brauchen Achtung. Sie brauchen achtungsvolle, wertungsfreie und liebevolle Annahme in einem therapeutischen Heilungsfeld. *Schuldfähigkeit* hat nichts mit „Sünde" zu tun, sondern ist Ausdruck emotionaler und spiritueller Reife.

Abtreibungs-Schuld

Ich bin eine Frau der 68er-Bewegung. Ich bin auf die Straße gegangen. Ich habe demonstriert und gerufen: „Mein Bauch gehört mir." Und genauso würde ich es auch heute wieder tun. Es empört mich, wie Männer, mächtige Männer, kirchliche und politische Oberhäupter, sich anmaßen, über die Körper und das Leben von Frauen zu verfügen.

Ich selbst war – der Göttin sei Dank – niemals in der Situation, abtreiben zu müssen. Aber ich gehörte zu einer feministischen Initiative, die Frauen zu Abtreibungen nach Holland begleitete. Einmal fuhr ich gerade mit einer schwangeren Frau im Zug nach Amsterdam, als sie die ersten Kindsbewegungen spürte. Bis heute sehe ich es vor mir, wie sie erschrocken die Hand auf ihren Bauch legte. Ich fühlte damals tiefes Entsetzen. Was sie fühlte, weiß ich nicht. Aber wir haben ‚die Sache' tapfer durchgezogen.

Hätte ich ihr zureden können, hätte ich ihr helfen können, das Kind zu behalten? Ich weiß es nicht. Denn ich habe geschwiegen.

Viele Jahre später erst kam meine Schuld ins Bewusstsein. Die Schuldgefühle kamen in einer heftigen Schuldkrise. Ich hatte geschwiegen. Ich hatte nichts getan, um das Leben dieses Kindes zu erhalten. Ich fühlte mich mit-schuldig an der Tötung dieses Kindes.

So wie mir ist es zahlreichen politisch engagierten Frauen jener Zeit ergangen. Wir handelten damals aus feuriger Empörungswut. Es hatte Jahre der emotionalen Nachreifung erfordert, bis manche von uns die alte Schuld fühlen konnten. Zunächst brauchte es wohl ein Durchleben des inneren und äußeren Protestes gegen die Bemächtigung des Weiblichen im Patriarchat: Weibliche Opfer wurden Täterinnen, – und erst danach konnten die Schuldgefühle Annahme finden.

Wie in vielen Stammesgesellschaften so ist auch in unserer Gesellschaft die früheste Kindstötung, die Abtreibung, unter bestimmten festgelegten Bedingungen als Form der Geburtenregelung legalisiert. Abtreibungsschuld ist in meinem Verständnis keine rechtliche Schuld und auch keine christlich-moralische Schuld, sie ist eine Wahrheit der Seele.

Gerade am Beispiel der Abtreibung, sowie der Kindestötung überhaupt, wird deutlich, wie beliebig ein gesellschaftlicher, rechtlicher und moralischer Schuldbegriff sein kann und wie er sich im Laufe der Zeit verändert. So ist in unserer Kultur die willentliche Tötung der *eigenen* Kinder eine große Schuld, ein Verbrechen, vor allem wenn es durch die Mutter begangen wird: In einem Nachbarort ist gerade heute ein toter neugeborener Säugling auf einem Parkplatz gefunden worden, was verständlicherweise für viel Aufregung sorgt.

Die gewaltsame Tötung tausender *fremder* Kinder aber durch den Einsatz von Bomben und ABC-Waffen ist kein Verbrechen, keine Schuld, sondern ein „Bilateralschaden“!

Abtreibungs-Schuld, als innere gefühlte Wahrheit der Seele, ist ein häufiges Thema auf dem weiblichen Heilungsweg. In einer körperorientierten Therapie taucht es manchmal ganz plötzlich aus den Tiefen der Körperräume auf. In den Gruppen mit Holotropem Atmen kommt es, sobald eine Frau dafür reif ist, ganz vom Wahren Selbst. Meistens sind die Frauen darüber ziemlich erstaunt. Da Abtreibung rechtlich und gesellschaftlich legitimiert ist, hatten sie selbst den inneren Schuldkonflikt nicht bewusst registriert.

Vermutlich haben viele unerkannte Selbstbestrafungs-Symptome bei Frauen mit einem unerlösten Schuldkonflikt nach einer Abreibung zu tun. Ein bekanntes Beispiel hierfür ist die ‚ungewollte‘ Kinderlosigkeit, aber auch psychosomatische Erkrankungen, gynäkologische Beschwerden, Sinnkrisen, Depressionen und andere innere Todesthemen werden in diesem Kontext verständlich.

Abtreibungs-Schuld existiert immer in einem Spannungsfeld zwischen gesellschaftlicher Akzeptanz und Schuldgefühl als Wahrheit der Seele. Therapeutisches Fingerspitzengefühl sowie liebevolle und akzeptierende Annahme sind hier unbedingt erforderlich.

Und es braucht eine Therapie, welche die Dimension des Personalen überschreitet, eine transpersonale Therapie also. Denn wo sonst sollte sich Vergebung und Heilung, im Sinne von Ganzwerdung, ereignen können, als im Überpersönlichen, im Wahren Selbst? Deshalb ist nach der primären emotionalen Reifung auch spirituelle Reifung erforderlich, damit *heilsame* Schuldfähigkeit entstehen kann. Denn es geht hierbei nicht um Festhalten an alter Schuld, nicht um ein ewiges „mea culpa", sondern um Heilung und Befreiung von unbewussten Schuldkonflikten. Erst in einem ganzheitlichen, emotional-spirituellen Reifungsprozess ist die therapeutische Arbeit am Schuldkonflikt möglich.

Es folgt nun der Bericht einer Frau, die ich mit Holotropem Atmen in einer Jahresgruppe und mit einigen Einzelsitzungen über einen Zeitraum begleitet hatte. Gisela, eine erfolgreiche systemische Supervisorin, war nicht wirklich mit Freude und Kraft im Leben. Ein innerer Anteil war in einem Raum des Todes gefangen. Schritt für Schritt ging sie durch einen Prozess der allmählichen Schuldannahme und fand zu mehr Leichtigkeit, Freude und Lebenskraft:

> Annahme und Abschied von meinen ungeborenen Kindern.
>
> Mit beinahe 60 Jahren hatte ich mich noch einmal zu einer Strecke Psychotherapie entschieden: Die Themen „Mord, Gewalt, Missbrauch und gewaltsamer Tod" in meiner Ursprungsfamilie und in meinem Leben ließen mich nicht los. Ob Mord und Gewalt, Krieg und Völkermord, wenn ich diesen Themen begegnete, stürzten sie mich in Gefühle von tiefer Hoffnungslosigkeit und Ohnmacht. Ich fühlte mich fast stigmatisiert, mein Leben bekam in Vielem eine übermäßige Schwere. Eine andere Gefühlslage dazu konnte ich mir nicht vorstellen.
>
> Als ich in der Therapiegruppe den Atemprozess einer Frau miterlebte, die mit großer Selbstverständlichkeit solche dramatischen Gewalterfahrungen durchlebte, begann ich zu ahnen, dass auch ich eine andere innere Haltung dazu finden kann. Vielleicht käme ich mit der Gewalt in der Welt besser klar, wenn ich meine eigene gewalttätige Seite fühlen könnte? Dazu fiel mir der Schwangerschaftsabbruch vor 15 Jahren ein, der mich in meinem Wachbewusstsein nie belastet hatte.

Tatsächlich wurde er in meiner nächsten Atemreise Thema, wenn auch ganz anders als erwartet:

Ich sehe das Kind – das ich damals zum Leben nicht zugelassen hatte – wie es sich als kleiner Spiralnebel in Weltall bewegt. Dort ist es fröhlich. Nun taucht es am Horizont auf, es wird Zeuge meiner Totenklage: In tiefem Schmerz, mit einem Kissen vor dem Bauch, wiege ich mich lange Zeit hin und her.

Dann stehen an meinem Fußende zwei gleiche, kleine Gestalten nebeneinander. Und es ist klar: das sind die beiden Kinder. Am Anfang und am Ende meines Frauenlebens wollten sie zu mir und wollten durch mich ins Leben kommen. – Ich hatte als junge Frau eine Fehlgeburt gehabt und mit 45 Jahren einen Schwangerschaftsabbruch.

Lange liege ich vor meinen Kindern auf den Knien, den Kopf auf dem Boden. Da ist viel Stille, keine Bewegung. Schließlich strecke ich meine Arme nach vorne zu ihnen aus, mit den geöffneten Handflächen nach oben bleibe ich so lange bittend und flehend vor ihnen liegen: *„Ich habe euch nicht willkommen heißen können!“*

Die Kinder haben sich an den Händen gefasst, manchmal verschmelzen sie zu einer einzigen Gestalt, und sie tanzen ein wenig. Dann schauen sie zu mir am Boden und wirken fast ein bisschen erschrocken und ratlos. Habe ich das Bedürfnis nach Vergebung und Erlösung durch sie?

Ich begreife, dass ich es bin, die etwas tun muss, dass ich von ihnen keine Erlösung erwarten kann. Da bin ich lange ratlos. Schließlich spreche ich den Satz: *„Ich wäre gerne eure Mutter gewesen, aber ich konnte es nicht.“* Dann lege ich mich auf den Rücken, zwischen ihre Füße und so bleibe ich lange liegen. Die Kinder hocken sich hin – eins zu meiner Rechten, eins zu meiner Linken. So ist es gut. –

Erst später im Sprechen darüber in der Runde mit den Frauen kommt der Schmerz und dann der Tränenfluss. Mir scheint es, dass dieselbe Seele zweimal Anlauf genommen hatte, um durch mich ins Leben zu kommen. Und ich empfinde eine tiefe Sehnsucht, beide bei mir zu ‚behalten‘.

Sie ganz annehmen, um sie loslassen zu können – das war es, worum es nun ging. So gab ich jeder einen Namen: Marie und Marquerite; schrieb jeder einen Brief, in dem ich sagte, wie es damals um mich stand und dass ich Marie in diesem Leben nicht halten konnte und Marquerite nicht halten wollte. Für jede suchte ich ein Symbol und fand nur eines für beide, das fühlte sich richtig und gut an: eine Muschel mit einem kleinen Loch in der Mitte. Die legte ich an einen besonderen Platz. Das alles gab mir Ruhe und erfüllte mich mit Sicherheit. –

In den folgenden Tagen aber breitete sich in mir eine abgrundtiefe Traurigkeit aus, lähmend und beängstigend, wie ich sie nur aus ganz wenigen Situationen in meinem Leben kenne. Ich spürte, der Heilungsprozess ist noch nicht zu Ende:

In einer Einzelstunde, im Schoß meiner Therapeutin liegend, begegne ich erneut meinen beiden Töchtern. Sie sind fröhlich, wie immer. Ich aber fühle Schmerz, Scham und das Bedürfnis, mich ins Dunkle zu verkriechen, mich zusammenzuziehen, mein Gesicht zu verbergen. Ich erkenne mein tiefes *Schuldgefühl*, von dem ich bisher nichts ‚wusste' und bitte meine Töchter, dass sie mir doch die Schuld vergeben mögen. Wieder spüre ich, dass dies der falsche Weg ist und sage ihnen deshalb noch einmal, wie leid es mir tut, nicht ihre Mutter zu sein. Und dann endlich spreche ich die heilenden rituellen Sätze:

„Ich nehme die Schuld zu mir. Ich nehme sie ganz in mein Herz und gebe sie in das Große Runde, wo alle Schuld aufgehoben ist."

Noch einmal spüre ich den sehnlichsten Wunsch, meine Kinder bei mir zu behalten.

Mit Hilfe meiner Therapeutin fühle ich mich ganz langsam bereit, mich von ihnen zu verabschieden: Ich rufe die Große Mutter, und sie ist auch da, mir direkt gegenüber. Ich übergebe ihr die beiden Kinder, jedes an eine Hand. Und sie nimmt sie zu sich und hält sie in ihren Armen, in jedem Arm eines meiner Kinder. Nun dreht sie sich um und geht mit ihnen dem Licht entgegen. Noch einmal schauen die beiden Kinder zu mir zurück. Ich winke ihnen zum Abschied, Tränen laufen über mein Gesicht und dann verschwinden sie allmählich im Licht.

Gisela, Herbst 2003 (kursiv G.C.)

Ein Heilungssatz zu einem abgetriebenen Kind:[(5)]

Es tut mir leid.
Ich gebe dir jetzt einen Platz in meinem Herzen
und ich mache es gut, so gut ich noch kann.
Du sollst Anteil haben am Guten,
das ich im Gedenken an dich und mit dir vor Augen vollbringe.

Die verrückte Mutter heimholen

Schuld-Annahme heilt Mütter und Töchter. Ohne die Heilung der inneren Mutter und ohne die Vertöchterung mit der äußeren Mutter kann keine Frau heil werden: Sie kommt nicht in Kontakt mit der Großen Lebensmutter in sich selbst.

Wir heilen uns, indem wir die innere Mutter heilen. „Mesmeranda" ist die berührende Heilungsgeschichte einer unheilvollen Mutter-Tochter-Beziehung: Eine Mutter verstößt ihre ungeliebte Tochter und die Tochter heilt das Verrückte und Ausgegrenzte in sich selbst, indem sie ihrer Mutter verzeiht und sich wieder mit ihr vertöchtert. Maureen Murdock(6) erzählt diese Geschichte nach einer Version der Geschichtenerzählerin Kathlen Zundell, ich gebe hier eine Zusammenfassung wieder. Die wesentlichen Kernsätze übernehme ich – wegen ihrer sprachlichen Symbolkraft – im Wortlaut:

„Es war einmal eine Frau mit vier Töchtern. Sie liebte ihre Töchter eins, zwei und drei, die klug und schön waren, aber *sie hasste ihre jüngste Tochter, die genauso war wie sie.* Jeden Tag ging sie hinaus, um Nahrung für ihre Kinder zu sammeln. Und wenn sie zurückkehrte, hörten ihre Töchter sie singen:

Meine lieben Töchter,
eins und zwei und drei,
Kommt zu Mama kommt herbei,
Mesmeranda, Tochter vier,
Du bleib hinter der Küchentür."

Die drei Töchter aßen und redeten und lachten mit ihrer Mutter und die Essensreste warfen sie Mesmeranda zu. „Die älteren Mädchen wurden groß und gediehen prächtig. Mesmeranda aber blieb dünn und zart." Nun hatte ein Wolf das Geschehen schon länger beobachtet und ihm gelüstete nach den „drei rundlichen Töchtern". Mit allen möglichen Tricks versuchte er, seine Stimme so wie die Stimme der Mutter klingen zu lassen, und immer und immer wieder ging er zur Tür und sang das Lied der Mutter:

„Meine lieben Töchter,
eins und zwei und drei,
Kommt zu Mama, kommt herbei.
Mesmeranda, Tochter vier,
Du bleib hinter der Küchentür."

Der Wolf sang das Lied so lange, bis die Mädchen ihn schließlich für die Mutter hielten und ihm die Tür öffneten. Er steckte sie in einen Sack und trug sie davon. Als die Mutter nach Hause kam, öffnete ihr diesmal keine der Töchter die Tür. Immer wieder sang sie ihr Lied, aber die Tür blieb verschlossen. Dann endlich hörte sie eine leise Stimme singen:

„Mama, deine Töchter
eins und zwei und drei
kommen nimmermehr herbei.
Fort sind sie, fernab von Land und Meer,
hier ist Mesmeranda, Mama schau doch her."

Die Mutter riss die Tür auf, und als sie ihre geliebten Töchter nicht mehr sah, rannte sie wie von Sinnen aus dem Haus, raufte sich das Haar und sang immer und immer wieder ihr Lied. Mesmeranda aber „ging zur offenen Tür hinaus", verließ das Haus der Mutter und ging ihren Weg in die Welt. Schließlich heiratete sie den Sohn des Königs.

„Die Zeit verging. Eines Tages hörte man eine alte verrückte Frau mit wildem, verfilztem Haar vor dem Palasttor singen:

Meine lieben Töchter,
eins und zwei und drei,
Kommen nimmermehr herbei.
Mesmeranda, meine Tochter vier,
Hör du mich jetzt, ich steh vor deiner Tür."

Die verrückte Alte in ihren Lumpen wurde ausgelacht und von den Palastwachen verjagt. Und auch Mesmeranda, die Königin, sagte: „Ich kenne keine verrückte Frau und ich habe keine Mutter." Aber jeden Tag kam die Verrückte und sang vor dem Tor des Palastes ihr Lied:

„Mesmeranda, meine Tochter vier,
Hör du mich jetzt, ich steh vor deiner Tür!"

Eines Tages war Mesmeranda im Garten und pflanzte Blumen. Da hörte sie „ihren Namen im Lied dieser verrückten Frau erklingen. Sie öffnete das Tor und sah der Verrückten ins Gesicht. Da erkannte sie ihre Mutter. Sie nahm sie bei der Hand und führte sie in den Palast. ‚Mama', sagte sie, (...) ‚schau mich an. Ich bin Mesmeranda. Du hast mich früher nicht geliebt (...). Aber jetzt bin ich hier und ich werde mich um dich kümmern.‘ Dann badete sie ihre Mutter, zog ihr neue Kleider an und kämmte ihr das Haar.“

In dieser Geschichte einer Mutter-Tochter-Beziehung sind wir die Tochter, die verstoßen wird und schließlich ihren eigenen königlichen Weg findet, und wir sind genauso die verrückte Mutter, die heimgeholt werden will. Wenn Sie möchten, liebe Leserin, dann stellen Sie sich doch einmal folgende Fragen (es empfiehlt sich, die Antworten in einem Entwicklungstagebuch zu notieren):

- Welche innere Tochter, das heißt, welchen ungeliebten Teil meiner Weiblichkeit, verbanne ich hinter die Küchentür und behandele sie schlecht?
- Weshalb habe ich gerade diese „Tochter“, diesen weiblichen Anteil, verstoßen? Halte ich sie für schwach, unfähig, hässlich, dumm, verrückt? Oder warum sonst?
- Was hat sie mit meiner leiblichen Mutter zu tun? Worin ist sie meiner Mutter vielleicht ähnlich?
- Welche Empfindungen und Gefühle habe ich zu der lieblosen oder schwachen oder verrückten Mutter?
- Bin ich bereit, dieser Mutter die Tür zu meinem inneren Palast zu öffnen?
- Was fühle ich, wenn ich ihr ins Gesicht schaue?
- Welche Fürsorge braucht sie vor allem von mir?
- Wie fühle ich mich, wenn ich bereit bin, sie heimzuholen?

Wenn wir in dieser Weise die innere Mutter heilen und uns der verstoßenen inneren Tochter zuwenden, dann ereignet sich Heilung im Selbst, dem Palast der inneren Königin. Manchmal wandelt sich damit auch die Beziehung zwischen der Tochter und ihrer äußeren Mutter. Denn Heilungsprozesse ereignen sich häufig synchron. *Synchronizität* ist ein energetisches Ereignis, in dem Innen und Außen zusammenwirken und sich in einer gemeinsamen Erfahrung manifestieren. In unserem Fall hieße das, dass sich die äußere Mutter mitwandeln kann im Wandlungsprozess ihrer Tochter.

Dies wird von der Tochter als ein großes Geschenk erlebt und mit Freude und Dankbarkeit aufgenommen. Dann kommen die Frauen sehr beglückt zur nächsten Therapiesitzung und berichten:

„Stell dir vor, nach der letzten Stunde komme ich heim und meine Mutter ruft an. Und zum ersten mal hat sie mich gefragt, wie es *mir* geht und sie hat mir dann auch wirklich zugehört." – „Zum ersten mal hat meine Mutter zugegeben, dass es stimmt, was ich aus meiner Kindheit erinnere. Und sie hat gesagt, dass es ihr leid tut." – „Zum ersten mal hat meine Mutter mir gesagt, dass sie mich lieb hat."

Solche synchronistischen Heilungsprozesse können wir nicht machen, sie ereignen sich vom Selbst. Sie sind das Wunder der Gegenwart der Göttin in uns. Natürlich können wir auch sagen: Es sind die Manifestationen unserer positiven Gedankenkräfte oder es ist das Resonanzprinzip. Oder wie ein Sprichwort sagt: „Wie ich in den Wald rufe, so schallt es zurück."

Ich hatte die Erfahrung eines solchen Heilungsgeschenkes mit meinem Vater im letzten Jahr vor seinem Tod:

Einmal an einem Winterabend in der Zeit vor Weihnachten sitze ich in der Abenddämmerung lange neben ihm. Wir halten uns schweigend die Hände. Es brennt nur die Kerze in dem kleinen Wald aus Ästchen, Moosen, Flechten und roten Beeren in einer Schale – ein Geschenk von mir, hier aus den Wäldern. Mein Vater spricht nur noch wenig in diesen Monaten vor seinem Tod, er schweigt, so wie an diesem Abend in der Dämmerung. Und dann, auf einmal, spricht mein Vater, nur einen Satz; irgendwie hatte ich mein Leben lang auf diesen einen Satz gewartet: „Ich liebe dich sehr, mein Kind."

Während seines friedvollen Sterbens und nach dem Verlassen seines Körpers konnte ich ‚sehen' – im Sinne von innerem Schauen – wie Vergebung alter Schuld zwischen Tochter und Vater ein Feld der Liebe erschafft, welches die gesamte Familie umschließt. Ich konnte ‚sehen', wie dieses Feld der Liebe von der Gegenwart in die Vergangenheit der Familie wirkt und hier alte Verletzungen heilt. Und ich konnte ‚sehen', wie diese Liebe von der Gegenwart in die Zukunft reicht und von hier segensreich in das Leben der Kinder und Kindeskinder fließt.

Daphne, seine kleine Urenkelin – sie hatte ihren Urgroßvater gemeinsam mit der ganzen Familie in den Sarg gelegt – nimmt ihn in den Wochen nach seinem Tod immer mal wieder in den Kronen von Bäumen wahr: „Da ist mein Uropa", ruft sie freudig und winkt ihm zu.

Wir können es fühlen: „Die Ordnungen der Liebe" sind wiederhergestellt.(7) Denn nicht nur Schattenthemen wie Verletzung und Schuld, gerade auch die Liebe wirkt bis ins „dritte und vierte Glied“ und bis in die „dritte und vierte Vulva“. Liebe verkörpert sich über die Generationen in Frauen und Männern und in der Welt. Daher hören wir auf damit zu sagen: „Warum ich? Warum soll ich diese Arbeit für meine Mutter, meine Familie, für die anderen mittun? Sollen die doch selbst an sich arbeiten.“

Dort, wo mehr Bewusstsein (möglich) ist, dort ist auch mehr Verantwortung und dort ist auch mehr Heilkraft! Im Netz des Lebens heilen wir die Welt in dem Maße, in dem wir bereit sind, uns selbst zu heilen. Indem eine Frau die innere Mutter heilt und sich mit der äußeren Mutter vertöchtert, heilt sie sich selbst und die Welt.

6. Heilung von Schuld – eine Anleitung

Ich möchte nun ein Schuldheilungskonzept vorstellen, wie es sich im Laufe der Jahre meiner praktischen Arbeit mit Frauen und Männern entwickelt hat. Anfänglich war ich selbst häufig verunsichert und verwirrt angesichts der Verstrickungen in einem Schuldkomplex und es brauchte eine Zeit der Klärung.

Die Arbeit von Judith Jannberg zum Thema Schuld und ihr Konzept der „Abrechnung“(1) hat mich in meinem Prozess der Klärung unterstützt. Auch die systemische Arbeit von Bert Hellinger hat einiges klärend beigetragen. Es ist vor allem Hellinger zu verdanken, dass das tabuisierte Wort „Schuld“ wieder im therapeutischen Sprachgebrauch akzeptabel wurde (als ehemaliger katholischer Missionar hatte er damit wohl auch weniger Mühe als andere). Auch die konzeptuellen Begriffe wie „Annahme“ und „Ausgleich“ kommen aus seiner Arbeit und ich verwende sie hier in einem eigenen therapeutischen Kontext. Ich beschreibe dieses erprobte Konzept zur Heilung von Schuld im Folgenden sehr ausführlich, damit es Frauen bei ihrer Selbstheilung dient und TherapeutInnen es in ihre Arbeit integrieren können.

Mit einem *authentisch gefühlten* Schuldthema arbeite ich in folgenden fünf Schritten:

1. Freiwillige Entscheidung für diesen Prozess
2. Schuld-Annahme
3. Schuld-Bekenntnis
4. Schuld-Ausgleich
5. Vergebung im Selbst

Diese einzelnen Schritte sind fast identisch mit denen der christlichen Beichte, wie mir zu meinem eigenen Erstaunen auffiel. Ganz wesentliche Unterschiede sind allerdings:

- Das therapeutische Schuldbekenntnis entsteht aus absolut *freiem Willen* und nicht aus religiösem Zwang.
- In der therapeutischen Schuldannahme geht es nicht, wie in der Vaterreligion, um von außen definierte, moralische Schuld, sondern um innerlich gefühlte Schuld.
- Vergebung der Schuld erfolgt nicht zwischen einer „Sünderin" und einem „Stellvertreter Gottes", sondern Vergebung ereignet sich hier im Dialog zwischen dem personalen Ich und dem göttlichen Selbst als inneren Instanzen. Es braucht keine Vermittler.

Im Folgenden werden die einzelnen Schritte nacheinander vorgestellt.

Frei-Willigkeit

Gewöhnlich spreche ich in Therapien selbst kein Schuldthema an, sondern warte, bis es von selbst auftaucht. Denn es ist nicht therapeutische Aufgabe, einer Frau Schuldgefühle zu *machen.* Eine Ausnahme ist allerdings bei auffälligen Tendenzen zur Selbstbestrafung gegeben. Hier kann es sein, dass ich frage: „Wofür musst du dich selbst bestrafen?"

Eine weitere Ausnahme und unbedingte therapeutische Pflicht zum Handeln entsteht, wenn durch schuldhaftes Verhalten einer Mutter oder eines Vaters ein Kind in ernsthafter Gefahr ist, zum Beispiel wenn emotionale oder körperliche Verwahrlosung droht, ein Kind misshandelt oder sexuell missbraucht wird.

Erst wenn in der Therapie ein Schuldthema selbst angesprochen wird, erst dann folgt eine differenzierte Abklärung des Komplexes nach den unterschiedlichen Schuldkriterien (vgl. hierzu Kap. 5 „Schuld als innere Wahrheit", S. 115ff):

– juristische Schuld
– moralische Schuld
– angelastete Schuld
– übernommene Schuld
– authentisch gefühlte Schuld

Hierbei sind allerdings die unterschiedlichsten Querverbindungen und Vermischungen möglich und die Klärung kann einige Therapiestunden in Anspruch nehmen. Es empfiehlt sich daher, der Klientin eine schriftliche Auflistung der Schuldbegriffe mitzugeben, als Hausaufgabe zur innerlichen Vorabklärung.

Nur dann, wenn authentische Schuld – Schuld als innere Wahrheit – gefühlt und auch sprachlich mitgeteilt werden kann, frage ich die betreffende Person, ob sie ihren Schuldkonflikt heilen will. Meistens bekomme ich die Antwort: „Ja, aber wie?" An dieser Stelle ist zunächst ein differenzierter Überblick über die einzelnen Schritte im Schuldheilungsprozess ganz wichtig, damit sie genau weiß, worauf sie sich einlässt, wenn sie das will. Dann bitte ich die Klientin bis zur nächsten Sitzung darüber nachzuspüren und bis dahin eine Entscheidung zu treffen.

Denn – freier Wille braucht freien Raum, damit er sich entfalten kann. Die Achtung des freien Willens ist ein Grundprinzip der therapeutischen Arbeit mit Frauen – und der therapeutischen Arbeit generell. Ohne Selbstbestimmung und freien Willen ist Heilung nicht möglich.

Schuld-Annahme

Im Prozess der Schuldheilung geht es gerade nicht, wie schon einführend gesagt, um eine Entschuldigung, sondern um eine entschiedene und bewusste Annahme der Schuld. Das so schnell dahergesagte „entschuldige bitte" dient meistens der Schuldabwehr, dem Nicht-fühlen-wollen von Schuld. Eine solche formale Entschuldigung ist reine *Floskel* und bleibt somit ohne jegliche Wirkung auf der Gefühlsebene von Opfer und Täter. Sie kommt nicht an.

Da Schuld aber sehr schmerzhaft und belastend sein kann, ist es verständlich, dass wir alle es so gerne hätten, dass uns diese Schuld doch ganz schnell abgenommen, also ent-schuldigt, würde. Die Absurdität einer Ent-

Schuldigung aber wird vollends ersichtlich, wenn der Mörder eines Kindes – wie gerade vor kurzem geschehen – zu dessen Eltern im Gerichtssaal sagt: „Ich bitte die Eltern des Opfers um Entschuldigung."

Schuld kann nicht ab-genommen, sondern will an-genommen werden.

Spüren Sie selbst den einfachen Unterschied zwischen Ent-Schuldigung und Schuld-Annahme:

- Erinnern Sie sich an eine Situation, in der sie emotional sehr verletzt wurden, wo Sie Opfer waren.
- Die Täterperson sagt nun zu Ihnen: „Entschuldigung" oder „entschuldige bitte".
- Wie fühlen Sie sich?
- Stellen Sie sich nun vor, die Täterperson sagt: „Ja, ich habe einen Fehler gemacht. Ich habe dir weh getan. Es tut mir sehr leid."
- Wie fühlen Sie sich nun?

Gerade das gedemütigte, misshandelte oder missbrauchte Kind in uns sehnt sich so sehr nach den erlösenden Worten von Vater oder Mutter, die sagen: „Ja, deine Wahrnehmung stimmt, ich habe dir Schlimmes angetan, es tut mir sehr leid". Solche heilsamen Elternsätze wirken Wunder. Sie bahnen den Weg für Ver-Söhnung und Ver-Töchterung.

Ich erinnere mich in diesem Zusammenhang an eine sehr berührende Situation aus meiner Arbeit: Eine Frau, die als Kind und Jugendliche jahrelang von ihrem Stiefvater sexuell missbraucht worden war, kam mit Mutter und Stiefvater, dem Täter, zu einer therapeutischen Sitzung in meine Praxis. Allein sein bereitwilliges Kommen – er war von weither angereist – drückte die tiefe Bereitschaft aus, seine große Schuld zu nehmen. Die meist Zeit während der Sitzung hielt dieser Mann beide Hände vor sein Gesicht. Er schämte sich. Und er weinte. An seine Worte kann ich mich nicht mehr erinnern, falls er überhaupt Worte hatte. Die waren auch nicht wichtig, denn es war sichtbar und spürbar: Er hatte seine Schuld genommen.

> *Ich selbst war als Mutter immer wieder fehlerhaft und habe mich schuldig gemacht: Ich studierte, als meine zweite Tochter noch ein kleines Mädchen war, verbrachte viel Zeit mit Lesen, saß viel über Referaten und an der Schreibmaschine. In den Nächten war ich häufig unterwegs, Begegnungen mit interessanten Menschen, Gespräche, Gesehen werden , das war wichtig.*

Meine kleine Tochter habe ich alleine gelassen. Ich war nicht da, als sie nach mir gerufen hat, ich war nicht da, als sie Angst hatte im Dunkeln. Sie hätte so viel mehr mütterliche Nähe und mütterliche Anteilnahme gebraucht. Manchmal hatte sie Bauchschmerzen und ich habe diesen Hilferuf überhört.

Später, als sie erwachsen war, da hat sie mich gefragt: „Wie war das damals, als ich klein war?" Wir haben dann zusammen gesessen und die alten Kinderbilder angesehen. Wir haben uns gemeinsam erinnert. Ich konnte sagen: „Ja, es ist wahr, du fühlst das richtig, ich habe dich viel alleine gelassen. Es tut mir sehr leid." Und wir haben zusammen geweint.

Schuldannahme ist kein einmaliger Akt, sondern ein *Prozess,* der Raum und Zeit braucht, vielleicht Wochen oder auch Monate. Die betroffene Frau spricht darüber, was damals in ihrem Leben war, wie es zu den belastenden Ereignissen kam, was ihr heute noch Schuldgefühle bereitet und wie sie diese erlebt.

Die Therapeutin hört annehmend zu, sie ist Modell für wertfreie und liebevolle Annahme und sie fördert diesen Prozess lediglich durch Nachfragen. Schmerzliche Gefühle, Wut und Zorn tauchen auf, werden angenommen und fühlend gewandelt. Um dem inneren Schuldgefühl Erlaubnis zu geben, sich ohne wenn und aber auszudrücken, bitte ich die Klientin: „Lass diesen inneren Teil in dir, der sich schuldig fühlt, sprechen, gib dem Schuldgefühl eine Stimme. Was sagt es?" Danach kann der schuldbeladene Anteil auf mehreren, vorwiegend nichtsprachlichen Ebenen erfahren und ausgedrückt werden:

- Wo im Körper sitzt das Schuldgefühl vor allem? Nimm es einfach wahr, ohne etwas verändern zu wollen. Atme hinein, gib ihm deinen lebendigen Atem, damit es sich noch mehr zeigen kann.
- Wie will das Schuldgefühl sich über den Körper ausdrücken? Lass eine Geste, eine Bewegung kommen, wie sie kommen will.

Wenn eine Frau (oder ein Mann) emotional sehr ergriffen ist von ihren Schuldgefühlen, dann kann sich der Körper spontan zusammenziehen. Sie wird sich vielleicht mit der rechten Hand wiederholt auf die Mitte der Brust schlagen – dem körperlichen Ort des Selbst und der inneren Wahrheit –

und dabei den Oberkörper rhythmisch vor und zurück bewegen. Vielleicht wird sie mit beiden Händen ihr Gesicht verbergen und manchmal geht sie spontan zu Boden, auf die Knie und weint.

- Drücke deine Schuldgefühle nun über die Stimme aus, mit einem Ton. Lass ein Wort oder *einen* kleinen Satz kommen. Wiederhole diesen Ton, dieses Wort oder diesen kleinen Satz immer wieder.
- Lass ein inneres Bild auftauchen von deinem Schuldthema her.
- Vielleicht zeigt sich die Schuld als eine sichtbare innere Gestalt. Wie sieht sie aus?
- Zieh um das alles nun einen Lichtkreis und halte es in Liebe.
- Atme einige male kräftig aus.

Schuld-Bekenntnis

Im Schuldbekenntnis geht es um die Öffentlichmachung der gefühlten und bereits ausgedrückten Schuld. Dies ist noch einmal ein gewaltiger Schritt. Denn, – gefühlte Schuld sich selbst voll und ganz einzugestehen und sie in einem geschützten Rahmen der Therapie unter vier Augen und vier Ohren anzusprechen, ist das eine. Sie aber öffentlich zu machen und als Bekenntnis auszusprechen, ist etwas anderes.

Öffentlichmachung bedeutet hier nun konkret: ein Schuldbekenntnis schriftlich zu verfassen, vielleicht als einen Brief, in welchem das Opfer direkt *namentlich* angesprochen wird. Manchmal kann es stimmig und heilsam sein, einen solchen Brief auch an die betroffene Person, hier das *erwachsene* Kind, zu senden. Die Tochter (oder der Sohn) könnte aber in vielen Fällen mit einem solchen mütterlichen Bekenntnis überfordert sein. Dann ist es heilsamer, beide, Mutter und Tochter, in einem therapeutischen Gespräch in ihrem Prozess zu begleiten.

Manchmal aber ist es überhaupt nicht angemessen, ein Kind – auch wenn es erwachsen ist – mit den Schuldthemen der Mutter zu konfrontieren. Vor allem dann, wenn es um Themen wie Abtreibungsphantasien oder Abtreibungsversuche der Mutter geht, um totale Ablehnung oder andere tiefe Verwundungen. In solchen Fällen sollte gewartet werden, bis die Seele der Tochter oder des Sohnes bereit ist, diese schmerzlichen Kränkungen zu integrieren. „Ich kann es ihr nicht zu-muten", heisst ja: Sie hat nicht den Mut und die Kraft es anzunehmen und *heilsam* zu verarbeiten. Sie oder er wird schon nachfragen, wenn die Seele dafür bereit ist. Und dann ist die Mutter gefordert, sich zu bekennen.

Somit bleibt ein Schuldbekenntnis doch häufig begrenzt auf den geschützten öffentlichen Raum einer therapeutischen Sitzung. Ein kleines *Schuldbekenntnis-Ritual* ist hier angebracht:

Die Tochter, durch ein Kissen repräsentiert, wird von der Mutter mit Namen angesprochen. Dabei steht die Mutter ganz aufrecht und aufrichtig auf beiden Füßen. Sie spricht – zentriert auf das Wesentliche – in wenigen Sätzen und absolut ohne Wenn und Aber. Keine Entschuldigungen und keine Ausreden!

So könnte sie zum Beispiel sagen: „Johanna, meine Tochter, als du klein warst, habe ich dich abgelehnt. Du warst mir lästig. Ich habe dich zu wenig angeschaut, zu wenig berührt, zu wenig mit dir gesprochen, nicht mit dir gespielt, nicht mit dir gelacht. Ich habe dich damit sehr verletzt. Es tut mit heute sehr leid."

Jedes Schuldbekenntnis endet mit dem rituellen Satz: *„Ich nehme die Schuld ganz an."* Ein solches Bekenntnis wird – durch die Macht der Gedanken – beim Wahren Selbst der Tochter (oder jeder anderen Person, an die sich das Bekenntnis richtet) ankommen und hier heilend wirken. Sichtbar und spürbar aber ist die heilende und befreiende Wirkung von Annahme und Bekenntnis bei der Mutter, die unter dem Schuldendruck leidet. Denn *Wahrheit macht frei.*

Hier nun der Brief einer Mutter, den sie an ihre erwachsene Tochter geschrieben hat. Sie bekennt darin ihre Schuld und nimmt den Schmerz zu sich zurück, den die Tochter – als Delegierte der Mutter – für sie übernommen hatte:

„Meine liebe Tochter Karen!

Ich danke Dir sehr, dass Du Dir die Mühe machtest, unser Fest durch Deine Anwesenheit zu ehren. Ich schätze auch sehr, dass Du dich bemühst, mich zu akzeptieren. Dennoch spüre ich, dass zwischen uns ein großer Klumpen steht, ein Klumpen aus vielen früheren Ereignissen. Diesen Klumpen möchte ich anfangen abzubauen.

Wenn Du hier bist, scheint es nicht zu funktionieren, wir verstummen dann beide. Ich rede um den heißen Brei herum und denke nicht daran, dass es vielleicht doch möglich wäre, dass wir beide uns untereinander aussprechen könnten. Ich weiß, dass dabei schmerzliche Gefühle hochkommen werden und dass es ohne Tränen nicht gehen wird.

Damals, nach dem gemeinsamen Wochenende, hatten wir jeweils einen Brief einander geschrieben. Ich habe eben Deinen Brief nochmal gelesen und gemerkt, dass Du darin viele schwierige Punkte zwischen uns angesprochen hast. Doch ich habe den Brief unbeantwortet gelassen. Es tut mir leid. Ich war wirklich eine feige Egoistin. Ich war nicht in der Lage, diese Schuld, diesen Schmerz und nur die kleinste Wahrheit über mich selbst wahrzunehmen.

Ich habe mein ganzes Leben lang verkrampft versucht, mich als guten Menschen zu sehen, fast unantastbar. Wenn jemand meinen Schutzpanzer etwas berühren wollte, habe ich sofort überreagiert. Und so habe ich die Augen immer davor verschließen können, dass ich Dir, meinem Kind, dadurch sehr viel Enttäuschung und Schmerz zugefügt habe.

Die konkreten Entbehrungen, die Du wegen mir erleben musstest, waren vor allem der Verlust von deinem leiblichen Vater, von deinem sozialen Vater und immer wieder von deinem Zuhause, auch deiner Heimat, deinen Verwandten, deiner Sprache. Und ich weiß, dass die Liste damit noch nicht am Ende ist. Ich weiß nicht, wie sehr Du vielleicht sogar empfunden hast, auch die Mutter verloren zu haben.

Ich fühle mich schuldig, Karen. Ich habe Dir diese Schmerzen zugefügt, denn ich wollte meinen Schmerz in mir nie zulassen, so habe ich den Schmerz Dir weitergegeben. Ich möchte nun meinen Schmerz zurücknehmen und Dich davon befreien. Ich weiß, dass es mit einem Satz nicht getan ist, aber ich meine es wortwörtlich:

Vieles, das meiste von dem Schmerz, den Du in dir trägst, ist in Wirklichkeit meiner.

Du hast den für mich getragen, schon als ganz kleines Mädchen, als Du für mich die Tempos geholt hast und mir meine Tränen abgewischt hast. Du hast mir sehr geholfen. Danke dafür! Ich weiß auch, wie Du mir geholfen hast, als ich die schlimmste Zeit mit Peter durchmachte. Es war ein unsagbares Opfer von Dir.
Gib mir meinen Schmerz und meine Trauer zurück, Karen! Du bist unschuldig. Trage sie nicht mehr weiter!
Sei befreit und sei gesegnet mein Kind!

Ich werde Dir sicherlich öfter schreiben, mit der Hoffnung, dass der ganze Schutthaufen, der zwischen uns steht, gereinigt werden kann. Mit aller Liebe, Deine Mutter“

Elly I., 2001

Schuld-Ausgleich

Auf der Ebene des Energetischen bedeutet Schuld, dass unrechtmäßig Lebensenergie von anderen Wesen genommen wurde. Wo etwas genommen wurde, da will – zum Ausgleich – wieder etwas gegeben werden. Daher erfordert Heilung von Schuld einen Ausgleich, den Schuldausgleich. „Ich mache es wieder gut“, sagen wir dann. Im Heilungsprozess überprüfen wir, ob wir der geschädigten Person oder dem Wesen noch etwas schuldig sind. Wenn ja, dann wird die Schuld materiell oder durch Handlung ausgeglichen.

Die Seele will den Ausgleich von Schuld. Wird ein Ausgleich aber nicht freiwillig gemacht, dann arrangiert er sich von selbst durch Eigenopfer, häufig in Form von unbewusster Selbstbestrafung. Hierdurch entsteht auf der Systemebene ein Ausgleich, das heißt, die Lebensenergie wird wieder ausgeglichen.

Überprüfen Sie das Prinzip des energetischen Schuldausgleiches bei sich selbst: Wenn Sie sich in einer wichtigen Beziehung unangemessen verhalten haben und deshalb Schuldgefühle verspüren und wenn Sie diese Schuld nicht „zu-geben“, dann werden Sie solange besonders entgegenkommend und besonders freundlich sein, bis Sie der anderen Person so viel zurück gegeben haben, dass die Lebensenergie wieder ausgeglichen ist.

In der therapeutischen Arbeit mit Frauen zeigt sich recht häufig, dass eine Frau schon jahrelang durch Leiden, Krankheit und quälende Schuldgefühle enorm viel Lebensenergie ‚gegeben‘ hat. Oder sie hat durch schwere Arbeit, große Mühen und den Verzicht auf eigenes Leben *unbewusst* ausgeglichen: „Ich habe mich meiner Familie geopfert“, sagt sie dann vielleicht stolz.

Wie viel Unglück und Leid in Familien hat wohl mit *unbewusstem* Schuldausgleich zu tun? Mütter opfern sich, lassen sich von ihren Kindern drangsalieren und demütigen, zum Ausgleich. Und Kinder machen sich zum „Sündenbock“, zum Ausgleich für das gesamte Familiensystem. Heilsam und stärkend für alle aber ist nur ein *freiwilliger* Schuldenausgleich.

Für Mütter mit erwachsenen Kindern, die häufig über Jahre „alles gegeben haben", erübrigt sich manchmal ein Schuldausgleich. Wenn eine solche Frau *fühlt*, dass nichts mehr zu geben oder zu tun ist, dann ist das so. Wir folgen auch hier unbedingt ihrer eigenen inneren Wahrheit. Das Energiekonto der Schuld ist dann ausgeglichen und sie kann den nächsten Schritt tun, die Vergebung im Selbst.

Wenn aber eine gefühlte Schuld noch nicht beglichen ist und jemand sich um einen gerechten Ausgleich drücken will – was ich bisher nicht mit Müttern, sondern in anderen Opfer-Täter-Beziehungen erlebt habe – dann dränge ich nicht, sondern biete ein Experiment an, welches Klarheit schaffen kann: Es ist eine „innere Reise in die Dimensionen der Zukunft". So wie wir in einer Regression in die Vergangenheit reisen, so ist es auch möglich, in einer Progression in die Zukunft zu reisen.

Hierzu ein wichtiger Hinweis: Eine solche Zukunftsschau hat niemals die Funktion einer Vorhersage. Die *Zukunft* ist mehrdimensional und ist ein Wirkungsgeflecht der unterschiedlichsten Faktoren. Was sich letztendlich davon in unserem Leben manifestieren wird, liegt nicht (nur) in unserer Hand. Aber wir wissen doch sehr wohl um den Zusammenhang von Ursache und Wirkung in unserem eigenen Lebensplan und dem eigenen Machtbereich. Wenn ich in diesem Kontext von der eigenen Schöpfungsmacht spreche, dann heißt das auf der Verhaltensebene auch: „Was ich säe, das werde ich ernten."

Hier nun eine kurze Anleitung für eine *„Reise in die Zukunft"*. Sie kann in jeweils abgewandelter Form zur Klärung eines Schuldausgleiches zwischen Mutter und Kind, zwischen Beziehungspartnern, bezüglich anderer geschädigter Wesen oder zu einer allgemeinen Entscheidungsfindung eingesetzt werden:

- Setzen Sie sich bequem hin, atmen Sie tief ein und tief aus und lassen Sie mehr und mehr los.
- Gehen Sie in der Zeitspur nach vorne und schauen Sie, wie es Ihnen in fünf Jahren geht, wenn Sie die Schuld *nicht ausgleichen*?
- Wie geht es Ihnen dann nach fünf Jahren körperlich und psychisch?
- Wie hat sich die Beziehung zu Ihrer Tochter oder der Person, der Energie genommen wurde (in Paarbeziehungen der Partner/die Partnerin), inzwischen gestaltet? Achten Sie alle Bilder, die sich zeigen.

- Wie geht es Ihnen in zehn, fünfzehn, zwanzig Jahren ohne Ausgleich? Gehen Sie in jeden dieser Zeitpunkte, genauso wie vorher, und nehmen Sie sich selbst körperlich und psychisch wahr. Achten Sie dabei wieder alle Bilder und Wahrnehmungen, die sich spontan zeigen.
- In welchem Zustand ist die Beziehung in zehn, fünfzehn, zwanzig Jahren ohne Ausgleich? Achten Sie wieder alle Bilder und Wahrnehmungen als Ihre innere Wahrheit.
- Schauen Sie nun nach, in welcher Verfassung Sie sind, wenn Sie *die Schuld ausgeglichen haben*: Wie geht es Ihnen körperlich und psychisch, wie gestaltet sich Ihr Leben?
- Wie werden Sie und die Beziehung sich entwickeln (können), wenn die Schuld ausgeglichen ist? Lassen Sie nun Bilder ihrer Beziehung entstehen, wenn die Lebensenergie zwischen Ihnen ausgeglichen wurde.
- Danken Sie für die Erfahrung, schließen Sie den Kanal in die Zukunft, und kommen Sie in die Gegenwart zurück.

Freiwilliger und bewusster Ausgleich von Schuld dient allen, Opfer und Täter, Mutter und Tochter, Frau und Mann. In unserem Zusammenhang geht es nun um den freiwilligen Ausgleich von Schuld bei Frauen und Müttern gegenüber ihren Kindern. Hat nun eine Frau nach den Schritten der Freiwilligkeit, der Schuldannahme und des Schuldbekenntnisses das wahre Gefühl, dass noch etwas „gut zu machen“ ist, dann erarbeiten wir in der Therapie einen *bewussten* Schuldausgleich.

Die Lebensenergie sollte, soweit wie möglich, *auf der gleichen Ebene* zurückgegeben werden, auf der sie genommen wurde. Zur Konkretisierung und als Anregung nun einige allgemeine und einige spezielle Beispiele für bewussten Schuldausgleich:

- Wenn jemand zum Beispiel regelmäßig Geld gestohlen hat, dann sollte der Schaden wieder mit Geld ausgeglichen werden und zwar an die geschädigte Person oder, wenn diese Person nicht mehr lebt, an eine entsprechende Personengruppe.
- Ein Mann, der in seiner Jugend Vögel mit einem Luftgewehr getötet hatte, zahlt nun regelmäßig Mitgliedsbeitrag an eine Tierschutzinitiative.
- Wenn ich eine Therapiesitzung doppelt belegt habe und eine Klientin umsonst die Fahrt zu mir gemacht hat (was vielleicht einmal im Jahr

vorkommt), dann habe ich meiner Klientin Zeit und Lebenskraft genommen. Für die nächste Sitzung werde ich zum Ausgleich kein oder nur das halbe Honorar berechnen, in Abhängigkeit zum Schaden. Denn sonst bliebe ich dauerhaft in ihrer Schuld, was die therapeutische Beziehung beeinträchtigen würde.

- Manchmal bekommen Kinder großzügige finanzielle Unterstützung von ihren Eltern oder ein reiches finanzielles Erbe. Häufig verbirgt sich hinter der elterlicher Großzügigkeit auch ein Schuldausgleich. Dann sollten die Kinder das Geld – als Träger von Lebensenergie – freudig und dankbar annehmen und das Beste für ihr Leben daraus machen.
- Eine Mutter, die ihr Kind misshandelt, vernachlässigt oder abgetrieben hat, entwickelt in ihrem Heilungsprozess manchmal den spontanen heilsamen Wunsch, eine Patenschaft für ein Kind in einem Entwicklungsland zu übernehmen.
- Im Falle von sexuellem Missbrauch ermutige ich die Opfer, dem Täter eine Rechnung zu stellen, in der auch Ausfallzeiten durch Krankheiten, Therapiekosten und ähnliches berücksichtigt sind. Der Täter hat dann die *freie* Wahl, seine Schuld annähernd – oder wenigstens symbolisch – auszugleichen oder auch nicht. Hier kann es sich um hohe Summen handeln; die ökonomische Situation des Täters sollte dabei allerdings berücksichtigt werden. Wenn ein Inzestopfer mit wohlhabenden Eltern beispielsweise ein großes Haus von diesen erbt, dann ist dies durchaus ein angemessener Schuldausgleich auf der Ebene des Materiellen.

Ist nun die Entscheidung für einen *bewussten und willentlichen* Schuldausgleich gefallen, dann sollte der Ausgleich bewusst und freudig, quasi in einem Festakt, vollzogen werden. Ein Heiliges Opfer wird gebracht.

Vergebung im Selbst

Dieser Schritt ist der wesentlichste und das eigentliche Ziel der gesamten bisherigen Prozedur.

Wichtig zum Verständnis von „Vergebung im Selbst" ist die Erkenntnis: *Schuld existiert nur auf der Ebene des personalen Ich. Auf der Ebene des Selbst, der Göttlichen Ganzheit im Menschen, gibt es keine Schuld. Schuld kommt aus Spaltung und erschafft wiederum Spaltung. Das Selbst aber ist Ganzheit.*

Wurde nun die ‚Schuld' – die ja paradoxerweise keine Schuld ist, da sie lediglich auf der Ebene des Ich existiert – unter therapeutischer Begleitung gefühlt, angenommen, bekannt und ausgeglichen, dann wird sie *angehoben,* vom Ich auf die Ebene des ganzheitlichen Selbst. Die ‚Schuld' wird transformiert.

An diesem Punkt ist bei der betroffenen Person – meistens – eine große Schulderleichterung spürbar. Ist sie aber hier noch nicht angekommen, dann ist weitere therapeutische Unterstützung notwendig. Auf der energetischen Ebene kann die Einnahme der Bachblüten(2) „Star of Bethlehem", „Pine", „Holly" und „Walnut" den Heilungsverlauf befördern.

Regelmäßige *Gebete um Heilung* der ‚Schuld' sind hilfreich. Sie richten sich an die innere Heilerin, an Göttin oder Gott, Christus, Maria, an das transpersonale Selbst. Für eine Frau kann eine mütterliche Gottesrepräsentanz heilkräftiger sein als eine väterliche. Namen aber sind letztendlich gleichgültig, entscheidend ist die Kraft der inneren Verbindung, die Gebetskraft.

Uns modernen Menschen aber sind Wissen und Erfahrung um die kosmische Wirkkraft des Gebetes vielfach verloren gegangen. Und bei den meisten Menschen, selbst wenn sie still im Inneren beten, existiert doch eine auffällige Scheu, laut ein Gebet zu sprechen. Deshalb – aber nur wenn ich ausdrücklich darum gebeten werde – spreche ich in einem Ritual für andere eine Anrufung oder ein Gebet. Über mein Vorbild entwickeln sie Mut, selbst betend mit dem Kosmischen Bewusstsein in Beziehung zu treten.

In einer Transpersonalen Therapie *kann* die Integration spiritueller Praxis in Form von Gebet, Meditation, Gesang und Ritual förderlich und heilsam sein. Voraussetzung aber ist, dass dies absolut stimmig ist für die KlientIn! Und dass beide, KlientIn und TherapeutIn, sich gemeinsam in einem spirituellen Bewusstseinsfeld, einem Heiligen Raum, befinden. In einer „Psychotherapie im Raum der Göttin" ist es für mich angemessen und konkreter „Dienst an der Seele", wenn KlientIn und TherapeutIn gemeinsam ein Gebet sprechen.

Beim Thema Beten muss ich – mit Heiterkeit und Freude – an meine alte Mutter denken. Sie ist 83 Jahre alt. Zweimal in der Woche, immer dienstags und donnerstags, fährt sie frühmorgens – bei Wind und Wetter und auch im Winter – mit dem Fahrrad eine halbe Stunde zum Hallenbad. Hier schwimmt sie, genau eine Stunde lang, immer im Kreis herum. Für ihre Gesundheit, wie sie sagt. Als ich sie kürzlich mit Erstaunen fragte, ob dies denn nicht langweilig sei, da war die Antwort:

„Nein, überhaupt nicht. Ich spreche die ganze Zeit mit Gott."

Wenn das Schuldthema nun nicht mehr auf der Ebene des personalen Ich gefangen ist und die Schuldgefühle spürbar leichter geworden sind, dann ist es so weit, dass der letzte Schritt getan werden kann: Mit einem *Heilungsritual* wird die „Vergebung im Selbst" vollzogen: Die ‚Schuld' wird dorthin übergeben, wo Vergebung schon immer existiert, in den inneren Raum der Liebe. Dies geschieht wahrnehmend und fühlend. Hiermit ist der gesamte ‚Schuld'-Heilungsprozess dann beendet.

Form, Begriffe und Namen sind für das Gelingen des Rituals nicht so sehr entscheidend. Wichtig ist, wie bei jedem anderen Ritual, dass die Form dem jeweiligen Menschen gemäß ist. Immer aber sind die *gefühlsmäßige Beteiligung* der Person und die *energetische Ladung* des Geschehens wichtig. Nur so kann das Heilige im Alltäglichen wirksam werden. Fehlt die emotionale und energetische Ladung, dann werden Rituale zu „leeren Ritualen", wie sie uns aus der kirchlichen Praxis bekannt sind.

Manche Menschen brauchen einige Wiederholungen des Rituals, bis sich wirkliche, innerlich gefühlte, *Erfahrung* von Vergebung einstellt. Wiederholungen sind wünschenswert, sie erhöhen die energetische Heilungsmacht. Eine mögliche schlichte Form des Rituals ist im Folgenden dargestellt:

Ritual der Selbst-Vergebung

- Schließen Sie die Augen und werden Sie still, gehen Sie nach innen und atmen Sie etwas tiefer als gewöhnlich.
- Bitten Sie Ihre innere Heilerin um Anwesenheit und Unterstützung.
- Legen Sie eine Hand auf die Mitte des oberen Brustraumes, auf das Herzchakra. Hier ist auch der körperliche Ort des ganzheitlichen Selbst.
- Erschaffen Sie hier einen „Raum der Liebe": Lassen Sie hier ein Bild, eine Vision entstehen, die für Sie Liebe und Heilung bedeutet.
- Oder Sie ziehen einen Heilungskreis um diesen Ort des Selbst in einer heilsamen Farbschwingung wie Rosa, Gold, Orange oder Blau, so wie sie Ihnen innerlich erscheint.
- Spirituelle Musik oder die Schwingung einer Klangschale können sehr unterstützend sein.

- In diesem körperlichen Heilungskreis ‚entzünden' Sie nun ein inneres Licht.
- Ein innerer Heiliger Raum wurde so erschaffen. Hierin kann die Göttin, eine andere göttliche Repräsentanz oder ein spirituelles Symbol erscheinen. Sie können diese Kraft einladen, dass sie erscheint oder sie einfach visualisieren.
- In einem Gebet wird nun die ‚Schuld' der Großen Lebensmutter, dem Selbst, übergeben:

  Geliebte Göttliche Mutter,
  Ich bin Deine Tochter / ich bin Dein Sohn,
  Ich bin in Dir, Du bist in mir,
  Wir sind eins.
  Dir übergebe ich die Schuld.
  Möge sie in Dir geheilt und gewandelt sein.
  Mir ist vergeben.
  Ich bin frei.
  Gesegnet sei es.

- Wie immer beschließen wir auch dieses Ritual mit einem *„Danke"* an die innere Heilerin und all die Kräfte, die uns unterstützten.
- Freude, Lachen und vielleicht ein kleines Festessen mit Freundinnen und Freunden könnten folgen!

Kommen wir nun zum Ende von Teil I „Mutter Heilung". Wenn, wie im oben vorgestellten Wandlungskreis, eine Frau oder ein Mann den inneren Raum von Verlassensein und Verlorensein durchschritten und die Gefühle von Schmerz und Leid fühlend angenommen hat, wenn Wut und Hass das gesamte Körper-Seele-System erschüttern durften, wenn Verachtung der Mutter und des Weiblichen anerkannt und in Achtung gewandelt wurde und wenn alte Schuld genommen und transformiert werden konnte, dann können sich Liebe und Friede ausdehnen.

Heilung ereignet sich vom Selbst. Die Heilkraft des Selbst berührt alle Opfer- und alle Täter-Gestalten im gesamten inneren und äußeren System: Das eigene verlorene Kind und das verlorene Kind in der Mutter, die mörderische Täterin im Inneren sowie den mörderischen Vergewaltiger im Außen, die Töchter und Söhne von damals, von heute und von morgen.

Hierzu abschließend ein *Heilungsbericht* von Anna-Maria. Sie schrieb während ihrer dramatischen Krise die erschütternden Texte, die in Kap. 3 wiedergegeben sind. Die folgende Erfahrung hatte sie vier Jahre später in einem transpersonalen Tiefenprozess:

> Mit dem Versprechen, mutig und sanft zu sein bei allem, was kommt, beginne ich meinen Weg. Ich bitte die Große Ahnin, mir beizustehen und spüre wenig später, wie meine tote Mutter hinter mir steht: kraftvoll, aufrecht, ganz weich und weit. Sie ist so spürbar, dass ich meine Hände auf die Schultern lege, wo ich ihre Berührung wahrnehme. *„Mütterchen, wie gut, dass Du da bist“*, und hinter ihr steht ihre Mutter, die sie als kleines Kind verloren hat und hinter der Großmutter die Urgroßmutter.
>
> Mein Bauch öffnet sich in wunderbarer Weise, ich fühle, wie die heftigsten Schmerzen aus der Vergangenheit sich ausfalten und zu einem riesigen Gefäß werden, in dem alles gehalten ist. Von dort aus gehe ich in das Heim, in das ich gleich nach der Geburt gekommen bin und nehme das verlassene Kind zu mir. Ich fühle, dass je größer ein Schmerz ist, je sanfter will er gewiegt werden, gewiegt in den Augen, im Herzen und im Bauch.
>
> In dieser wiegenden Bewegung bin ich dann bei dem vierjährigen Mädchen, das vergewaltigt worden ist, nehme seine Todesangst und seinen vom Bewusstsein und vom Spüren abgespaltenen Körper, wiege ihn und bin glücklich, wie gut sich mein heutiger Körper bewohnen und spüren lässt.
>
> Ich gehe auf die Anhöhe hinter dem Haus und sehe unten in der Talsohle den damals 60jährigen Vergewaltiger stehen. Ohne Zorn, ohne Schmerz, ohne Triumph rufe ich hinunter: „Möge deine Seele Frieden finden.“
>
> Alles vergangene Leid bindet keine Kraft mehr, sondern öffnet sich leicht und weit und bildet das Große Gefäß, zu dem ich immer mehr werde. Der Bauchraum wird größer und größer, es kommen und gehen immer mehr Menschen aus ihm heraus: aus früheren Zeiten, aus heutigen Zeiten, unbekannte und doch von innen verstandene, selbst da, wo ich einen anfänglichen Schrecken und Widerstand überwinden muss.
>
> Ich spüre, dass ich in meinem Frausein leichter, natürlicher Halt finde als ein Mann, *weil wir Frauen in unserem Leib Leben empfangen, uns weiten, bis es ausgetragen ist, und es wieder hergeben.*

Anna-Maria, 27. 5. 2002 (kursiv G.C.)

Teil II

Die Angst vor der weiblichen Urkraft

Frauen stellen nach patriarchaler Ideologie eine ständige Gefahr für Männer dar, machen den Urgrund von deren Lücken- und Vergeltungsängsten aus.

Horst Herrmann, Theologe

Ihr Körper ist ein Gefäß des Todes. Ihre Schönheit ist ein Köder. Ihre Reize sind eine Falle. Sie ist unwiderstehlich. Ihre Stimme ist Trug. Ihr Wort eine Intrige. Jede Geste eine Schlinge. Sie plant ihre Verführung. …

Unter ihrer Grazie greift sie zu; unter ihrem Gesang verbirgt sich eine Sirene. Ihr Mund saugt ein. (…) Nähe zu ihr heißt Ertrinken. Intimität heißt Ersticken. Sie blendet. Der Unschuldige kann ihre wahre Gestalt nicht erkennen. Hinter ihrem beschwörenden Fleisch gähnt ein Rachen, ein alles verschlingendes Loch, ein Abgrund. Tod. Zerstörung. Dunkelheit ohne Licht. Das Nichts. Sie wird das Fleisch fressen, das sie zu lieben scheint. Ihr Hunger ist unersättlich. (…) In ihrem Körper ist die Hölle. Lodernd. Wenn sie wütend ist, steht das ganze Leben vor Entsetzen still. Am Tor ihres Schoßes ist eine Wunde, die ungehindert blutet. Es ist eine Wunde, die niemals heilt. Sie ist verstümmelt. Sie ist beschädigt. Das wird sie dem Leben niemals verzeihen. …

Das Blut ihrer Wunde macht die Milch sauer. Es verdirbt das Obst oder die Gärung des Weins; es lässt die Seite der Geige reißen; es vergiftet das Essen, es bringt Krankheit, Tod auf dem Schlachtfeld, Impotenz und Verfall. Die Farbe des Blutes ist die Farbe des Unheils, des Feuers, des Bösen. Der Geruch ist widerlich, der Geruch ist eine Warnung. Sie liebt das Blut. Sie will die Schlächterei. Sie will Opfer. Ihr finsterer Wunsch zielt auf Kastration. Auf weitere Verwundung, auf endlose Verstümmelung. Ihre Vagina hat Zähne. Ihr Blick kann versteinern. Ihr Schoß ist ein Grab. Sie kann nicht anders. Sie verschlingt sogar sich selbst.

Susan Griffiin(1)

– So spricht die Stimme der Angst.

Wir gehen weiter auf einem weiblichen Heilungsweg von der biografischen Mutter zur Großen Lebensmutter. In Teil I des Buches ging es um Themen des Mütterlichen und des Töchterlichen. Wir beschäftigten uns mit den Auswirkungen von Missachtung und Unterdrückung des Weiblichen im Leben von Frauen und damit, wie Mütter die eigene Verachtung an ihre Töchter weitergeben. Wir konfrontierten uns mit weiblicher Schuld und machten die Erfahrung der Heilung von Schuld im ganzheitlichen Selbst.

In Teil II kommen wir nun zu den Wurzeln der Unterdrückung des Weiblichen und zu den Ursachen männlicher Gewalt am Weiblichen. Wir fragen uns: Warum wird das weibliche Prinzip seit mindestens dreitausend Jahren entwertet, verfolgt und vernichtet? Woher kommt der Hass auf das Weibliche?

Die Antwort: Es ist die *Angst. Die eigentliche Ursache von Unterdrückung, Verfolgung und Vernichtung des Weiblichen ist die Angst vor der weiblichen Urkraft.* Sie existiert in Männern aber auch in Frauen. Im obigen Text von Susan Griffin spricht unüberhörbar diese patriarchale Stimme der Angst. Unbewältigte Angst aber provoziert Feindseligkeit. Und Feindseligkeit provoziert Hass und Vernichtung.

Die Angst vor der weiblichen Kraft wird im Folgenden auf vier Ebenen dargestellt:
– auf der Ebene des Archetypischen,
– auf der Ebene des Perinatalen,
– auf der Ebene des Gesellschaftlichen
– und als die Angst der Frau vor ihrer eigenen archaischen Kraft.

Gerade jetzt, hier beim Schreiben, habe ich einen Kloß im Hals, ein Würgen in der Kehle. Tränen stehen mir in den Augen. Nicht schon wieder ein Abstieg in die Dunkelheit!

Es ist Hochsommer, Ende Juli 2003. Monatelang war ich durch Tode gegangen: ein Großbrand in meinem Dorf, der Angriffskrieg gegen Irak, das plötzliche und dramatische Sterben von Lykos, meinem fröhlichen Kater, und von innen kommende körper-seelische Todeserfahrungen hatten mein Leben erschüttert.

Ich lebe. Und so nehme ich Schmerz und Tränen an, nehme die Zu-Mutung an, gehe weiter und schreibe weiter. Schreibend sitze ich an einem runden Kaffeehaus-Tischchen im üppigen kleinen Sommergar-

ten. – „Dein Paradiesgarten", hatte mein Nachbar gesagt und Wertschätzung schwang in seiner Stimme, als er fragte: „Wann lädst du uns mal wieder zu deinem guten griechischen Essen ein?" – Unter dem violettblau blühenden Malvenbaum steht die Holzskulptur der „Inanna", der Göttin des Großen Unten und des Großen Oben. Mit kräftigen Füßen und mit nach oben gestreckten Armen verbindet sie Erde und Himmel, Dunkel und Licht, Tod und Leben. Freude und neue Kraft erfüllen mich. Hier sitzen und schreiben zu können, – welch ein Geschenk!

Ein Gebet aus den Orphischen Mysterien(2) kommt mir in den Sinn, es preist die Nahrung, die Fülle des Sommers und den Frieden:

Der Demeter von Eleusis
Ein Rauchopfer von Weihrauch.

Göttliche Mutter des Alls, (…)
Freundliche Geberin, Demeter!
Reichtumschenkende Göttin,
Ährennährerin, Allesgeberin,
Erfreut von den Werken des Friedens (…)
Blütenernährerin, (…)
Fackelträgerin, leuchtend an Ruhm,
Von den Sicheln des Sommers erfreut:
Heiligprangende, Blühende!
Komm, du Selige, Ewig-reine,
Mit des Sommers Früchten beladen;
Führe den Frieden, die liebliche Ordnung,
Reichtum, Fülle des Segens …

Orpheus, Altgriechische Mysterien

Diese Anrufung an Demeter, die All-Mutter, kommt aus dem Zentrum menschlichen Verlangens nach Fülle und Erfüllung, nach Befriedigung und Frieden: „Mit des Sommers Früchten beladen, führe den Frieden, die liebliche Ordnung", eine solche Sehnsucht existiert in jeder menschlichen Seele. Die Sehnsucht nach Wärme, nach Fülle, nach Harmonie in „der lieblichen Ordnung" ist die Sehn-Suche des Menschen nach dem Urzustand, nach der verlorenen Erfahrung der Einheit mit dem mütterlichen Urgrund.

Wie Kore, Demeters Tochter, möchten wir uns ewig tummeln auf Frühlings- und Sommerwiesen in spielerisch-kindlicher Unschuld, schmetterlingsgleich von Blüte zu Blüte im Erleben paradiesischer Einheit. Wir sehnen uns nach der Einheit des Bewusstseins, nach der ursprünglichen Einheit mit dem Göttlichen, nach dem Paradieszustand.

Nun aber sind wir aus der Einheit gefallen in die Zweiheit, in die Polarität. Was die Religion als „Sündenfall“ bezeichnet, ist in Wirklichkeit Erkenntnis: Wir erfahren Dualität und erkennen Gott und Mensch, Himmel und Erde, Weiblich und Männlich, Gut und Böse als *getrennt*. Und das macht uns *Angst*. Dort aber, wo Angst ist, entsteht Schuldzuweisung: „Irgend jemand muss doch verantwortlich sein für dieses fürchterliche Di-lemma!“ Menschliche Ver-zwei-flung über die Erfahrung des Getrenntseins braucht zur Abwehr der Angst einen Sündenbock, einen Schuldigen. Und der ist im Patriarchat weiblich. Wie wir wissen, heißt die weibliche Ur-Schuld Eva-Lilith-Pandora.

Aus Angstabwehr folgt die Suche nach Schuldigen – aus Schuldzuweisung folgt Bestrafung – aus Bestrafung folgt Vernichtung – Vernichtung fordert Opfer – Opfer werden zu Tätern – und aus Gewalttaten folgt wieder Angst … Dies ist die Erfahrung von Hölle. *Hölle* ist ein Zustand des Bewusstseins, das im Teufelskreis von Opfer und Täter gefangen ist. Von diesem destruktiven Zirkel aus *Angst – Schuld – Vernichtung – Angst* handelt der zweite Teil des Buches, aber auch davon, wie Frauen diesen Zirkel durchbrechen, ihre Angst überwinden und zu ihrer weiblichen Urkraft finden.

Aber noch einmal zur Mythe von Demeter und ihrer Tochter Kore: Kore, das Mädchen, kann nicht ewig weiterspielen auf ihrer Blumenwiese. Mitten im schönsten Spiel tut sich die Unterwelt auf, Pluto tritt hervor und er entführt Kore ins Reich der Finsternis, in den Hades.

Kore, das ist auch unsere Seele, die nach dem Lichten das Dunkle erkennen und erfahren will. Und *Pluto* ist die Kraft, welche uns durch die Dunkelheit begleitet ins Licht.

Exkurs zum Urprinzip Pluto

Pluto ist ein *universelles Urprinzip*: Es meint sowohl den griechischen Gott der Unterwelt als auch das Himmelsgestirn, den 1930 entdeckten Planeten, welcher den Namen Pluto bekam. Und es bezeichnet zugleich eine Macht im Inneren der menschlichen Seele, die heilsam aber auch unheilvoll wirken kann.

Als Urprinzip steht Pluto für Transformation „vom Dunkel ins Licht". Pluto bringt Vernichtung des Alten, bringt Tod; aber er schenkt auch die Bereitschaft zum Annehmen der Erfahrungen von Tod und Wandlung. Unter Plutos *heilsamem* Einfluss kommen die dunkelsten Themen ins Licht des Bewusstseins, das Dunkle wird durchlichtet, es kann heilen und transformieren. Sterben des Alten, Wiedergeburt und Erneuerung sind die zentralen Themen Plutos.

Als der *Planet Pluto* von 1983 bis 1995 durch sein eigenes Zeichen *Skorpion* ging, kamen die seit Jahrhunderten verschwiegenen Verbrechen sexueller Gewalt an Kindern und Säuglingen endlich ins Bewusstsein der Öffentlichkeit. „Versuche" des amerikanischen Militärs mit atomaren, chemischen und biologischen Waffen an Häftlingen wurden erstmals zu diesem Zeitpunkt öffentlich. Die Liste des Grauens, welches Pluto ans Licht brachte, ließe sich lange fortsetzen. Sein Durchgang durch den *Schützen* von 1995 bis 2008 aktiviert gerade die Schattenthemen in den großen Weltreligionen, religiös motivierte (oder kaschierte) Kriege und Verbrechen erschüttern die Welt. Und von 2009 bis 2024, wenn Pluto durch das Erdzeichen *Steinbock* geht, werden wir noch in verstärktem Ausmaße die Folgen der Ausbeutung unserer Mitwelt zu spüren bekommen. Die Erde wird eine Zeit intensivierter Wandlung erfahren.

Ähnlich gnadenlos aufdeckend wirkt *Pluto als Seelenmacht*. Hier konfrontiert er mit inneren Erfahrungen von Hass und Gewalt, Zerstörung und Krieg, unheilvoller Sexualität und Mord. Unter seinem Einfluss erfahren wir Ohnmacht und erfahren wir Macht. Da Plutos Weg vom Dunkel ins Licht führt, ist seine Macht aber nicht zwangsläufig Bemächtigung, Macht-über-andere. Pluto ist auch heilsame Eigenmacht. Diese verleiht Mut und Stärke im Umgang mit dem Dunklen. Es sind gerade (entwickelte) plutonische Menschen, die bereitwillig Todeserfahrungen annehmen, sie integrieren und das irdische Leben so nehmen, wie es ist. Pluto verleiht ihnen große Transformationskraft.

Pluto als Gottheit ist eine geistig-kosmische Macht, zuständig für Wandlungsprozesse von Leben, Tod und Erneuerung. Hierin ist Pluto durchaus dem hinduistischen Gott Shiva vergleichbar, dem Erhalter und Zerstörer. In den Orphischen Mysterien wird er folgendermaßen angerufen[3]:

An Pluton

Kühnbeherzter, der da wohnt
In dem unterirdischen Haus
In der Tartarusgäste *(Bauch der tiefsten Unterwelt, G.C.)*.
Tiefschattiger, grauenblickender Au, (…)
Du baust deinen Herrscherthron
Drunten im dunkelen Land,
In dem weitgedehnten,
Balsamhauchenden, unermüdlichen,
Unermesslichen Hades
Und am finsteren Acheron,
Der die Wurzeln der Erde hat.
Walter der Gnaden des Todes den Menschen …

Dort wo Menschen „kühnbeherzt" sein „unterirdisches Haus" durchschreiten, ihre plutonischen Themen annehmen, hier wird Pluto zum „Walter der Gnaden". Ihnen schenkt er Fülle und Reichtum im Innen und manchmal auch im Außen. Missbrauch plutonischer Kräfte bringt Tod und Verderben, heilsamer Umgang mit seinen Kräften aber Lebensfülle und große plutonische Schöpfungsmacht. Mit plutonischen Kräften können wir zerstören und können wir heilen. Pluto ist Gott des Todes und er ist Reichtumsbringer gleichermaßen („plutos" heißt im Griechischen „Reichtum", Plutokratie meint die Herrschaft der Reichen). Als Reichtumsspender wird er in diesem orphischen Gebet angerufen:

Pluton, der du des Erdenreichs
Schlüssel bewahrst, und das Menschengeschlecht
Reich beschenkst mit den Früchten der Jahre …

Pluto ist *die treibende Kraft* in jeder Heilungskrise, – was mit dem Medium der Transite-Astrologie, die den Übergang von Plutotransiten zum Geburtsradix erklärt, nachvollziehbar ist. Er ist die Wandlungsmacht auf jedem

Heilungsweg. Mit seiner Kraft steigen wir kühnbeherzt in unser unterirdisches Haus, den inneren Hades, und begegnen hier den dunklen Schwestern und Brüdern. Mit Pluto nehmen wir Schmerz und Wut bereitwillig an, integrieren die abgespaltenen dunklen Seelenanteile, erfahren Ich-Tod und Erneuerung. Mit Pluto gehen wir an die Wurzeln der Angst.

1. Archetypische Wurzeln der Angst vor dem Weiblichen

Die gute und die böse Mutter

Der Ursprung universellen Bewusstseins ist Einheit: Einheit von Erde und Himmel, von Mensch und Kosmos sowie Einheit von Weiblich und Männlich. Einheit ist der Paradieszustand, die „liebliche Ordnung", wie es in der Sprache des Mythos heißt.

In diesem Bewusstseinszustand von Einheit befanden sich die Menschen in frühester Zeit – „Traumzeit" wird sie auch genannt. Träumerische Einheit ist auch die Erfahrung eines jeden Menschenkindes am Anfang seines irdischen Lebens. In dieser Einheitserfahrung existiert noch keine Trennung von Innen und Außen, von Ich und Du, von Mutter und Kind. In ihr ist die biologische Mutter identisch mit der Großen Göttlichen Mutter. „Traumzeit" ist die Erfahrung von Gehaltensein in einem kosmischen Uterus.

Erich Neumann nennt diesen Zustand primärer Einheit auch das „Große Runde"(1). Im Großen Runden, dem frühen Einheitsbewusstsein, ist nach Neumann alles undifferenziert enthalten:

Weiblich und Männlich
Dunkel und Licht
Negativ und Positiv
Dunkle Weiblichkeit und lichte Weiblichkeit
Dunkle Männlichkeit und lichte Männlichkeit

Dieses Große Runde wurde und wird primär als weiblich erlebt, es ist das Gefäß des Lebens, aus dem heraus alles geboren wird. Mit diesem Großen Runden als dem Großen Weiblichen war der Frühmensch ganz und gar verschmolzen, genau wie das Kleinkind in symbiotischer Einheit ist mit seiner Mutter. Das noch undifferenzierte und schwache Ich des Menschenkindes erlebt sich zunächst vollständig abhängig vom Großen Weiblichen, welches als Einheit von Göttlicher Mutter, weiblichem Universum, Mutter Natur und biologischer Mutter erfahren wird.

In seinem, so Neumann, „magischen Angewiesensein" erlebt es die Große Mutter immer auch in ihrer Doppelnatur, ihrem doppelten „Elementarcharakter"(2): Dieses Doppelte nennt Neumann die „beiden Charaktere des Weiblichen" und er unterscheidet einen „positiven Elementarcharakter" und einen „negativen Elementarcharakter". Er meint damit nicht die Frau, sondern das Weibliche als Urprinzip, das Große Weibliche.

Zum *positiven Elementarcharakter* des Großen Weiblichen gehören: Umhüllen, Bergen, Halten, Bewahren, Nähren und Schützen. Zum *negativen Elementarcharakter* des Großen Weiblichen gehören: Einengen, Festhalten, Abhängigmachen, Verschlingen, Fressen, Töten – im Geburtsvorgang beispielsweise wird die Mutter für das Kind zu einer potenziellen Töterin.

Positiv und Negativ sind hier keinesfalls als Bewertungen des Weiblichen zu verstehen, sondern sie beziehen sich auf *die Erlebnisqualität des erfahrenden kindlichen Ich mit dem Mütterlichen*: Genährt zu werden (positiver Elementarcharakter) ist wohl eine angenehmere Erfahrung mit der Mutter als ‚verschlungen' zu werden (negativer Elementarcharakter). Die Mutter wird vom Kind als positiv und als negativ *erlebt.*

Die Tiefenpsychologie spricht in diesem Zusammenhang auch von der „guten Mutter" und der „bösen Mutter". Stanislav Grof(3) erweitert dieses Modell auf die intrauterine Erfahrung der ersten Matrix und spricht vom „guten Mutterleib" und von den Qualen im „schlechten Mutterleib". Auch hier sollte die Unterscheidung des guten und des schlechten Mütterlichen nicht als Wertigkeit verstanden werden – ein Missverständnis, das leider gerade in feministischen Zusammenhängen vorkommt – sondern als Erfahrungsdifferenzierung: Ein Kind, wenn es von seiner Mutter liebgehalten wird, erlebt diese als „gut", und wenn es von ihr alleine gelassen wird, dann verändert sich sein Wohlbefinden und es erlebt dieselbe Mutter nun als „schlecht".

Als *„gute Mutter"* ist sie die Fülle. Sie ist das Gefäß des Lebens als Füllhorn, das alles Gute enthält und über die Erde und ihren Wesen ausgießt. In den pelasgischen Mutter-Mysterien wurde sie gefeiert als All-Schenkende, All-Nährende, als IO, die Göttliche Kuh. Als Artemis von Ephesos ist sie die vielbrüstige Mutter und die Beschützerin der Frauen, Kinder und Tiere. Als „Göttliche Erde" und „Spenderin des Glücks" wurde sie in den Orphischen Mysterien(4) gepriesen. – Die anmutige Sprache dieser alten Anrufungen könnte uns vielleicht anregen, die emotionale Verarmung und Verhärtung unserer pariarchalen Sprache zu bedenken und zu überwinden:

Der Erde
Ein Rauchopfer von allen Samen außer Bohnen und Gewürzen

Göttliche Erde,
Mutter der seligen Geister
Und der sterblichen Menschen,
Allgeberin, Allernährerin,
Erfüllende, Allesverderbende,
Wachstumsprossende, waltend der Früchte,
Prangend im Kreise der Zeiten,
Sitz des unvergänglichen Alls.
Farbig schillernde Jungfrau,
Du trägst in kreisenden Wehen
Die vielgestaltige Frucht;
Immerwährende, heilig-reine,
Tiefbusige, Spenderin des Glücks;
Du erfreust mit duftender Saat.
Blumenprangende Gottheit,
Regenfreudige, um die sich rundet
Kunstvoll im Kreise das Sternenall,
Unvergänglicher Art
Und in reißenden Strömen.
Auf denn, selige Göttin! (…)

Bemerkenswert an dieser Anrufung ist, dass die Erde hier nicht nur als „Allgeberin" sondern auch als „Allesverderbende" gepriesen wird. Die ursprünglichen Quellen dieser Hymnen liegen in den frühen, vorpatriarchalen Mysterien der pelasgischen Mutterkulturen und im Alten Kreta der Eileithyia, der rasenden Göttin der späteren Eleusinischen Mysterien. Es scheint, dass in matriarchalen Kulturen das Mütterliche leichter in seiner Ganzheit von Licht *und* Dunkel erlebt und *dennoch* wertgeschätzt werden konnte, dass hier die Mutter auch als Verderbende immer noch als „gute Mutter" erlebt wurde.

Mit zunehmender Trennung vom Mütterlichen aber – stammesgeschichtlich genauso wie in der Entwicklung der Individuen – wächst gleichzeitig die kindliche Abhängigkeit von der Mutter und ihrer Macht, Leben zu geben und Leben zu verweigern. Aufgrund dieser Abhängigkeit wird sie nun zwangsläufig zur *„bösen Mutter"*. Denn immer da, wo sie die versagende Mutter ist, die sich verweigernde Mutter, die abwesende Mutter, da, wo sie nicht nährend und nicht beschützend ist, wo sie zurückweisend und kalt ist, hier wird sie vom Kind als „böse Mutter" erlebt.

In Naturkatastrophen, Unfruchtbarkeit, Dürre und im Tod zeigt sich Mutter-Erde dem Menschenkind in ihrem furchtbaren Charakter. Sie, die Große Leben-Gebende, ist immer auch die Große Leben-Nehmende. Ihr bergender Schoß wird zum Grab, in dem alles Lebendige stirbt, zerfällt und verwest. Als Kali-Hekate ist sie die Dunkle, die Todesmutter.

Das patriarchale Bewusstsein nimmt ihr dies offensichtlich furchtbar übel. Es erwartet – genau wie ein Kleinkind! – dass die Mutter, und genauso die Mutter-Natur, immer gleichbleibend gebend, nährend und bergend sein sollte. Ist sie das nicht, dann reagiert das patriarchale Menschenkind wie ein verlassener und hungriger Säugling mit archaischer Wut. Hierzu nun beispielhaft ein Text von Susan Griffin[5]. Sie lässt die angstvolle und anklagende Stimme des Patriarchats sprechen:

„Ja, die Natur ist gnadenlos und unersättlich, heißt es, rot in Zähnen und Klauen, steht geschrieben. Und es steht außerdem geschrieben, dass die Natur durch Verbrechen lebt und atmet. Bis in ihre Poren nach Blutvergießen dürstet. Bis ins Mark nach Sünde lechzt. Nach Grausamkeit schreit. Dass sie aus Leben Tod entfacht und die unzähligen unersättlichen Münder an ihren milchlosen Brüsten mit frischem Blut säugt. Dass sie Schmerz benutzt, um ihr Vergnügen zu steigern. Dass sie erdolcht, vergiftet, zermalmt und verrotten lässt. Dass die Natur lebensmüde ist. Dass ihre Augen krank vom Sehen und ihre Ohren schwer vom Hören sind. Dass sie durch die Schöpfung ausgebrannt ist. Dass der Grund ihres Wirkens Todesverlangen ist."

Hier spricht die kindliche Angst vor dem Todesaspekt des Weiblichen, vor Mutter-Natur als der „bösen Mutter". Aber hier spricht auch patriarchale Abwehr dieser kindlichen Angst und offenbart sich in feindseliger Entwertung und *Dämonisierung des Mütterlichen.*

Während das patriarchale Männliche sich immer weniger als Teil der Natur begreift, sich immer deutlicher von ihr dissoziiert und die Erde als den mütterlichen Ursprung gezielt vernichtet, bleibt das Weibliche mit der Natur zwangsläufig verbunden. Denn die Frau ist der Natur ähnlich, die Frau ist Natur. In ihrem monatlichen Blutzyklus von Leben und Tod *ist* sie die Natur in ihrem doppelten Elementarcharakter. Das weibliche Urprinzip, ob als biologische Mutter oder als Mutter-Natur, wird daher vom Menschenkind erfahren in seiner doppelten Natur von Geben und Nehmen, Leben und Tod und damit von Gut und Böse.

„Und das Ausmaß und der Mechanismus ihrer Begierden und Tugenden, heißt es, sind nicht zu verstehen. *Und wir lernen Angst zu haben*", schreibt Griffin[6] weiter aus der Erlebnisperspektive des Patriarchats.

Das Un-verstehbare, das Un-begreifliche ängstigt. In der Un-berechenbarkeit der Begegnung mit dem „guten" und dem „bösen" Charakter der Mutter erlebt das Menschenkind Angst. Unbewältigte Angst aber geht in Projektion, das Ängstigende wird nun im Außen geortet und im Außen bekämpft.

Dort nun, wo die Angst am tiefsten sitzt, gestalten sich innere *Bilder der Angst* vor dem Weiblichen. Indem diese nach außen projiziert und hier stellvertretend bekämpft werden, dienen sie dem – vergeblichen – Versuch einer Angstbewältigung.

Einstige Urbilder des Weiblichen wurden und werden in Abwehr von Angst zu *Schattenbildern* des Weiblichen. Wir alle, Frauen und Männer, kennen solche weiblichen Schattenbilder aus unseren nächtlichen Träumen, aus Tiefenerfahrungen sowie aus Mythen und Märchen, wo sie uns in verschiedenen Gestalten erscheinen können: beispielsweise als böse alte Frau, als Hexe und Zauberin, als dreizehnte Fee oder als Menschenfresserin.

Diese archetypischen Schattenbilder aber sind der Schatten des Göttlichen Urbildes, des primären Archetyps, im Menschen. Im Kontext von Weiblichem Bewusstsein sind sie der *Schatten des Urbildes der Großen Lebensmutter* in uns.

Schatten-Bilder des Großen Weiblichen

> An die Stelle des Mythos von der fleißigen Biene, der Glucke, tritt der vom unersättlichen Insekt, von der Gottesanbeterin und der Spinne: Es ist nicht mehr das die Jungen säugende, sondern das männermordende Weibchen. (…) Die Gebärmutter, diese warme, friedliche, sichere Höhle, wird zum schleimigen Polypen, zur fleischfressenden Pflanze, zu einem finsteren, konvulsivischen Abgrund, in dem eine Schlange wohnt, die unersättlich die Manneskraft verschlingt. Die gleiche Dialektik macht aus dem erotischen Objekt eine schwarze Magierin, aus der Magd eine Verräterin, aus Aschenbrödel eine Menschenfresserin und verwandelt jede Frau in eine Feindin: das ist der Preis, den der Mann dafür bezahlen muss, dass er sich unaufrichtig als das einzige Wesentliche gesetzt hat.
>
> Simone de Beauvoir[7]

Schlange, Spinne, Polyp, schwarze Magierin und Menschenfresserin sind zentrale Schattenbilder, ins Kollektive Unbewusste abgesunkene Angstbilder des Großen Weiblichen. In Träumen, inneren Tiefenprozessen, in akuten Angstzuständen und im veränderten Bewusstsein tauchen diese Bilder aus tiefen und uralten Schichten der menschlichen Seele wieder empor. Sie alle stehen für den Lebens- und Todesaspekt der Großen Mutter, sie alle verkörpern die ursprüngliche schöpferische Macht des Weiblichen.

Anhand einiger repräsentativer Beispiele möchte ich verdeutlichen, wie gerade die machtvollsten weiblichen Urbilder im patriarchalen Erleben am fürchterlichsten dämonisiert und verteufelt wurden. Im Folgenden stelle ich einige der archetypischen Seelenbilder des Großen Weiblichen exemplarisch vor: Schlange, Katze, Spinne, Krake und Kröte, sie tauchen besonders häufig auf in den Tiefenerfahrungen von Frauen, die ich begleite.

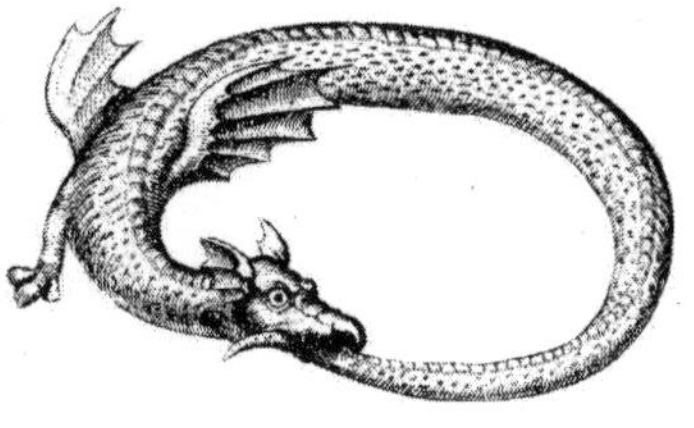

Uroboros. Die Kreis-Schlange, Kupferstich von M. Merian d. Ä., 1618

Die Schlange ist das vielleicht älteste und machtvollste uns bekannte Symbol weiblicher Urkraft. Es hat universelle Gültigkeit und erscheint in den frühen Überlieferungen vermutlich aller uns bekannter Traditionen. Als „Uroboros", als Kreis-Schlange ist sie auch das Große Runde und

verkörpert die primäre kosmische Einheit von Erde und Himmel, Gott und Mensch, Weiblich und Männlich. Als Seelentier symbolisiert sie – mit ihren Häutungen – die zyklische Wandlungskraft von Tod und Leben.
Sie versinnbildlicht das schöpferische Urprinzip. Von ihr, der „alten Schlange" kommt alles Leben auf der Erde: Im pelasgischen Schöpfungsmythos(8) vereinigte sich „Eurynome, die Göttin aller Dinge" – nachdem sie Erde und Meer vom Himmel getrennt hatte – tanzend und in wilder Verzückung mit „Ophion", der großen Schlange. In Gestalt einer Taube ließ sie sich anschließend auf den Wellen des Meeres nieder und legte das Weltenei. Ophion, die Schlange als männlicher Aspekt der Göttin, wand sich „auf ihr Geheiß" nun siebenmal um dieses Ei, bis es schließlich ausgebrütet war und aufsprang: „Aus ihm fielen all die Dinge, die da sind: Sonne, Mond, Planeten, Sterne, die Erde mit ihren Bergen und Flüssen, ihren Bäumen, Kräutern und lebenden Wesen."

Die „alte Schlange", wie sie in der in der jüdisch-christlichen Tradition genannt und mit dem Teufel gleichgesetzt wird, ist die Große Lebensmutter selbst. In Gestalt einer Schlange verkörpert die Göttin in ihrem lunaren Aspekt – ihrem Yin – die chthonischen Mächte der Erde und der Wasser, die Kräfte der Unterwelten, der Dunkelheit und des Todes. In ihrem solaren Aspekt – ihrem Yang – als Luft- und Feuerkraft, ist sie die „gehörnte Schlange", „die widderköpfige Schlange", die „geflügelte Schlange" und steht hier für Weisheit und Erkenntnis.

Die Schlange war auch das heilige Tier der vorpatriarchalen Athene-Metis und der ihr verwandten Gorgo-Medusa. Schlangenlocken – sie symbolisieren die Kraft universeller Weisheit – umspielen den Kopf dieser alten Göttin. Als Schlange der Weisheit sowie der Wandlung war sie in den Mysterien von Tod und Erneuerung eine heilige Kraft.

In der Asklepidischen Priestermedizin, einer im Ursprung weiblich-schamanischen Heiltradition, stand die Schlange als heiliges Tier im Zentrum des Kultes. Das Gift ihres Bisses war „pharmakon", tödlich, heilkräftig und transformierend gleichermaßen. Bis heute ist die Schlange im „Äskulapstab", dem heiligen Phallus des mythologischen Heilers Asklepios, den sie umkreist, auch das Symboltier der modernen wissenschaftlichen Medizin geblieben. In den Händen von Hygieia, der Göttin Athene als Schutzherrin der asklepidischen Heilkunst, repräsentiert sie die Kraft der inneren Heilerin.

Aus den Heiligtümern des minoischen Kreta kennen wir die anmutigen Statuetten der Schlangengöttin: Gekleidet in ein festliches Gewand, welches die Brüste freilässt – ihr hocherhobener Kopf ist geschmückt mit einer Blütenkrone, auf der eine Katze oder ein kleiner Leopard sitzt – hält sie in ihren ausgestreckten und erhobenen Händen zwei kleine sich windende Schlangen. Nach Arthur Evans, dem Archäologen und Entdecker von Altkreta, sind es „heilige Kreuzottern". Hier war die Schlange Hüterin der Tempel und ein geheiligtes Orakeltier.

Während einer Taxifahrt auf Kreta vor etwa zwanzig Jahren hörte ich, wie zwei männliche Fahrgäste sich angeregt über ihre Hausschlangen unterhielten. Diese leben, von den Bewohnern durchaus erwünscht, im Bruchsteinmauerwerk von alten Häusern. Bis heute existieren auf Kreta die Reste eines alten Hausschlangenkultes: In ihrer Tod- und Wiedergeburts-Symbolik verkörpert die Schlange hier die heilsame Macht der verstorbenen AhnInnen. Sie ist Schutzgeist, bringt Glück und den Segen der Alten ins Haus und wird – wie einst in den Tempeln der Göttin – mit einem Schälchen Milch „gefüttert".

Dass ein solch umfassendes und machtvolles Symbol weiblicher Urkraft das patriarchale Bewusstsein auf das Äußerste bedroht, ist verständlich. Wie kein anderes Urbild des Großen Weiblichen wurde daher die „alte Schlange" dämonisiert und verteufelt: So wurde die babylonische Tiamat auch als „Schlange der Finsternis", als Drachin, dargestellt und von Marduk vernichtet, der aus ihrem Körper seine eigene männliche Welt erschuf. Auch in jüdisch-christlicher Tradition ist Tiamat – einst die göttliche Meermutter – „der große Drache", von dem es in der Offenbarung des Johannes(9) heißt: „Er wurde gestürzt, der große Drache, die alte *Schlange*, die *Teufel* oder *Satan* heißt und die ganze Welt verführt." Die kursive Hervorhebung von Schlange, Teufel und Satan findet sich im biblischen Original.

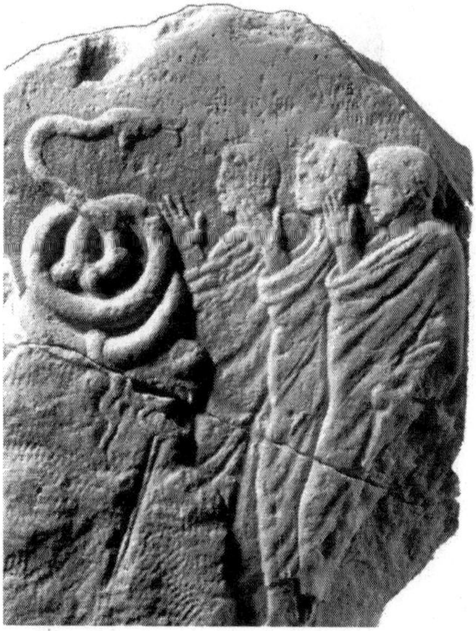

Die Anbetung der Großen Schlange.
Weiherelief, Samos, 4. Jh. v. Chr.

In den katholischen Exorzismen (Teufelsaustreibungen), wie sie nach dem 1614 erschienenen „Rituale Romanum“ auch *heute noch* von jedem geweihten katholischen Priester vollzogen werden können, heißt es in einem 1952 neu herausgegebenen „Rituale Romanum“(10):

„Ich beschwöre dich, alte Schlange, bei dem Richter über Lebende und Tote, bei deinem Schöpfer, bei dem Schöpfer der Welt, bei ihm, der die Macht hat, dich in die Hölle zu schicken (...) Vor seinem Arm erzittere, der das Toben der Unterwelt besiegt und die Seelen zum Licht geführt. (...) Mache Platz, du grauenhaftester, mache Christus Platz (...), der dich besiegte und fesselte und deinen Besitz verheerte, der dich in die äußerste Finsternis warf.“

Trotz aller Verdammnis aber hat die „alte Schlange“ nichts von ihrer weiblichen Macht verloren. In Tiefenprozessen wie dem Holotropen Atmen, in Träumen und Visionen taucht sie wieder auf aus den Schattenreichen der Seele, der „äußersten Finsternis“. Und sie beschenkt die Träumenden mit ihrer uralten Heilkraft.

Die Katze – sowie alle zu den Feliden gehörenden Tiere wie Leopard, Tiger oder Löwe – ist das körperlich mächtigste heilige Tier der Großen Göttin. Dank ihrer Körperkraft war die Großkatze ursprünglich Geburtshelferin der Großen Mutter, Hüterin der Gebärenden und der Kinder sowie Wächterin und Reittier der Göttin.

Aus Çatal Hüyük, im heutigen Anatolien, stammt die älteste uns bekannte Skulptur einer Muttergöttin in Gebärhaltung (7100-6300 v. Chr.). Sie sitzt auf einem Thron, ihre Hände ruhen auf den Köpfen der beiden sie rechts und links flankierenden Leoparden und zwischen ihren Schenkeln erscheint der Kopf ihres Kindes(11). Ein Bronzerelief aus dem 6. Jahrhundert v. Chr.(12) zeigt die Mondgöttin Gorgo-Medusa ebenfalls in Gebärhaltung, sie trägt den heiligen Geburtsgürtel. Die Beine der Gebärenden sind weit gespreizt und mit ihren Armen stützt sie sich auf ihre Geburtshelferinnen, zwei aufgerichtete Löwinnen, die sich von beiden Seiten her fest gegen ihre Arme und Beine stemmen.

Die Löwin ist auch die mächtige Hüterin der Großen Mutter: „Wächterlöwen“ flankieren „die Göttin auf dem Berg“, wie sie auf einem kretischen Siegelring (1700-1400 v. Chr.) abgebildet ist. Und im „Löwentor“ von Mykene (1250 v. Chr.) erheben sich zwei kraftvolle Löwen. Mit den Vorderpranken auf den Altar gestützt bewachen sie eine Mittelsäule, die als Symbol der Göttin zu verstehen ist.(13)

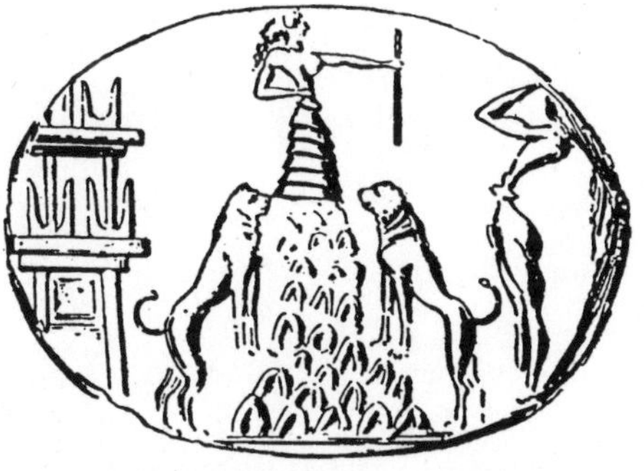

Die Große Göttin mit Wächter-Löwen. Kreta, 1700-1400 v. Chr.

Mit ihrer Kraft und Geschmeidigkeit war die Großkatze auch das bevorzugte Reittier der Göttin. Farbige Fußbodenmosaiken (aus römischer Zeit) auf der Kykladeninsel Delos zeigen die Göttin anmutig reitend auf einem kräftigen Leoparden. Mit seinen riesigen Pranken, gefährlich scharfen Krallen und fletschenden Zähnen, umkränzt mit Weinreben (dem dionysischen Symbol für Tod und Erneuerung), verkörpert er ihre weiblich-göttliche Macht.

Die Katze ist ein ganz und gar lunisches Tier. In ihr verdichten sich Elemente der Mondsymbolik wie Fruchtbarkeit und Sexualität sowie Wandlungskraft, Geburt und Tod. Als „Katzengöttin Basted" hatte sie im vordynastischen Ägypten große kultische Bedeutung und wurde rituell verehrt. In ihrer Anmut und geschmeidigen Sinnlichkeit verkörperte Basted heilige Sexualität und heilige Ekstase. Ihr zu Ehren wurden alljährlich in der Stadt Bubastis, ihrem Kultzentrum, sexuelle Fruchtbarkeitsriten zelebriert. Später dann, zunächst als Löwin und nach der Domestizierung der Wildkatze um 2000 v. Chr. in Altägypten(14) war Basted als geheiligte Hauskatze Beschützerin von Frauen und Kindern.

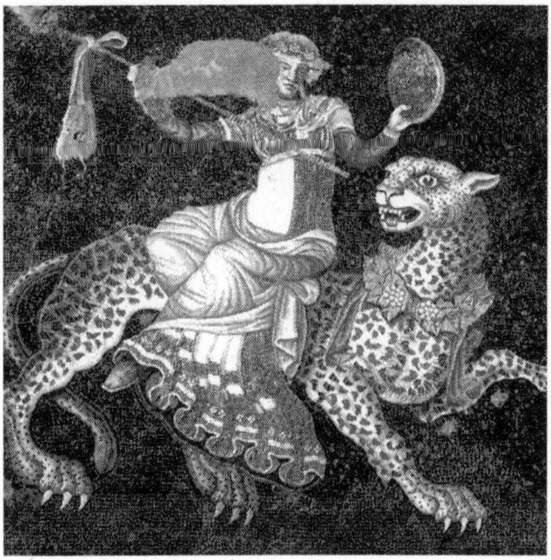

Die Göttliche Katze als Reittier. Delos, Fußbodenmosaik

Im Mondhaften liegt auch ihre Verbindung zu Artemis-Diana, der „Herrin der Tiere", die als klassische Mondgöttin ebenfalls als Beschützerin der Gebärenden und der Kinder galt. Als universelles Krafttier zahlreicher lunischer Göttinnen repräsentiert die

Katze den zyklischen Aspekt von Leben und Tod. Als Todesgöttin ist sie auch die alte Hekate, die Göttin der Unterwelt, die dunkle Zauberin.

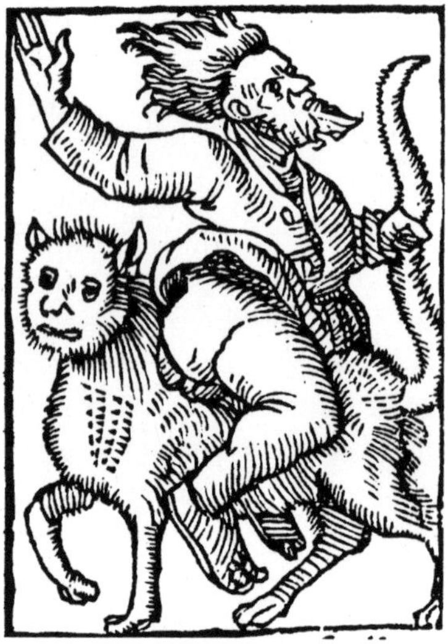

Ein Hexer reitet rückwärts auf einer Katze. Anonymer Holzschnitt um 1545

Mond, Wiedergeburt, Magie und Sexualität werden mit der Katze assoziiert – da erstaunt es nicht, dass sie im christlichen Patriarchat zur Verkörperung des Teufels wurde. Insbesondere als schwarzer Kater war sie das Begleittier der Hexen, auf dem diese zum Hexensabbat geritten sein sollen.

Mittelalterlichen Inquisitoren galten alle Katzen als Dämonen, als Hilfsgeister böser zauberischer Weiber, und sie veranstalteten zu bestimmten christlichen Feiertagen öffentliche Katzenfolterungen und -verbrennungen zur Bestrafung und Vernichtung des Bösen. „Die Katze, die den Teufel darstellte, konnte nie genug leiden.“(15)

Die Spinne, als Mutter-Spinne, ist ebenfalls eine archetypische Gestalt des Weiblichen. Als „Spinnerin“ und „Weberin“ der Lebensfäden ist sie die Große Lebensmutter. Sie ist die Schöpferin des Lebens: Aus sich selbst heraus erschafft sie den Lebensfaden, die Nabelschnur, über die sie mit allen ihren Geschöpfen verbunden ist. Sie spinnt die Schicksalsfäden, entscheidet über Leben und Tod, das Leben hängt an ihrem „seidenen Faden“.

Als Göttin der Schicksale – im Griechischen sind es Klotho und die Moiren – spinnt sie das Leben-Tod-Leben-Netz. Sie, die Weberin der Schicksalsgeflechte, ist gleichzeitig Geburts- und Todesgöttin, in ihr sind Gebären, Geborenwerden und Sterben die beiden Seiten des Einen.

Im Zentrum ihres Netzes verkörpert die Spinne selbst das „Weltenzentrum“. Umgeben von den Strahlen von Sonne und Mond ist sie die universelle Einheit im „Gewebe der Zeit“(16). In Indien gilt ihr Netz daher auch „als Symbol der kosmischen Ordnung“ sowie „als Symbol der geistigen Selbstbefreiung“.(17)

Im klassischen Griechenland war Athene ursprünglich die Große Spinnerin. Mit der lydischen Arachne („Arachniden“ ist heute die biologische Gattungsbezeichnung für Spinnen), die ihr in der Kunstfertigkeit des Spinnens überlegen war, entzweite sie sich, so jedenfalls berichtet der späte hellenische Mythos.[18] Die der Athene verwandte ägyptische Neith, die babylonische Ishtar (in der Offenbarung als „Große Hure“ von Babylon bezeichnet), die germanische Holda mit ihren Nornen, – sie alle sind Göttliche Spinnerinnen.

Den nordamerikanischen Indianern galt die „Spinnenfrau“ als ein magisch-mythisches Wesen mit großer Weisheit und großer Schöpfungsmacht. Ihr Bild schmückte häufig die Geburts- und Schutzamulette der neugeborenen Kinder. In zahlreichen Abbildungen dominieren hier ihre Augen, ihr Leib und ihr Schoß. Buffie Johnson[19] erzählt den berührenden Schöpfungsmythos der Hopi, aus dem ich hier zitiere:

„Für die Hopi ist die Spinnenfrau eine frühe weibliche Schöpfergestalt. Dem Mythos zufolge blickte sie auf die leere, stille Erde, und weil sie Freude auf die Welt bringen wollte, nahm sie Erde und Wasser (Speichel) aus ihrem Mund, um die ersten Geschöpfe zu formen. Sie bedeckte sie mit einem weißen Umhang, der aus Weisheit, Wissen und Liebe gewoben war, und sang über ihnen (…)“. Sie erschuf zunächst zwei männliche Zwillingspaare und dann „vier weibliche Wesen, die sich mit den Zwillingen verbinden sollten. Das war der Anfang des Menschengeschlechts.“ (…) „Sie lehrte sie, die Erde so zu bearbeiten, dass Menschen darauf wohnen konnten, und sie froh, schön und reich an Liedern und anderen Tönen zu machen.“

Weisheit, Wissen und Liebe verkörperte die Spinne in der alten Tradition der Hopi. In christlicher Vorstellung ist sie die „Feindin“, der dunkle „böse“ Gegenpol zur lichten „guten“ Biene. Sie ist die magische Menschenfresserin, die böse Mutter-Spinne, ein leibhaftiges Teufelszeichen und sie wird mit bösen Hexen, schwarzer Magie und dem Satan in Verbindung gebracht (vgl. hierzu Jeremias Gotthelf, „Die schwarze Spinne“). Wir sind ihr „spinnefeind“ geworden.

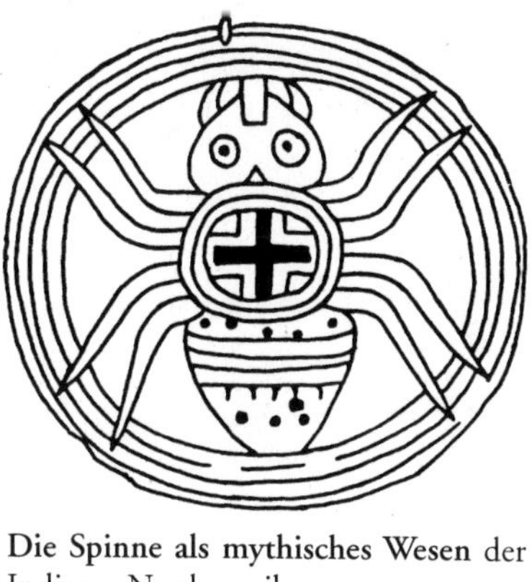

Die Spinne als mythisches Wesen der Indianer Nordamerikas

Die Krake ist mythologisch identisch mit dem Oktopus (deutsch: Achtfüßler), dem Polypen und dem Tintenfisch. Marija Gimbutas[20] bezeichnet die Krake als „Epiphanie der Göttin in ihrer lebenserneuernden Funktion, (sie) erscheint auf spätminoischen Sarkophagen." Im archäologischen Museum der Insel Kos befindet sich ein bauchiges Kultgefäß aus Ton aus dem 12. Jh. v. Chr., es ist bemalt mit dem Bild einer achtarmigen göttlichen Krake in den Farben schwarz, weiß (beige) und rot, den Farben der Göttin. Zentrum ist der Körper der Krakengöttin mit einem gewölbten Leib, einer schmalen Taille und großen spiraligen Brüsten.

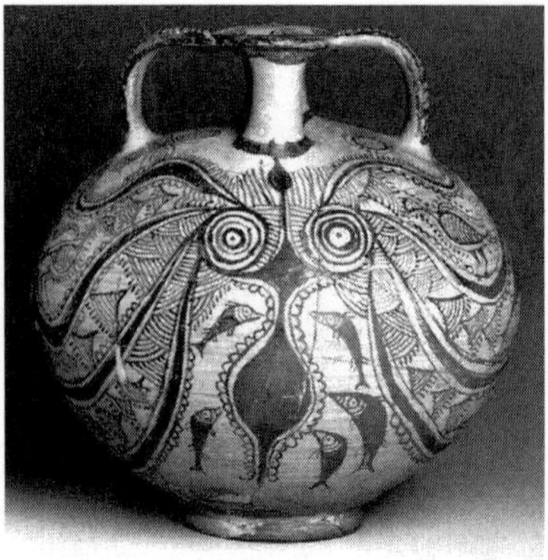

Die Krake als Große Lebens-Mutter. Amphore, Kos, 1200 v. Chr.

Auf minoischen und mykenischen Abbildungen sind die acht eingerollten Tentakel der Krake auch häufig als Spiralen dargestellt. Die Acht wie auch die Spirale gelten als Symbole der zyklischen Wiederkehr, der ewigen Kreisläufe einer kosmischen Unendlichkeit. Die vielarmige Krake erinnert auch an die vielarmige indische Kali, die Lebens- und Todesgöttin, deren Arme und Hände sowohl geben als auch nehmen.

Die Krake, mit ihren acht mit Saugnäpfen besetzten Armen, fängt ihre Opfer ein, umschlingt sie und saugt sie aus. Sie steht damit bildlich für den weiblichen Schattenaspekt des Einfangens, Festhaltens, Verschlingens und Aussaugens. Schon in hellenistischer Zeit war sie daher ein gefürchtetes Bild für Vernichtung durch das Weibliche.

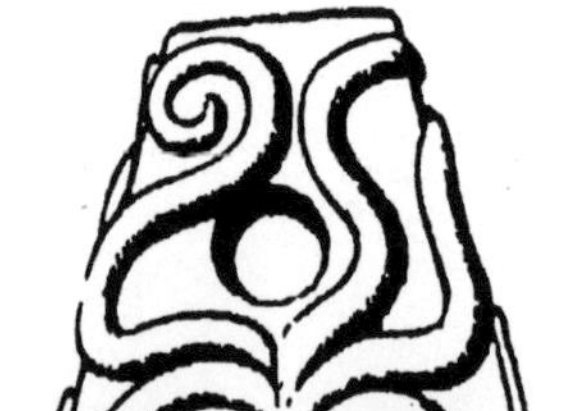

Die Kraken-Göttin. Knossos

Dass sich daran bis heute nichts geändert hat und männliche Grausamkeit ihr gegenüber angemessen erscheint, belegt ein Pressebericht vom September 2005: Als „Monster der Tiefsee" bezeichneten moderne Forscher, Meeresbiologen, einen Riesentintenfisch, den sie im

Nordpazifik aufgespürt, an einen Haken mit Ködern gelockt und gefilmt hatten. „Dabei blieb einer seiner beiden vorderen Fangarme am Haken stecken. In den folgenden vier Stunden *schoss* die Kamera mehr als 550 Bilder vom Kampf des Tiefseeriesen. Schließlich riss der Fangarm ab und wurde geborgen. Noch an Bord habe sich die 5,50 Meter lange Gliedmaße immer wieder an Planken und jedem ihm entgegengestreckten Finger festgesaugt, berichteten die Forscher."[(21)] (kursiv G.C.)

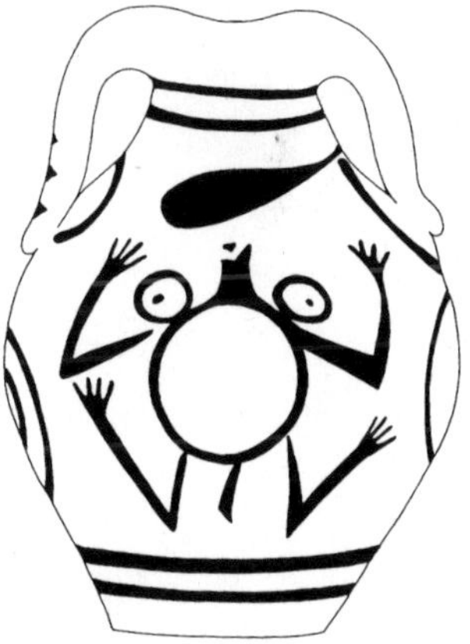

Gebärmutter-Kröte. Amphore, minoisch, frühes 2. Jahrtausend v. Chr.

Die Kröte ist ein uraltes Mutter-Tier. Sie symbolisiert den Leib der Frau und vor allem die *Gebär-Mutter*. Ihre ‚giftigen' Körpersekrete galten einst als heilkräftig und bewusstseinsverändernd. Im rituellen Fruchtbarkeitszauber matriarchal-totemistischer Heilkulte wurden unfruchtbaren Frauen Riesenkröten – wie sie heute noch in Südamerika leben – auf den Unterleib gesetzt, um die Empfängnisbereitschaft zu aktivieren, was in vielen Fällen wohl auch gelang.

Im Dunkel unter der Erde, auf der Erde und im Wasser lebend ist die Kröte ein eindeutiges Mondsymbol, in ihrem Auf-und Abstieg so lunisch wie die Mondin selbst. Als verehrtes Symbol weiblicher Fruchtbarkeit galt sie auch als Glücksbringerin und Hüterin verborgener Schätze (damit ist vermutlich das „Schatzchen" in der Gebärmutter gemeint).

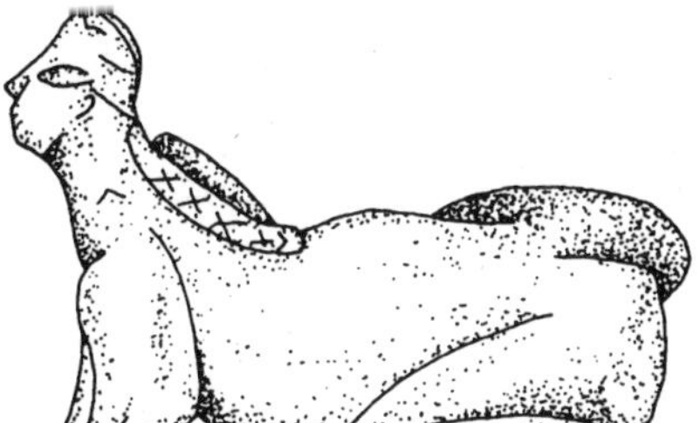

Die Kröten-Frau. Anatolien, aus Ton, Ende 6. Jahrtausend v. Chr.

Mit ihrem großen, massigen und weichen Körper und dem verhältnismäßig kleinen Männchen auf ihrem Rücken – welches sie huckepack zum Laichplatz trägt – ist sie für das Männliche verkörperte Provokation weiblicher Größe und Macht. In patriarchalem Verständnis ist sie ein klassisches Hexentier, Sinnbild des Hässlichen und wiederum ein weiblicher Teufel.

In der hellenistischen Propagandamythologie gibt es unzählige weibliche „Ungeheuer". In matriarchaler Zeit waren sie Mond- und Liebes-Göttinnen, Aspekte der Großen Mutter. Sie verkörperten Fruchtbarkeit, Fülle, Sinnlichkeit sowie die Wandlungskraft von Leben und Tod. Das Patriarchat machte sie zu weiblichen Dämonen: als Gorgo-Medusa, als Kirke, als Lamien und Empusen, als Furien, Harpyien und Graien verführten, verzauberten und vernichteten sie nun das Männliche.

Die Gorgo-Medusa mit ihrem sprichwörtlich gewordenen Medusenhaupt wurde zum Sinnbild männlicher Angst vor dem Weiblichen. In der hellenistisch-patriarchalen Mythologie ist sie ein weibliches „geflügeltes Ungeheuer mit glühenden Augen, mit riesigen Zähnen, heraushängender Zunge, bronzenen Klauen und Schlangenlocken. Der Anblick ihres Antlitzes ließ die Menschen versteinern."

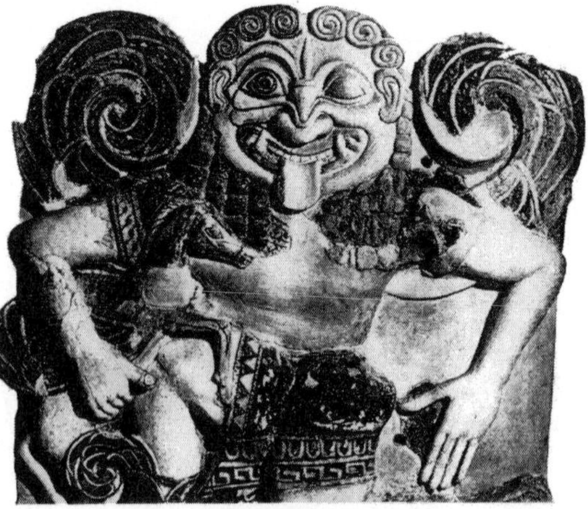

Die Gorgo-Medusa. Ende 7. Jh. v. Chr.

Nach Ranke-Graves[22] waren die *Gorgonen* in Wirklichkeit kultische Priesterinnen. Als Stellvertreterinnen der Dreifaltigen Göttin trugen sie Masken mit glühenden Augen, riesigen Zähnen und Schlangenlocken, um Fremde zu erschrecken und sie von der Teilnahme an den geheimen weiblichen Mysterien abzuhalten.

Medusa, die griechische Metis (ein Aspekt der ägyptischen Neith sowie der Athene), war einst die Schlangengöttin der libyschen Amazonen, sie verkörperte die Kraft der weiblichen Weisheit. Die Schlangen, die ihrem Kopf entspringen, sind ein Symbol von Weisheit und Erkenntnis. Medusa wurde später – so berichtet der klassische Mythos – von Perseus, einem patriarchalen Heros, ent-hauptet. Nach Ranke-Graves[23] bedeutet diese Enthauptung die Eroberung Libyens durch Argos und „die Unterdrückung des dort vorherrschenden matriarchalen Systems und eine Verletzung der Mysterien der Göttin Neith."

Dass die Enthauptung einer matriarchalen Göttin der Weisheit auch die Aneignung weiblichen Wissens und weiblicher Erkenntnis durch das Patriarchat bedeutet, liegt nahe: Die Wurzeln der Philosophie, als der Liebe zur Weisheit, sind weiblich und liegen in der alten spirituellen Tradition der Großen Göttin. Ihre Priesterinnen waren Trägerinnen überlieferter weiblicher Lebenserkenntnis, sie waren die ersten Philosophinnen. Von Sokrates wird berichtet, dass er eine Frau als Lehrerin hatte. Sie hieß Diotima, war Priesterin von Mantinea in Arkadien, Heilerin und eine berühmte Philosophin ihrer Zeit.

Sokrates – in der Wiedergabe durch Platon – übernahm Diotimas Lehre über das „Wesen der Liebe" als einer weiblichen Schöpfungsmacht und formte sie um zu einem männlichen Ideal geistiger Liebe: „Was platonische Liebe genannt wird, nämlich die Flucht des Philosophen vor der Macht der Göttin in intellektuelle Homosexualität, das war eigentlich sokratische Liebe", schrieb Ranke-Graves in „Die Weiße Göttin"(24). Und aus Medusa, der einstigen Göttin der Weisheit, wurde ein patriarchales Schreckgespenst.

Lamien und Empusen sind in der hellenistischen patriarchalen Mythologie sexuelle weibliche Dämonen. Von ihnen heißt es: „Die schamlosen Dämonen, die Empusen genannt wurden, waren Kinder der Hekate." Nach Aristophanes(25), einem hellenischen Satiriker, verwandelten die wollüstigen Empusen „sich oft in Hündinnen, Kühe oder schöne Mädchen. In letzterer Gestalt pflegten sie bei Nacht oder in der Zeit des Mittagschlafes das Lager der Männer zu teilen und ihnen ihre Lebenskräfte auszusaugen."

Auch die Lamien galten als gefährliche weibliche Dämonen, die sich der Gesellschaft der Empusen angeschlossen hatten. „Lamia" leitet sich ab von griechisch laimos = Schlund; die archetypische Lamia ist die unersättliche sexuelle Verschlingerin. Der Mythos berichtet, dass Lamia einstmals die „wunderschöne Tochter" des Belos und Herrscherin von Libyen war. Später wurde sie zu einem Ungeheuer, sie „schlief mit jungen Männern und saugte ihnen das Blut aus."

Ursprünglich aber war Lamia die libysche Göttin Neith. Als Liebes- und Todesgöttin beinhalteten ihre geheimen Riten auch sexualmagische Praktiken, vermutlich dem „Hieros Gamos" vergleichbar. Ihre Verehrung wurde von den achaischen Eroberern unterdrückt. Schließlich war sie so sehr gefürchtet, dass ihr – angeblich – zur Besänftigung sogar Kinderopfer gebracht wurden.(26)

Die nähere Betrachtung der dargestellten archetypischen Bilder des Großen Weiblichen macht folgendes deutlich: Ausnahmslos alle gehören sie zum Mondprinzip, das heißt zum Weiblich-Mütterlichen, zum weiblichen Körper mit seinem Blutzyklus, sie symbolisieren den Kreislauf von Geburt und Tod und sie alle repräsentieren primäre *weibliche Schöpfungsmacht.* Dies ist der Grund, weshalb sie das männliche Bewusstsein zutiefst bedrohen, weshalb sie in den Schatten gestellt und dämonisiert werden mussten:

„Ein weiters Mal wurde sie Spinnenfrau, Tigerkatze, Schlangengöttin, Hirnfresserin, Mondgefahr, Katzenfrau, schleichende Geißel, ewige Herrscherin und chamäleonartiges Ungeheuer, das Männer mit der *vagina dentata* in Tiere verwandelte.“[(27)]

Die Frau als Unheil-Bringerin – oder das Geschlecht der Verfluchten

„Und du wolltest nicht wissen, dass du eine Eva bist? Noch lebt in dieser Welt das Strafurteil Gottes über dein Geschlecht fort; also muss auch deine Schuld fortleben. Du bist es, die dem Bösen Eingang verschafft hat ... du hast zuerst das göttliche Gesetz außer acht gelassen; du bist es auch, die den betört hat, dem der Teufel nicht zu nahen vermochte. So leicht hast du den Mann, das Ebenbild Gottes, zu Boden geworfen. Wegen deiner Schuld, d.h. um des Todes Willen, musste auch der Sohn Gottes sterben.“

Tertullian[(28)], ca. 155-220 n. Chr., bedeutender christlicher Kirchengelehrter

Die Angst vor der weiblichen Urkraft ist groß. Besonders gefürchtet ist sie gerade in patriarchalen und von Männern dominierten Kulturen. Hier bedroht sie die männliche Vormachtstellung und den Machtanspruch eines jeden Mannes:

„Obwohl Männer in den Gesellschaften Neu-Guineas über Frauen herrschen und sich stets als das überlegene Geschlecht präsentieren, phantasieren sie Frauen als übermächtige Wesen (...), als gefährliche Verführerinnen, als menschenfressende Hexen und Kannibalinnen, die die Wesen, die sie gebären, letztendlich wieder verschlingen. Sie gefährden das Leben und die Kraft der Männer, sie verhindern Erfolge im Krieg und bei der Jagd und sie bedrohen die männliche Macht in allen zentralen Bereichen.“[(29)]

Aber auch aufgeklärte westeuropäische Männer im 21. Jahrhundert phantasieren Frauen gelegentlich als Verursacherinnen ihrer eigenen Übel, ihrer Krankheiten und Konflikte, da wo sie selbst Gefangene ihrer Ängste sind: Zwei Männer berichteten mir persönlich und aus tiefster Überzeugung, dass ihre Frau ihnen eine Krebserkrankung „angehext" habe. Wie groß ist hier die Angst vor der schöpferischen Macht des Weiblichen und wie schwach und ausgeliefert erlebt sich das Männliche. Auch hier werden Frauen als übermächtige Wesen phantasiert, die in der Lage sind, anderen Menschen tödliche Krankheiten zu schaffen und das Leben sowie die Kraft der Männer zu verhindern.

Die Frau ist die, welche „dem Bösen Eingang verschafft hat", wie Tertullian im obigen Zitat postuliert. „So leicht" hat sie „den Mann, das Ebenbild Gottes zu Boden geworfen." Über welch ungeheure Kräfte und Mächte muss sie verfügen, dass ihr dies gelungen ist! Nach theologischen Vorstellungen war es ihr Bündnis mit Dämonen und Teufeln, das ihr zu solcher Macht verholfen hatte.

Eine Frau ist die Verkörperung des Bösen, sie *ist* das Böse. Wegen ihrer Schuld, „d. h. um des Todes Willen, musste auch der Sohn Gottes sterben." Sie hat den Tod ins Leben gebracht, sie ist die Unheilbringerin und damit verantwortlich für alle Übel der Männerwelt. „Das Böse ist eine Frau", so lautet der provokative Titel eines Buches von Bram Dijkstra(30), ein Buch über männliche Gewaltphantasien und die Angst vor der weiblichen Sexualität. „Frau! Das bloße Wort ist ein Verbrechen, steht geschrieben."(31) Nach Alice Schwarzer gibt es fundamentalistisch muslimische Männer, die das verbrecherische Wort „Frau" nicht mehr in den Mund nehmen, sondern stattdessen lieber von ihrem „Haus" sprechen.

Die Frau, ursprünglich als Lebensbringerin anerkannt und geehrt, wurde im Patriarchat zur Unheilbringerin. Im hellenistischen Pandora-Mythos wird sie verantwortlich gemacht für alles Unheil dieser Welt. „Pan-dora" heißt wörtlich die „All-Schenkende", die „All-Geberin", sie ist die Erdmutter, die ihre Kinder beschenkt im Überfluss. Im patriarchalen Mythos heißt es von ihr(32): „Zeus hatte sie so dumm, böswillig und faul gemacht, wie sie schön war – die erste einer langen Reihe solcher Frauen!"

Pandora öffnete verbotenerweise ein „Kästchen", in welches ein sogenannter „Weiser" die gesamten Übel und Plagen der Menschheit eingesperrt hatte: „Alter, Wehen, Krankheiten, Irrsinn, Laster und Leidenschaften. Sie entflohen augenblicklich in einer Wolke (...) und fielen über sämtliche anderen Sterblichen her." Dieses berühmte „Kästchen" der Übel und Plagen ist – wie sollte es auch anders sein – die Vulva!

Ranke Graves gibt eine kritische Anmerkung zum Pandora-Mythos: „Hesiods Bericht über (...) Pandora ist indessen kein echter Mythos, sondern eine antifeministische Fabel. (...) Pandora (All-Geberin) war die Erdgöttin Rhea und wurde unter diesem Namen in Athen und an anderen Orten angebetet. (...) Der pessimistische Hesiod schiebt ihr alle Schuld an der Sterblichkeit des Menschen, an den Übeln, die ihn befallen, und an dem frivolen und ungehörigen Benehmen der Ehefrauen zu."(33)

– Von Ranke-Graves stammt der Begriff des „Propaganda-Mythos", ein Mythos, der für religiöse und politische Propaganda benutzt wurde und den er vom „echten Mythos" abgrenzt. Ein echter Mythos enthält immer auch das Kernthema der alten Mysterien von Tod und Erneuerung. –

Die Parallele vom hellenischen Pandora-Mythos zur alttestamentarischen Eva ist offensichtlich. Eva – ihr Name bedeutet „Mutter alles Lebendigen" – ist die Große Lebensmutter, die weibliche Schöpferin selbst. Als „Ieva" ist sie auch im Hinduismus „die Schöpferin aller wahrnehmbaren Formen".(34)

Im hebräischen Propaganda-Mythos – einer bewussten Fälschung älterer assyrischer Texte – wird sie vom Gott-Vater aus der Rippe des ersten Mannes erschaffen. Als Verführerin Adams geltend, hat alles Böse in der Welt mit der ersten Frau, der Eva, begonnen. Von einer dämonischen Schlange geschwängert, gebar sie den Tod. Eva verwirkte – nach Lehre der frühen Kirchenväter – das ewige Leben: „Ihretwegen sterben wir alle", heißt es im apokryphen Buch Jesus Sirach. Auf dem Konzil von 418 n. Chr. wurde beschlossen, den Tod nicht als natürliches Ende des Lebens zu betrachten, sondern als Folge von Evas Urschuld. Dies nicht zu glauben, galt als Häresie.(35)

Tertullian(36), der dogmatische und eifernde Kirchengelehrte, nannte die Frau „Stachel des Skorpions, Unrechtsweg und Gehilfin des Teufels". Und er rief: „Weib, du solltest stets in Trauer und Lumpen gehen, die Augen voller Tränen. Denn du hast das Menschengeschlecht zugrunde gerichtet; um deiner Sünde willen musste Jesus den Tod erleiden."

Kürzlich las ich mit Verwunderung in einem Telefonbuch den wirklich eindrucksvollen Familiennamen „Hassdenteufel". Wenn wir nun den Teufel gemäß dieser Namensvorschrift hassen, dann ist auch die Frau als „Gehilfin des Teufels“ genauso zu hassen. Im Kollektiven Unbewussten existiert ungebrochen die mittelalterliche Formel: Eva/Frau = Ursünde = Schlange = das Böse = Teufel = Tod.

Jede Frau gilt weiterhin – der frühen Kirchenlehre entsprechend – als Verkörperung Evas, ist verantwortlich für die „Ur-Sünde“ und damit für Tod, Krankheit und alle Not dieser Welt. Sie verwirkte, genau wie die hellenische Pandora, den Paradieszustand der Einheit mit Gott. Vertreibung aus dem Paradies, ewige Verdammnis und schließlich der bekannte *Fluch* des patriarchalen Vater-Gottes gelten als Bestrafung ihrer Schuld.

Der göttliche Fluch in der folgenden neuzeitlichen Bibelübersetzung klingt keineswegs frauenfreundlicher als die älteren Übersetzungen aus dem Buch Genesis:(37)

„Und er sprach zu der Frau:
Du sollst viel leiden, wenn du schwanger sein wirst.
Unter Schmerzen sollst du Kinder zur Welt bringen.
Es soll dich zu deinem Manne hinziehen,
er aber soll über dich herrschen.“

Wir sitzen in der Küche am großen Familientisch, damals, die Mutter, der Vater, die drei jüngeren Schwestern und ich. Mein Vater, der Pfarrer, liest nach dem Essen aus der Bibel, wie jeden Tag. Er verkündet „Gottes Wort“, wie er sagt. Das tut er immer. Mit meinem ganzen Körper, meinem kleinen Mädchenkörper, höre ich, was er da vorliest: Mir ist kalt, mich schaudert, ich zittere und ich schaue auf all die Kinder am großen Tisch. „So viele Schmerzen“, denke ich betroffen. Und dann schaue ich auf unsere Mutter, welche die Jüngste im Arm hält und hoffe inständig, sie möge niemals mehr mit einem schwangeren Bauch am Küchentisch sitzen.

Dass Männer über Frauen herrschen, das erlebe ich täglich. Dass dies aber Gottes Wille ist, das macht mich unsicher und ängstlich. Wie soll ich nun zu ihm beten, wie ihn ansprechen, diesen „lieben Gott“, wie sie ihn nennen?

Später bin ich kein kleines Mädchen mehr. Ich bin eine Frau, wie meine Mutter, und ich heiratete einen Mann. Zur Hochzeit bekamen wir die Bibel „mit auf den Weg.“ Man sagte uns, „Gottes Wort“ solle uns in unserer Ehe begleiten: „Du sollst viel leiden, wenn du schwanger wirst. Unter Schmerzen sollst du Kinder zur Welt bringen. Es soll dich zu dei-

nem Manne hinziehen, er aber soll über dich herrschen." Ob diese Art göttlicher Begleitung vielleicht auch etwas mit dem Scheitern unserer Ehe zu tun hat? Jedenfalls hatte ich schon früh beschlossen, mich niemals von einem Mann beherrschen zu lassen.

Der rachsüchtige Vater-Gott verflucht, wie wir wissen, nicht Adam selbst, sondern seinen Acker. Die Frau aber trifft er im Zentrum ihrer Weiblichkeit: ihre Gebärfähigkeit, ihr Körper, ihre Gefühle und ihre innige Beziehung zum Mann sind das Ziel seiner Verdammnis. Das Geschlecht des Lebens ist im jüdisch-christlichen Patriarchat zum *Geschlecht der Verfluchten* geworden.

Der im Kollektiven Unbewussten existierende Gottesfluch, von der gängigen Moraltheologie bisher unwidersprochen, wirkt weiterhin in den Körpern und Seelen der Menschen, vor allem der Frauen. Wie fühlt es sich wohl an – und was bewirkt es im Unbewussten von Frauen – eine gute, redliche, um Nächstenliebe bemühte und von der Kirche umworbene Christin und gleichzeitig eine von eben dieser Kirche verfluchte Frau zu sein? Welche Folgen hat dieser Widerspruch, diese psychische Doppelbindung, für die körperliche und seelische Gesundheit von Frauen?

Wie wir wissen, verstehen sich patriarchale Frauen als Leidende und als Opfer: Mehr Frauen als Männer leiden an Psychosen, Frauen sind tatsächlich „das verrückte Geschlecht". Zwei Drittel aller Menschen mit Borderlinestörungen sind weiblich, die meisten von ihnen sind sexuell missbraucht. Hilfesuchende in Beratungsstellen und Praxen sind vorwiegend Frauen. Warum wohl?

Unter einem *Fluch* verstehe ich negative Gedankenenergie mit einer großen Ladung, die mit der Absicht von Rache und Bestrafung bewusst sprachlich geformt und gebündelt (oder auch unbewusst gedanklich gebündelt) und auf ein spezifisches Objekt gerichtet wird. Aus meiner therapeutischen Arbeit sind mir die nachhaltigen Folgen eines Fluches für das Leben der Opfer bekannt (vgl. Teil I, Kap. 2, S. 48ff). Es erfordert große bewusste Bündelung und Zentrierung von Heilungsenergie in der Psyche der Opfer, um sich von der Überwältigung durch einen Fluch befreien zu können. Der christlichen Theologie ist es bisher nicht gelungen, das weibliche Geschlecht von diesem Fluch durch den patriarchalen Vater-Gott zu entlasten. Und es scheint ihr auch nicht das Geringste daran zu liegen, dass das Weibliche von den kollektiven Nachwirkungen des Fluches befreit und geheilt werden kann!

Ein Fluch kommt aus einem inneren Raum der Angst: Hier ist es die Angst vor der weiblichen Ur-Kraft, welche das Weibliche zum Ur-Übel erklärt hat. Da ist es nur konsequent, dass diese gefährliche Kraft – auch weiterhin! – gebunden bleibt. Einen entsprechenden Hinweis gab bereits Cato, ein römischer Politiker (geb. 234 n. Chr.) als „eindringliche Mahnung an seine männlichen Zeitgenossen"[38] (kursiv G.C.):

„Erinnert euch all der Gesetze, mit denen unsere Vorfahren die Freiheit der Frauen *gebunden*, durch die sie die Weiber der Macht der Männer *gebeugt* haben, (...) sobald sie uns gleichgestellt sind, sind sie uns *überlegen.*"

„Sobald sie uns gleichgestellt sind, sind sie uns überlegen." So spricht die männliche Angst, damals und heute noch immer.

2. Perinatale Wurzeln der Angst vor dem Weiblichen

> Die Geburt bietet eine Situation, die prinzipiell nicht in der Erfahrung selbst vollständig verarbeitet werden kann. Im Geburtskanal eingesperrt, erlebt das Kind Schmerz, Ersticken, Angst, weshalb die normale Reaktion ein motorischer Respons wäre: Schreien, Umsichschlagen, Fluchtversuche, Kampf. All diese Dinge sind durch die absolut beengende Lage nicht möglich.
>
> Stanislav Grof, zum Geburtstrauma[1]

Die aus der Geburtserfahrung resultierenden Körperempfindungen, Emotionen und motorischen Impulse können während der Geburt nicht ausgedrückt werden. Sie bleiben in einem inneren Raum der Angst, im Zellgedächtnis, gespeichert.

Die perinatalen Matrizen nach Grof

Stanislav Grof, Psychiater, Psychoanalytiker und Bewusstseinsforscher, war von 1987 bis 1989 mein Lehrer für Transpersonale Psychologie und Holotropes Atmen. Damals war ich jahrelang durch eine machtvolle transpersonale Wandlungskrise gegangen: Pluto transistierte zu diesem Zeitpunkt meinen AC im Skorpion, ich erlebte massive Ängste, ging durch psychische Todeserfahrungen und fühlte mich zuweilen auch nahe am körperlichen Tod. Mit Hilfe von Stan Grof und seiner Frau Christina konnte ich im ganzheitlichen Atmen das Tal des Todes durchschreiten und kam durch die Dunkelheit wieder ans Licht. Ich hatte Tod und Wiedergeburt erfahren auf einem neuzeitlichen Mysterienweg, dem Holotropen Atmen.

Es war ein großer Segen für mich, Stan Grof genau zu diesem Zeitpunkt begegnet zu sein. Seine Forschungsarbeit im Bereich des menschlichen Bewusstseins, sein therapeutischer Ansatz und nicht zuletzt seine kraftvolle und gleichzeitig so tief mitfühlende, menschlich-männliche Präsenz haben meinen eigenen Heilungsprozess sehr unterstützt. Er war die erste männliche Autorität in meinem Leben, vor der ich keine Angst hatte! In einer großen europäischen Ausbildungsgruppe von ca. 40 KollegInnen erlernte ich die Methode des Holotropen Atmens und entwickelte ein tieferes Verständnis für die Transpersonalität der menschlichen Psyche. Meine therapeutische und heilerische Arbeit mit Menschen – und auch mit nichtmenschlichen Wesen – sowie mein Erleben, Fühlen und Sein in der Welt wurden ganz entscheidend durch Grofs Bewusstseinsarbeit mit geprägt. Ohne ihn und sein Werk könnte ich dieses Buch nicht schreiben. Ich danke ihm von Herzen!

Die *perinatale Dimension* (perinatal = um die Geburt herum) umfasst nach Grof alle biologischen, psychologischen und transpersonalen Erfahrungen von der Zeugung bis zum Abschluss der Geburt.

Die perinatale Erfahrung und das damit verbundenen Geburtstrauma prägen ganz grundlegend die Art und Weise, wie wir die Welt erleben und wie wir in der Welt sind. Gleichzeitig sind sie eine Öffnung in den transpersonalen und spirituellen Raum der Seele und in die Erfahrung der Einheit von Leben und Tod.

Grof[(2)] unterscheidet vier verschiedene Stadien im Geburtsprozess, *die perinatalen Matrizen*: Alle vier Matrizen stellen „eine Kombination aus Erinnerungen an die grundlegenden *biologischen* Ereignisse im Zusammenhang mit der Geburt und den *spirituellen* und *mythologischen* Parallelen dar."

Ich werde die Grof'schen perinatalen Matrizen im Folgenden sehr verkürzt und gebündelt darstellen. Differenzierte und ausführliche Darstellungen der perinatalen Matrizen finden Sie in: Stanislav Grof, „Das Abenteuer der Selbstentdeckung", München, 1987, S. 25-53, und „Die Welt der Psyche", München 1993, S. 53-105.

Für eine weitergehende Beschäftigung mit Theorie und Praxis der transpersonalen Psychologie von Stanislav Grof und dem – von ihm begründeten – Holotropen Atmen, empfehle ich alle Bücher von ihm selbst sowie von Ingo B. Jahrsetz und Sylvester Walch (s. Literaturliste).

Die **erste Matrix** ist die primäre Erfahrung des Paradies-Themas, der intrauterinen Einheit des Fötus mit der Mutter und dem mütterlichen Universum. Wärme, Geborgen-Sein, Erfüllung und tiefer Frieden sind die Erfahrung der ersten Matrix in einem „guten Mutterleib" – im Gegensatz zum toxischen „schlechten Mutterleib". Über diesen frühen Zustand beglückender ganzheitlicher Erfahrung schreibt Grof[(3)]:

„Die mit der ersten Grundmatrix verbundene Verzückung kann als ‚ozeanische Ekstase' bezeichnet werden. (...) Die ozeanische Energie (...) beinhaltet ein friedliches Dahinschmelzen aller Begrenzungen, Stille und gelassenen Frieden. (...) Während man diese ozeanische Ekstase erlebt, erscheint die gesamte Welt als ein freundlicher Ort, in dem wir getrost und sicher eine kindliche und passiv-abhängige Haltung einnehmen können. In diesem Zustand scheint das Böse nur eine Randerscheinung zu sein, unbedeutend oder gar nicht vorhanden."

Mit dem Einsetzen der Geburt, mit Beginn der ersten Wehe, wandelt sich dieser Einheitszustand abrupt.

Mit der **zweiten Matrix**, dem Beginn des Geburtsprozesses, beginnt die Vertreibung aus dem mütterlichen Paradies. Unter dem Druck der Kontraktionen – nach Grof sind es 50 bis 100 Pfund, bei noch geschlossenem Muttermund – ist der Fötus in einer Situation von Schmerz, Not und äußerster Bedrängnis. Endlos erscheinende Qual und Hoffnungslosigkeit, Ausweglosigkeit und Opferschaft sind hier die psychologischen Themen. Die körperliche und psychologische Erfahrung mit dem „schlechten Mutterleib", dem zerstörerischen Aspekt des Weiblichen, hat hier seinen perinatalen Ursprung.

Grof schreibt[(4)]: „Die gesamte Welt des Fötus bricht über ihm zusammen und erdrückt ihn, was zu Angst und starkem körperlichen Unbehagen führt.

Jede Kontraktion drückt die Arterien des Uterus zusammen und stört den Blutfluss zwischen Mutter und Kind. Dies ist eine für den Fötus sehr erschreckende Situation, da sowohl die Zufuhr des lebensspendenden Sauerstoffs und der Nahrung unterbrochen wird als auch die bedeutsame Verbindung zum mütterlichen Organismus abgeschnitten ist." Hieraus entsteht „eine schmerzhafte und lebensbedrohliche Umgebung, aus der der Fötus keine Fluchtmöglichkeit entdecken kann. Es ist kein Wunder, dass Tod und Geburt bei dieser Matrix so eng verwandt sind."

Die Enge im Geburtskanal, Feststecken und schmerzhaftes Gepreßtwerden durch die Wehen, zusammen mit dem Verlust der mütterlichen Einheit sowie dem Verlust von Sauerstoff und Nahrung erzeugen *Angst.* Nach Grof gehören zum Erfahrungsmuster der zweiten Matrix „kosmisches Verschlungenwerden und Ausweglosigkeit" sowie „immer stärker werdende Angstgefühle und die Wahrnehmung einer unmittelbaren Gefahr für das Leben"(5). Angst ist gleich Enge, und Enge erzeugt Angst. Grof unterscheidet in diesem Zusammenhang folgende Angstmuster(6):

– Angst, verloren zu gehen und nie mehr zurückzukommen,
– Angst, verrückt zu werden,
– Angst vor Sterben und Tod.

Diese zentrale Angst vor „kosmischem Verschlungenwerden" ist, so meine ich, identisch mit der Angst vor dem verschlingenden Mütterlichen und schließlich der verschlingenden Mutter. Im Erfahrungsprozess des Holotropen Atmens sowie in anderen Grenzerfahrungen können Ängste aus der zweiten Geburtsmatrix wieder auftauchen, wieder erlebt und geheilt werden: „Die zelluläre Erinnerung an die Geburt kann mit solcher Gewalt in das Bewusstsein eindringen, dass der Betroffene ganz zweifelsfrei davon überzeugt ist, der echte biologische Tod sei möglich und stünde direkt bevor."(7)

Die Erfahrung der **dritten Matrix** bezeichnet Grof als „das Ringen um Tod und Wiedergeburt".

Im weiteren Verlauf der Geburt, wenn sich der Muttermund geöffnet hat, entwickelt sich ein körperlicher Kampf zwischen Mutter und Kind. In einer schweren Geburt ist dies ein Kampf auf Leben und Tod. In ihm erfährt nicht nur die Mutter Schmerz, – der Qual der Mutter entspricht die

Qual des Kindes und beide sind potenziell vom Tode bedroht.

Psychologisch liegt gerade in diesem Ringen um Tod und Leben der Ursprung von positiver Kampfesenergie, Durchsetzungskraft und vorwärts drängender Hoffnung. „Auch gehen in der Tod- und Wiedergeburtserfahrung – im Gegensatz zur Erfahrung der Ausweglosigkeit, in der es nichts als Leid gibt – Qual und Ekstase ineinander über. Es erscheint daher angebracht, diese Art von Erfahrung als dionysische oder ‚vulkanische' Ekstase zu bezeichnen."[8]

Eine schwere Geburt und das Steckenbleiben im Geburtskanal fördern psychisches Gebundensein an die Erfahrungen der jeweiligen Matrizen. Eine Fixierung auf den Überlebenskampf der dritten Matrix ist also möglich und zur Zeit auf der Erde ein übliches Muster. Dies bedeutet Fixierung in Opfer- und Täterschaft, in Kampf und Gewalt. Ist die Geburt sehr schwer, dann installieren sich Aggressionspotenziale, die ursprünglich dem Überleben des Fötus dienten. Es sind überlebensnotwendige Täterenergien: „Die aggressiven und sadomasochistischen Aspekte dieser Matrix spiegeln den Aufruhr eines Organismus wieder, dessen Überleben durch den Erstickungstod bedroht ist", sagt Grof.[9]

Hier wandelt sich Opferschaft in zuweilen überwältigende Täterschaft. Die erfahrende Person kann sich selbst als alles zerstörendes, zerreißendes oder verschlingendes Ungeheuer erleben. Grof[10] weist darauf hin, dass das „dämonische Element dieses Stadiums" sowohl KlientIn als auch TherapeutIn „vor besondere Probleme stellen" kann.

„Zum Kampf im Geburtskanal gehören extremer Schmerz, eine Begegnung mit Blut und verschiedenen Sekreten sowie Aufregung und sexuelle Erregung. Er kann das Kind in die Nähe des Todes bringen, birgt aber zugleich das Versprechen von Befreiung und Transzendenz."[11]

In der **vierten Matrix** kommt der biologische Geburtprozess mit einem plötzlichen Durchbruch zum Ende. Der Kampf um Tod und Wiedergeburt erreicht einen Höhepunkt und gipfelt in der Erfahrung des „Ich-Todes": Dieses Erleben von Ich-Tod wird nach Grof[12] „von einem Gefühl der totalen Vernichtung auf allen nur vorstellbaren Ebenen begleitet – von physischer Zerstörung, von emotionaler Auflösung, von intellektueller und philosophischer Niederlage, von tiefster moralischer Verirrung und von absoluter Verdammnis transzendentaler Ausmaße."

Alles, womit das Ich sich identifiziert, worüber es sich definiert, woran es sich orientiert, kann hier zusammenbrechen. Grof[13] schreibt zu diesem Zusammenbruch, welcher der Öffnung vorausgeht: „Der Weg zur Befreiung von der empfundenen Verzweiflung und Hoffnungslosigkeit heißt Kapitulation – genau das, was unser Ich bekämpft. Die Erfahrung, sich vollständig zu ergeben, ist eine notwendige Vorbedingung dafür, Verbindung zu einer transpersonalen Quelle aufzunehmen."

Wenn wir so zugrundegegangen sind, dann öffnet sich die Erfahrung in großes Licht und in die Einheit von Raum und Zeit. Wir erleben Befreiung und Erlösung aus großer Not, Vergebung und Frieden erfüllen die Seele. Freude des Herzens, große Dankbarkeit, tiefe Ruhe und „stille Verzückung" begleiten das Erleben von Wiedergeburt im Selbst.

Grof zur Erfahrung der vierten Matrix[14]: „Arroganz und Abwehr nehmen langsam ab, wenn wir die Macht der Bescheidenheit entdecken, die uns vielleicht dazu anregt, anderen zu dienen."

Der mütterliche Leib als Ort des Todes

Grofs Forschungsarbeiten verweisen auf die *perinatalen Wurzeln der Angst vor dem Weiblichen:* Im Geburtsvorgang wird die Mutter zur dunklen Mutter, zu Kali-Hekate, der gefürchteten Todesmutter. Die mit der Todeserfahrung verbundenen Gefühlsmuster der Angst aber bleiben weitgehend unerledigt.

Hintergrund seines Modells der vier perinatalen Matrizen ist die Erkenntnis, dass wir nur *körperlich* geboren wurden, *psychisch* aber wurde die Geburt nicht abgeschlossen: „Wir sind selbstverständlich anatomisch geboren, aber emotional sind wir es noch nicht, denn die Emotionen und Empfindungen, die durch die Geburt wachgerufen werden – und dementsprechend unsere emotionale Gestalt – sind unvollständig."[15]

Wo Aufgeben und Ich-Tod nicht bewusst erfahren werden, da sind wir immer noch ‚Ungeborene', stecken wir weiterhin im Geburtskanal, das Geburtstrauma und die Angst vor dem Tod halten uns gefangen. Deshalb war und ist die „zweite Geburt" – als eine *psychologische Geburt* – Focus aller Initiationen und Mysterien. Das männlich-göttliche Prinzip in den Eleusinischen Wiedergeburts-Mysterien heißt Dionysos, von Dio-nysos = der Zweimal-Geborene.

Davon ausgehend, dass das Geburtstrauma psychologisch nicht abgeschlossen und transformiert wurde, bleibt die Erfahrung von Enge, Schmerz, drohendem Ersticken und Todesangst die erste irdische Erfahrung des Kindes mit dem Weiblichen – nach dem Verlust des mütterlichen Universums, dem Uterus. Hier wird die Mutter zwangsläufig zur „bösen Mutter" und ihr Leib zum „schlechten Mutterleib". In dieser Erfahrung ist der mütterliche Leib ein Ort des Todes. Denn es ist der Leib, der *Körper* der Mutter, der diese frühe Qual und mögliche Todesnähe bereitet.

Der Körper der Mutter, speziell die *Vulva* als Geburtskanal, ist somit ein äußerst bedrohlicher und ängstigender Ort. Jede Frau nun ist dieser Ort selbst. Der Mann aber, wenn er sich sexuell mit einer Frau vereinigt, kehrt immer an diesen Ort, den Ort des Todes, zurück. Hierzu der Psychiater Ronald D. Laing in „Liebst du mich?":

„Heut nacht nicht Josephine

Er: was willst du?
Sie: schlaf mit mir
Er: du bist
eine Plazenta die mich vergiftet und auslaugt
eine Gebärmutter die mich erstickt und zermalmt
eine Nabelschnur die mich würgt und erdrosselt
deine Scheide ist das Tor zur Hölle
heut nacht nicht Josephine
Sie: du kannst einem aber auch so richtig die Stimmung verderben
Er: mach das Licht aus
Sie: das hast du schon selbst ausgemacht."

Grof[16] weist darauf hin, dass der Geburtsvorgang – neben der Erfahrung von Todesnähe – bei Mutter und Kind auch sexuelle Empfindungen aktiviert, „dass unser erstes Erleben von Sexualität in einem lebensbedrohlichen Zusammenhang erfolgt". In einer Selbsterfahrungssitzung mit einer hohen Dosis LSD hatte er selbst eine eindrückliche Erfahrung jener Verbindung von Geburt und Sexualität. Vermutlich erleben nur wenige moderne Männer eine Ego-Tod-Erfahrung ihrer patriarchalen Männlichkeit von solcher Intensität und Eindringlichkeit, wie Stan Grof sie erfahren und beschrieben hat[17]:

„Im nächsten Augenblick erhob sich vor mir die schreckenerregende riesige Figur einer dunklen Gottheit, in der ich die indische Göttin Kali erkannte. Mein Gesicht wurde durch eine unwiderstehliche Kraft in ihre klaffende Vagina gedrückt, die voll von Menstruationsblut und widerlicher Nachgeburt schien. Nun wusste ich, man verlangte von mir die absolute Unterwerfung unter die Kräfte der Existenz und unter das von der Göttin personifizierte weibliche Prinzip. Mir blieb nichts anderes übrig, als mit äußerster Ergebenheit und Demut ihre Vulva zu küssen und zu lecken. In diesem Augenblick, der das letzte und *unwiderrufliche Ende jedes Gefühls von männlicher Überlegenheit*, das ich jemals in mir verspürt haben mochte, bedeutete, wurde die Erinnerung an den Augenblick meiner biologischen Geburt wach. Mein Kopf tauchte aus dem Geburtskanal, mein Mund war in engem Kontakt mit der blutenden mütterlichen Vagina.“ (kursiv G.C.)

Solange aber der Mann solch große Angst davor hat, das „unwiderrufliche Ende jedes Gefühls von männlicher Überlegenheit“ zu erfahren und er verzweifelte Anstrengungen unternimmt, um gerade diese Erfahrung zu vermeiden, wird der weibliche Körper – sowie der Körper der Erdmutter – für das patriarchale Männliche ein Ort der Angst bleiben.

Sigmund Freud(18) schrieb zu diesem Thema: „Es kommt oft vor, dass neurotische Männer erklären, das weibliche Genitale sei ihnen etwas Unheimliches. Dieses Unheimliche aber ist der Eingang zur alten Heimat des Menschenkindes, zur Örtlichkeit, in der jeder einmal und zuerst geweilt hat. ‚Liebe ist Heimweh‘ behauptet ein Scherzwort. (…) Das Unheimliche ist also auch in diesem Falle das ehemals Heimische, Altvertraute. Die Vorsilbe ‚un‘ an diesem Worte ist aber die Marke der Verdrängung.“

Ambivalenz zwischen Sehnsucht nach dem Heimlichen und Angst vor dem Un-heimlichen kennzeichnet die Beziehung zur Sexualität und insbesondere zum weiblichen Genitale, dies gilt für Männer aber auch für patriarchale Frauen.

Patriarchale Männer können die Vulva als äußerst bedrohlich erleben, als Ort der Vernichtung, des Verschlungenwerdens und des Todes: Als „vagina dentata“, als gezähnte Vagina, ist sie dem angstvoll Männlichen ein gefräßiges Maul. Der *kannibalische Aspekt* des Mütterlichen, des Fressens, wird überdeutlich in der Begrifflichkeit des weiblichen Genitals: „Mutter-Mund“ und „Scham-Lippen“. Der Muttermund, als Aspekt des gefürchteten dunklen Mütterlichen, wird zum blutrünstigen Maul, zum kannibalischen Maul, in dem sich der Mann verliert und seine Männlichkeit verschwindet. Der Muttermund ist tödlich.

In diesem Erleben liegt vermutlich die Wurzel vieler sexueller Funktionsstörungen bei Männern. Das Holotrope Atmen, als eine heilsame Rückkehr in den tödlich erlebten Geburtskanal, ist hierfür eine angemessene Behandlungsform.

Bemerkenswert ist auch die Bezeichnung „Scham" für das weibliche Genital; Männer haben keine „Schamteile". Im etymologischen Wörterbuch finde ich folgende Ableitung: „Scham, weiblich, mittelhochdeutsch scham, Schamgefühl, Schamteile, *Schande* (...) ohne überzeugende Erklärung." Die Erklärung aber findet sich in Gisela von Frankenberg, Kulturvergleichendes Lexikon(19): Scham = schwarz (Ableitung aus den ägyptischen Hieroglyphen), wie in „Schamanismus = schwarzer Himmel/Kosmos" oder in „Schamasch = schwarzer Gott". Unsere weibliche Scham ist demnach ein dunkler, verborgener Ort, eine dunkle Höhle aus der alles ins Licht geboren wird. Wir können damit aufhören, uns für unser weibliches Geschlecht zu schämen!

Die Vulva, dieser dunkle, geheimnisvolle Ort weiblicher Schöpfungskraft erfüllt das Männliche mit Angst. Bram Dijkstra, Professor für vergleichende Wissenschaft an der University of California in San Diego, präsentiert in seinem Buch „Das Böse ist eine Frau" eine Fülle von Material zum Thema „Männliche Gewaltphantasien und die Angst vor der weiblichen Sexualität", so der Untertitel. Seine Forschungsarbeit zeigt in beeindruckender Weise, wie beängstigend der weibliche Körper für das Männliche sein kann. Im Klappentext zu seinem Buch heißt es(20):

„Die Angst der Männer vor der sexuellen Frau ist legendär. Bram Dijkstra unternimmt eine Zeitreise in die erste Hälfte dieses mörderischen Jahrhunderts und sieht sich die Phantasiegestalten genau an, die männliche Imagination aus den Frauen machte: verschlingende Ungeheuer, räuberische Monster, blutsaugende Vampire, die sich als elegant-mondäne Vamps verkleiden. So sprachen und schrieben Männer über Frauen, malten sie und ließen sie im Kino lebendig werden. Dijkstra zoomt diese Bilder voller Brutalität ganz nah heran und nimmt das ungeheure Gewaltpotenzial der Phantasien ernst."

Dijkstra beschränkt sich konsequent auf Dokumentation und Analyse männlicher Angst- und Gewaltphantasien, wie sie sich zu Beginn des 20.

Jahrhunderts in Wissenschaft und Kunst manifestierten(21): „Die Auseinandersetzung zwischen der sexuellen Frau und ihrem potenziellen Opfer, dem Mann, den nur sexuelle Enthaltsamkeit schützt, wurde im frühen 20. Jahrhundert immer häufiger dargestellt. Unter Ärzten, Biologen und anderen Priestern des wissenschaftlichen Zeitalters verbreitete sich die Überzeugung, dass tatsächlich *alle* Frauen Vampire seien, von der Natur dazu getrieben, den Mann auszurauben. Frauen galten als Geschöpfe, die der männlichen Gesundheit nicht zuträglich waren, noch nicht einmal als tugendhafte, sich unterordnende und monogame Ehefrauen."

Die Ergebnisse der darwinistischen Evolutionstheorie haben, so Dijkstra, die westliche Männerwelt um 1900 zutiefst erschüttert. War hiernach doch der Mensch nicht die auserwählte Gattung, nicht das Ebenbild Gottes, sondern stammte von dem vermeintlich seelenlosen „behaarten, geschwänzten Vierfüßler ab". Durch Selektions- und Rassentheorien sollte der kollektive innere Aufruhr besänftigt werden. Eifrig war man damit beschäftigt, das Höhere und Lichte vom Niederen und Dunklen zu trennen. Das Höhere, das war der westliche, helle und heldenhafte Mann. Zum Niederen und Dunklen zählten vor allem Schwarze, Juden und insbesondere die Frauen: Sie sind die wilde und geile Bestie der Urzeit, die sich verführerisch dem evolutionären Helden in den Weg legt und ihn hinabzieht in die Finsternis des mütterlichen Ur-Schlundes.

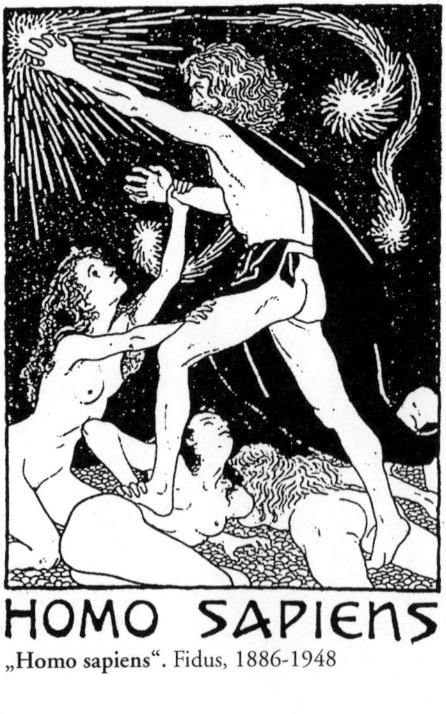

„Homo sapiens". Fidus, 1886-1948

Dijkstras heldenhafter arischer Mann aber steigt als Übermensch empor aus den dunklen Gefilden von Mutter-Natur. Er erhebt sich aus dem Ur-Sumpf der weiblichen Körper und greift nach dem Lichte der Unsterblichkeit. Mit seinen Stiefeln zermalmt er die primitiven Untermenschen: Farbige, Juden, Proletarier und insbesondere die lasterhaften Weiber. Bram Dijkstras scharfsinnige Analyse legt die *gemeinsame Wurzel* von *Rassismus, Faschismus* und *Sexismus* zu Beginn des 20. Jahrhunderts unerbittlich bloß.

Der deutsche Künstler Fidus (1868-1948) entwarf um 1910 einen Buchumschlag mit dem Titel „Homo sapiens"[(22)], der beispielhaft zeigt: „Wie man sich der weiblichen Verführung erwehrt, während man nach dem Lichte strebt", so der Untertitel zum Bild: In einem von Himmelslichtern erleuchteten und ansonsten finsteren Erdenraum erklimmt ein mit wallendem Tuch geschürzter patriarchaler Heros die Stufen zum Licht und greift nach einer strahlenden Sonne. Mit heldenhafter Entschlossenheit, den Blick fest auf sein Ziel gerichtet, steigt er aufwärts zum Lichte. Er geht dabei über die *nackten Leiber* von drei Frauen die – sinnlich und schlangengleich sich unter ihm räkelnd – versuchen, ihn an seinem Aufstieg zum Lichte der evolutionären Befreiung, zu hindern.

Der propaganda-mythologische Hintergrund wird deutlich: Die *Hindernisse*, die dieser Held zu seiner Befreiung ins Licht überwinden muss, sind nicht zufällig *drei* Frauen. Eine von ihnen hat langes *weißes* Haar, die zweite hat langes Haar in einer mittleren Tönung, vielleicht braun oder *rot,* und die dritte hat langes *schwarzes* Haar. Diese drei lasterhaften Frauen erinnern an die alte matriarchale Göttin in ihrer lunischen Dreiheit von Aufstieg (weiß), Höhepunkt (rot) und Niedergang/Tod (schwarz).

In der spirituellen Tradition der Göttin ist der weibliche Körper ein lebendiges Gefäß ihrer Gegenwart. In den solaren, lichtfixierten männlichen Traditionen unterschiedlichster Prägung aber muss alles Irdische, alles Sinnliche und insbesondere der weibliche Körper, als Ort des Todes und als Ort der sinnlichen Freuden, *überwunden* werden.

Die tierische Vulva

„Der Schoß einer Frau war tatsächlich ein Tier." Dieses Tier verschlingt „seine Samenausblutung als Festessen". (...) „Die erweckte Frau war außer Kontrolle geraten, nur noch von einem inneren Vampir getrieben: dem Löwenmaul, der vagina dentata. Von der Hysterie ihres reproduktiven Triebes mitgerissen, wurde sie zur Zerstörerin. Der animalische Schoß zeigte sich als kannibalisches Maul der primitiven Gottesanbeterin, der Spinne, der Spermatophage. Die Hysterie hatte sehr scharfe Zähne."[23]

Mit diesen Worten übersetzt Bram Dijkstra treffend die Botschaft eines englischen Gemäldes von 1897 mit dem Titel „The Vampire"[24]: Es zeigt einen leblos auf seinem Bett liegenden jungen Mann. Sein Gesicht ist bleich und blutleer, sein Körper ohne Lebensenergie und jeglicher männlichen Kraft beraubt. Er ist tödlich verwundet, ein dunkler Fleck auf seiner Brust ist zu sehen. „Über ihn beugt sich, katzenartig auf ihre bloßen Arme gestützt, die Frau. Zwischen ihren Lippen blitzen Zähne scharf wie Stahl."

„Wie besessen spekulierten Wissenschaftler und Künstler in den ersten Jahrzehnten des 20. Jahrhunderts über die Nähe der Frauen zu den ‚tierischen' Ursprüngen der Menschheit", schreibt Dijkstra in der Einleitung zu seinem Buch. „Zu Beginn des 20. Jahrhunderts versuchten Biologen und Mediziner zu belegen, dass die Natur *alle* Frauen mit einem Urtrieb ausgestattet habe, der sie zu Raubtieren und Hexen mache – aus Schwestern wurde die Inkarnation des Bösen. Und bald beeilten sich auch die Experten vieler verwandter Disziplinen darzulegen, warum jede Frau für den Mann ein Vorbote des Todes sei."[25]

Vor allem Beobachtungen an Insekten sollten die *gefährliche Gleichung Natur = Frau = Tod* belegen[26]: „Die Gottesanbeterin, die ihren Gatten auffrisst, ist eine ausgezeichnete Gebärerin, die mit Feuereifer für die Zukunft ihrer Nachkommen sorgt. (...) Das Männchen ist furchtsam. Im Zustande der Begierde begnügt es sich mit Posen und Liebäugeln, was das Weibchen mit Gleichgültigkeit, ja mit Verachtung hinnimmt." Schließlich springt das Männchen der „Unholdin" zur Paarung, die fünf bis sechs Stunden dauert, auf den Rücken. „Sobald die Verschlingung sich löst, wird der Geliebte regelmäßig aufgefressen. Dieses schreckliche Weibchen lebt in Polyandrie."

Noch ein weiteres Beispiel dieser Art: „Der Samenbeutel der Sattelfliege ist von riesigem Umfang, fast so groß wie das ganze Tier selbst. Das Hochzeitsmahl vollzieht sich nach den gleichen Riten, und das Weibchen lässt sich, nachdem es den Samenschlauch verzehrt hat, das arme Männchen selbst schmecken. Es wartet nicht einmal, bis es verendet ist. Es reißt dem Sterbenden ein Glied nach dem andern aus. Nachdem es das Weibchen mit all seinem Herzblut befruchtet hat, muss noch sein Leib ihm zur Nahrung dienen."

Remy de Gourmont, von dem diese Texte stammen, war ein französischer Schriftsteller und Dichter zu Beginn des 20. Jahrhunderts, der sich gerne auf die wissenschaftlichen Erkenntnisse der zeitgenössischen Biologie bezog. Nach Dijkstra hatte dieser Gourmont, mit seinem Postulat der vampirischen Frau, die den Mann seiner vitalen Essenz beraubt, einen enorm großen Einfluss auf das Denken der Intellektuellen jener Zeit!

Bemerkenswert an diesen geschickt und manipulativ aufbereiteten Darstellungen biologischer Vorgänge ist deren Vermenschlichung und die Projektion männlicher Angstmuster auf das beobachtete Insektenmännchen: Das arme und furchtsame Männchen wird von einem verachtenden und grausamen Weibchen, nachdem es dieses „mit all seinem Herzblut befruchtet hat", im sexuellen Akt zerrissen und verschlungen. Hier wird ganz gezielt – analog zu den hellenistischen Propagandamythen – weibliche Sexualität dämonisiert und die unbewusste Angst der Männer vor der sexuellen Urkraft der Frau wird propagandistisch aktiviert.

Machen wir uns an dieser Stelle einmal bewusst: *dies* ist das Frauenbild, das *unseren* Großeltern und Eltern vermittelt wurde! Es ist, in unterschiedlichsten Varianten, emotional-geistig verkörpert in meinem und deinem Großvater, in meiner und deiner Großmutter, in meinem und deinem Vater und in meiner und deiner Mutter! Und über die Generationenkette wurde dieses Vermächtnis – die Männer vernichtende und den Tod bringende Frau – an uns, die Kinder und Kindeskinder, weitergegeben. Es ist unser aller unheilvolles Erbe:

Mein Großvater väterlicherseits war ein großer kräftiger Mann, ein „stattlicher Mann", würde meine Mutter sagen. Er wurde 1888 geboren und war von Beruf Schullehrer in einem kleinen Dorf im Oberhessischen. „Herr Hauptschullehrer", sagten die Leute im Dorf und verneigten sich ehrfurchtsvoll vor ihm.

Er unterrichtete alle Kinder des Dorfes gemeinsam in einem einzigen Raum. Wenn ich als Kindergartenkind manchmal in seinem Schulzimmer unter den Schulkindern sitzen durfte, dann fühlte ich mich groß und auch ein wenig stolz. Wenn ich aber an den Rohrstock meines Großvaters denke, fühle ich Angst. Ich sehe die Hände der Kinder, wie sie zur morgendlichen Sauberkeitskontrolle ordentlich, eine kleine Hand neben der anderen kleinen Hand auf den Schulbänken liegen, und ich sehe den Rohrstock ...

Ich hatte Angst vor meinem Großvater, wie er mit großen Augen hinter den Brillengläsern lange und prüfend auf mich, das kleine Mädchen schaute. Was wollte er? Was konnte er sehen? Meiner Mutter, der jungen Bäuerin, hatte er in einem Brief mitgeteilt, als ich gerade drei Jahre alt war: „Mit diesem Kind werdet ihr mal nicht fertig, die gehört in eine Erziehungsanstalt für Mädchen."

Einige Jahre später, an einem Sonntagnachmittag im Herbst, da machten meine Eltern mit mir einen Ausflug in eine Anstalt für „schwererziehbare Mädchen". So eine sei ich auch, hatten sie mir damals gesagt: Ich sehe sie noch immer deutlich vor mir, diese Mädchen in ihren grauweiß gestreiften Kittelschürzen. Aufgereiht in Zweierreihen marschierten sie schweigend durch den Park der christlichen Erziehungsanstalt für schwererziehbare Mädchen.

Wenn mein Großvater mit seiner Frau, der Oma Lina, bei uns im „Pfarrhaus" zu Besuch war, brachte er mir das Schreiben bei. Und später lehrte er mich, Aufsätze so gut zu schreiben, dass sie sehr gut wurden. Dafür bin ich ihm bis heute dankbar.

Manchmal aber, da war mein Großvater anders als sonst, vielleicht hatte er Probleme mit seiner Glatze und auch mit der Oma. Und wenn wir Kinder ihn dann belustigt fragten, wo denn seine Haare geblieben seien, da behauptete er ernsthaft, die Oma habe ihm die Haare „ausgerissen". Ich war nie ganz sicher, ob ich ihm das glauben sollte. So schaute ich fragend zu meiner kleinen, dünnen und eher unscheinbaren Oma, die sich so gerne mit viel Schmuck zum Glänzen brachte. Auf diese Anschuldigung aber reagierte sie mit nichts als einem undefinierbaren Lächeln.

So stellte ich sie mir vor, die Oma, wie sie das machte: Ich ‚sehe' sie mit wirren abstehenden Haaren, mit weit aufgerissenen Augen und einem riesigen offenen Maul, wie sie da auf dem Opa kniet und ihm mit langen, spitzen und spinnen-dürren Fingern genüsslich ein Haar nach dem andern ausreißt.

Beim Schreiben waren diese Kindheitserinnerungen spontan in mir aufgetaucht. Ich bin überzeugt, dass mein Großvater die Propagandamythen jener Zeit kannte, entsprechende Texte – zur Analogie von Frau und Insektenweibchen – gelesen hatte und so zu dem Bild von der Frau, die ihm die Haare ausreißt, gekommen war. Auch über das Medium der frühen Stummfilme hatte das wissenschaftlich untermauerte Postulat von der männermordenden vampirischen Frau große Verbreitung gefunden und sich in den Seelen der Menschen eingebrannt: Im Zentrum jener Filme stand die verführerische gefährliche Frau, der „Vamp“, in deren Spinnennetz der Mann sich verfing und deren Opfer er schließlich wurde.

Im Unbewussten von Männern und Frauen hockt sie noch immer, die dämonische Spinnenfrau, die kannibalische Zerreißerin, die darauf lauert, den Mann auszusaugen und ihn samt seiner „Samenausblutung“ (Dijkstra) zu verschlingen. Jede Frau wird hier zu einer bösen Mutter-Spinne, die es mit ihrer tierischen Vulva darauf anlegt, den Mann seiner Kräfte zu berauben. Die Panikzustände vieler Frauen und Männer angesichts einer harmlosen Spinne, die Häufigkeit angstvoller Spinnenträume und Spinnenphantasien weisen unter anderem auf unbewusste Ängste vor der weiblichen Macht und der weiblichen Sexualität.

Es schien unseren Großeltern und Eltern daher überlebensnotwendig, das Weibliche rechtzeitig – in jedem kleinen Mädchen – zu domestizieren mit Kittelschürzen und Haarklammern, mit Vorschriften, Ermahnungen und Anstandsregeln, mit schwarzer Pädagogik und einer strafenden Vater-Religion, mit Drohungen und notfalls mit Gewalt. „Rein bleiben und reif werden, das ist das höchste und schönste Lebensgut“, diese Losung hing gerahmt über meinem Kinderbett.

Vielleicht, werte Leserin, werter Leser, möchten auch Sie sich erinnern, wie das negative Frauenbild und die Angst vor dem Weiblichen sich über die Generationenkette in Ihrer Familie und in Ihrem Leben manifestiert hat. Dann stellen Sie sich folgende Fragen:

- Welches Frauenbild wurde in meiner Familie über die Generationenkette weitergegeben?
- Wie drückt sich in diesem Bild die *Gefährlichkeit* des Weiblichen aus?
- In welcher Weise beeinträchtigte dieses negative Frauenbild meinen Großvater und meine Großmutter und deren Paarbeziehung?
- In welcher Weise beeinträchtige dieses negative Frauenbild das Leben meiner Mutter, meines Vaters und deren Paarbeziehung?
- In welcher Weise beeinträchtigte dieses negative Frauenbild das Leben meiner Herkunftsfamilie?
- In welcher Weise wirkt dieses negative Frauenbild weiter in mir als Frau/ als Mann?

- In welcher Weise wirkt dieses negative Frauenbild in meiner jetzigen Paarbeziehung?
- Legen Sie nun das Buch zur Seite, schließen Sie die Augen und atmen Sie ein wenig tiefer als gewöhnlich.
- Lassen Sie alle Bilder, Gefühle oder Gedanken aufsteigen ohne zu zensieren. Vertrauen Sie ihrer inneren Wahrnehmung.
- Vielleicht möchten Sie einen Text schreiben und Ihrem Mann/Ihrer Frau, einer Freundin oder sonst einem nahen Menschen vorlesen?

Männliche Kastrationsangst und die Folgen

Die Angst vor der weiblichen Kraft ist groß. Weibliche Sexualität und der weibliche Körper wurden folglich dämonisiert, und der ehemals heiligste Ort, die Vulva, wurde zum Zentrum des Todes. Hans Peter Duerr, Professor für Ethnologie und Kulturgeschichte an der Universität Bremen, hat in seinem Buch „Intimität" ein Kapitel mit der Überschrift „Die hässliche Vulva". Die böse und tierische Vulva wird hier zur hässlichen Vulva. Es dürfte Frauen bekannt sein, dass in Beziehung zum Weiblichen böse und hässlich häufig gleichgesetzt werden.

Zum Thema der „hässlichen Vulva" schreibt Duerr(27): „Die Vorstellung von der tod- und verderbenbringenden Vagina ist in vielen Gesellschaften verbreitet, und bei den Mescalero- oder Chiricahua-Apachen bringen noch heute die Väter ihren kleinen Söhnen bei: ‚Stell nichts mit einer Frau an! Sie haben Zähne da drinnen und beißen dir den Pimmel ab!'" Ein richtiger Mann hat der wilden Frau „den Zahn zu ziehen", er hat sie zu „domestizieren". So schlägt, nach Duerr, der Kulturheros der Yavapai vor der sexuellen Vereinigung seine Bärenbraut zunächst nieder „und bricht ihr mit dem Nagelheber seines Hammers die Zähne aus der Vagina, ‚to make her safe'."

Die „hässliche Vulva" ist hier immer auch die wilde Vulva, wie ein Tier schnappt sie zu, beißt ab und verschlingt. Tierisch und gefährlich ist sie das „urtümlich Abstoßende" und ihr Anblick löst Ekel und Entsetzen aus: „Der ganze Horror des weiblichen Genitals glotzt ihm lähmend entgegen im Schlangenhaupt der Medusa. Sie ist bis heute das Symbol des Grauens schlechthin", zitiert Duerr(28) einen Autor, und er folgert: „die ewige Kastrationsdrohung."

Es ist bemerkenswert und erstaunt mich immer wieder aufs Neue, wie tief der weibliche Körper und die weibliche Sexualität gerade auch hinter einer Fassade von sogenannter „sexueller Befreiung" gefürchtet und entwertet ist. Die immer noch aktuelle *Verteufelung* weiblicher Sexualität belegt eine Zeichnung von Roland Topor aus dem Jahr 1975[29]: „Die weiblichen Genitalien als Teufelsfratze". Eine andere Zeichnung (Tomi Ungerer, 1980) zeigt eine Frau, die, – im Gesicht ein breites triumphierendes Lächeln – ihre Beine weit spreizt. Ihr entblößtes Genital erscheint als Totenschädel mit riesigen Zähnen.

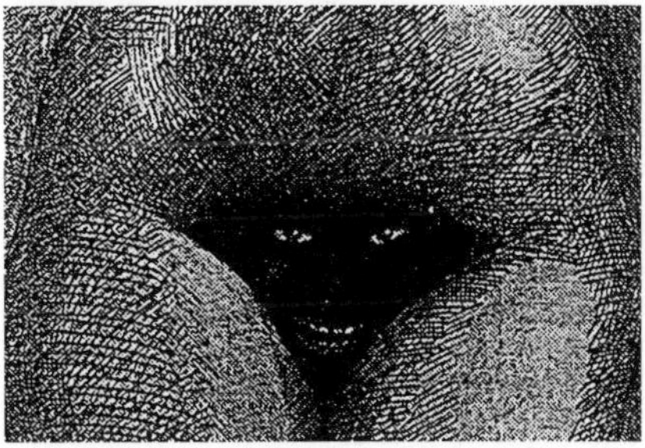

Die weiblichen Genitalien als Teufelsfratze. Zeichnung, Roland Topor, 1975

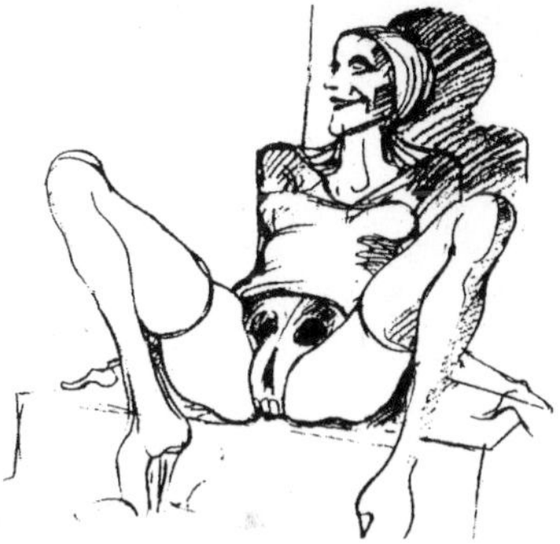

Die weiblichen Genitalien als Totenschädel. Zeichnung, Tomi Ungerer, 1980

Die in vielen patriarchalen Kulturen immer noch übliche *Beschneidung* der Vagina (die häufig von den betroffenen Mädchen nicht überlebt werden kann), das Abschneiden von Klitoris und Schamlippen sowie das Zunähen der Scheidenöffnung, erscheinen in diesem männlichen Erlebniszusammenhang nur konsequent: Beschneidung und Verstümmelung der Vagina dienen einzig und allein der Abwehr männlicher Kastrationsängste, dies sind Ängste vor der wilden sexuellen Urkraft des Weiblichen.

Im christlichen Fundamentalismus und entsprechenden Gemeinschaften hat die Verteufelung weiblicher Gebärkraft und weiblicher Sexualität eine jahrhundertalte Tradition. Duerr[30] berichtet von den Skopzen, einer russisch-rumänischen Sekte, die in Russland bis zur Machtergreifung des Bolschewismus 1917 und im östlichen Rumänien noch einige Jahrzehnte länger existierte: Sie „... nannten die Frauen ‚die Stinkenden' und beschnitten sie in verschiedenen Graden mit einem bis zur Weißglut erhitzten Messer und zwar, um die Wollust an der Wurzel auszurotten, meist die ‚abscheuliche' Klitoris und die Schamlippen sowie die Brustwarzen und -drüsen. Dabei beriefen sie sich auf Lukas 23,29, wo geschrieben steht: ‚Glücklich zu preisen sind die Leiber, die nicht geboren, und die Brüste, die nicht gesäugt haben.'"

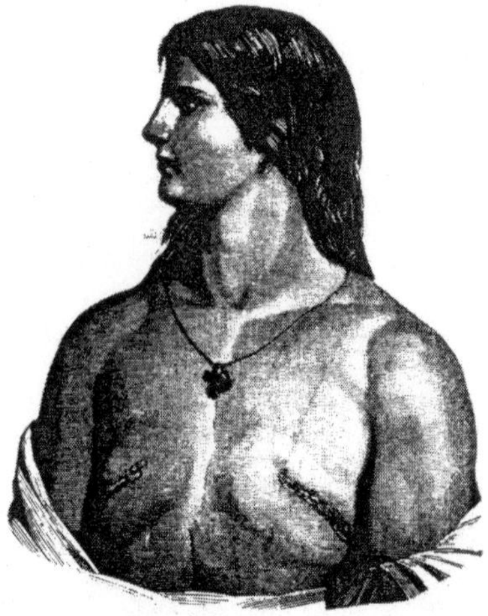

Mädchen der Skopzen mit ausgeschnittenen Brustdrüsen

Menstruation, Schwangerschaft und Geburt, die Leiber der Frauen, die gebären und die Brüste der Frauen, die säugen – genau das ist es, was an das früheste Trauma der Geburt und an den Körper der „bösen Mutter" erinnert und daher bekämpft werden muss.

Zu diesem Thema konnte sich August Strindberg um die Jahrhundertwende – als es zum Zeitgeist gehörte, den bösen und tierischen Urinstinkt der Frauen anzuprangern – ungestraft mit folgenden hasserfüllten Worten an die herrschende Männerwelt richten(31):

„Ich möchte den Herrn Gesetzgebern einschärfen, sorgfältig die Konsequenzen zu überdenken, die es mit sich bringt, wenn man Halbaffen, niederen Lebewesen, kranken Kindern, die zur Zeit der Menstruation dreizehnmal im Jahr krank und verrückt, während der Schwangerschaft vollkommen wahnsinnig und für den Rest ihres Lebens für ihr Tun nicht verantwortlich sind, wenn man solch unbewussten Verbrechern, Kriminellen aus Instinkt, solch unwissentlich bösen Tieren die vollen Bürgerrechte zugesteht."

Es ist, wie wir hörten, der weibliche Körper als der Ort der ersten Heimat, welcher den Mann anzieht, fasziniert und ihn gleichzeitig zutiefst ängstigen und damit abstoßen kann. Wir fragen an dieser Stelle: *Wie ist das mit Frauen?* Frauen werden doch auch geboren? Der Leib der Mutter ist doch auch die erste Heimat einer Frau?

Ja, weibliche Kinder erleben eine schwere Geburt selbstverständlich genauso traumatisch wie männliche Kinder. Die Frau aber hat – im Gegensatz zum Mann – die Möglichkeit, ihre Todesangst, die aus dem Geburtstrauma resultiert, zu wandeln. Denn: Jede Frau ist Geborene und potenzielle Gebärerin gleichzeitig. Eine Frau *ist* die verkörperte Einheit von Leben und Tod. In ihrem zyklischen Bluten erfährt sie dieses „blutende Maul“ allmonatlich an sich selbst. Indem eine Frau diese ihre eigene zyklische Weiblichkeit annimmt, heilt und kraftvoll ins Leben bringt, transformiert sie ihr eigenes Geburtstrauma.

Um hierzu aber in der Lage zu sein und die patriarchale Angst vor der eigenen weiblichen Urkraft zu heilen, brauchen Mädchen bewusste und kraftvolle Mütter und Großmütter, mit deren vorbildhafter Weiblichkeit sie sich identifizieren können. Mädchen brauchen Mütter, die ihnen helfen, den Kali-Aspekt ihrer Weiblichkeit liebevoll anzunehmen. In Ermangelung dieser Großen Mütter aber kann die patriarchale Frau, genau wie der Mann, ihre Überlebensangst aus der Geburt nicht wirkungsvoll transformieren. Folglich hat sie Angst vor ihrer eigenen weiblichen Urkraft, vor sich selbst als Geburts- und Todesmutter. Ihr Überlebenshass richtet sich meist gegen den eigenen Körper, den sie ablehnt, entehrt und manchmal auch misshandelt.

Der *patriarchale Mann* aber, in seiner untransformierten Überlebensangst vor der Frau als Gebärerin, richtet seinen Überlebens-Hass aus dem Geburtstrauma gegen den Körper der Mutter und projektiv gegen den Körper der Frau. Männlicher Hass richtet sich insbesondere auf den weiblichen Schoß, die Vulva, die Brüste und den schwangeren Leib. Die meisten Exzesse männlicher Gewalt an Frauen haben hier ihren Ursprung. Stellen wir uns dem Grauen und erinnern wir uns in diesem Zusammenhang an die vergewaltigten und aufgeschlitzten, schwangeren Leiber der bosnischen Frauen und Mütter.

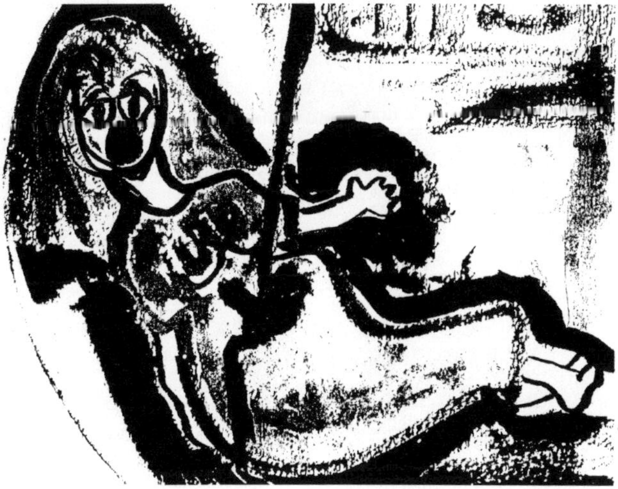

Schwanger und von Kriegern aufgespießt. Rita N., 1995

Im mesopotamischen patriarchalen Schöpfungsmythos, dem „Enuma Elish“, zerstückelt der patriarchale Held Marduk den Körper der Meer-Mutter Tiamat. Aus ihren Körperteilen erschafft er einen neuen Himmel und eine neue Erde. Die Psychoanalytikerin Marina Gambaroff[32] schrieb hierzu: „Was mich am ‚Enuma Elish‘ so berührt und aufgewühlt hat, sind die konkreten Details, wie Marduk sich der Tiamat bemächtigt. Es entspricht exakt dem, was uns an grausigen Fakten über die Untaten an bosnischen Frauen erreicht hat. (…) Marduk erschafft das Universum – Himmel und Erde – aus Tiamats Körper, indem er sie in zwei Teile schlitzt. Er durchsticht ihre Augen, um Euphrat und Tigris daraus fließen zu lassen; aus ihren Brüsten lässt er die Zuflüsse strömen; ihre Blutbahnen lenkt er um und lässt daraus Bewässerungssysteme entstehen. Das Aufschlitzen von Tiamats Körper, das Herausreißen ihrer inneren Organe, die Aneignung ihrer prokreativen Funktionen, ihrer Gebärfähigkeit, das alles zeigt, wie eines vollkommen unverändert geblieben ist: der Hass des Mannes auf den Körper der Frau.“

Im archaischen Vorgang des Zerstückelns des weiblich-mütterlichen Körpers, dem Schlacht-Opfer des Weiblichen, befreit sich der Mann als Sohn *gewaltsam* aus der Angst machenden Überwältigung durch das Mütterliche und wird so selbst – auf der Ebene des magischen Bewusstseins – zum Schöpfer seiner eigenen männlichen Welt.

Hierzu ein Beispiel aus meiner therapeutischen Arbeit: Einer meiner Klienten hatte ein inneres Thema, das ich in diesem Zusammenhang als „Marduk-Komplex“ bezeichnen möchte. Er war ohne Vater und mit seiner als überwältigend erlebten Mutter aufgewachsen. Auf sein Geburtstrauma folgten einige andere frühe Traumatisierungen sowie der gewaltsame Tod seines leiblichen Vaters. Vordergründig gab es eine Teilpersönlichkeit, die er selbst als „Retter aller Frauen“ bezeichnete, hinter dieser Gestalt aber verbarg sich eine zweite innere Gestalt mit einem riesigen Hass gegen die Mutter und das Weibliche.

Die Arbeit mit ihm war eine Herausforderung für mich, ich musste mich immer wieder schwierigen Gegenübertragungsgefühlen stellen, die ich zunächst aber nicht wirklich verstehen konnte. Einmal hatte ich ein sehr starkes „komisches“ Gefühl nach einer Sitzung mit ihm, das weiter anhielt. Im Laufe der Woche erkannte ich es als starke Angst und als ein Gefühl der Bedrohung.

In der darauf folgenden Sitzung, eine Woche später, ereignete sich folgendes: Mein Klient öffnete – ganz unvermittelt und plötzlich – seine Tasche, die neben seinem Stuhl stand und holte ein Bild hervor. Es war der Farbdruck einer auf DIN-A3 vergrößerten riesigen Vulva. Dieses Bild legte er direkt vor mich hin. Dann langte er ein zweites Mal in seine Tasche, holte ein großes Schlachtmesser hervor und legte es demonstrativ auf die Abbildung der Vulva vor mir. Dieser Vorgang verlief ganz in Schweigen, er konnte offensichtlich nicht verbalisieren, was er hier tat. Und auch mir hatte es die Sprache verschlagen. Ein Teil meines Bewusstseins muss in eine amnestische Trance abgesunken sein, denn ich erinnere mich an sonst nichts mehr aus dieser Stunde. –

Eine hilfreiche Supervision holte meine eigenen verletzten weiblichen Anteile zurück ins Bewusstsein und ließ die therapeutische Arbeit mit dem jungen Mann gut weitergehen. In einer der folgenden Stunden konnte er den riesigen, *auf seine Mutter* gerichteten Hass *fühlen* und sprachlich ausdrücken. Er hatte eine innere Gewaltphantasie gegen die Mutter, die er mit folgenden Worten beschrieb: „Ich schneide ihr Ohren und Nase ab, steche die Augen aus. Ich schlitze ihren Bauch auf und reiße die Eingeweide raus. Dann gehe ich mit der Faust in die Scheide und reiße von unten noch Eingeweide raus. Und was dann übrig bleibt, ist reif für die Biotonne."

Was hier so abstoßend klingt, war gleichzeitig ein ganz entscheidender Schritt im Prozess seiner Heilung: seine Befreiung aus der infantilen Abhängigkeit vom Mütterlichen sowie die Integration und Wandlung seines frühen Überlebens-Hasses in mehr männliche Lebenskraft. Letzten Winter sah ich ihn von weitem im Theater, – er war in Begleitung einer jungen Frau, mit der er angeregt plauderte. Ich freute mich, ihn so zu sehen.

In den Tiefenschichten zahlreicher Männer existieren ähnliche archaische Gewaltthemen gegen das Mütterliche. Meistens aber bleiben solche Bilder und Impulse verborgen im Unbewussten und erst in Extrem- und Grenzsituationen – wie zum Beispiel im alltäglichen Geschlechterkampf und in Kriegssituationen – werden sie verstärkt und dann nicht selten unkontrolliert agiert in körperlicher Gewalt, in Mord und in Massakern an Frauen.

Hans Peter Duerr liefert eine ganze Sammlung solcher ausagierter Gräuel; mit wenigen Ausnahmen wurden sie von Männern begangen an Frauen und Mädchen: „Obszönität und Gewalt, der Mythos vom Zivilisationsprozess“, heißt sein Buch.[33]

Hier nochmals eine *Zusammenfassung* der zentralen Aussagen des Kapitels „Perinatale Wurzeln der Angst vor dem Weiblichen“ in wenigen Sätzen:

Im Geburtstrauma wird die Mutter als Quälerin und potenzielle Töterin erlebt. Das Kind erlebt Todesangst und hieraus entsteht Überlebens-Hass.

Die *Frau* kann in einer positiven Identifikation mit dem Mütterlichen ihr Geburtstrauma heilen. Gelingt ihr dies mangels mütterlicher Vorbilder aber nicht, so bleibt ihre Lebenskraft im perinatalen Hass – den sie vielfach gegen sich selbst richtet – gebunden. Sie hat Angst vor ihrer eigenen weiblichen Macht.

Für den *Mann* aber, der seine unbewusste perinatale Angst vor dem Weiblichen nicht erkennt und heilt, wird der mütterliche Körper zum Ort der Vernichtung und des Todes. Sein Überlebens-Hass richtet sich gegen das bedrohliche Mütterliche, die Frau, den weiblichen Körper und speziell gegen die ‚mörderische‘ Vulva. Die aggressive Zerstörung des weiblichen Körpers dient der Abwehr seiner Vernichtungsangst und sie dient gleichzeitig – auf einer magischen Ebene des Bewusstseins – der Erschaffung seiner eigenen männlichen Welt.

3. Angst und Kränkung – Ursachen männlicher Gewalt am Weiblichen

Die Anrufung der Kali:

Kali, sei bei uns,
Gewalt, Zerstörung, nimm unsere Huldigung an.
Hilf uns Licht in die Dunkelheit zu bringen,
den Schmerz, den Zorn aus der Tiefe zu bergen,
damit es sich offenbare
das Hemmungsrad unserer verletzbaren, verlangenden Liebe.
Ordne den Heißhunger dort ein, wo er hingehört

im Schöpfungsakt.
Rohe Kräfte schmieden ein Gleichgewicht
zwischen Hass und Liebe.

Hilf uns, immer Hoffnung zu bewahren,
als Gärtnerinnen des Geistes zu wissen,
ohne Dunkelheit
wird nichts geboren,
so wie ohne Licht
nichts zur Blüte gelangt.

Trage die Wurzeln im Geist,
Du, die Dunkle, Kali,
Furchteinflößende Macht.

May Sarton(1)

Damit sich archetypischer und perinataler Überlebens-Hass als agierte Gewalt nach außen verlagert, braucht es bestimmte religiöse, kulturelle, gesellschaftliche oder biografisch bedingte Verstärker. Opferschaft drängt in Täterschaft, dies ist eine Gesetzmäßigkeit im Dienste der Einheit: Gerade ängstliche und in ihrer Männlichkeit unsichere, gedemütigte, gekränkte und beschädigte Männer tragen daher in sich eine Disposition zu agierender Täterschaft.

Die Psychoanalytikerin Marina Gambaroff(2) drückt dies klar und eindeutig aus, indem sie sagt: „Für mich gilt inzwischen die Faustregel: je mehr ein Mann auf seine Männlichkeit pocht, je wichtiger ihm die reine Demonstration seiner Männlichkeit mit welchen Mitteln auch immer ist, desto mehr fürchtet er die Frauen und das Weibliche."

Der Mann im Netz einer Opfer-Mutter

Patriarchale Männer fürchten sich vor dem archetypischen zyklischen Mondhaften, hörten wir. Sie erlebten das Mütterliche im Geburtsprozess als bedrohlich und tödlich und tragen folglich eine unerlöste Mordswut gegen das Mütterliche in sich. Warum nun richtet sich diese Wut als agierte Gewalt – auch in unserem Kulturkreis – nicht vor allem gegen die leibliche

Mutter, sondern gegen Frauen allgemein und insbesondere gegen die *eigene* Frau und gegen die *eigene* Tochter?

Dieses Phänomen hat zunächst mit der *Besitzregelung* in patriarchalen Gesellschaften zu tun. In traditionellen Männerkulturen gelten Frauen und Kinder als Besitz des Mannes. Die Mutter gehört nicht dem Sohn, die gehört dem Vater. Die Frau aber gehört ihm, ist sein „Haus", und hiermit kann der Hausherr tun und lassen, *was er will.* Eine junge, in Deutschland aufgewachsene Türkin berichtete über ihr Frauenleben in einer von der Familie diktierten „Zwangsehe" mit einem ungeliebten Mann: „Er war gleich eifersüchtig, sagte: *du gehörst jetzt mir.*"

Wir Deutschen haben nun ein Familienrecht, in welchem die Frau dem Mann wenigstens formal-rechtlich gleichgestellt ist. Im Kollektiven Unbewussten aber wirkt das traditionelle *Gebot des Herrn,* welches die meisten von uns noch im Konfirmandenunterricht auswendig lernen mussten, in dem es noch immer – an den Mann gerichtet (die Frau kommt darin als Subjekt nicht vor!) – heißt: „Du sollst nicht begehren deines Nächsten *Weib, Kind, Vieh und alles was sein ist.*" Gerade heute früh hörte ich in den Nachrichten, dass ein Vater seine beiden Kinder getötet hatte, um sich an seiner Frau zu rächen. „Die gehören doch mir, mit ihnen kann ich tun, was ich will", ist die patriarchale Haltung.

Wir kennen die biblische Geschichte von Lots Töchtern; sie hatte mich als Mädchen immer seltsam berührt, ohne dass ich damals den Grund hätte benennen können: Lot, der Neffe Abrahams, hatte zwei Fremde in sein Haus geladen, und als diese von den Männern aus Sodom bedrängt wurden, bot er – um seine männlichen Gäste zu schützen – zum Austausch seine beiden kleinen Töchter an mit den Worten: „Seht, ich habe zwei Töchter, die noch keinen Mann erkannt haben. Ich will sie euch herausbringen. *Dann tut mit ihnen, was euch gefällt.*"

Im alttestamentarischen Buch Richter wurde ebenfalls ein Gast, ein Levit (ein Angehöriger der israelischen Priesterkaste), von „üblem Gesindel" bedrängt und der Gastgeber, ein alter Mann, sprach zu ihnen: „Da ist meine jungfräuliche Tochter und seine (des Leviten) Nebenfrau. Sie will ich zu euch herausbringen; ihr könnt sie euch gefügig machen und *mit ihnen tun, was euch gefällt.*"

Der Levit ergriff daraufhin seine Nebenfrau und brachte sie zu den Männern auf die Straße. „Sie missbrauchten sie und trieben die ganze Nacht hindurch bis zum Morgen ihren Mutwillen mit ihr." Am Morgen fand „ihr Herr", so der biblische Text, sie „zusammengebrochen am Eingang des Hauses, die Hände auf der Schwelle. Er sagte zu ihr: Steh auf, wir wollen gehen! Doch sie antwortete nicht." Er lud ihren geschändeten Leib auf den Esel und zu Hause angekommen nahm er ein Messer und „zerschnitt sie in zwölf Stücke, Glied für Glied, und schickte sie in das ganze Gebiet Israels."[(3)] (kursiv G.C.)

Neben der Besitzregelung gibt es noch einen weiteren, tieferen, Grund, weshalb der patriarchale Mann eher Frau und Töchter opfert, als die leibliche Mutter: seine infantile Abhängigkeitsbeziehung zu ihr. Mit der Mutter und der Geburt durch sie begann seine erste – oft bedrohliche – Erfahrung mit dem Weiblichen. So ist sein primärer Überlebens-Hass zunächst auch gegen die eigene Mutter gerichtet. Da zu ihr aber weiterhin eine (oft unbewusste) enge Beziehung besteht, die durch kindliche Abhängigkeit und Angst beeinträchtigt ist, liegt es nahe, den alten Hass auf *weniger bedrohliche* Frauen im nahen Lebensraum zu *übertragen.* Er richtet sich vor allem gegen diejenigen Frauen, die zu seinem „Haus", das heißt zu dem ihn umgebenden *uterinen* Raum (Urprinzip Mutter = Uterus = Haus) gehören, die Ehefrau und die Töchter.

Gerade mutter-gebundene Söhne sind geschwächte und gedemütigte Söhne. Aus kindlicher Verlustangst ist die leibliche Mutter für sie oft tabu. Wohin also mit der perinatalen Wut? Das unerlöste Mutterthema wird auf die Partnerin oder die Tochter übertragen und an dieser stellvertretend gerächt. Dies ist seine projizierte Rache an der Mutter.

So weiß ich von einem Mann, der willentlich beschlossen hatte, die als Kind durch seine Mutter erfahrene Bedrängnis – er war ihr einziger und eifersüchtig geliebter Sohn –, nun an seiner Partnerin zu „rächen". Bemerkenswert ist hierbei: er hatte eine innere weibliche Gestalt erschaffen, in der die Erfahrung mit der Mutter und die Erfahrung mit der Partnerin zu einer einzigen inneren Figur verschmolzen waren. An dieser wollte er sich nun projektiv rächen.

– Die latente Gefahr der *Projektion* früher biografischer Themen auf Partnerin oder Partner kennen wir vermutlich alle aus eigenen Beziehungen: Ungelöste Kindheitsthemen mit Mutter oder Vater, suchen ein Ventil und gehen fast zwangsläufig in Projektion mit nahen Bezugspersonen. –

Wie wir hörten, gibt es keine nur „gute“ Mutter, im weiblichen Doppelaspekt und im Geburtstrauma wird die Mutter zwangläufig auch zu einer bedrohlichen Macht. Das hieraus – aus der *gewaltsamen* Befreiung vom Mütterlichen – entstandene chronische Leid aber ist ausschließlich patriarchalen Ursprungs.

Damit die Geburtsängste sich *heilsam* lösen und Wertschätzung gegenüber dem Weiblichen sich in Kindern und Jugendlichen entwickeln könnte, dafür bräuchte es liebevolle und starke Mütter. Und es bräuchte liebevolle und starke Väter. Gerade aber über die Gleichzeitigkeit von Liebe und Stärke verfügen nur wenige Eltern. Traditionelle Väter *machen* eher auf stark und ihre Liebe bleibt im Schatten. Traditionelle Mütter *machen* eher auf liebevoll und ihre Stärke bleibt im Schatten. Liebe und Stärke als essentielle innere Werte sind bei beiden oft nur äußerlich.

Nach zwei Weltkriegen sind unsere Mütter und Väter geschwächt und emotional verhärtet. Die Frauen stehen in einer langen Tradition von Opfermüttern (vgl. Teil I, Kap. 4): Generationen von schwachen, verachteten, geschändeten und sprachlosen Müttern versammeln sich in jeder Frau – wobei sie gewöhnlich immer noch gut funktioniert, ganz im Sinne des Patriarchats. Opfermütter und Opferfrauen kompensieren das Erleben eigener Wertlosigkeit durch *Idealisierung des Mannes* und männlicher Werte, mit denen sie sich *identifizieren.*

Die patriarchale Frau hat ihre *innere* Weiblichkeit verloren. Auf die Spitze gebracht, möchte ich behaupten: Die normale Frau ist in ihrer Anpassung an patriarchale Werte ein Kunstprodukt männlicher Vorstellungen geworden. Sie ist sich selbst als Frau und ihrem gesamten weiblichen Sein so weit entfremdet, dass sie nicht weiß, wer sie ist, wenn sie nicht durch *ihn* ist. Ohne ihn ist sie nicht: „Ich bin ein Nichts“, sagt sie über sich selbst.

Deshalb muss sie ihn *haben.* Sie muss den Mann als Wert besitzen, um sich selbst als wertvoll erleben zu können. Eine Umfrage unter Frauen bestätigte dieses sichtbare Phänomen: Erfolg, gesellschaftliches Ansehen und materieller Besitz sind das, was patriarchale Frauen an Männern am meisten schätzen.

Und wenn sie ihn hat, den idealisierten Mann, dann wird sie ihn besetzen und festhalten. Sie wird ihn „umgarnen“ und einspinnen. Flieht der Mann aus dem häuslichen Spinnennetz in Berufs- oder virtuelle Welten oder in die Arme einer jüngeren Geliebten, dann bleibt der Mutter immer noch der Sohn. So wie die Tochter ihre leibhaftige Schande verkörpert, so verkörpert der Sohn ihre verleugnete Größe und Macht. Ihm liegt sie zu Füßen. In Identifikation mit seiner männlichen Jugend, seiner Kraft und Potenz wird er von ihr „verschlungen". Das aus chronischem Verrat der eigenen Weiblichkeit und aus Selbstverleugnung entstandene innere Defizit füllt sie mit Energie von Mann oder Sohn. So wird die patriarchale Frau zur gefürchteten Mutter-Spinne.

Die Opfer-Mutter braucht den Sohn, sie gibt ihn nicht frei, sie bindet ihn, seine Männlichkeit kann sich nicht voll entfalten. Mit allen möglichen Mitteln manipuliert sie ihn aus dem Hinterhalt: mit Überfürsorge, falscher Bemutterung, Überwältigung mit Nahrung, Liebesentzug oder emotionaler Ausbeutung. Selbst eigene Krankheiten und Leiden werden eingesetzt, um ihn gefügig zu machen und ihn „bei der Stange zu halten". Seine Frau oder seine Gefährtin wird zur verachteten Rivalin, manchmal zur Feindin; niemals kann diese so gut für ihn sorgen, wie sie selbst. Im Einflussbereich mütterlicher Manipulation bleibt ein Sohn lebenslang muttergebunden, auch wenn die Mutter schon lange nicht mehr lebt, ein ewiger „Bub" in Abhängigkeit seiner – verinnerlichten – Mutter. „Bubi" heißen manche Männer noch, auch wenn sie bereits 80 Jahre alt sind.

Aus meiner therapeutischen Arbeit erinnere ich mich lebhaft an eine solche Opfermutter, die den Sohn zeitlebens trickreich gefangen hielt: Ihr erwachsener Sohn, ein philosophisch und musisch ungewöhnlich gebildeter und begabter Mann, war hilflos in ihrem mütterlichen Spinnennetz gefangen. Wenn er die Mutter zusammen mit seiner Gefährtin gelegentlich besuchte, dann musste die Geliebte, dem Wunsch der Mutter entsprechend, auf dem Sofa im Wohnzimmer übernachten, und er, der Bub, schlief in seinem ehemaligen Kinderzimmer in seinem Jugendbett. Zum Kinderzimmer dieses erwachsenen Sohnes hatte nur die Mutter, nicht aber die Freundin Zutritt. Jeden Morgen, wenn der Sohn noch schlief, betrat die Mutter auf Zehenspitzen das Kinderzimmer, weckte ihren erwachsenen Sohn zärtlich und schob ihm etwas Süßes in den Mund – ein Gummibärchen.

Wie aber soll ein Sohn unter dem emotionalen Diktat und der Überwältigung durch eine Opfermutter jemals Achtung vor dem Weiblichen und angstfreie Liebesfähigkeit entwickeln? Wie soll er, gefangen in kindlicher Abhängigkeit und Angst vor dem Mütterlichen, die archetypische Dunkle Mutter in sich annehmen und sein Geburtstrauma heilen können? Wie kann ein Mann – dauerhaft von seiner Mutter besetzt – jemals eine kraft- und liebevolle Anima in sich entwickeln?

Muttergebundene Söhne sind gedemütigte Männer, und gedemütigte Männer sind gefährliche Männer. Ihre unbewusste und chronifizierte Angst vor dem Weiblichen kann in Grenzsituationen hervorbrechen und sich in agierter Gewalt entladen. An (s)einer Frau wird er die Mutter rächen:

Die banalste und alltäglichste Form seiner Rache ist, dass er sich niemals wirklich tief auf sie einlassen wird, und die alltäglichste Form seiner Gewalt an ihr ist, dass er sich ihr niemals emotional wirklich öffnen wird. Und so werden sie sich niemals als Frau und Mann „erkennen" können.

Gedemütigte Männer sind gefährliche Männer

Im Netz einer patriarchalen Mutter, dazu einen schwachen und häufig noch gewalttätigen Vater im Rücken, überflutet von Gewaltvorbildern aus den Medien, ist dies die aktuelle und fast normale Lebensrealität von Buben und jungen Männern in der westlichen Welt.

In einem Rundfunkbeitrag zum Thema „Gewalt" hörte ich einen ehrlichen und mutigen Mann sagen, dass Gewaltverbrechen meistens von Männern und zunehmend von jugendlichen Männern verübt werden. Er stellte die entscheidende Frage: „Was stimmt nicht mit dem männlichen Rollenbild?" Und in einem Beitrag zu den Darmstädter „Steinewerfern" (Jungen im Alter von ca. 15 Jahren hatten große Steine von einer Brücke auf die Autobahn geworfen, hierbei wurde eine junge Frau tödlich getroffen) schrieb Ariane Stech im Darmstädter Echo: „Wieso sind es so oft junge Männer, die solche Taten begehen? Was läuft schief in der Erziehung, dass es zu dem gefährlichen Mangel an Mitgefühl kommen kann? Warum sind gerade junge Männer – und Männer generell – in der Kriminalstatistik überproportional häufig vertreten, vom Verkehrsdelikt bis zum Gewaltverbrechen?"

Nach Kriminalstatistiken (von 1998) gehen ca. 95% aller Gewaltdelikte auf das Konto von Männern und nur ca. 5% auf das von Frauen. Opfer männlicher Gewaltverbrechen, vor allem im familiären Kontext, sind meistens Frauen, Mädchen und Kinder. Die Schweizer Außenministerin Micheline Calmy-Rey sagte im März 2004 auf der UNO-Menschenrechtskonferenz in Genf, wo 33 hochrangige Politikerinnen aus der ganzen Welt zu einem Stopp jeder Form von Gewalt gegen Frauen aufriefen: In Industrieländern sei Gewalt heute die häufigste Todesursache bei Frauen im Alter zwischen 16 und 44 Jahren. Und kein anderes Verbrechen auf der Welt bleibe bislang so ungesühnt wie Gewaltverbrechen an Frauen.[(4)]

Warum so viel männliche Gewalt an Frauen? Was sind die Ursachen? – Wie wir bereits feststellten, hat der Mann einigen Grund, das Weibliche zu fürchten. Er hat die archetypische und perinatale Urkraft des Weiblichen als überwältigend erfahren. Am Beginn seines Lebens steht immer die Macht des Mütterlichen, in der frühen matriarchalen Erfahrung mit der biologischen Mutter genauso wie im historischen Matriarchat:

In *matriarchalen Kulturen* war das Männliche das sekundäre Prinzip, es stand dem primären weiblichen Prinzip, welches die Göttin repräsentierte, unterstützend zur Seite. Einiges deutet darauf hin, dass in den frühen Mutterkulturen der Mann und das Männliche weniger Bedeutung und weniger Ansehen hatte als die Frau und das Weibliche. So gibt es aus dieser Zeit unzählige weibliche und auch androgyne, aber nur wenige eindeutig männliche Idole. Männer wurden gebraucht, wie heute Frauen gebraucht werden. Sie wurden gebraucht für harte Arbeit, welche Schwangere und Mütter mit kleinen Kindern nicht leisten konnten. Männer waren unentbehrlich als Krieger, zum Schutz der Sippe vor Angriffen feindlicher Stämme und hungriger Tiere. Männer waren Besamer – wobei die männliche Wissenschaft spekuliert, dass die Menschen der Frühzeit den Zusammenhang von Sexualität und Empfängnis noch nicht kannten, was ich bezweifeln möchte. Und sicher waren Männer auch lustvolle, erotische Gespielen zum sinnlichen Vergnügen der Frauen.

In den matrilinearen und späteren sakralen Monarchien war der Sohn-Geliebte und Heilige König der Gefährte der Königin, welche die Göttin auf Erden repräsentierte. Häufig ist er körperlich kleiner dargestellt als diese, er sitzt oder steht ihr zu Seite. Er hatte den Status eines Sohnes im Verhältnis zu seiner Mutter. Wie die patriarchale Frühgeschichtsforschung annimmt, wurde der Heilige König – in bestimmten Zeiten und Traditionen – nicht nur symbolisch, sondern auch körperlich geopfert.

Eine feministische Annahme aber besagt, dass es in den *frühen* Mutterkulturen keine blutigen Opfer gab, dass Blutopfer für die Göttin erst mit der beginnenden *Angst vor dem Weiblichen* – in der Phase der Ablösung vom primären Mütterlichen – üblich wurden. Die Angst vor der weiblichen Urkraft sollte mit Blutopfern besänftigt werden. Erst in den Übergangskulturen vom Matriarchat ins Patriarchat musste der König sterben. (Vgl. hierzu Teil III, Kap. 2: „Blutige Opfer für die Große Mutter – oder patriarchale Todesangst?“)

Hierzu beispielhaft eine Sequenz aus dem *Gilgamesch-Epos*, ein Dialog zwischen Ischtar, der babylonischen Großen Göttin („Große Hure von Babylon“ wird sie in der Bibel genannt) und dem Helden Gilgamesch, dem König von Uruk.

Die bekannteste Gestaltung des Epos entstand gegen Ende des zweiten Jahrtausends v. Chr., in einer Zeit, in der die matrilineare sakrale Monarchie bereits von einem patriarchalen Königtum abgelöst wurde. Der Mythos beschreibt somit den Übergang von der matriarchalen in die patriarchale Tradition. Er verdeutlicht eindrucksvoll die Bedrängnis des Männlichen durch die weibliche Macht, die männliche Angst, die daraus folgende Verachtung des Weiblichen und die große Wut auf die Frau.

Ischtar, die Göttin der Liebe und des Venussternes, wirbt mit folgenden Worten um den Helden Gilgamesch:

„Komm, Gilgamesch! Du sollst mein Gatte sein!
Schenk, o schenke mir deine Fülle!
Du sollst mein Mann sein, ich will dein Weib sein!
Ich will dir bespannen lassen einen Wagen von Gold und Lasurstein,
Mit goldenen Rädern und Hörnern von Mondstein! (…)“

Zunächst fragt Gilgamesch noch gehorsam, wie es matriarchale Sitte war: „Was muss ich dir geben, wenn ich dich nehme?“ Dann aber besinnt er sich eines anderen:

„Doch wozu? An der Straße, da sei dein Sitz, (…)
Dann wird dich nehmen, wer immer Lust hat!
Ein Ofen bist du, der das Eis nicht schmilzt!
Eine unfertige Türe, die Wind und Blast nicht abhält!
Ein Palast, der niederschmettert den Helden.[(5)] (…)“

„Abrechung will ich mit dir halten:
Tamuz, dem jugendlichen Geliebten, dem Frühlingsgotte,

hast du Jahr für Jahr bittre Klage bestimmt.
In einen buntgefiederten Hirtenknaben verliebtest du dich;
du schlugst ihn, zerbrachst seinen Flügel.
Im Walde steht er und ruft: kappi, kappi, mein Flügel!
Den Löwen gewannst du lieb, denn er strotzte vor Kraft;
sieben- und siebenmal grubst du ihm Gruben. (...)"

Gilgamesch bezog sich vermutlich auf das alljährliche, symbolische oder tatsächliche Königsopfer, wenn er weiter spricht: „Meine Liebe begehrst du nun und willst mich wie jene behandeln."(6)

„Im Walde steht er und ruft: kappi, kappi, mein Flügel!" Und so ruft er bis heute, der unerlöste patriarchale Mann. Im Jahr 2006 singt der bekannte Berliner Lied-Poet Stephan Krawczyk:

„Sie konnte ihn festhalten.
Zuerst stutzte sie ihm die Flügel.
Dann die Krallen. Dann die Zähne. Dann die Ohren.
Dann kappte sie ihm die Achillessehnen. Dann die Kniesehnen.
Dann den Mund einschließlich der Zunge.
Er hatte schon darüber nachgedacht, sie zu verlassen."

Gedemütigte Männer sind gefährliche Männer: „Abrechnung will ich mit dir halten", spricht der gedemütigte Mann. Die ursächlichste Demütigung für den patriarchalen Mann ist seine matriarchale Herkunft, sein Geborenwerden aus einer Frau. Im Verhältnis zur Frau bleibt der Mann immer Sohn. Wir erinnern uns in diesem Zusammenhang an die Aussage des Apostel Paulus, der, sich auf den biblischen Ursprungsmythos beziehend, behauptete: „Denn der Mann stammt nicht von der Frau, sondern die Frau vom Mann." (Vgl. Teil I, S. 38/39)

Aber kein noch so geschickt aufbereiteter und mit Dogmen belegter Mythos kann darüber hinwegtäuschen, dass jeder Mann aus der Frau geboren wird und das Weibliche in der Natur das Primäre ist. Auch die patriarchale Wissenschaft kommt nicht umhin, das Primat des Weiblichen anzuerkennen:(7)

„Die Natur ist im Prinzip weiblich – nicht Adam, sondern Eva war zuerst da. Die Natur bevorzugt jedenfalls das Weibliche, haben Biologen herausgefunden. Schon kleine Störungen im Wachstumsprozess eines männlichen

Embryos stellen das Programm wieder auf ‚weiblich'", resümiert die Zeitschrift „Bild der Wissenschaft" 1997.

Im Vergleich zum weiblichen X-Chromosom sei das männliche Y-Chromosom relativ klein. Ein großer Teil des Y, so vermuten Wissenschaftler, trägt keine Informationen und sei „genetischer Müll". Die komplizierte Entwicklung zum Mann gelinge nur, wenn absolut keine Störungen auftreten. „Jeder Fehler in dieser Ereigniskette kann die Natur wieder auf den von ihr bevorzugten weiblichen Kurs bringen", formuliert es der amerikanische Hormonphysiologe Professor Lawrence Crapo.

Dieses offensichtliche Primat des Weiblichen ist die ursprünglichste, tiefste und folgenschwerste Demütigung des Männlichen im Patriarchat. Die hieraus folgende *narzisstische Kränkung* ist so gewaltig, dass sie zum Ausgleich Verachtung und Opferung des Weiblichen fordert.

Der normale patriarchale Mann leidet unter einer narzisstischen Störung, ihm mangelt es vor allem an Selbstwert und damit an Selbstachtung. Da er über keine stabile mütterliche (personale) Selbstrepräsentanz verfügt – kein verlässliches und liebevolles Abbild der Mutter in sich trägt – ist er auf die äußere Frau als „Ehrenträgerin" angewiesen. Der narzisstische Mann leidet unter einer mangelnden Fähigkeit, seine Selbstachtung aus sich heraus zu regulieren. Damit ist er ist in erhöhtem Maße verletzbar; auf reale oder auch vermeintliche Beschämungen, Beleidigungen, Entwertungen und Demütigungen reagiert er mit narzisstischer Kränkung.

Dem Ausmaß der innerpsychisch erlebten narzisstischen Kränkung entspricht häufig das Ausmaß einer frühen narzisstischen Wut[(8)]. Diese primitive, archaische Wut existiert latent im Unbewussten oder in chronifizierten Zuständen destruktiver Aggression und kann unter einem auslösenden Ereignis unvermittelt gewalttätig hervorbrechen.

Während Frauen ihre narzisstische Wut eher nach innen nehmen und gegen sich selbst richten, richtet der narzisstisch gekränkte Mann seine Wut eher nach außen. Männlich-narzisstischer Hass richtet sich gegen das Andere, das, was das eigene brüchige Größenselbst bedroht, und das ist die weibliche Kraft.

Frauen-Opfer zur Rettung männlich gekränkter „Ehre" sind immer noch und immer wieder an der Tagesordnung – selbst wenn die aktuellen Auslöser oder Verstärker männlicher Demütigung nicht von Frauen ausgehen, sondern religiöser, kultureller oder politischer Art sind.

Alice Schwarzer dokumentiert am Beispiel arabisch-muslimischer Kulturen und islamisch-fundamentalistischer Gruppierungen eindringlich, wie eine gedemütigte und erniedrigte Männerwelt ihren Hass gegen das Weibliche richtet. Die bereits in ihrem Ursprung gedemütigte islamische Kultur – Ismael, der arabische Stammvater, wurde nach biblischer Version als unrechtmäßiger Sohn von Abraham verstoßen – führt einen offenen Vernichtungskrieg gegen die eigenen Frauen zur Rettung männlicher Ehre.

Und jede neue Demütigung verschärft die Gewalt gegen die eigenen Frauen, sagt Alice Schwarzer und macht dies deutlich am Beispiel Algerien:(9) „In 132 Jahren Kolonialherrschaft degradierten die Franzosen die Einheimischen zu Sklaven. (...) Im algerischen Befreiungskrieg brachten die Franzosen von zehn Millionen AlgerierInnen eine Million um. Also jeden zehnten Menschen!" Nach der Autonomie Algeriens im Jahr 1962 „wollten auch die neuen Herren Sklaven haben: ihre eigenen Frauen."

Ein neues Familienrecht machte die Frauen unmündig und brachte sie in die Gewalt der Männer. Eine Algerierienreisende berichtet: „Hinter uns steigt ein Mann zu, der dem Fahrer erklärt, dass sein ‚Haus' auch noch mitkäme." Das Wort Frau wird nicht mehr ausgesprochen: „Das ist meine Familie" oder „das ist mein Haus", sagt ein Algerier, der seine Frau vorstellt. Die Passbilder in den Ausweisen der Frauen verschwinden. Die algerischen Frauen werden „Schritt für Schritt langsam unsichtbar: unterm Schleier, im Haus, ohne Worte, ohne Bilder ..."(10)

Alice Schwarzer gibt noch ein anderes Beispiel dafür, dass gedemütigte Männer zu gefährlichen Männern werden: den Golfkrieg. Dieser Krieg war eine riesige Demütigung für die gesamte arabische Männerwelt. In diesem Vernichtungskrieg des westlichen ‚Über-Menschen' gegen den arabisch-muslimischen ‚Unter-Menschen' ging es bereits um eine „Neue Weltordnung" unter der Kontrolle einer männlichen Weltelite.

Wir erinnern uns vielleicht: Kurz vor Kriegsende wurden durch die Wüste flüchtende irakische Soldaten – sie hatten bereits kapituliert – von US-Bombern aus der Luft angegriffen. Mindestens 25.000 Menschen wurden getötet. „Was vom Feind zu halten ist?", wurde der US-Luftwaffen-Kommandant Dick White nach den Luftangriffen auf die irakischen Bodentruppen gefragt. „Es ist so, wie wenn man nachts das Licht in der Küche anknipst: Die Kakerlaken fangen an zu rennen und wir töten sie."(11)

In diesem nun zweiten Krieg gegen Irak (Beginn am 20. 3. 2003, ein Ende ist nicht abzusehen) geht es weiterhin um die „Neue Weltordnung", was konkret heißt: Weltmachtergreifung und Vorherrschaft der ‚zivilisierten' (Männer-)Welt gegen die ‚unzivilisierte' (Männer)-Welt. Und es geht, nun deutlich ausgesprochen, um den erklärten Kampf gegen die sogenannte „Achse des Bösen".

Politische und ökonomische Machtinteressen benutzen hier – wie auch anderswo – die beschädigten psychischen Strukturen soldatischer Männer (und auch soldatischer Frauen) für ihre Weltherrschaftsphantasien. So bekannte sich der in der US-Armee als „Kriegsheld" verehrte Kommandeur James Mattis, der die 1. Marine-Infanterie-Division beim Einmarsch in den Irak kommandierte, bei einer öffentlichen Podiumsdiskussion unverblümt zu seiner Lust am Töten: „Es macht Spaß, einige Leute zu erschießen", sagte er und sprach von seinem „höllischen Vergnügen" zu kämpfen.(12)

Die arabisch-muslimische Ehrverletzung durch den Golfkrieg, nun weiter verschärft durch den Irak-Krieg, aktiviert den radikal-fundamentalistischen Extremismus überall in der Welt. Islamistische Attentäter üben blutige Rache an Andersgläubigen, und fundamentalistische Väter, Ehemänner, Brüder und Söhne rächen sich an ihren Frauen, Schwestern und Müttern: Gedemütigte Männer sind gefährliche Männer.

Die Demütigung der arabisch-muslimischen Welt durch die christliche Welt spitzt sich gerade noch gefährlich zu. Es ist Februar 2006: Mohamed-Karrikaturen und weitere Enthüllungen über Folterungen muslimischer Gefangener durch Vertreter der ‚zivilisierten' westlichen Herren-Menschen-Rasse schüren ein Feuer von Empörung und Gewaltbereitschaft mit unabsehbaren Folgen.

Rassismus, Faschismus und Sexismus gehören zusammen, sie haben *eine* gemeinsame Wurzel: die patriarchale Spaltung der universellen Einheit des Lebens. Das Andere, das Fremde ist das Bedrohliche, welches entwertet, gedemütigt und vernichtet werden muss.

Rassismus, Faschismus und Sexismus, diese Triade patriarchaler Vernichtungsmächte hat nun – im Zuge der Globalisierung – die nationalen, politischen und religiösen Grenzen überschritten. Terrorismus im weitesten Sinne ist international und interreligiös, aber immer männlich. Hinter den unterschiedlichen nationalen, ökonomischen und religiösen Interessen, die mit Gewalt, Folter und Krieg durchgesetzt werden sollen, stehen in Wirklich-

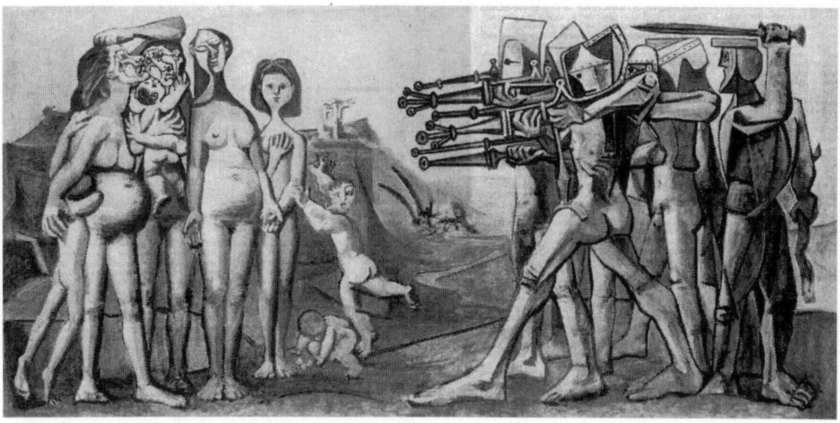

„Massaker in Korea". Pablo Picasso, 1951

keit immer *männliche Machtinteressen*. Überall in der Welt sind die eigentlichen Täter – gleich welcher religiösen, ideologischen oder nationalen Prägung – Männer (im Bündnis mit wenigen extrem patriarchal identifizierten oder hörigen Frauen), und die Opfer überall in der Welt sind mehrheitlich Frauen und Kinder.

Töten um der „Ehre" willen

Zum Thema Frauenmorde um der „Ehre" willen zitiere ich zwei Berichte, beide aus dem Jahr 1999:

„‚Ehre' als Tötungsgrund

Die Zahl der Morde an Frauen aus Gründen der „Ehre" nehmen nach Angaben der UN-Menschenrechtsexpertin Radhika Coomaraswamy in der Türkei, im Nahen Osten und in Südasien zu. Sie kenne zahlreiche Berichte, wonach ein männliches Familienmitglied eine Frau aus der Familie tötete, weil sie angeblich die Familienehre verletzt habe, sagte die Berichterstatterin zum Thema Gewalt gegen Frauen am Dienstag vor der UN-Menschenrechtskommission in Genf.

Außereheliche Beziehungen der Frau, das Verlangen nach Scheidung oder die Liebe zu einem in der Familie unerwünschten Mann würden als Schande betrachtet. Die Expertin aus Sri Lanka nannte als Beispiel den Mord an einer pakistanischen Frau, die in der Kanzlei einer international bekannten Rechtsanwältin in Lahore erschossen worden war. Sie hatte die Scheidung von ihrem Mann verlangt, der sie oft schlug. Bei der Rechtsanwältin handelt es sich um Asma Jehangir, Berichterstatterin der UN-Menschenrechtskommission zum Thema außergerichtliche Hinrichtungen."[13]

„Morde um der Ehre willen – Pakistan billigt Gewalt gegen Frauen

In Pakistan werden Amnesty International zufolge jedes Jahr mehrere hundert Frauen wegen vermeintlicher Ehrverletzungen ihrer Familie oder ihres Stammes getötet. Die Täter seien häufig Ehemänner, Brüder oder Mütter, heißt es in einem Bericht der Menschenrechtsorganisation.

Schon der leiseste Verdacht, dass sie Schande über ihre Familie gebracht hätten, könne Frauen zum Verhängnis werden. Der pakistanische Staat unterstütze diese Praktiken und stelle sich auf die Seite der Mörder. (...) Oft führe schon ein Gerücht über eine „Ehrverletzung" dazu, dass eine Frau umgebracht wird. Auslöser für den Mord könne eine von der Familie nicht tolerierte Liebesbeziehung sein, der Versuch, einen Mann ihrer Wahl zu heiraten oder der Wunsch, sich scheiden zu lassen. Frauen lebten in ständiger Angst, Opfer von „Ehr-Verbrechen" zu werden. Allein in der Region Punjab seien im vergangenen Jahr mindestens 286 Frauen getötet worden. Eine Frau ist nach Erkenntnissen der Menschenrechtsorganisation allein deshalb ermordet worden, weil ihr Mann träumte, sie hätte Ehebruch begangen.

Ein geistig behindertes 16 Jahre altes Mädchen sei im März nach einer Vergewaltigung erschossen worden. Dabei hätten Stammesälteste das „Todesurteil" ausgesprochen, weil das Mädchen Schande über den Stamm gebracht habe. Ein Mord an einer 29 Jahre alten Frau sei von ihren Eltern in Auftrag gegeben worden. Die junge Frau wurde im Büro ihrer Rechtsanwältin erschossen. Sie hatte die Scheidung eingereicht, weil sie in ihrer zehnjährigen Ehe ständig misshandelt worden war.

Amnesty International forderte die Regierung Pakistans auf, ihre Pflichten nach internationalem Recht zu erfüllen und das Leben der Frauen zu schützen. Gesetze, die Männer straffrei ausgehen ließen, wenn sie ein weibliches Familienmitglied töteten, müssten geändert werden. Jeder Mord um der Ehre willen und jede andere Form der häuslichen Gewalt müsse als Straftat verfolgt werden."[14]

In Bangladesh kämpft die Menschenrechtlerin Monira Rahman für Frauen, die Opfer von männlichen Säureattentaten wurden; im März 2006 erhielt sie in Berlin den „amnesty international Menschenrechtspreis“ für ihren mutigen Einsatz. Frauen „mit halb geschmolzenem Gesicht, das Auge gen Nase gerutscht – und dort wo mal ihre Nase saß, klaffte ein Loch“, so beschrieb sie ihren Schock beim ersten Anblick einer betroffenen Frau. Über 1.700 Frauen, meist dreizehn oder vierzehn Jahre alte Mädchen, wurden im Zeitraum von 2000 bis 2006 in Bangladesh Opfer von Säureattentaten durch Männer, die glauben ihr „Gesicht zu verlieren“, wenn eine Frau ihren Heiratsantrag ablehnt.

„Ehrenmorde“ an Frauen und Mädchen sind fast alltägliche Realität in den Ländern der islamischen Welt. Aber auch in europäischen Ländern und in Deutschland ist eine deutliche Zunahme zu beobachten. Denn immer weniger sind in Europa aufgewachsene muslimische Frauen und Mädchen bereit, sich dem patriarchal-islamischen Diktat ihrer Familien zu beugen. Sie wollen selbstbestimmt leben, verweigern die von der Familie beschlossene Zwangsverheiratung und gehen freie Beziehungen ein. Damit stellen sie sich gegen die vorgegebene Tradition ihrer Familie, mit der sie sich – als Fremde in einer fremden Kultur – weiterhin aber tief verbunden fühlen. Häufig geraten diese Mädchen in eine auswegslose Situation: Überwachung, häusliche Gefangenhaltung, Kränkungen, Drohungen, Schläge sowie sexuelle Bemächtigung durch Vater oder Brüder sind dann mögliche Folgen – zuweilen auch schon vorher bestehende Lebensrealität muslimischer Mädchen in fundamentalistisch-islamischen Familien. Nicht selten sind hier weibliche Verwandte, auch die Mütter, wesentlich mitbeteiligt.

Eine junge Türkin, die vor ihrer Familie geflohen ist und seitdem an einem geheimen Ort lebt, berichtet in einem Interview[(15)]: „Einmal, als ich acht Jahre alt war, habe ich mit einem Jungen gespielt. Das haben meine Eltern gesehen. Mein Vater hat mich deswegen geschlagen, meine Mutter hat mich gewürgt. Mit acht Jahren wurde ich erstmals von einem Cousin sexuell belästigt. Ich habe mich nicht getraut, meinen Eltern davon zu erzählen. Ich hatte Angst vor weiteren Schlägen. Die sexuellen Handlungen dauerten an bis zu meinem zwölften Lebensjahr. (...) Mit siebzehn hatte ich sexuellen Kontakt zu einem anderen Mann, einem Türken. Ich habe meiner Cousine davon erzählt. Da hat sie geweint und gesagt: Wie kannst du uns das antun? Dann hat sie es meiner Tante erzählt. Daraufhin gab es eine Versammlung der Verwandtschaft. Meine Mutter sprang auf und sagte zu mir: Was hast du uns angetan? Du musst sterben."

Fünftausend „Ehrenmorde" werden nach Aussage eines islamischen Ausländerbeauftragten[16] weltweit jährlich registriert, – nur ein kleiner Teil der tatsächlichen Fälle, denn die wenigsten kommen vor Gericht. „Die Dunkelziffer sei weit höher mit vermuteten zehntausend bis hunderttausend Fällen." Die meisten der Opfer seien Frauen. Im Februar 2005 wurden allein in Berlin innerhalb weniger Tage fünf junge muslimische Frauen Opfer von „Ehrenmorden". Täter waren die Brüder und Väter, sie mordeten um der „Familienehre" willen. Die Kommentare von jungen muslimischen Männern zu dem Mord an einer dieser Frauen, einer 23 Jahre alten Türkin: „Die hat doch selber Schuld." – „Die Hure lief rum wie eine Deutsche." – „Die Schlampe musste getötet werden."

Nach Aussagen des Frankfurter Islamwissenschaftlers Mehmet Emin Köktasch[17] widerspricht die Zwangsverheiratung von Frauen dem klassischen islamischen Rechtsverständnis. Hierin gelte allein der Wille der Betroffenen. „Die Religionsgelehrten sind sich einig, dass eine Zwangsheirat verboten ist", sagte er. Nicht die islamische Religion, sondern ein *patriarchalisches Kulturverständnis* sei für Zwangsverheiratungen verantwortlich.

„Ehre" ist, nach Aussage der türkischen Schriftstellerin Serap Cileni[18], ein Schlüsselbegriff in islamischen Familien, welche ihre Töchter mit Gewalt in Ehen zwingen wollen. Zwangsehen sind „Vergewaltigungen auf Lebensdauer" sagte sie, die selbst mit 15 Jahren zwangsverheiratet wurde und der es später gelang, sich zu befreien. „Vollstrecker sind die männlichen Familienmitglieder. Die Frauen sind die Ehrenträgerinnen, die um dieses Begriffs willen beschützt und bevormundet werden."

Frauen als *„Ehrenträgerinnen"* – wie interessant! Nach matriarchalem Verständnis sind Frauen Töchter der Großen Lebensmutter und damit tatsächlich Trägerinnen göttlicher Ehren. Über Jahrtausende waren sie deshalb die Ehrenträgerinnen ihrer Sippen und ihrer Familien. Frauen waren und sind die Ehrenträgerinnen des Lebens und diese Ehre geben sie weiter an den Mann. Was aber hat das Patriarchat mit der Frauenehre gemacht? Und beileibe nicht nur das muslimische, – in ihm wird nur deutlicher sichtbar, was im christlichen Patriarchat seit dem Ende der Inquisition im Verborgenen wirkt.

Kommen wir auch an dieser Stelle – noch einmal – zur Wurzel aller männlichen Ehrverletzung: dem Sohnstatus des Mannes, seinem Geborensein aus der Frau, seiner Kränkung über ihre göttliche Ehre und *weibliche Schöpfungsmacht.* Alle patriarchalen Schöpfungsmythen, einschließlich des biblischen Mythos von Adam und Eva, dienen einzig und allein der Umkehrung des weiblichen Primats und der Ent-ehrung des Weiblichen. Der Mann setzt sich an die Stelle der Mutter, er ist nun der Erste. Nicht sie, sondern er ist der ehr-würdige Schöpfer aller Dinge.

„Marduk, ein in jeder Beziehung überlegenes Wesen", so wird im babylonischen Schöpfungsmythos(19) der patriarchale Kriegs-Heros bezeichnet. Wie alle patriarchalen Helden ist er matriarchalen Ursprungs: „Er saugte an den Brüsten von Göttinnen", heißt es von ihm. Nun aber ist er „zum Verteidiger seines Vaters bestimmt" und zieht in den Kampf gegen Tiamat, die Ur-Mutter mit ihren „Dämonen". Die Verteidigung des gekränkten Vaterprinzips erfordert die radikale Vernichtung des Mutterprinzips.

Das mesopotamische „Schöpfungs-Epos" ist der erschütternde Bericht über einen blutigen Muttermord, einen mörderischen Racheakt an der Großen Lebensmutter. Dieser, als „sakrale Schrift" bezeichnete Text, wurde im patriarchalen Babylon zu den Feierlichkeiten am Beginn jedes neuen Jahres verlesen. Ein neuer, diesmal männlicher Anfang wurde hiermit gesetzt.

Die Texte des Epos sind aufgezeichnet auf sieben Tontafeln, diese wurden an verschiedenen Orten, u.a. in Babylon, gefunden und weichen inhaltlich leicht voneinander ab. Die älteste Fassung von Ninive datiert vermutlich aus der Altbabylonischen Periode (frühes 2. Jahrtausend v. Chr.) und die jüngste aus dem 7. Jahrhundert v. Chr.(20) Auch hier markiert die Entstehungsgeschichte dieser Propaganda-Erzählung den Zeitraum des gewaltsamen Umbruchs von den Mutterkulturen zu den Vaterkulturen. Als „die erste große Revolution" soll August Bebel diese sich über ein Jahrtausend hinziehende Auseinandersetzung zwischen dem mütterlichen Prinzip und dem väterlichen Prinzip bezeichnet haben.

Bereits 3500 v. Chr. blühte eine sumerisch-matriarchale Hochkultur in Mesopotamien, lange bevor um 2000 v. Chr. die Wanderungen indoeuropäischer Kriegerstämme begannen und das Land in blutigen Auseinandersetzungen eroberten: „Im Kampfe wird sich der Mann seiner Vaternatur bewusst, kämpfend erhebt er sich über das Muttertum, dem er früher ganz angehörte, *kämpfend ringt er sich zur eigenen Göttlichkeit empor",* schrieb J.J. Bachofen.(21)

Von Marduk, dem Rächer gekränkter Vater-Ehre, heißt es im „Schöpfungs-Epos“(22):

„Der mächtige Held, der zum Verteidiger seines Vaters bestimmt war,
Der furchtlos in die Schlacht stürmt: Marduk der Held.
Zu Anschar, seinem Vater, spricht er zuversichtlich:
‚Vater, mein Schöpfer, freue dich und sei froh!
Du wirst bald deinen Fuß auf den Nacken Tiamats setzen!‘“

Marduk bereitet sich vor auf den „großen Kampf“ mit Tiamat, der babylonischen Meermutter und Urmutter des Alls. Seine Waffen sind Pfeil und Bogen, eine Keule, ein Blitz „und eine ewig lodernde Flamme in seinem Körper.“ Zusätzlich ist er ausgerüstet mit einem „Netz, um Tiamat darin zu fangen“, mit seiner großen „Flutwaffe“ und einem Streitwagen, gezogen von vier Pferden, „deren Zähne voll Gift sind; ihre Namen sind ‚Totschläger‘, ‚Erbarmungslos‘, ‚Renner‘ und ‚Flieger‘. Von einer Aura des Schrekkens umgeben, macht sich Marduk auf den Weg zu Tiamat …“

„Auge in Auge standen sie sich gegenüber,
Tiamat und Marduk, der Weise der Götter.
Sie begannen den Angriff, sie näherten sich einander zum Kampf.
Der Herr breitete sein Netz aus und umgab sie damit,
In ihr Gesicht schickte er den Imhullu-Wind,
der hinter ihm gewesen war:
Tiamat öffnete den Mund, um den Wind zu verschlucken,
Und er trieb den Wind so in sie hinein,
dass sie die Lippen nicht schließen konnte.

Heftige Winde dehnten ihren Bauch;
Ihre Innereien wurden verstopft, und sie riss den Mund weit auf.
Er schoss einen Pfeil ab, der ihren Bauch durchbohrte,
Sie mittendurch spaltete und ihr Herz spaltete,
Besiegte sie und löschte ihr Leben aus.
Er warf ihre Leiche nieder und stellte sich darauf.“

In matriarchalen Schöpfungsmythen repräsentiert *der Wind* das männlich-befruchtende Prinzip, mit dem sich die Urmutter zum Zwecke der Schöpfung vereinigt. Wir können hier davon ausgehen, dass mit dem „Wind“, den Marduk in Tiamat „hineintrieb“, eine Vergewaltigung gemeint ist: „Er schoss einen Pfeil ab, der ihren Bauch durchbohrte.“ Ähnlich wie in dem Entscheidungskampf zwischen der Amazonenkönigin Penthesileia und dem Kriegshelden Achilles ist auch hier die Vernichtung des Weiblichen mit einer Vergewaltigung verbunden.

Marduk eignet sich nun mit Gewalt Tiamats „Tafel der Schicksale“ an – ursprünglich eine Ehrung durch die Göttin, in welcher sie ihrem Heros Macht verlieh – und bringt darauf „sein eigenes Siegel“ an.

„Dann wendet er sich noch einmal Tiamat zu:
Der Herr zertrampelte den Unterleib Tiamats,
Mit seiner unbarmherzigen Keule zerschmetterte er ihren Schädel,
Zertrennte die Bahnen ihres Blutes.

Er schneidet den Körper dann in zwei Hälften, so wie man einen ‚Fisch zum Trocknen‘ zerlegt; aus der einen Hälfte macht er ein Dach für den Himmel, aus der anderen den Erdboden. (…) Aus Tiamats Speichel macht er dahinjagende Wolken, Wind und Regen. (…) Aus ihren Augen lässt er den Euphrat und den Tigris strömen.“

„Totschläger“, „Erbarmungslos“, „Renner“ und „Flieger“, – die über dreitausend Jahre alten Waffen des Patriarchats zur Rettung männlicher „Ehre“ könnten nicht treffender bezeichnet werden!

„Man soll sie steinigen“ – Rache und Frauen-Opfer

Die Vater-Kultur fordert das Frauen-Opfer, die blutige Rache an der Mutter. Nur so kann männliche, untransformierte Todesangst, die Angst vor der Macht des Mütterlichen, gebändigt werden. Zum Motiv des Opferns sagte der Psychoanalytiker Otto Rank[(23)]: „Die Todesfurcht des Ego wird durch das Töten, das Opfern des anderen vermindert; durch den Tod des anderen kauft man sich selbst frei von der Strafe des Sterbens, des Getötetwerdens.“

Die nicht transformierte Todesangst des Egos ist das Kernthema *aller* menschlichen Probleme! Denn unerlöste Todesangst fordert immer ein Opfer, ein Ersatzopfer: Mord, Folter und Krieg dienen der Abwehr der eigenen Todesfurcht. Das Andere soll sterben, nicht ich selbst, ist hier das unbewusste innere Thema. Wenn das Andere stirbt, dann fühle ich, dass ich lebe.

Männliche Todesangst fordert zum Ausgleich konsequenterweise ein *Frauenopfer.* Hinter der ausgleichenden infantilen Rache an der Mutter und dem Opfer als Ersatz für das eigene bedrohte Leben existiert ein noch tieferes und archaischeres Opferthema: Auf der *mythischen Ebene des Bewusstseins* ist Töten ein quasi göttlicher Schöpfungsakt. Nur durch Zerstörung des Alten kann Neues entstehen. Zwei Mächte, die Macht der Vernichtung und die Macht der Sexualität, verbinden sich im Töten zu einem einzigen lustvollen und großartigen schöpferischen Ereignis: Mords-Lust, Lust-Mord. Im Töten erlebt man(n) Lust, im Töten erlebt man(n) sich großartig, im Töten erlebt man(n) *sich selbst als gottgleich und unsterblich.*

Auf einer sehr frühen Ebene wird ein Mann, der eine Frau mörderisch oder sexuell überwältigt, in einer Art *magischer Verschmelzung* eins mit ihr, dem Großen Weiblichen: im Frauenopfer wird er selbst zum primären schöpferischen Lebensprinzip. Nun ist der Mann selbst ‚Herrin' über *Geburt und Tod.*

Die inneren Motive für Frauenopfer im Patriarchat sind:
– infantile Rache an der Mutter,
– Ersatzopfer für das eigene bedrohte Leben,
– Gottgleichwerdung im Tötungsakt,
– Verschmelzung mit der weiblichen Urkraft.

Auf der Ebene des magisch-mythischen Bewusstseins erscheint das Töten einer Frau somit als der endgültige Triumph über die Leben gebende und Leben nehmende Große Mutter und das weibliche Prinzip.

Beispielhaft wird dies an Marduks Muttermord an Tiamat. Nachdem er sie getötet hatte, machte er sich ihre Heiligen Gesetzestafeln, die „Tafeln der Schicksale" zu eigen: Enteignung des Weiblichen und Aneignung weiblicher Schöpfungsmacht. In seinem gigantischen Machtstreben hatte er bereits vorher eine „Bedingung" gestellt: Wenn er Tiamat erfolgreich bekämpft habe, dann solle man ihn zum „Obersten aller Götter" machen. Wenn das Weibliche besiegt ist, dann beginnt der Kampf der Männer um die Vorherrschaft. Erstaunlich, wie dieser drei- bis viertausend Jahre alte Mythos bereits patriarchale Wirklichkeit abbildet! Marduk forderte von seinem Vater und den Göttern(24):

„Meine eigenen Worte sollen das Schicksal bestimmen statt der euren!
Was immer ich erschaffe, soll nie gewandelt werden!

Die Entscheidungen aus meinem Mund sollen nie zurückgenommen, nie verändert werden."

„*Was immer ich erschaffe, soll nie gewandelt werden*", so spricht das Patriarchat. Das Weibliche aber ist das stetig sich Wandelnde, die Göttin von Leben und Tod ist die Große Wandlerin: „Sie wandelt alles, was sie berührt", heißt es in einem Lied der Frauen.

Wandlung ängstigt das patriarchale Männliche und die Angst fordert Rache am Weiblichen, fordert Frauenopfer:

„Sorayas Tod

In dem bei Rowohlt erschienenen Buch „Die gesteinigte Frau" schildert der Journalist Freidoune Sahebjam das Schicksal der 35 Jahre alten Soraya (der Name wurde geändert), Mutter von neun Kindern, die 1986 in einer iranischen Ortschaft von den Bewohnern zu Tode gesteinigt wurde. Angeblich hatte sie etwas mit dem Witwer ihrer verstorbenen Freundin gehabt – Sorayas Ehemann hatte solch eine Geschichte mit Hilfe falscher Zeugen konstruiert, um Soraya loszuwerden.

Das Ortsgericht verurteilte Soraya im Namen Allahs zum Tode. Sie wurde bis zu den Schultern eingegraben, ihr Vater warf den ersten Stein. Dann der Imam, die Söhne, um ihre „Ehre" wiederzuerlangen. Die hasserfüllten Männer schimpften die „Ehebrecherin" Hündin und Hure. Stein für Stein flog. Die Frau schluchzte und ihr Kopf knickte ab. Scheich Assam nahm den Koran in die linke und einen Stein in die rechte Hand: „Nicht ich werfe diesen Stein. Gott ist es, der meinen Arm lenkt." Am Schluss blieb von Soraya ein Haufen blutigen Fleisches. Augen, Nase, Kiefer, zerschmettert. Ihr Kopf baumelte wie eine Maske an den Resten der rechten Schulter."(25)

Tod durch Steinigung ist ein beliebtes Frauenopfer mit einer langen Tradition, nicht nur im islamischen, auch im jüdisch-christlichen Patriarchat:

„Man soll sie steinigen, ihr Blut soll auf sie kommen", heißt es im dritten Buch Mose(26). Im fünften Buch Mose(27) wird befohlen, ein „unberührtes Mädchen" das „mit einem Mann verlobt ist" (damit sein Eigentum ist) und von einem anderen Mann vergewaltigt wurde, zu steinigen, „weil es in der Stadt nicht um Hilfe geschrieen hat."

Im Kontext von Männerehre und Rache am Weiblichen ist der *alttestamentarische Mose* ein interessantes patriarchales Leitbild. Mose war vermutlich sowohl eine historische Gestalt – er soll im 13. Jahrhundert v. Chr. gelebt haben – als auch verdichtete Symbolgestalt eines patriarchalen Erlösers, mythischen Helden und Gottkönigs, und hierin dem mesopotamischen Marduk verwandt. Die ihm nach jüdischer und christlicher Lehre fälschlicherweise zugeschriebenen Texte, die jüdische Thora (Gesetz), sind spätere Überlieferungen unterschiedlicher Verfasser, sind in Wirklichkeit patriarchale Propagandamythen:

„Jüdische Mythen sind hauptsächlich nationale Freibriefe: der Abraham-Mythos für den Besitz von Kanaan und für die patrilokale Ehe, der Jakob-Mythos für Israels Status als auserwähltes Volk (...)", schreibt Ranke-Graves in „Hebräische Mythologie"[(28)]. Der Mose-Mythos ist in diesem Sinne ein Freibrief für Gesetze – wie sie „der Herr befohlen hat" – welche den nationalen und religiösen Interessen der israelitischen Stämme dienten.

Die Gesetzestexte des Mose idealisieren und predigen unverhohlen Völkermord an der vorisraelitischen Bevölkerung Palästinas, den Kanaanitern, welche die Göttin als Himmelskönigin Astarte verehrten. Über die Vernichtung der Amoriter, einem Volksstamm in Kanaan, heißt es im fünften Buch Mose[(29)]: „Wir weihten die ganze männliche Bevölkerung, die Frauen, die Kinder und die Greise der Vernichtung; keinen ließen wir überleben. Als Beute behielten wir nur das Vieh und das, was wir in den eroberten Städten geplündert hatten."

Im Namen des Herrn fordern die Gesetze des Mose[(30)]: „Die Vernichtung fremder Kultstätten: (...) auf den hohen Bergen, auf den Hügeln und unter jedem üppigen Baum. Ihr sollt ihre Altäre niederreißen und ihre Steinmale zerschlagen. Ihre Kultpfähle sollt ihr im Feuer verbrennen und die Bilder ihrer Götter umhauen. Ihre Namen sollt ihr an jeder solchen Stätte tilgen." Gemeint sind hier die Kultstätten der Göttin. Ihr Name wurde so radikal getilgt, dass in den Texten von „ihren Göttern" gesprochen wird, statt von „ihrer Göttin".

Die Gesetze fordern „Strafe für unzüchtige Priestertöchter: Wenn sich die Tochter eines Priesters als Dirne entweiht, so entweiht sie ihren Vater; sie soll im Feuer verbrannt werden." Und sie fordern den Tod von Hexen: „Eine Hexe sollst du nicht am Leben lassen." Die Gesetze des Herrn gebieten Feuertod, das Abhacken von Gliedmaßen sowie die Steinigung bei Gotteslästerung, Homosexualität und anderen „Unzuchtverbrechen".

Der mythologische Mose war als Kind von der Tochter des Pharao aus dem Nil gerettet worden. „Diese nahm ihn als Sohn an, nannte ihn Mose und sagte: Ich habe ihn aus dem Wasser gezogen."(31) „Der aus den ‚Wassern' geborene vaterlose Held war ein allgemeines Bild für den heiligen König."(32) Es hat seinen Ursprung in zahlreichen alten Mythen der Großen Göttin und ihres sterbenden und aus ihr – dem Wasser des Lebens – wiedergeborenen Sohnes.

Wie Marduk, so ist auch der mythologische Mose matriarchaler Herkunft und er wurde – gerade deshalb – zu einer Symbolgestalt für die *gewaltsame* Befreiung vom mütterlichen Ursprung: Mose „spaltete" das Meer; er „streckte seine Hand über das Meer aus, und der Herr (…) ließ das Meer austrocknen, und das Wasser spaltete sich."(33) Das Meer aber ist der schwangere Leib der Mutter, aus dem alles Leben geboren wird, es ist Tiamat, die „Göttin der Tiefe". Wie vor ihm bereits Marduk, so spaltete auch Mose den Leib seiner Mutter. Wie Marduk, übernahm auch er die heiligen Gesetzestafeln der Muttergöttin und erschuf die neue Ordnung des Herrn: Angriff, Kampf, Eroberung und Vernichtung sind deren zentrale Themen. „Der Herr ist ein Krieger, Jahwe ist sein Name", heißt es in einem Lied Mose.(34) Dieser Kriegergott spricht zu ihm:

„Fang an, in Besitz zu nehmen! Bei Sihon sollst du den Kampf beginnen.
Und ich fange heute an, den Völkern überall unter dem Himmel
Schrecken und Furcht vor dir ins Gesicht zu zeichnen.
Wenn sie von dir nur hören, zittern sie.
Sie winden sich vor Angst, wenn sie dich sehen."(35)

„Man soll sie steinigen, ihr Blut soll auf sie kommen", heißt es im Alten Testament. „Wer unter euch ohne Sünde ist, der werfe den ersten Stein auf sie," sagt Jesus im Neuen Testament, als in seiner Anwesenheit eine „Ehebrecherin" gesteinigt werden sollte. Es muss wohl zahlreiche Christen „ohne Sünde" in den folgenden Jahrhunderten nach Christus gegeben haben, kam doch die Steinigung von Frauen, die der Untreue bezichtigt wurden, vereinzelt noch im Hochmittelalter vor. Im christlichen Kreta wurden ‚ehebrecherische' Frauen und sogar Witwen noch bis zum Beginn des letzten Jahrhunderts von einer aufgebrachten Menge öffentlich gesteinigt.

Sowohl der Koran (um 653 n. Chr. zusammengestellt, jüdische und christliche Einflüsse sind deutlich) als auch das historisch ältere Alte Testament (vom 5. bis 2. Jahrhundert v. Chr. erstmals zusammengestellt) forderten ursprünglich den Tod durch Steinigung für ehebrecherische Frauen *und* Männer. Wer aber hat je von der Steinigung eines Ehebrechers gehört?

Wir erinnern uns vielleicht, – es war im Dezember 2001, als die Nachricht um die Welt ging, dass die muslimische Nigerianerin Safiya Husaini Tungar Tudu, Mutter von fünf Kindern, wegen angeblicher Untreue gesteinigt werden sollte. Es gab lautstarken politischen Protest und geistige Unterstützung durch verschiedene spirituelle Gruppen aus der ganzen Welt.

In der Presse hatte ich ein Bild dieser 35jährigen Frau mit ihrem neugeborenen Mädchen gesehen. Ihre schönen tiefen Augen, das Kindchen in ihren Armen und ihr bevorstehender gewaltsamer Tod ließen mich nicht mehr los. Wie tausende andere schickte ich Bittschreiben an die zuständigen Konsulate und die Nigerianische Regierung, rief die Göttin an und initiierte Heilkreise für Mutter, Kind und die potentiellen Täter. Im Rahmen eines Seminars der „Schule für Transpersonale Psychologie und Psychotherapie" zelebrierten wir ein bewegendes Heilritual zur Unterstützung für Safiya Husaini. Sie wurde, wie ich später im Sommer 2002 hörte, nicht *frei*-gesprochen, sondern „begnadigt".

Wie viele zornige Proteste?
Wie viele demütige Bittschreiben?
Wie viele Gebete und Heilungskreise?
braucht es wohl noch,
damit Frauenopfer ein Ende finden?

4. Die Angst der Frau vor weiblicher Macht

Zuerst rauscht es in meinen Ohren, ich denke an rauschende Wälder, in denen ich bin, ohne Körper zu sein. – Dann fühle und sehe ich mich als einen Riesenschlund, einen Riesenmund, der alles durch die Vagina verschlingt und wieder durch den Mund ausspeit. Verschlingen und wieder Ausspeien in einem unendlichen, kosmischen Kreislauf des Lebens.

Dann aber erinnere ich mich an eine Atemerfahrung, wo ich ‚das Böse' war. Und ich denke – hoffe – dass das, der Riesenschlund, nicht *meine* Schattenseite ist.

Gerlinde W., 26. 1. 2003

Die patriarchale Frau hat Angst vor ihrer zyklischen Urkraft – dem Verschlingen und Ausspeien – welche dem unendlichen, kosmischen Kreislauf des Lebens entspricht. Aus Angst, diese Kraft zu erfahren und zu verkörpern, aus Angst damit „das Böse" zu sein, nimmt sie sich zurück, wählt sie Selbstverachtung und Selbstzerstörung:

> Mein bisher gelebtes Frauenleben zieht an mir vorbei. Frausein war für mich mit Selbstverachtung, Unterwürfigkeit und Schwäche verbunden. Diese Gefühle haben mein Leben bestimmt.
>
> Ehe, Schwangerschaft, die Jahre als Mutter und Hausfrau, ich habe mich gehasst. Keinen Tropfen Milch gönnte ich meinen Kindern aus meiner Brust. Es war einfach keine da. Mein Körper war eine Qual, viel zu rund, nicht der Mode entsprechend, trotz vieler Diäten. Er wurde nur wichtig, wenn ich wieder einen Knoten in meiner Brust ertastete oder der Gewebeabstrich am Muttermund zweifelhaft war. Als wenn etwas in mir darauf gewartet hatte, mich so doch noch selbst zu zerstören."[1]

Dieses Selbstbekenntnis einer Frau ist in all seiner Tragik gleichzeitig so ganz und gar alltäglich.

Selbstverachtung, Unterwürfigkeit und Schwäche sind ein so „normaler" und gewöhnlicher Zustand von Selbstentfremdung bei Frauen, dass ich versäumt habe, entsprechende Textbeispiele aus meiner eigenen Arbeit zu sammeln. Daher verwende ich an dieser Stelle den Bericht einer mir unbekannten Frau (aus dem Buch der feministischen Theologin Christa Mulack „Die Wurzeln weiblicher Macht"). Ich danke der Unbekannten für ihre beispielhafte Offenheit.

Was diese Frau von der Mehrheit der Frauen unterscheidet, ist die *Bewusstheit* ihrer Situation. Sie begann eine mehrjährige Therapie, lernte ihr Elend zu *fühlen* und fand ihre *Sprache*, in der sie sich mitteilen konnte. Wahrnehmen, Fühlen und Sprechen, diese wesentlichen Schritte im Heilungsprozess stärkten die Selbstachtung, sie erkannte sich schließlich im *Spiegel der Göttin* – im Schauen einer Göttinskulptur – als machtvolle, wissende und erotische Frau[2].

Viele Frauen aber, vielleicht die meisten, verharren weiterhin in *unbewusster*, *ungefühlter* und *sprachloser* Entfremdung von sich selbst. Sie wissen nicht warum und worunter sie leiden. Sie kommen zur Therapie und sagen: „Ich weiß gar nicht, was mit mir los ist. Ich *habe* doch alles und trotzdem geht es mir dauernd schlecht." Wenn sie hier langsam ihre Schwäche und Ohnmacht, Abhängigkeit und Selbstentwertung wahrnehmen und fühlen lernen, dann wird deutlich, wovor sie sich am meisten fürchten. Frauen haben Angst vor:

– der verborgenen *Stärke* hinter der Schwäche,
– der verborgenen *Autonomie* hinter Abhängigkeit und Unterwürfigkeit,
– der kraftvollen und sinnlichen *Körperlichkeit* hinter der Ablehnung ihres weiblichen Körpers,
– der weiblichen *Schöpfungsmacht* hinter dem Erleben von Ohnmacht.

Diese matriarchalen Eigenschaften: Stärke (auch im Schwachsein), Autonomie und Unabhängigkeit vom Mann, sinnliche Körperlichkeit und schöpferische Eigen-Macht können einer patriarchalen Frau höllische Ängste bereiten. Hat sie doch über die Jahrhunderte erlebt, dass genau diese Eigenschaften bei einer Frau des Teufels sind.

Wir erinnern uns: Woran erkennt man(n) eine Hexe? Mittelalterliche Kriterienkataloge – zum Aufspüren von Hexen – benennen unter anderem folgende Merkmale: Sie lebt allein, sie versorgt sich autonom, sie gehört zu keinem Mann, sie lebt sündhafte Sexualität außerhalb der Ehe und sie bewirkt zuweilen wundersame Dinge.

Aus unbewusster Angst vor dem Hexenmal, aus Angst vor Verstoßung und Vernichtung, hat die patriarchale Frau gelernt, diese ihre Kräfte abzuspalten und zu verleugnen. In Folge richtet sie den inquisitorischen Hass gegen sich selbst: „Als wenn *etwas* in mir darauf gewartet hatte, mich so doch noch selbst zu zerstören", sagt die Frau im oben zitierten Beispiel.

Es ist der innere Patriarch, der innere Inquisitor, der die Selbstzerstörung fordert. Wir wissen, wie viele Frauen mit ihrem Leben buchstäblich am Ende sind, wenn sie mit jahrelanger Anpassung an männliche Werte und der Erfüllung patriarchal-erotischer Erwartungen an ihre Grenze gekommen sind.

Für Frauen auf dem Weg zu Weiblichem Bewusstsein stellt sich daher immer wieder die schmerzliche Frage: Wo gibt es *innerhalb* gesellschaftlicher und persönlicher Beziehungen wirklich Raum und Achtung für souveräne, kraftvolle und eigenmächtige Weiblichkeit? Frauen, die sich willentlich der Anpassung an männliche Lebensentwürfe verweigern, Frauen die – noch unsicher und tastend – ihren inneren urweiblichen Spuren folgend mit eigenen Entwürfen und Ausdrucksformen experimentieren, sie liefern sich häufig intimer und öffentlicher Entwertung und Lächerlichmachung aus.

Diese Erfahrung aber hat jede Frau bereitwillig anzunehmen, wenn sie sich von der patriarchalen Fessel befreien will. *„Dem Patriarchat kündigen"* fordert Maureen Murdock in „Der Weg der Heldin"(3). Die Kündigung zu leben – durchaus sichtbar auch für andere – ist ein wesentlicher Schritt auf dem Weg der Heldin und erfordert den Mut und die Kühnheit einer Heiligen Kriegerin. Wenn eine Frau ihre Wahrheit nicht nur definiert und formuliert, sondern sie auch öffentlich sichtbar in einer weiblichen Kultur, die zunächst notwendigerweise eine *Gegenkultur* ist, lebt, dann nimmt sie auch das Risiko einer möglichen Ausgrenzung und eines freiwilligen, zeitweiligen Alleingangs auf ihrem Lebensweg.

Nicht selten verabschieden sich Frauen auf ihrem Heilungsweg aus einer Abhängigkeitsbeziehung zu einem Mann. Als allein-stehende – und manchmal auch allein-fallende – Frau, kann sie nun ihre ursprüngliche weibliche Würde erfahren.

Fehlt es ihr aber an Eigen-Willigkeit, an Mut und an Kühnheit, patriarchalen Vorgaben bewusst zu kündigen und dem Weg ihres Weiblichen Bewusstseins zu folgen, so bleibt all ihr emanzipatorisches Denken und Sprechen letztendlich wirkungslos: Frau bleibt Gefangene männlicher Entwürfe, aus dem Weibchen kann kein kraftvolles Weib werden.

Damit eine Frau den weiblichen Einweihungsweg gehen kann, hat sie sich zu allererst ihrer Angst zu stellen, *der Angst vor ihrer eigenen weiblichen Macht.* Diese Angst vor dem Großen Weiblichen zeigt sich im Leben von Frauen ziemlich alltäglich und fast banal. Die patriarchale Frau erkennt gewöhnlich nicht die archetypisch großen Themen ihrer Weiblichkeit – die in Entfaltung drängen – in ihrem alltäglichen ‚kleinen' Elend und ihren alltäglichen Problemen. Dies sind vorwiegend Probleme mit:

– dem weiblichen Körper,
– der weiblichen Sexualität,
– Schwangerschaft, Geburt und Mutterschaft,
– ihrer Beziehung zum Mann,
– ihrem Beruf als Berufung.

In diesen alltäglich erscheinenden Problemen von Frauen hält sich die Angst vor ihrer weiblichen Urkraft *verborgen.*

Angst vor dem weiblichen Körper

Ihr Körper ist ein Gefäß des Todes – In ihrem Körper ist die Hölle – Ihr Körper ist für die Verführung geschaffen – Am Tor ihres Schoßes ist eine Wunde, die ungehindert blutet – Das Blut ihrer Wunde macht die Milch sauer – Der Geruch ist widerlich – Sie ist verstümmelt – Sie ist beschädigt – Das wird sie dem Leben niemals verzeihen – Ihr Schoß ist ein Grab – Sie verschlingt sogar sich selbst.

So urteilt die Stimme des Patriarchats über die Frau und den weiblichen Körper. Und die Stimme des Inquisitors folgert konsequenterweise: „Ich wünschte, sie alle hätten nur einen einzigen Körper, damit wir sie alle gleichzeitig in einem einzigen Feuer verbrennen könnten!"(4)

Und diese Stimme flüstert – mehr oder weniger eindringlich – in jeder vom inneren Patriarchen besetzten Frau. Um unter dieser chronischen Traumatisierung weiter existieren zu können, ist *Spaltung* ein adäquater Überlebenstrick, Spaltung von Körper und Seele. Die traumatisierte Frau trennt sich notgedrungen von der Urkraft ihres weiblichen Körpers.

„Wie der Mann *ist* die Frau ihr Körper: aber ihr Körper ist etwas anderes als sie", sagte Simone de Beauvoir in „Frauen, das andere Geschlecht"(5). Ihr Körper ist das Andere: Beute des Mannes und von der Natur offenbar benachteiligt. Es ist bemerkenswert, wie sehr Simone de Beauvoir als feministische Vordenkerin und überaus kluge und sensible Frau mit der patriarchalen Entwertung des weiblichen Körpers identifiziert war. Ihrer weiblichen Natur und ihrem Köper entfremdet, schrieb sie ernsthaft: „Die Brustdrüsen, die sich in der Pubertät entwickeln, spielen keine Rolle im individuellen Kräftehaushalt der Frau: sie könnten zu jedem beliebigen Zeitpunkt ihres Lebens entfernt werden."

Im gleichen Zusammenhang: „Die Frau ist eher den Bedürfnissen der Eizelle angepasst als ihren eigenen. Von der Pubertät bis zur Menopause spielt sich in ihr etwas ab, was sie persönlich nicht betrifft. Die Angelsachsen nennen die Menstruation *the curse*, den Fluch, und tatsächlich ist der menstruelle Zyklus auf keinen individuellen Zweck ausgerichtet."

„Fast alle Frauen – mehr als 85 Prozent – haben während der Periode Störungen", folgert Beauvoir, und vermutlich stimmt die angegebene Prozentzahl in etwa. Eine ganze Seite lang listet sie nun alle Störungen, die sie dem „Fluch" der Menstruation zuordnet – und den sie nicht in Frage stellt

– akribisch auf: Erhöhter Blutdruck, Beschleunigung des Pulses, Anstieg der Körpertemperatur, Schmerzen im Unterleib, Fieber, Verstopfung im Wechsel mit Diarrhö, Schwellung der Leber, Harnverhalten und Albuminurie, Halsschmerzen und Hyperämie der Rachenschleimhaut, Seh- und Hörstörungen, Nervenbelastungen, Schweißabsonderungen, Krampfzustände und schwere psychische Störungen.

„In dieser Zeit empfindet sie ihren Körper am quälendsten als ein opakes, entfremdetes Ding: er ist einem eigensinnigen, fremden Leben ausgeliefert, das sich allmonatlich ein Nest in ihr baut und wieder abbaut (…) Wie der Mann *ist* die Frau ihr Körper: aber ihr Körper ist etwas anderes als sie." Erst das Klimakterium befreit die Frau von der „Tyrannei der Art". „Nun ist die Frau von den Zwängen ihrer Weiblichkeit befreit", schrieb Beauvoir.(6)

Diese Aufzählung von Menstruationsstörungen liest sich nicht wie die Erfahrung der weiblichen Blutung, sondern wie der Symptomkatalog einer „posttraumatischen Belastungsstörung", das heißt: wie Folgestörungen nach sexuellen Gewalttraumatisierungen.

Auch die klinischen Fallbeispiele in Beauvoirs Buch sind typische Beispiele junger Frauen, die in Kindheit oder Jugend sexuell missbraucht wurden, ohne dass dies zu jener Zeit erkannt werden konnte oder durfte. Und Simone de Beauvoir selbst schien unter ihrer Weiblichkeit und ihrem weiblichen Körper wirklich zu leiden. Neben aller geistigen Brillanz und geistigen Fülle ist ihr Werk durchzogen von Angst vor der eigenen Weiblichkeit, von Angst vor dem weiblichen Körper, von chronischem Schmerz und tiefer Resignation. Was hat Simone de Beauvoir wohl selbst erlebt in ihrer Kindheit? Was sind die Themen ihrer weiblichen Seelengeschichte?

Jede Minute wird in der Welt eine Frau oder ein Kind sexuell vergewaltigt. Nach Schätzungen von Selbsthilfegruppen wurde mindestens die Hälfte aller deutschen Mädchen und Frauen Opfer von sexuellem Missbrauch oder irgendeiner Form sexueller Gewalteinwirkung. In Industrieländern ist – nach Information der Schweizer Außenministerin Micheline Calmy-Rey von 2004 – Gewalt heute die häufigste Todesursache bei Frauen im Alter zwischen 16 und 44 Jahren.

Selbst wenn eine Frau nicht direkt biografisch betroffen ist, – in ihrem Kollektiven Unbewussten sind sexuelle Folter, Missbrauch, Vergewaltigung und andere vergangene Erfahrungen von Gewalt immer noch gegenwärtig: Die Kollektivgeschichte der Vernichtung des Weiblichen ist nicht getrennt von der Seelengeschichte einer Frau. Um diese Erfahrungen zu *überleben*, hat sich die patriarchale Frau von ihrem weiblichen Körper getrennt; nun ist der Körper „etwas anderes als sie." Unter Verdrängung und Spaltung existieren die leidvollen Erfahrungen im Dunkel ihrer Psyche und binden hier Vitalität und weibliche Lebenskraft.

Die *Menstruation* ist – mit Schwangerschaft und Gebären – das zentralste und geheimnisvollste Ereignis des weiblichen Körpers, das eigentliche Mysterium des Weiblichen. Es wurde als „Fluch" bezeichnet, wie wir hörten. In diesem Begriff wird – neben der patriarchalen Dämonisierung – auch das uralte Wissen um die Magie und die Macht des weiblichen Blutes deutlich: „Die Menschen glaubten schon seit ihren frühesten Kulturen, dass die geheimnisvolle Magie der Schöpfung dem Blut innewohne, das Frauen in offensichtlicher Harmonie mit dem Mond von sich gaben."(7)

„Mondblut" wurde das heilige „Blut des Lebens" daher auch genannt. Die Kraft des weiblichen Blutes wurde als heilend, nährend und Schutz gebend erfahren. Sie galt als verjüngend und vor allem als Leben spendend. Es hieß, dass dem weiblichen Blut die Macht innewohne, den Tod zu überwinden. Zahlreiche mythologische Gottheiten sicherten sich Lebenskraft und Unsterblichkeit, indem sie das weibliche „Blut des Lebens" tranken und darin badeten. „Trinke, dies ist mein Blut", ist das Thema des uralten *weiblichen* Sakramentes von Tod und Wiedergeburt, lange bevor das Christentum es sich aneignete.

Die indische Kali-Maya „lud die Götter ein, in der blutigen Flut ihres Uterus zu baden und davon zu trinken; und die Götter in heiliger Kommunion tranken aus dem Brunnen des Lebens und badeten darin und erhoben sich gesegnet in die Himmel."(8)

Die Frau als zyklisch Blutende und als Gefäß dieser magischen Essenz des Lebens war daher geehrt und geheiligt, aber auch gefürchtet. Sakral, vom lateinischen Wort „sacer", bedeutet „unberührbar" in der Doppelbedeutung von „heilig" und „unrein". Das Heilige, das von den Sterblichen und Uneingeweihten nicht berührt werden durfte, ist immer auch das Unberührbare. Es ist das Tabu, der „heilige Schrecken".(9)

Blut des Lebens ist immer auch Blut des Todes und erzeugt damit Todes-Angst. Im patriarchalen Bewusstsein ist der ursprüngliche Lebensaspekt des weiblichen Blutes nun ganz und gar dem Todesaspekt gewichen: Menstruationsblut vernichtet die Ernte, lässt die Milch sauer werden, den Wein umkippen, das Sauerkraut schlecht und die Messer stumpf werden, so wird gesagt. Einem Mann, der sich mit einer menstruierenden Frau vereinigt oder sie nur berührt, droht Krankheit oder gar der Tod. Die menstruierende Frau wurde zur Verkörperung von Tod und Vernichtung, zum Bösen schlechthin:

„Oh! Menstruierende Frau, du bist ein Feind,
von dem alle Natur streng abgeschirmt werden sollte.“[10]

Folglich ist die patriarchale Frau sich selbst „nicht gut“, wenn sie „ihre Tage“ hat. Sie ist sich hierin selbst zum Feind geworden: Sie leidet, fühlt sich schlecht, unpässlich, schmutzig und sie ist voller Schmerzen. Die erste Blutung eines Mädchens ist kein Fest mehr, sondern eine Schande, die es zu verbergen gilt. In der alten Tradition Indiens hieß es von einem Mädchen, das zum ersten Mal menstruierte, es habe „die Blume geboren“[11]. In unserer Tradition konnte einem Mädchen folgendes passieren: Eine meiner Klientinnen hatte als Mädchen ihrer Mutter erschrocken die blutige Unterhose gezeigt. Die Mutter – offensichtlich genauso im Schrecken wie die Tochter – gab ihr eine Ohrfeige mit den Worten: „Du Drecksau!“

Die moderne Frau ist mehr denn je von ihrem *weiblichen Körper entfremdet.* Sie verbirgt ihn nicht mehr ängstlich und schamvoll, wie dies unsere Großmütter noch taten. Die Frau hat ihren Körper schon längst dem Patriarchat überantwortet, den Tätern überlassen: Sie gibt ihn patriarchalen Bewertungen preis, lässt ihn vom Mann definieren, vergleichen, beurteilen, vermessen und ist stolz darauf, wenn sie von ihm gute Noten bekommt: Ich erinnere mich an einen makabren Vorfall, der vor einigen Jahren durch die Presse ging: An einigen spanischen Stränden durften nur Frauen mit kleinen festen Brüsten „oben ohne“ gehen; zuvor mussten die Frauen eine Kontrollstelle von Männern passieren, welche die Brüste begutachteten und dann ihre Erlaubnis gaben oder auch verweigerten.

Der Mann erschafft ihren Körper nach seinem Bilde, nach seinen Vorstellungen und Wünschen. In unserem Kulturkreis betrifft dies vor allem die Brüste einer Frau: „Die weibliche Brust ist als ‚Sinnbild der Weiblichkeit‘ bezeichnet worden. Um ästhetisch angenehm zu wirken, sollten es verhältnismäßig feste, volle Brüste sein, die vom Brustkasten abstehen und mit

Gewissheit verkünden: ‚Ich bin feminin.'" So klingt die Vorgabe eines amerikanischen Schönheitschirurgen. Ein weiterer stolzer Schöpfer weiblicher Brüste gibt an: „...ich war schon recht zufrieden mit mir. Ich hatte gerade die Abschlussphotos von einer Brustkorrektur gemacht, die Sie sehen müssten, um es zu glauben."(12)

Vor einigen Jahren verbrachte ich, wegen einer kleinen Hautsache, einen Tag auf einer Station der plastischen Chirurgie. Fast alle Patientinnen dieser Station waren Frauen mit Brustkorrekturen. Sie alle befürchteten zu Recht, wie sie mir berichtet hatten, ihren Partner oder Ehemann zu verlieren, falls sie sich nicht die Brüste neu modellieren ließen, selbstverständlich nach seinen Wünschen und Vorstellungen.

In diesem Zusammenhang erinnere ich mich an eine meiner Klientinnen, die bereits als kleines Mädchen beschlossen hatte: „Wenn ich mal kleine Brüste kriege, dann werde ich Lehrerin." Und sie wurde Lehrerin und war in diesem Beruf sehr unglücklich. Viele junge Frauen leiden unter ihren Brüsten, die mal zu klein, mal zu groß sind und nie so recht den wechselnden Modevorstellungen entsprechen.

Die patriarchale Frau sieht und bewertet ihren Körper und den anderer Frauen mit *seinen* Augen. Solange sie seine Kriterien erfüllen kann, ist sie „gut drauf". Gelingt ihr das nicht (mehr), dann fühlt sie sich miserabel, unwert, ein Nichts. So ist sie – in Mini und Stöckelschuhen bis hin zu gefährlichen chirurgischen Eingriffen – wieder ein armseliges *Opfer* des Patriarchats, diesmal der männlichen Mode- und Schönheitsindustrie. Und paradoxerweise fühlt sie sich damit auch noch „emanzipiert". In ihrer Vorstellung von Emanzipation geht es nicht um authentischen Ausdruck ihrer Weiblichkeit, sondern um einen äußeren Schein von Weiblichkeit, sie will „sexy" erscheinen. „Ich bin jung, sexy und erfolgreich", las ich gestern in Großbuchstaben auf dem Auto einer jungen Frau. Wenn sie aber nach den Geburten ihrer Kinder oder spätestens im Alter nicht mehr „mithalten" kann, dann versinkt sie in diesem alltäglichen und unauffälligen Elend, wie die Frau im obigen Beispiel, welche sagte: „Mein Körper war eine Qual, viel zu rund, nicht der Mode entsprechend, trotz der vielen Diäten."

Nackt zu baden – für 68er Frauen noch Ausdruck von emanzipatorischer Selbstbestimmung – ist für die moderne Frau „out"; im Bikini sei eine Frau schöner, „mehr sexy" sagt man(n). Und so quält sich die gehorsame Frau auch in der allergrößten Sommerhitze mit in Plastik verpacktem Körper.

Nie wird sie die Erfahrung machen, sich *zur eigenen Freude und sinnlichen Erfüllung* nackt in der Natur zu bewegen. Sie wird nicht erleben, wie beglückend und heilsam es ist, wenn die Wasser ihren nackten Körper umspielen, die warmen Winde die Brüste streicheln und wie es sich anfühlt, sich den Liebkosungen der Sonne hinzugeben.

Derartige ganzheitlich-erotische Erfahrungen machen Frauen körperlich und emotional unabhängig vom Mann. Denn nun kann erfahren werden, dass Zärtlichkeit, Sinnlichkeit und Erotik – unabhängig von ihm – in der Natur fortwährend existieren (vgl. hierzu Teil IV, Kap. 3 und 4).

Die Frau, will sie heil werden, hat ihren Körper vom Patriarchat zurückzufordern, ihn heimzuholen. *Mit ihrer Schöpfungsmacht hat sie ihren weiblichen Körper nach ihrem eigenen Bilde neu zu erschaffen.* Dies kann gelingen, wenn sie die weiblichen Urkräfte von Dunkel und Licht, von Leben und Tod, ihre Blutung und ihr zyklisches Verschlingen in Liebe anzunehmen bereit ist. Nun wird ihr Körper – gleichgültig wie er beschaffen ist – als ein Gefäß der Göttin in Sinnlichkeit und Anmut erstrahlen.

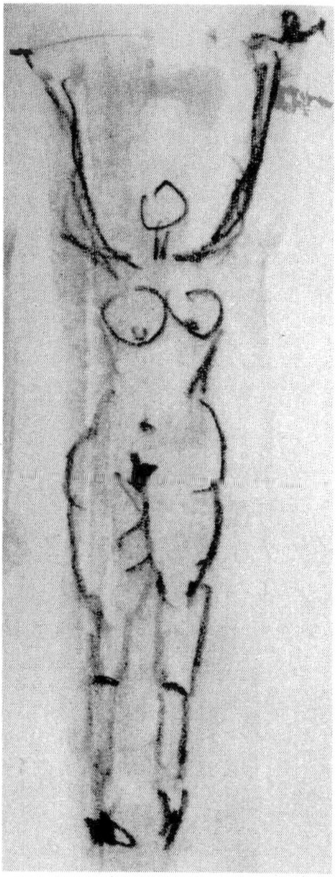

„Eva erkennt ihre Weiblichkeit".
Alexandra Besserer, 2000

Wenn Sie möchten, werte Leserin, dann halten Sie hier inne. Legen Sie sich selbst Rechenschaft ab über die Beziehung zu Ihrem Körper. Die folgenden Fragen können Ihnen als Anregung dienen. Ich empfehle, die Antworten aufzuschreiben:

- Wie fühle ich mich in und mit meinem weiblichen Körper?
- Wie achtsam oder achtlos bin ich mit meinem Körper?
- Welches sind meine schwierigen Körperthemen?
- Welche Botschaften zu meinem weiblichen Körper bekam ich von meiner Mutter, meinem Vater, meinen Partnern?
- Welche Auswirkungen hatten oder haben

diese Botschaften auf mein Körpererleben, meine Gefühle und Gedanken zu meinem Körper?

- Welches sind die am meisten abgelehnten Körperzonen?
- Wie erfahre ich meine monatliche Blutung?
- Bin ich bereit, meinen Körper heimzuholen, ihn – lieber spreche ich von *ihr*, der Körper-Frau – sie von patriarchalen Bewertungen zu entlasten und liebend anzunehmen?
- Wie kann ich die Körper-Frau ehren, sie schmücken, sie feiern?

Angst vor der weiblichen Sexualität

Sexualität war und ist das heilige Zentrum matriarchaler Weiblichkeit. In allen frühen und späteren Mysterien und Einweihungen ist der „Hieros Gamos“ – die Heilige Hochzeit als die Integration von Weiblich und Männlich – die zentralste Erfahrung und das eigentliche Ziel des inneren Wandlungsmysteriums. Sexualität war hier „Heilige Sexualität“, in ihr verkörperte sich die Schöpfungsmacht der Göttin. Sexualität schenkte Wachstum und Entfaltungskraft und heiligte das gesamte Leben auf der Erde. Im Liebesgesang der Inanna heißt es[(13)]:

> Pflanzen wuchsen hoch an ihrer beider Seite.
> Korn wuchs hoch an ihrer beider Seite.
> Gärten blühten in üppiger Pracht.

Genauso werden Wachstumskräfte aktiviert, wenn sich eine Frau in Liebe mit dem „Mann ihres Herzens“ vereinigt. Die Beziehung zwischen beiden erblüht, das Leben beginnt zu leuchten und selbst schwierige Aufgaben können nun gelingen. Forschungen aus dem Bereich der Biokommunikation haben herausgefunden, dass Pflanzen mit einem Wachstumsschub auf menschliche Sexualität reagieren. Dies ist vermutlich der Grund, weshalb die Menschen der vorchristlichen Traditionen zu bestimmten Anlässen rituelle Sexualität in den Feldern zelebrierten.

Patriarchale Sexualität aber ist entmystifiziert und entheiligt. Buben und Mädchen erfahren sexuelle Aufklärung, aber sie erfahren keine Einweihung in die Heiligkeit der Sexualität. Verbot und Dämonisierung von Sexualität wurden vordergründig – im Zuge der sogenannten sexuellen Befreiung – abgelöst durch eine reaktive *Verdinglichung der Sexualität.* Verdinglichte Sexualität aber ist Sexualität in Spaltung, ohne Nähe, ohne Intimität, ohne Liebe und ist daher jederzeit und für jeder-*mann* zu haben, zu machen oder zu kaufen. Verdinglichte Sexualität präsentiert sich gewöhnlich so selbstverständlich und harmlos, als ging es um den Verzehr eines Stück Kuchens.

Die Angst vor der sexuellen magischen Urkraft des Weiblichen scheint sich in Objektivierung und Banalisierung aufzulösen. Dass dieser Schein aber trügt, zeigt sich im Ausmaß sexueller Gewalt, im Dunkelbereich pornographischer Internet-Angebote und in der Normalität sexueller Störungen und Probleme in den Beziehungen.

Christlich-patriarchale Verbote haben aus dem gewaltigsten und erschütternsten menschlich-göttlichen Schöpfungsakt ein verharmlosendes miteinander *„Schlafen"* gemacht. Diese Täuschung ist groß und folgenschwer für Einzelne, das Kollektiv und die gesamte Erde: Die in der Sexualität existierende große Macht geht in den Schatten und verdunkelt die Erde.

Wo Paare nun nicht miteinander „schlafen", da wird – als Reaktion auf die Verharmlosung – „gebumst" oder „gefickt". Beides, „Schlafen" oder „Bumsen-Ficken" sind lediglich polare Formen einer einzigen Angstabwehr: Abwehr der tiefen Ängste vor der weiblich-sexuellen Urkraft.

Wie hintergründig und tief diese Ängste auch in patriarchalen Frauen sind, zeigen die folgenden Texte von Simone de Beauvoir(14):

„Das männliche Glied ist sauber und einfach wie ein Finger, der sich in aller Unschuld vorzeigen lässt. (…) Das weibliche Geschlecht ist der Frau selbst ein Geheimnis, verborgen, unbehaglich, schleimig, feucht. Mit den monatlichen Blutungen, manchmal auch mit schmierigem Ausfluss führt es ein geheimes, bedrohliches Eigenleben. Dass die Frau sich in ihm nicht wiedererkennt, ist für sie oft ein wesentlicher Grund, ihre sexuellen Gelüste nicht als die eigenen anzuerkennen. Nur beschämt kommt ihr Begehren zum Ausdruck. Während der Mann ein steifes Glied bekommt, wird die Frau „nass". Allein dieses Wort ruft Erinnerungen ans Bettnässen, an ein schuldhaftes unfreiwilliges Nachgeben des Harndrangs wach."

Die folgende Aussage von Simone de Beauvoir(15) markiert eindrucksvoll die Angst der patriarchalen Frau gerade vor ihrem archaisch-verschlingenden Aspekt: „Der Mann stürzt sich wie ein Adler, ein Greif auf seine Beute.

Die Frau lauert wie eine fleischfressende Pflanze, die Insekten verschlingt, wie ein Moor, in dem Kinder versinken. Sie ist ein Sog, ein Saugnapf, ein Humus, sie ist Pech und Vogelleim, eine stille, sich einschmeichelnde, klebrige Lockung: so jedenfalls empfindet sie sich dumpf."

Wir können hier einwenden, dass Simone de Beauvoir dies bereits in den vierziger Jahren des zwanzigsten Jahrhunderts geschrieben hat, sie also zwangsläufig noch im Banne des faschistoiden Sexismus – wir erinnern uns an die Arbeit von Dijkstra, der die gemeinsame Wurzel von Rassismus, Faschismus und Sexismus belegt (vgl. Kap. 2, S. 184f und 208f) – gelebt hat. Was aber hat sich im Bewusstsein von Frauen bezüglich ihrer Sexualität seit Beauvoir wirklich in der Tiefe verändert?

- Welche Frau ist abgestiegen in das verborgene „Geheimnis" ihrer weiblichen Sexualität?
- Welche Frau erfährt in ihren „monatlichen Blutungen" Transformation und Lebenskraft?
- Welche Frau erlebt ihre Feuchtigkeit in Einheit mit dem Leben spendenden „Nass" der Erde?

Manche der Frauen, die ich begleite, öffnen Bewusstsein und Körper allmählich für die Heiligkeit ihrer weiblichen Sexualität. Wenn sie in der sexuellen Vereinigung mit dem geliebten Mann diesen ihren inneren heiligen Raum betreten, kann heftige und heilsame Erschütterung erlebt werden: Auflösung personaler Identität und Neugeburt im Selbst, Tod und Erneuerung sind mögliche Erfahrungen. Intensive Hingabe an die Macht der weiblichen Sexualität vertieft und erweitert das Bewusstsein – ähnlich wie das Holotrope Atmen.

In einem sexuellen Zustand veränderten Bewusstseins kann Frau sich selbst als Shakti, als Erdmutter oder als Erdenschoß erfahren, in dem alles stirbt und aus dem heraus alles neu geboren wird. Sie erfährt das Mysterium der weiblichen Sexualität. Häufig wird die Erfahrung begleitet von Zittern, unwillkürlichen Zuckungen und von heftigem und tiefem Weinen. Mit diesen Tränen können Erinnerungen, alte Kränkungen und Verletzungen ihrer Weiblichkeit hochgespült und gereinigt werden.

Eine solche heilsame Erschütterung kann Angst machen, denn unweigerlich bringt sie alte, unerledigte und schmerzliche Themen mit ans Licht. Gleichzeitig lässt sie die energetische Wucht weiblicher Urkraft erfahren oder wenigstens erahnen. Folglich verharren patriarchale Frauen lieber in der Zurückhaltung ängstlich-schamhafter Anorgasmie. Und den meisten Männern ist dies auch lieber, denn wie sollten sie einen solchen eruptiven Ausbruch ihrer Geliebten auch verstehen und einordnen können? „Warum heult sie denn nun, wo es doch gerade so schön war?", fragt er sich dann. Und verunsichert und verängstigt zieht er sich sprachlos von ihr zurück. – Sind Frau und Mann aber so mutig, den heiligen Raum ihrer gemeinsamen Sexualität zu betreten, dann kann eine transpersonal-therapeutische Begleitung hilfreich sein, damit die Erfahrung im erweiterten Bewusstsein für beide verstehbar und integrierbar wird.

Vielleicht wurde deutlich, wie viel Bereitschaft zur *Angstannahme* es braucht, um sich der sexuellen weiblichen Urkraft zu stellen. Was liegt da näher, als in die Angstabwehr einer banalen Schlaf-Fick-Bums-Sexualität zu gehen? Diese ganz normale Sexualität spielt sich ungefähr folgendermaßen ab (ich bringe hier nur auf die Spitze, was für die meisten Paare in unserem Lande alltägliche Realität ist):

Mann und Frau haben einen anstrengenden und unerfüllten Berufsalltag hinter sich, in dem sie ihren „Job" machten. Um doch noch etwas Erfüllung in den entleerenden Tag zu bringen, kocht die Frau am Abend ein fülliges Essen: Fleisch von getöteten Tieren und chemisch belastetes Gemüse aus dem Supermarkt. Dazu wird reichlich Alkohol getrunken. Nach dem Essen immer noch unerfüllt und ungesättigt, ‚genießen' beide nach den Gewaltnachrichten der Tageschau noch einen Krimi oder eine love-story. Gebäck wird „geknabbert" und weiter Alkohol getrunken, was die latente orale Aggression nur leidlich dämpfen kann. Ist das Abendprogramm im Fernsehen zu Ende, finden sich beide erschöpft und ziemlich vergiftet im gemeinsamen Ehebett. Im warmen nächtlichen Dunkel beginnen nun die verdrängten Ängste und Aggressionen aufzusteigen. Ein lieb- und freudloser „Quicky" erscheint dann immer noch besser als ein mörderischer Paarkonflikt. Und er verdrängt zudem die undefinierbaren Angstgefühle, jedenfalls bis zum nächsten Morgen. Da weckt sie dann der Wecker. Müde, mürrisch und ohne sich anzusehen schleichen beide ins Bad und beginnen einen weiteren unerfüllten Tag.

Nach Jahren kommen sie zur Paartherapie und sagen: „Wir wissen gar nicht was los ist, wir haben uns nichts mehr zu sagen und unsere Sexualität ist auch am Ende."

Gerade in der *ehelichen Beziehung* zeigt sich die Angst der patriarchalen Frau vor ihrer sexuellen Macht am deutlichsten. Denn in der Ehe ist sie abhängig, ihr Mann ist ihr Herr: „Dein Verlangen wird nach deinem Manne sein, und er wird dich beherrschen", spricht der biblische Gott noch immer zur Frau. Unter der Herrschaft ihres Mannes, in welcher Variante und wie zurückhaltend auch immer er diese leben mag – im Eigentlichen geht es um die eheliche Beherrschung durch den inneren Patriarchen in der Frau selbst – stirbt ihr „Verlangen" nach ihm meist recht bald. Das kann auch nicht anders sein, denn *ihre* sexuelle Macht würde *seine* Macht und seinen Herrschaftsanspruch deutlich in Frage stellen und damit den Bestand der Ehe gefährden.

Gerlinde, die Frau mit dem „Riesenschlund" aus dem Textbeispiel am Beginn dieses Kapitels, ist mit einer intensiven und archaischen Sexualität gesegnet. Allerdings wurde ihre sexuelle Urkraft bereits in Kindheit und Jugend beschnitten, unter anderem mit der üblichen Formel „du Hure!" aus dem Mund ihrer Mutter. Ihre wilden weiblichen Kräfte hat sie einer einseitig geistigen Entwicklung und beruflichen Karriere geopfert. Nun, an der Schwelle zum Alter, schaut sie ein wenig wehmütig auf ihre bisher ungelebten sinnlich-erotischen Potenziale. Wenn ich sie aber ermutige, diese Potenziale zu bergen und ihren Lebensumständen entsprechend zu leben, dann gerät sie in Angst, fast ist es Panik. „Was ist deine Katastrophen-Phantasie?", frage ich. „Dass ich Johannes, meinen Mann verliere", so ihre Antwort.

Manchmal befreit erst ein sexueller Seitensprung die archaischen Kräfte einer verheirateten Frau. Häufig erlebt sie erst in einem sexuellen Abenteuer mit einem *Fremden* ihren ersten erfüllenden Orgasmus. Hierzu beispielhaft – diesmal ein bezaubernder – Text von Simone de Beauvoir[16]:

„Tagsüber spielt sie heimtückisch ihre Rolle als folgsame Dienerin,

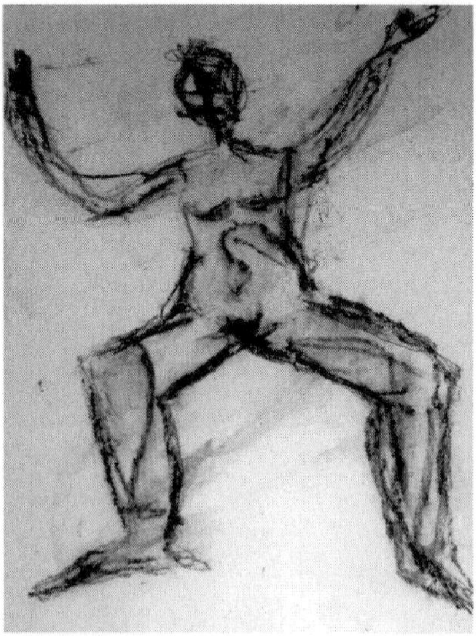

„Die Schamanin". Zeichnung, Alexandra Besserer, 2000

nachts jedoch verwandelt sie sich in eine Katze, in eine Hirschkuh. Sie schlüpft wieder in ihre Sirenenhaut oder reitet auf einem Besenstiel zu Hexentänzen. Zuweilen lässt sie ihre nächtliche Magie an ihrem eigenen Mann aus, aber klüger ist es, ihre Metamorphosen vor ihrem Gebieter zu verbergen. Deshalb sucht sie sich Fremde aus, die kein Recht über sie haben und für die sie Pflanze, Quelle, Stern oder Zauberin geblieben ist."

- Wie aber kann Frau wieder Katze sein und Hirschkuh?
- Wie befreit sie ihre innere Sirene, Hexe und Zauberin?
- Wie trinkt sie aus ihrer weiblichen Quelle des Lebens?
- Wie entdeckt sie das Leuchten ihres Sternes?
- Wie kann sie zu ihrer Wahrheit und ihrer sexuellen Kraft finden *ohne* die verletzenden und schmerzlichen Dramen heimlich sexueller Abenteuer?

Angst vor Schwangerschaft, Geburt und Mutterschaft

> Meine Mutter hat die Schwangerschaft mit mir ihrer Familie gegenüber verschwiegen. Von einem zweiten Kind wusste niemand. Ich weiß von einem Abtreibungsversuch, und ich habe gehört, dass die Umstände meiner Geburt dramatisch gewesen sind ...
>
> Renate E., 1995

Schwangerschaft, Gebären, Stillen und Mutterschaft sind für die meisten Frauen höchst ambivalente Vorgänge. Einerseits von instinktiven und elementaren Mutterimpulsen geleitet, wünschen sich Frauen eigene Kinder, gleichzeitig fürchten sie die damit verbundenen Einschränkungen. Abgesehen von diesem ihrem persönlichen Konflikt ist eine Frau keineswegs autonom in ihrer Entscheidung, Kinder zu bekommen oder nicht. Sie ist abhängig von wechselnden gesellschaftlichen Erwartungen die Anzahl ihrer Kinder betreffend und von den – berechtigten – Wünschen ihres Mannes, sofern sie einen Mann an ihrer Seite hat. Ist er doch, solange in der Familie kleine Kinder zu betreuen sind, für eine Zeit lang meist der alleinige ökonomische Versorger der Familie.

Nach der Geburt eines Kindes wartet auf die Frau nicht nur die viel zitierte Doppelbelastung, sondern eine vielfältige Belastung: Sie hat Mutter,

Berufstätige, Hausfrau und Geliebte zu sein und in allen Bereichen will sie gut und „erfolgreich" sein. Gerade bei jungen Müttern erlebe ich in meiner Praxis riesige Erwartungen an sich selbst und eine daraus resultierende heillose Überforderung im Alltag.

Was hier heilt, ist das Loslassen dieser Ansprüche, Rückzug in die Natur, Tage der Stille ganz allein mit sich selbst, der Stimme in sich lauschen und mit den Wurzeln der weiblichen Kraft verbinden. „Das ist leicht gesagt", höre ich an dieser Stelle gestresste junge Mütter einwenden.

Da die patriarchale Frau weitgehend von der Natur ihres weiblichen Körpers entfremdet ist, hat sie mit den Prozessen von Schwangerschaft, Geburt und Stillen häufig ihre liebe Not. Getrennt von ihrer schöpferischen Muttermacht, ist sie den seelischen und körperlichen Begleiterscheinungen einer Schwangerschaft hilflos ausgeliefert und bleibt abhängig von einer männlich-technischen Gerätemedizin, falls sie keine alternativen Wege für sich findet.

Das Ausmaß der Entfremdung der Frau von sich selbst als Großer Mutter wird deutlich in dem folgenden Text von Beauvoir(17), der die patriarchale Realität zahlreicher Frauen immer noch treffend kennzeichnet:

„Doch ist die Schwangerschaft entgegen einer optimistischen Theorie, deren gesellschaftliche Brauchbarkeit nur zu offensichtlich ist, eine anstrengende Belastung, die der Frau keinen persönlichen Vorteil bringt, sondern ihr im Gegenteil schwere Opfer abverlangt." Sie wird „... von den Schwangerschaften vorzeitig unförmig und alt. (...) Auch das Stillen ist eine anstrengende Belastung: (...) Das Einschießen der Milch ist schmerzhaft, wird oft von Fieber begleitet, und die Stillende nährt den Säugling auf Kosten ihrer eigenen Kraft. Der Konflikt zwischen Spezies und Individuum, der bei der Niederkunft manchmal eine dramatische Form annimmt, verleiht dem weiblichen Körper eine beunruhigende Anfälligkeit. Man sagt gern, die Frauen hätten „Unterleibsleiden", und es stimmt, dass sie ein feindliches Element in sich tragen: die Spezies, die von ihnen zehrt."

Simone de Beauvoir spricht hier die Sprache der leidenden Opfermutter: benutzt, belastet, übervorteilt und von der Natur – von der sie sich entfremdet hat – benachteiligt.

Wie anders klingt die Erfahrung von Mutterschaft bei Sarah Blaffner Hrdy(18), einer Professorin für Anthropologie, führenden Soziobiologin und Primatenforscherin sowie Mutter von drei Kindern. Im Vorwort zu ihrem umfassenden Werk „Mutter Natur – Die weibliche Seite der Evolution“ beschreibt sie ihre Erfahrung als Mutter bei ihrem ersten Kind:

„Schließlich beschlossen wir, dass es ‚an der Zeit‘ sei, Kinder zu kriegen, und ich erinnere mich vor allem daran, dass ich eine Tochter wollte und wie wunderbar es war, schwanger zu sein. Sogar beim ‚Nichtstun‘ fühlte ich mich kreativ. Es mag für manche vielleicht komisch klingen, aber selbst die Geburt war ein euphorisches Erlebnis, bei dem mir die Schmerzen eher faszinierend als unerträglich vorkamen. Für mich waren die Wehen eine Gelegenheit, herauszufinden, wie es sich anfühlt, den Kräften der Natur, auf die mein Bewusstsein nicht den geringsten Einfluss hatte, ganz und gar ausgeliefert zu sein. Wenn ich an den ersten Blick auf das schleimbedeckte Wesen zurückdenke, das mit dem Kopf voran zur Welt kam, kommt mir als erstes das Wort *köstlich* in den Sinn, um die Tochter meiner Träume zu beschreiben. Ich war überwältigt, welche sinnlichen Gefühle sie in mir weckte. Ich dachte mir Liebeslieder aus, die ihre wunderschönen Gesichtszüge, ihre weiche Haut und ihr seidiges Haar feierten.“

Hier spricht eine moderne erfolgreiche Berufsfrau, die gleichzeitig auch im Kontakt ist mit ihrer weiblichen Natur und ihrer sinnlich erotischen Mütterlichkeit. Den hieraus aber fast zwangsläufig entstehenden *Konflikt* zwischen mütterlichen und beruflichen Interessen beschreibt sie im Folgenden eindrücklich:

„Nach den ersten paar Wochen mit einem winzigen Mädchen, das meistens schlief oder leise an meiner Brust lag, während ich in Seminaren saß, ging mir immer mehr auf, dass es in der Welt in der ich lebte, unmöglich sein würde, sich um ein Kind zu kümmern und gleichzeitig konzentriert zu arbeiten. Die erschreckende Verletzlichkeit eines neugeborenen Kindes, die immense Verantwortung und die ständigen Bedürfnisse erschütterten mich. Aber hatte ich denn, als Primatenforscherin in der Ära nach Bowlby, überhaupt eine andere Wahl, als ihr mein Leben zu opfern? Ich war überwältigt von widersprüchlichen Impulsen: Sagte ich ja, saß ich in der Falle, sagte ich nein, machte ich mich auf ewig schuldig.“

Sarah Blaffner Hrdy weiß, dass ein Kind „eine feste Bindung braucht“, gleichzeitig will sie auch „unbedingt“ in ihrem „Beruf erfolgreich sein“, wie sie mitteilt. Dieser innere Konflikt ließ ihr nun keine Ruhe mehr, und sie fragte sich von Schuldgefühlen geplagt: „Bedeuten meine zwiespältigen Gefühle, dass ich prädestiniert war, eine schlechte Mutter zu sein? Würde mein beruflicher Erfolg zu Lasten des Seelenlebens meines Kindes gehen?“

Ihre Not motivierte sie zu intensiver Forschungsarbeit zur Mütterlichkeit. In diesem Zusammenhang stellte sie sich auch dem erschütternden Thema der „Kindstötungen" bei menschlichen und nichtmenschlichen Primaten (vgl. die „Kindstöterin", Teil I, Kap. 4). In einem Zeitraum von 30 Jahren erforschte Sarah Blaffner Hrdy in sieben Ländern die mütterlichen Verhaltensweisen vor allem der eigenen Spezies. Bei ihren Bemühungen, die weibliche Natur und vor allem Mutterschaft zu begreifen, nutzte sie – neben naturwissenschaftlichen Methoden – auch Erkenntnisse und Beispiele aus Psychologie, Geschichte und Mythologie.

In ihrem umfangreichen und spannenden Buch belegt sie auf über 700 Seiten, dass es den vielzitierten „Mutterinstinkt" so eindeutig nicht gibt. Mütter und Kinder leben immer in einem Spannungsfeld, welches abhängig ist von evolutionären und gesellschaftlichen Prozessen. Mutterliebe und die Bindungsbereitschaft einer Mutter an ihr Kind ist abhängig von ihren persönlichen und sozialen Bedingungen. Hrdys Erkenntnis klingt einfach, ist aber außerordentlich bedeutsam für Mütter mit Ambivalenzkonflikten, nämlich: „... dass die Welt zwar seit der Zeit unserer Vorfahren, der Sammler und Jäger, immense Veränderungen durchlaufen hat, dass die Konflikte von Müttern aber erstaunlich gleich geblieben sind."

Für unser Thema „Angst vor Mutterschaft" ermutigt Hrdys Forschungsarbeit Mütter zur *Konflikt-Annahme:* In ihrer Mütterlichkeit ambivalente Frauen sind gewöhnlich nicht „gestört", ihr Konflikt spiegelt eine reale Lebenssituation, in der Mütter tatsächlich an die Grenzen ihrer Mutterliebe gelangen können. Solche Mütter brauchen zunächst praktische Unterstützung und Hilfe bei der Bewältigung ihrer äußeren Lebensbedingungen und dann, im zweiten Schritt, bei der Bewältigung ihrer inneren seelischen Konflikte.

In der *therapeutischen Heilungsarbeit* werden die scheinbar widersprüchlichen Aspekte von Mütterlichkeit – die liebende Mutter und die Rabenmutter, die Lebensmutter und die Todesmutter – anerkannt, gefühlt und integriert. Wir nehmen die Angst an und anerkennen, dass Mütterlichkeit in einer polaren Welt immer auch zweideutig ist:

Mutter ist die, welche Leben gibt *und* Leben nimmt, sie ist die lichte Mutter *und* die dunkle Mutter, sie ist die gute Mutter *und* die böse Mutter. Mutter ist die, welche ihre Kinder verschlingt und *gleichzeitig* ist sie die, welche sich aus Liebe von ihren Kindern verschlingen *lässt.*

Angst vor Nähe mit dem Mann

> ... Ich beeile mich, zu meinem Zug zu kommen. In all der Eile sehe ich einen jungen Mann in dem Gedränge direkt auf mich zukommen. Er ist ein sehr schöner Mann, – dunkelblond mit welligem Haar, ein schön geschnittenes schmales Gesicht, das sehr freundlich ist – mit einer sehr angenehmen Ausstrahlung. Er gefällt mir und ich freue mich, dass er näher kommt. Unsere Blicke begegnen sich, wir halten Blickkontakt. Zwischen uns ist eine starke Anziehung. Ich weiß, dass wir keine Zeit haben werden, uns kennenzulernen, doch ich werde ihn grüßen. Ich bin sehr berührt von seiner Wärme, Fröhlichkeit und Lebenslust. Ich weiß, dass wir beide hoffen, uns wieder zu begegnen.
>
> Nun ist er ganz nah, unsere Vorfreude ist förmlich zu spüren – doch plötzlich springt aus dem Hintergrund oberhalb meines Kopfes eine schwarze Spinne direkt in das Gesicht des Mannes. Er versucht zu schreien, doch innerhalb von Sekundenbruchteilen wird das Gesicht des Mannes mit Spinnweben zugesponnen. Ich bin völlig entsetzt und wie erstarrt. Ich habe das Gefühl, wenn der Mann, oder auch ich, das Netz aus dem Gesicht entfernen, wird etwas Schreckliches passieren!
>
> Edith W., Traum vom 7. 6. 1999

Was würde Schreckliches passieren, wenn Ediths Traum-Ich und dieser Mann – der auf der tiefsten Ebene ihr innerer Mann, ihr Animus ist – sich begegnen und kennenlernen würden? Ihre unbewusste Angst vor Begegnung mit dem Männlichen, vor Nähe und Intimität, scheint groß, und so aktiviert sie zum Schutz ihrer verletzbaren Weiblichkeit einen Schattenarchetyp, die „schwarze Spinne".

Die Beziehung der patriarchalen Frau zu Männern allgemein, wie auch zu ihrem Mann insbesondere, ist so zwiespältig wie zu ihrem weiblichen Körper, ihrer Sexualität und ihrem Muttersein. Die Grundlage ihrer ambivalenten Beziehung zum Männlichen ist treffend formuliert in dem bekannten Fluch des biblischen Vater-Gottes, auf den ich immer wieder zurückkomme: *„Ihr Verlangen wird nach ihrem Manne sein und er wird sie beherrschen."*

Es ist bemerkenswert, – die wenigsten Frauen haben diesen Bibeltext jemals gelesen oder gehört, und dennoch organisiert sich patriarchale Beziehungsrealität zwischen Frauen und Männern nach dieser – schwarzmagischen – Formel: Sie strebt zu ihm hin, will sich mit ihm vereinigen. Und wenn er sich ihrer bemächtigt – wie subtil auch immer dies geschieht und wie sehr sie sich ihm unbewusst auch ‚freiwillig' als Objekt der Beherrschung anbieten mag – sie wird sich innerlich vor ihm verschließen, um sich zu schützen. Denn Intimität, als tiefe seelische Verbundenheit, und Beherrschung schließen sich gegenseitig aus.

Zum Schutz ihrer Weiblichkeit wird die „schwarze Spinne" ein Netz spinnen, in dem sich beide verfangen, Mann und Frau. Sie werden sich nicht wirklich sehen können, ihr Blick wird sich trüben und Begegnung wird verhindert. Ihr „Verlangen" aber wird sie weiterhin an ihn binden. Emotional – und manchmal auch sexuell – gerät die patriarchale Frau in geradezu dramatische Abhängigkeit von ihrem Mann oder ihrem Geliebten. Zu Souveränität und heilsamer Distanz nicht mehr in der Lage, bleibt so manche ganz normale Frau ihr Leben lang ein unglückliches, unwilliges und ewig haderndes Objekt seiner – oft recht hilflosen – Beherrschung.

Der gewalttätige Mann in Verstrickung mit einer masochistisch abhängigen Frau, die selbst noch unter lebensbedrohlichen Bedingungen mit ihm ausharrt, ist nur das extreme eine Ende der breiten Skala weiblicher Abhängigkeit.

Es ist nicht primär die – von politischen Feministinnen häufig benannte – ökonomische Abhängigkeit, die Frauen so gefügig macht, jedenfalls nicht mehr in unserem Kulturkreis. Es ist vielmehr eine innere *emotionale Abhängigkeit* vom Mann, als Wirkung des patriarchalen Fluches, welche den destruktiven Zirkel von Abhängigkeit und Beherrschtwerden in Gang setzt. Die Mehrzahl der Frauen, die ich begleite, sind beruflich gut ausgebildete, ökonomisch unabhängige, gebildete und spirituell offene Frauen, und dennoch verweilen manche von ihnen allzu lange in unerträglich gewordenen ‚Liebes'-Beziehungen. Emotionale Abhängigkeit fesselt Frauen in lange erduldeter Demütigung. Häufig verstärkt ein sexueller Außenkontakt des Mannes zunächst noch die kindliche Bedürftigkeit und Abhängigkeit seiner Frau.

Warum nur verweilen patriarchale Frauen so gerne in emotionaler Abhängigkeit zum Männlichen? Wieso kann der biblische Fluch überhaupt greifen? Neben einem Geflecht an evolutionsbiologischen, sozialen und kulturellen Bedingungen – und selbstverständlich einem frühen Mangel an mütterlicher Wärme (unter dem ja auch er leidet) – ist die entscheidende Ursache der *Verrat an der eigenen weiblichen Kraft:*

Ihre Kraft und ihre Macht hat sie an den Mann delegiert. Ihr bleibt lediglich die Ohn-Macht, die sie an die männliche Macht *bindet*, denn Macht und Ohnmacht gehören zusammen und ziehen sich gegenseitig an. Gleichzeitig hat sie zwangsläufig auch den zur Macht gehörigen Schatten an ihn abgegeben: den Machtmissbrauch! Es ist das patriarchale Männliche, welches mit destruktiver Macht das Leben auf der Erde vernichtet.

Wie selbstverständlich weibliche Schöpfungsmacht an das Männliche delegiert wurde und wird und wie tief dies im Kollektiven Unbewussten verankert ist, offenbarte mir ein Gespräch mit meiner Enkeltochter Daphne:

Daphne ist etwa zweieinhalb Jahre alt und bei mir, der Oma, auf dem Lande zu Besuch: Wir füttern die Ponys, die Eselchen und Ziegen mit trokkenen Brotkrusten. Ich zeige Daphne die Pferde und Kühe, die Kröten, Molche und Käferchen. Wir bestaunen die Größe und Kraft von alten Bäumen und die Zartheit der Gräser und Blüten. Und ich freue mich mit ihr an der Schöpfung der Großen Lebensmutter. Zu Hause frage ich meine kleine, aber blitzgescheite Enkeltochter: „Weißt du, wer das alles macht, die Pflanzen, die Tiere, die Menschen, die Kinder und die ganze Welt?“ Mit sichtbarem Stolz im kleinen Gesicht, dass sie die Antwort weiß, strahlt Daphne mich an: „Ja, die Männer!“

Bei ihm, dem *männlichen ‚Schöpfer aller Dinge‘*, sucht Frau nun – vergeblich – das Verlorene, die eigene *weibliche Schöpfungsmacht.* Wie Dornröschen wartet sie schlafend und ‚unschuldig‘ hinter der Dornenhecke auf den äußeren Prinzen, ihren Erlöser. In *ihm* liegt die Rettung: Über ihn, über seine Macht, seinen Status, sein Geld, sein Auto, seinen Besitz oder – wenn sie differenzierter ist – über sein soziales Ansehen, seine Titel, sein Wissen, seine spirituelle Kompetenz, sein Charisma, seine Güte definiert sie ihren eigenen Wert. Ohne ihn zweifelt sie an sich, fühlt sie sich unsicher und manchmal als „Nichts“.

An seiner Seite aber fühlt sie sich sicher und scheinbar *stark.* Selbst eigenverantwortlich lebende Frauen geraten in einen verhängnisvollen Sog Projektiver Identifikation mit dem Mann: Sie identifizieren sich mit den auf das männliche Gegenüber projizierten *eigenen,* aber unerlaubten Werten, mit der ihm übergebenen *eigenen* Macht und Kompetenz, wenn sie sich auf eine nahe Beziehung einlassen. Frauen laufen so Gefahr, dem Mann zu folgen und die eigene Lebensspur zu verlieren: „Immer wenn ich mich verliebe, verliere ich mich bald darauf in der Beziehung“, ist die verzweifelte Erkenntnis zahlreicher Frauen.

Verliert sie irgendwann den vermeintlich starken Platz an seiner Seite – insgeheim weiß sie schon längst, wie schwach er ist und sie verachtet ihn für seine männliche Unvollkommenheit und seine Schwäche – dann bricht sie in sich zusammen. Meist an der Schwelle zum Alter, wenn der Mann sich einer Jüngeren zuwendet, erlebt die verlassene Frau einen heilsamen Zusammen-Bruch. Sie hat nun die Chance, das Zerbrochene, sich selbst, neu zusammen-zu-setzen, neu zu erschaffen:

Nun endlich gewinnt sie die verlorene Definitionsmacht über sich selbst und ihre Welt zurück, falls sie sich einlässt. Endlich beginnt sie zu ahnen, was weibliche Schöpfungsmacht bedeuten kann.

Manchen Frauen, so mein Eindruck, kann nichts Heilsameres passieren, als im Übergang zum Alter, oder auch schon vorher, verlassen zu werden! Was zunächst wie eine lebensbedrohliche Katastrophe erscheint, ist in Wirklichkeit ein Heilungsgeschenk. Die Reise zum Selbst kann beginnen.

Was die patriarchal überformte Frau zunächst dringend braucht, um beziehungsfähig zu werden, ist „Verlangen“ nach sich selbst, statt nach ihm. Die magische Heilungsformel für befreite Weiblichkeit, welche an die Stelle des alten Vaterfluches treten könnte, lautet:

„Ihr Verlangen wird nach ihrer Weiblichkeit sein,
und sie wird sich beherrschen.“

Zum Verlangen nach sich selbst gehören:
- Verlangen nach Selbst-Erkenntnis,
- Verlangen nach der eigenen Wahrheit,
- Verlangen nach Eigen-Definition, selbst zu definieren, wer sie ist und wie sie sein will,
- Verlangen nach Eigen-Artigkeit, ihre eigene Art zu erkennen und zu leben,
- Verlangen nach Eigen-Willigkeit, dem eigenen Willen zu folgen,
- Verlangen nach Eigen-Sinnigkeit, den eigenen Lebens-Sinn zu finden,
- Verlangen nach Eigen-Mächtigkeit, wieder Macht über sich selbst zu erlangen.

Dies kann gelingen, wenn sie sich der Angst vor ihrer weiblichen Macht stellt:

– „Du bist so eigenartig"
– „Du bist so eigenwillig"
– „Du bist so eigensinnig"
– „Du bist so eigenmächtig"
lauten die bekannten Vorwürfe an Frauen. „Ja, ich bin eigen-artig, ich bin eigen-willig, ich bin eigen-sinnig und ich bin eigen-mächtig!", ist hier die Antwort.

Sie werden an dieser Stelle, werte Leserin, einen hilfreichen Rat für den vielleicht drängenden Wunsch nach einer „glücklichen" Beziehung mit dem Partner – oder der Partnerin – vermissen. Ich erlaube mir nur ein paar grundlegende Hinweise:

- Lassen Sie alle *Erwartungen* an den Partner und die Beziehung mit ihm los. Beziehungen dienen der Selbsterkenntnis und nicht primär dem Glücklichsein. Wenn wir uns in einer Beziehung glücklich fühlen, dann ist dies ein kostbares Geschenk und Grund zum Danken.
- Achten Sie Ihren Gefährten, so wie er ist, nehmen Sie ihn in Liebe an – wenn Sie können. Dies ist um so schwieriger, je mehr er mit sich selbst achtlos ist, sich selbst nicht genügend achtet, aber Achtung von seiner Frau und den Kindern einfordert. *Wenn Sie Ihren Mann nicht achten können,* dann ist es heilsamer, sich zu trennen.
- Schätzen Sie die Beziehung als eine einzigartige Möglichkeit zur *Selbsterkenntnis,* sich im Spiegel des Anderen selbst zu erkennen und die Wahrheit über sich zu erfahren. Danken Sie Ihrem Partner, wenn er Sie liebevoll spiegelt.
- Erlauben Sie aber weder ihm noch sonst jemandem, Sie zu definieren, zu sagen wer und wie Sie sind. Behalten Sie die Definitionsmacht über sich selbst! Fragen Sie sich immer wieder selbst: „Wer bin ich als Frau?" und „Wie will ich als Frau wirklich sein?"

Berücksichtigen Sie in ihrer Definition von sich selbst gerade auch die *dunkle* weibliche Urkraft, sie will angenommen und gewandelt werden, in ihr ist die alte Schöpfungsmacht gebunden. Vielleicht ist dies – die liebevolle Annahme der weiblichen Schatten – ein moderner Einweihungsweg in erfüllte Weiblichkeit?

Auf diesem Wege hat eine Frau die „schwarze Spinne" ins Licht des Bewusstseins zu holen und ihre eigenen Lebensfäden zu spinnen. Sie hat die

Magierin, die dreizehnte Fee, einzuladen und im Hexenkessel, als dem Kessel der Wandlung, ihre unerlösten Themen durchzukochen.

In den dunkelsten Wäldern hat sie nach ihrer Wilden Frau zu suchen und mit ihr die Sprache der Bäume und Tiere zu lernen.

Ihrer Heiligen Kriegerin hat sie Pfeil und Bogen zurückzugeben, und – manchmal hat sie das „Schwert der Erkenntnis" zwischen sich und ihn zu legen, so lange bis sie beide, Frau und Mann, reif sind für eine Begegnung in Achtung und Liebe.

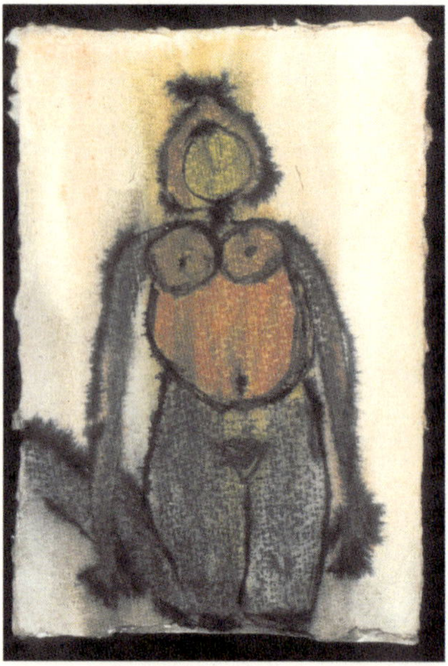

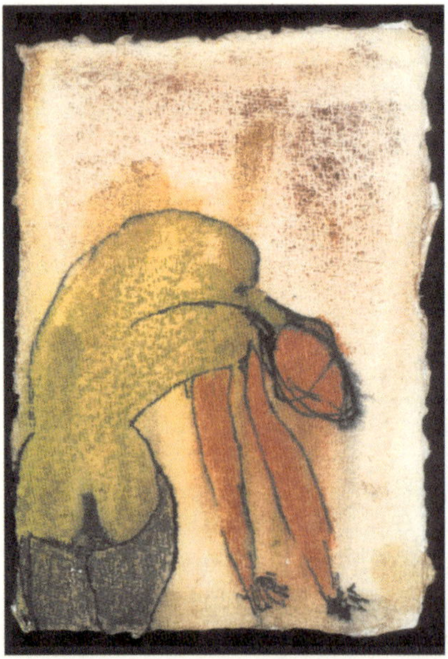

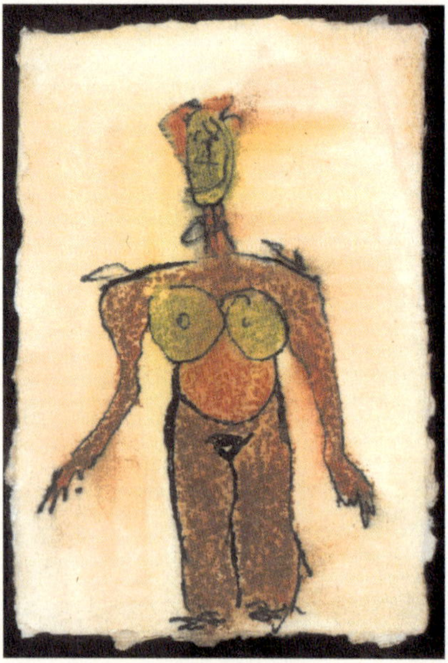

„Die Eskimofrau" Alexandra Besserer, 1999

Angst vor Beruf und Berufung

Beruf hat ganz offensichtlich etwas mit „Ruf" zu tun. Be-Ruf als Berufung heißt: das mit Freude und Erfolg in der Welt zu tun, was den eigenen und einzigartigen Begabungen – der Eigen-Art – entspricht. Hierzu aber will der Ruf der inneren Stimme gehört werden, nur so kann eine Frau ihre wahre Berufung finden.

Da Frauen aber von klein auf lernen, auf äußere Stimmen mehr zu hören als auf die innere Stimme der Wahrheit, finden verhältnismäßig wenige Frauen ihre wahre Berufung. Eine solche Berufung erfordert auch den Mut und die Kühnheit, nach außen zu gehen, sich zu zeigen mit der eigenen Kompetenz und der eigenen Kraft. Hieraus ergibt sich Er-folg. Die Vorsilbe „er" ist abgeleitet von „ur" und bedeutet „heraus". Erfolg ist somit das, was dabei herauskommt, was folgt, wenn wir uns mit den eigenen Begabungen auf den Weg machen.

Es ist bekannt, – Frauen haben häufig Angst vor Erfolg, wie vergleichende Untersuchungen z.B. mit Gruppen weiblicher und männlicher Studenten dies belegen. Gerade Frauen mit einem großen Potenzial an Begabungen und Fähigkeiten haben nicht selten große Blockaden, sich damit in der Welt zu zeigen. Führung und Verantwortung übernehmen, Macht annehmen (und heilsam gebrauchen) macht Frauen oft Angst. Gerne delegieren sie Führung, Verantwortung und Macht an Männer und diese übernehmen sie gerne, so wie es seit ca. 3000 Jahren patriarchale Tradition ist – ganz gleich, ob sie diesen Anforderungen gewachsen sind oder nicht.

In matriarchalen Stammeskulturen lag die Führung der Sippe bei der Stammesmutter, die gleichzeitig auch Königin, Priesterin und Heilerin war. In ihren Händen lag die weltliche Führung, als heilsame Macht und Verantwortung, und auch die geistige und spirituelle Begleitung des Stammes.

Die Rolle der heilend tätigen Helferin mit ihrem dienenden Aspekt für das Schwache und Bedürftige, – diese Rolle übernehmen Frauen traditionsgemäß gerne. Vor allem in untergeordneten beruflichen Positionen mit männlichen Vorgesetzten sind heilerisch begabte Frauen in großer Zahl tätig als Assistentinnen, Krankenschwestern, Hebammen, Lehrerinnen, Altenpflegerinnen und Erzieherinnen. Vor der Rolle einer „Königin" aber, das heißt vor machtvollen und heilsamen Führungsaufgaben, schrecken Frauen noch gerne zurück.

Hierzu ein Beispiel aus meiner therapeutischen Arbeit:

Sabine A. ist eine künstlerisch begabte und qualifiziert ausgebildete junge Frau. Sie ist das jüngste Kind und die einzige Tochter einer einflussreichen Unternehmerfamilie. Der Vater – eine positive Autorität – und die älteren Brüdern leiten den großen Betrieb. Sabines Mutter aber ist ein „Vorbild" an weiblicher Ohnmacht, Schwäche und chronischem Leiden.

In den ersten Reisen mit Holotropem Atmen erfährt Sabine zunächst körperliche Starre, Krämpfe in Händen und Füßen (festgehaltene, verbotene Lebensenergie, die mit den Händen das Leben nicht ergreifen und mit den Füßen nicht in die Welt ausschreiten darf) sowie „ein Gefühl grenzenloser Einsamkeit". In den darauffolgenden Atemerfahrungen im Rahmen einer fortlaufenden Heilungsgruppe wird Sabine zur *Annahme von Führung, Macht und Verantwortung* gerufen. Dieser „Ruf" bezieht sich neben der inneren auch auf ihre äußere berufliche Realität. Hier ihr Erfahrungsbericht:

Atemsitzung vom 23. 3. 98

Ich bin ziemlich aufgeregt und habe Angst vor den Spasmen, spüre aber auch eine große Bereitschaft durch alles durchzugehen, was da auf mich zukommt. Ich komme viel schneller in den Prozess, als ich erwartet habe. Ich spüre die Krämpfe in den Händen, kann mich diesmal aber schnell hindurchatmen und etwas wird frei:

Es ist die Wut. Grenzenlose Wut macht sich breit. Wut auf all die Begrenzungen, die ich immer wieder in mir spüre und die mich massiv daran hindern, wirklich zu leben. Ich schreie, trete, weine und spüre hinter all diesem Schmerz und der Wut sehr viel Kraft.

Zwischendurch bekomme ich Herzschmerzen und mir wird übel. Dann werfe ich mich von einer Seite auf die andere, immer schneller und schneller und fürchte, gleich die Matratze unter mir nicht mehr zu spüren, fürchte, total die Kontrolle zu verlieren und mir wird schwindelig. –

Irgendwann stehe ich an einem Torbogen aus Stein, irgendwo in der Wüste. Vor mir stehen viele Menschen, die ich nicht kenne, denen ich mich aber verbunden fühle. Sie sagen, ich solle ihnen „den Weg" zeigen. Sie sehen mich als ihre Führerin. Ich fühle mich sehr zwiespältig, weil ich nicht weiß, warum sie mir vertrauen und mir so viel Kompetenz zusprechen, obwohl ich überhaupt nicht weiß, wohin ich sie führen soll. Aber für diese Menschen scheint das keine Rolle zu spielen.

Plötzlich bekomme ich große Angst vor der Verantwortung, die da auf mich zukommt und ich verkrieche mich in eine nahegelegene Höhle. Ich liege dort ganz klein und zusammengekauert in der hintersten Ecke und weine und weine und stammle, dass ich nicht tun kann, was sie von mir verlangen. Die Menschen draußen vor der Höhle scheint mein Klagen und Jammern jedoch nicht zu beeindrucken, sie bedrängen mich nicht, warten aber auf mich.

Nach einiger Zeit (es kommt mir vor wie Tage) krieche ich aus der Höhle; ich habe mich etwas gefasst und fühle mich erwachsener. So sage ich den Menschen, dass ich ihren Wunsch gehört habe und ihn respektiere, dass ich aber im Augenblick nicht in der Lage bin, ihre Führerin zu sein. Ich verspreche ihnen aber, dass ich für mich prüfen werde, was mich davon abhält.

Ich erkenne, dass ich mich der Verantwortung deshalb nicht gewachsen fühle, weil ich nur mit einem Teil von mir, allein mit meinen männlichen Anteilen handeln kann, und damit bin ich total überfordert. Am Ende der Sitzung sehe ich mich zweigeteilt: die rechte, männliche Köperhälfte ist blau, die linke, weibliche Hälfte ist gelb und in der Mitte gibt es einen schmalen grünen Streifen. – Ich komme langsam zurück und bin erstaunt und dankbar für die Bildhaftigkeit meines Prozesses.

Atemsitzung vom 27. 6. 98

Auch diesmal komme ich sehr schnell in den Prozess und schon nach kurzer Zeit bin ich eine Löwin, die vehement ihr Revier verteidigt; ich spüre fast grenzenlose Kraft und brülle laut; ich weiß, dass ich kaum Feinde habe, die es mit mir aufnehmen können.

Dann kommt bald ein starkes Übelkeitsgefühl und ich muss würgen und spucken. Die Übelkeit scheint irgendetwas mit der Macht zu tun zu haben. –

Einige Zeit später steht das Volk wieder vor mir und wartet, dass ich die Führerschaft übernehme. Diesmal weiche ich nicht zurück. Ich versuche, zu meiner Verantwortung zu stehen und dem Anspruch der Menschen an mich standzuhalten, auch wenn ich noch nicht genau weiß, wohin die Reise geht.

Ich setze mich in ihrer Runde auf einen besonderen Platz, eine Art Thron, und spüre, dass es mich viel Kraft und Mut kostet, diese erhabene Position auszuhalten. Phasen von Machtgefühl und Ohnmacht wechseln sich ab und die Angst vor Machtmissbrauch macht sich immer wieder breit. Zwischendurch muss ich weinen und spucken, aber ich bleibe auf meinem Platz der Führerin.

Auf einmal spüre ich zwei Engel, einen rechts und einen links über mir, einen für das Männliche und einen für das Weibliche. Sofort fühle ich mich ruhiger, weicher, sicherer und auch weiblicher. Und ich weiß, dass ich nun meine Aufgabe erfüllen kann, in Demut und mit Würde, wenn ich sowohl meinen männlichen als auch meinen weiblichen Anteil in mir spüre und beide Seiten lebe. Die männliche Seite gibt mir Tatkraft und die weibliche Seite gibt mir Intuition und die Fähigkeit, die richtigen Entscheidungen zu treffen. – Wie wird das in meinem realen Leben aussehen?

Sabine A., 1998

Sabine hatte Angst vor Missbrauch ihrer Macht; diese Macht erlebte sie als etwas Männliches in sich selbst. Erst als die männlichen und weiblichen Kräfte – der Engel der Weiblichkeit und der Engel der Männlichkeit – sich in ihr verbinden, fühlt sie „Demut *und* Würde" und sie nimmt die Berufung zur Führung ihres „Volkes", an.

So wie Sabine fürchten sich viele Frauen vor ihrer Macht und der damit verbundenen Verantwortung für ihr eigenes „inneres Volk" und noch mehr vor Verantwortung für das „äußere Volk", das Leben auf der Erde. Machtannahme ist schließlich eine riskante Sache, in ihr liegen reale Gefahren: Frau tritt hervor, wird sichtbar, und damit auch angreifbar und verletzbar. Sie könnte ja wieder Opfer werden, aber auch Täterin, indem sie ihre Macht missbraucht. Die christlich sozialisierte Frau hat große Angst vor dem äußeren „Bösen", aber noch größer ist ihre Angst, selbst dieses „Böse" zu sein. Lieber verrät sie ihre weibliche Urkraft und engagiert sich beruflich in Anpassung an männliche Werte. Als typische leistungsorientierte Vater-Tochter ist sie nicht selten erfolgreich, aber sie bleibt unerfüllt in einem Beruf, zu dem sie nicht berufen ist.

Berufung, das muss somit nicht bedeuten, berufstätig zu sein, erfolgreich zu sein in irgendeinem Beruf, eine Arbeit zu haben. Berufung umschließt das ganze Leben, es geht darum, dass unser gesamtes Leben Berufung wird, dass wir den inneren Ruf hören und ihm folgen.

Wie sie ihren Wahren Willen verleugnet

„Anstatt deinen Willen zugunsten eines anderen oder zugunsten dessen, was du für den Göttlichen Willen hältst, zu verleugnen, ist es jetzt erforderlich zu erkennen, dass die Verleugnung des individuellen Willen ein Missverständnis war. Dieses Missverständnis hat auf der Erde zu einer Spaltung im Bewusstsein der Einzelwesen geführt. Der individuelle Wille ist vom Göttlichen Willen ebenso wenig getrennt wie der Geist des Einzelnen vom Geist Gottes. Dies gilt es in seiner ganzen Tiefe und Tragweite zu verstehen. (…)

Den Willen zu kontrollieren, anstatt ihn auszudrücken, bedeutet, ihn nicht anzunehmen. Wenn du ihn nicht annimmst, liebst du ihn nicht. Wenn du ihn nicht liebst, verleugnest du ihn. Wenn du verleugnest, hast du nicht alles, was dich ausmacht, bei dir …).

Der Wille ist dazu bestimmt, dich dabei zu führen, dass du tun möchtest, was der jeweiligen Situation angemessen ist, und es auch tust. (…) Wenn Harmonie und Freude deinen Entwicklungsweg begleiten, tust du immer genau das, was du tun sollst, und zwar aus keinem anderen Grund als dem, dass du es tun willst. Obwohl alles, was geschieht, das ist, was geschehen soll, erlaubt der freie Wille die persönliche Wahl, um Freude, Harmonie und alles andere, was du magst, zu steigern. Durch die Übereinstimmung von Geist und Wille wirst du verstehen können, wie Vorbestimmung und freier Wille ein und dasselbe ist. (…)

Freier Wille ist nicht, wie die Gesellschaft heute befürchtet, zerstörerisch. Es ist der unterdrückte, bedrängte und verleugnete Wille in seinem verzweifelten Bemühen, den Schmerz freizusetzen, der die Dinge getan hat, vor denen die Gesellschaft sich fürchtet. (…)

Ein eingestimmter Freier Wille übernimmt die Führung, wenn es um angemessenes Verhalten geht.

Der Wille muss jedoch da angenommen werden, wo er sich befindet, und es muss ihm erlaubt sein, seine festgehaltene emotionale Ladung in Sicherheit loszulassen. Dies wird den Willen in die Gegenwart bringen und dann wird das einzige Problem sein, was man mit all der Fülle, die daraus erwächst, machen soll."

aus: „Die Wahre Natur des Willen – Heilen und Entwickeln des Emotionalkörpers" [19]

Seit über einem halben Jahrhundert beschreiben, dokumentieren und beklagen feministische Frauen, – aus den unterschiedlichsten gesellschaftlichen und wissenschaftlichen Bereichen kommend – das alltägliche Elend des Weiblichen im Patriarchat, ohne dass sich Wesentliches im Bewusstsein der Frauen geändert hätte: Während *Gleich-Berechtigung*, als die öffentliche und rechtliche Gleich-Stellung und Gleich-Behandlung der Frauen in demokratischen Gesellschaften weitgehend realisiert wurde – dank des jahrzehntelangen Kampfes des politischen Feminismus – hat *Weibliches Bewusstsein* weiter abgenommen.

Es scheint, dass die moderne Frau in dem Maße dem Mann gleichgestellt und gesellschaftlich anerkannt ist, in dem sie ihren Wahren Willen verrät, sich dem Männlichen anpasst und gefügiger *Teil einer männlichen Kultur* ist. Anders ausgedrückt: Die Verleugnung ihrer spezifisch weiblichen Eigenart und *der Verrat ihres Wahren Willen* ist das Pfand für ihre Teilhabe am Patriarchat, für ihre Gleichberechtigung.

In diesem Zusammenhang beziehe ich mich noch einmal auf Simone de Beauvoir als eine Art Protagonistin. Denn sie ist ein bemerkenswertes Beispiel für den Verrat am weiblichen Willen. Sie war und ist vielen politisch-feministischen Frauen ein großes weibliches Vorbild. In ihrem äußerst klug und differenziert geschriebenen Grundlagenwerk von 1949 zur Situation der Frau, „Das andere Geschlecht", beschreibt sie das chronische Elend der Frauen unter männlicher Vorherrschaft und leistet eine spannende und umfassende Analyse des Weiblichen im Patriarchat. Allerdings versteht sie die Frau nicht nur als gesellschaftlich, sondern bereits als biologisch benachteiligt, von der Natur benachteiligt, was dem patriarchalen Vorurteil entspricht:

„Von Beginn der Menschheit an hat der biologische Vorteil den Männern erlaubt, sich allein als souveräne Subjekte zu behaupten."[(20)] Und entsprechend beschreibt sie den Objektstatus der Frau anhand von zahlreichen und spannenden Beispielen aus der Geschichte der Menschheit bis in die Gegenwart. Ihr Ziel ist vor allem soziale Gleichstellung und Subjektwerdung der Frau in einer patriarchal determinierten Gesellschaft. In ihrem Abschlusskapitel: „Auf dem Weg zur Befreiung" findet sich allerdings kein Hinweis, keine Vision zur Befreiung von *Weiblichkeit.* So endet dieses umfangreiche, fundierte und scharfsinnige Buch auf Seite 900 mit den abschließenden Sätzen:[(21)]

„Es ist Aufgabe des Menschen, dem Reich der Freiheit inmitten der gegebenen Welt zum Durchbruch zu verhelfen. Damit dieser höchste Sieg errungen werden kann, ist es unter anderem notwendig, dass Männer und Frauen über ihre natürlichen Unterschiede hinaus unmissverständlich ihre Brüderlichkeit behaupten."

„Höchster Sieg", „behaupten", „Brüderlichkeit", – hier spricht eine Frau, die aufgrund ihrer eigenen historischen, gesellschaftlichen und biografischen Bedingtheit die Grenzen patriarchalen Bewusstseins nicht überschreiten konnte und Teil einer wichtigen emanzipatorischen, aber ganz und gar männlich-intellektuellen Kultur, geblieben ist. Ihrem Wahren Willen ist sie nicht gefolgt.

Im Sinne von Gleichberechtigung hat sich Simone de Beauvoirs Vorstellung von Brüderlichkeit und Selbstbehauptung durchaus realisiert. In demokratischen Gesellschaften ist die Frau vordergründig dem Mann gleichgestellt. Unterdrückung und Entwertung existieren kaum mehr offensichtlich, eher hintergründig und im Verborgenen. Alltägliche Missachtung und Beschädigung von Weiblichkeit ist sehr subtil geworden, verbirgt sich hinter all den Täuschungen der industriellen Konsumwelt. Die Verachtung des weiblichen Willens im ‚zivilisierten' Patriarchat ist unauffällig, leise, banal und sie kommt nicht selten eher von innen – vom Patriarchen *in* der Frau – als von einem despotischen Patriarchen im Außen. Die Frau selbst hat ihren Wahren Willen verraten:

Als ich 14 Jahre alt war, verliebte ich mich in einen Fußballspieler, und so ging ich sonntags mit zum Fußballplatz, wobei Fußball mich nie interessierte – und obwohl ich schon damals eher unangepasst und rebellisch war. Danach hatte ich eine Liaison mit einem Florettfechter, und so versuchte ich mich vergeblich im Fechten. Mein früherer Ehemann ist Architekt, und folglich interessierte auch ich mich für moderne Architektur. Später plagte ich mich mit den „blauen Bänden" von Karl Marx, den Texten von Jacques Lacan und übte mich in intellektuellen Gesprächen, weil mein Gefährte dies tat. In der folgenden Beziehung pflegte ich das alte Bauernhaus meines Partners und bestellte den dazugehörigen großen Garten. Mit ihm zusammen schaffte und machte ich alles bereit für die Besuche seiner Freunde aus der Stadt, die am Wochenende gerne zu uns aufs Land kamen. So ging das noch eine Zeit lang weiter in meinem Leben.

All dies waren wichtige und nützliche Erfahrungen, aber sie waren nicht das, was ich wirklich wollte. Ich wusste auch gar nicht, was ich wirklich wollte! Wie die meisten Frauen, wenn sie glauben zu lieben, nahm ich Teil an seinem Leben und an seiner Kultur. Es hatte noch Jahre gedauert, bis ich meinem eigenen Wahren Willen folgen konnte.

Fragen Sie sich doch einmal selbst, werte Leserin:

- Wie sehr folge ich meinem eigenen Wahren Willen?
- Wieviel und was tue ich für meinen geliebten Mann, nicht weil ich es wirklich will, sondern weil ich glaube, es ihm und unserer Liebe *schuldig* zu sein?
- Machen Sie sich eine Liste mit all diesen Tätigkeiten und streichen Sie alles weg, was nicht Ihrem freien Willen entspricht. Das ist gewöhnlich das, was Sie nicht mit Hingabe und *Freude* tun.
- Was übrig bleibt, entspricht Ihrem Selbst und damit Ihrem Wahren Willen. Machen Sie es sich und Ihrem Gefährten zum Geschenk. Das berührt die Herzen und ist heilsam für beide.

Die patriarchal angepasste Frau hat Angst vor ihrem Wahren Willen, ihrer Eigenwilligkeit:

„Vater unser, der du bist im Himmel,
geheiligt werde dein Name,
dein Reich komme,
dein Wille geschehe
im Himmel also auch auf Erden."

Das hat man(n) sie gelehrt im christlichen „Vaterunser" und sie betet es folgsam nach, mit gesenktem Kopf, seit Jahrhunderten. Der Mann aber, als der erwählte Sohn dieses Vaters im Himmel, vertritt dessen Willen auf Erden, ganz wie Marduk, „der zum Verteidiger seines Vaters bestimmt war." Und die Frau hat diesem seinem männlichen Willen zu folgen. Und das tut sie bis heute!

Die patriarchale Frau ist willenlos, sie hat den Kontakt zu ihrem Wahren Willen schon lange verloren. Sie hat ihren Körper verraten, ihre Gefühle verleugnet, sich von der Wahrheit ihrer inneren Weiblichkeit getrennt und sich – einseitig – dem väterlichen Prinzip unterworfen. Sie scheut die Gestaltungsmacht ihres Wahren Willen. Er könnte tatsächlich ihr Leben verändern und das fürchtet sie so sehr, wie die Sklavin das Ende ihrer Versklavung fürchtet.

Es ist in Vergessenheit geraten: Göttlicher Wille und wahrer menschlicher Wille sind nicht getrennt! Wahrer menschlicher Wille und Göttlicher Wille sind *eins.* Aber erst über den Ausdruck des freien personalen Willen kann der transpersonale Göttliche Wille erfahren werden. Wir beginnen daher zunächst mit der Entwicklung des personalen Willen, das heißt, wir folgen in jeder Situation dem, was sich gut *anfühlt.* Hieraus ergibt sich von selbst der Wahre Wille.

Wahrer Wille kommt nicht vom Geist-Prinzip, als dem Vater-Prinzip. Wahrer Wille kommt aus dem *fühlenden Erleben.* Er gehört zum Weiblichen Bewusstsein, zum Mutter-Prinzip. „Gefühle sind die Wahrheit der Seele“, heißt es in „Gespräche mit Gott“[22]. Der Ort des Wahren Willens ist daher der Emotionalkörper. Nur über das *fühlende Erleben*, nicht über das Denken, wird sich der Mensch seiner selbst ge-wahr, erkennt er seine innere Wahrheit.

Die magische Botschaft der alten weisen Frauen und Männer lautet daher: *„Tu was du willst.“* Aber tue es bewusst und übernehme die volle Verantwortung für dein Tun.

Wenn die Bestie der Urzeit zurückkommt

Die Frau ängstigt sich vor ihrer Willenskraft, hörten wir, vor ihrer weiblichen Macht. Und sie hat guten Grund dazu, hat sie doch über die Jahrtausende erfahren, dass ihr diese Kräfte in der Männerwelt zum Verhängnis wurden. So hat sie gelernt, ihre ehemals geheiligten Urkräfte zu fesseln und in die düstersten Räume ihres Unbewussten zu verbannen.

Diese weiblichen Urkräfte aber sind kollektive innere *Wirklichkeiten.* Sie leben in uns: die Schlangenfrau, die kosmische Spinnerin, die Krakenfrau und somit auch die Verschlingende. Das Weibliche *ist* das Verschlingende: Während das Männliche das Eindringende ist, ist das Weibliche das Aufnehmende. Die Vulva nimmt den Phallus in sich hinein, ist damit das Hineinnehmende und damit zwangsläufig auch das Verschlingende. Das Spermium dringt in das weibliche Ei ein, dieses nimmt es in sich hinein, verschlingt es. Das Spermium „kann nur unter Verzicht auf seine Transzendenz und Beweglichkeit in das weibliche Element eindringen: es wird von der inerten Masse geschnappt, kastriert und, nachdem sie es um seinen Schwanz gebracht hat, aufgesaugt. Das ist eine magische Handlung, beunruhigend wie alle passiven Vorgänge.“(23)

Ein Problem ist gewöhnlich nicht das, was tatsächlich ist, sondern das, was daraus gemacht wird, – problematisch sind die menschlichen Urteile. Warum sollte das aufnehmend-verschlingende Prinzip schlechter sein als das eindringende Prinzip? Ist die Nacht schlechter als der Tag? Problematisch ist nicht die Existenz der weiblichen Urkräfte, sondern ihre Bedrohlichkeit und die daraus folgenden Bewertungen. Das beunruhigte patriarchale Bewusstsein, in Männern und Frauen, hat sie als „böse“ etikettiert, sie dämonisiert oder verleugnet. In Ausgrenzung und Abspaltung aber werden sie tatsächlich dunkel – hier im Sinne von destruktiv – wie alles Lebendige in Fesselung und Gefangenschaft ‚böse‘ wird.

Diese ‚böse‘ gewordenen gefesselten Kräfte richten sich meistens zerstörerisch gegen die Frau selbst: Sinnlosigkeit und Leere bestimmen ihr Leben, chronische Unzufriedenheit (wie könnte sie auch in Frieden mit sich sein, wo sie doch vergessen hat, wer sie wirklich ist), Depressionen oder auch extreme Formen von aggressiver Selbstverletzung. Wird die fixierte Macht im Heilungsprozess aber von ihrer Fessel befreit, dann kann sie zunächst als zerstörerische Überlebenswut erscheinen, wie ein Kettenhund, der beißt, wenn er freigelassen wird.

Gleich mit den Trommeln tanze ich los. Ich bin wieder die Rachegöttin, verwandle mich in eine erotische Frau und locke tanzend die Männer zu mir. Dabei muss ich aufpassen, dass meine Krallen nicht zu sehen sind und ich meine Fratze verstecke. Es gefällt mir sehr, meinen Schlangenkörper zu wiegen, zu drehen, alles bewegen zu können. Ich fühle meinen Körper weiblich und schön, rein, weich und einladend. Ich begeistere mich an mir selbst immer mehr und vergesse fast, warum ich tanze.

Nach einer kurzen Irritation besinne ich mich wieder auf meine Absicht und verstärke innerlich grimmig die erotische Anziehung im Tanzen, bis sich ein männliches Opfer gefunden hat. Ich lade ihn in meine Höhle ein. Dort lege ich mich hin und lasse ihn so nahe an mich herankommen, bis er in meiner Reichweite ist. Dann fahre ich meine Krallen aus, schlage zu, beiße zu und zerfetze ihn in meiner rasenden Wut. Und ich schleudere die Teile in alle Himmelsrichtungen. Dann lege ich mich hin und putze mich. – Ich bin entsetzt darüber, was ich getan habe. Weinen kann ich trotzdem nicht. Ich lasse meinen Körper von der Musik schütteln. Aus meinen Tiefen spüre ich ganz langsam etwas Neues aufsteigen.

Kalina R., Atemprozess im Frühjahr 2000

„Die wilde, geile Bestie der Urzeit" wird in diesem Tiefenprozess erfahren als eine innere Wirklichkeit. Die tiefste Angstphantasie der Männer vor der Urkraft des Weiblichen verlässt hier die Ebene der Projektion auf die Frau. Sie realisiert sich in gezielter Rache am Männlichen.

Zum tieferen Verständnis muss hier gesagt werden, dass Kalina in ihrer Kindheit Opfer extremer sexueller Gewalthandlungen durch einen männlichen Verwandten war. Die Erfahrung ihrer eigenen inneren Täterschaft ist die Befreiung aus chronischer Opferschaft und ein unerlässlicher und wichtiger Schritt auf ihrem Heilungsweg!

Projektionen sind innere Schattenthemen, die in die äußere Welt und auf andere Wesen, Menschen sowie Tiere (Drecksau) und Pflanzenwesen (Unkraut) verlagert, also projiziert werden. Sie dienen der Gefühlsabwehr und damit der vorübergehenden inneren Entlastung. In der Projektion werden schwierige, schmerzliche oder bedrohliche Gefühle, Erinnerungen, innere Bilder, Phantasien sowie archetypische Themen oder Gestalten, welche dem kontrollierenden Ich als nicht annehmbar erscheinen, erfolgreich abgewehrt. Sie werden nach außen verlagert, beim Anderen untergebracht und hier stellvertretend bekämpft.

Projektionen können gewaltige Folgen haben, denn in ihnen steckt eine enorme *negative* Gestaltungsmacht. Projektionen mit starker energetischer Ladung (das sind Projektionen, die mit starken inneren Bildern, Vorstellungen und Gedankenkräften geladen sind) manifestieren sich nicht selten in der äußeren Welt, – dies ist ein magisches Phänomen. Solch hochgeladene Projektionen können das auf eine Person über längere Zeiträume projizierte Bild in dieser Person *Wirklichkeit* werden lassen: „Du bist böse" und sie wird allmählich böse, „du bist ein Dummerchen" und sie wird ein Dummerchen, „du bist eine Schlampe" und sie wird eine Schlampe, „du bist eine

Hure“ und sie wird eine Hure … usw. Ich bezeichne dieses Phänomen als *Projektions-Realisierung.*

Wir kennen dieses Phänomen aus engen und konflikthaften Partnerschaften: Beide Partner übernehmen und realisieren immer mehr den wechselseitig aufeinander projizierten Schatten. Sie werden so, wie die andere Person sie sieht und etikettiert. Aber auch in anderen dichten Beziehungen sowie in schicksalhaften Begegnungen zwischen Fremden kann sich eine Projektion realisieren. Ich machte kürzlich die Erfahrung einer solchen magischen Projektions-Realisierung:

> *Vor einigen Tagen, es ist ein warmer Sommerabend, schwimme ich weit in den See hinaus. Ich lasse mich im Glanz der untergehenden Abendsonne auf der Oberfläche des Wassers treiben. Ein älterer Mann sitzt entfernt am Ufer und angelt. Fühlt er sich durch mich beim Angeln gestört? Oder kann er etwa sehen, dass ich nackt bin? Obwohl ich weiträumig ‚seinen‘ Bereich umschwimme, versucht er mit verbaler Gewalt, mich zur Umkehr zu zwingen. Vergeblich, ich lasse mich nicht vertreiben.*
>
> *„Ich hol dich da raus, du Schlange!“ brüllt er plötzlich voller Zorn. – Seinem Akzent nach stammt er aus einem osteuropäischen Land. Hierzulande kommen Schlangen zwar noch in Träumen von Männern vor, aber kaum ein Mann würde in einem solch archaischen Sprachbild seine Wut ausdrücken.*
>
> *„Ich hol dich da raus, du Schlange“, diese Worte treffen bei mir ins „Schwarze“: „Und ich zertrete dir den Kopf, du Schlange“, spricht eine innere Männerstimme weiter. Oder hat das auch der Mann dort am Ufer gesagt? Ich weiß es nicht. Ich zittere. Nein, ich bebe. Vor Angst? Vor Wut?*
>
> *Und, – ich werde zur Schlange. Ich bin die „böse“ Schlange, ich bin die „alte Schlange“. Blitzschnell schießen mir Gedankenbilder durch den Kopf: Wie ich seine Angel-„Rute“ zerbreche, wie ich ihm die Leine durchtrenne, wie ich ihm den Angelhaken abreiße und in den See schleudere, wie ich ihm die Fische vertreibe und ihm überhaupt den ganzen miesen Tötungssport gründlich verderbe. –*
>
> *Erschrocken atme ich tief durch, hole mich zurück. Die Schlange aber bleibt. Jedesmal, wenn ich beim Hin-und-her-schwimmen ‚seinen‘ Bereich durchkreuze, winke ich rüber zu dem Mann am Ufer und rufe: „Hallo, hier kommt wieder die freundliche Schlange!“*

Ich hatte wohl Angst vor meiner alten Schlangenkraft, deshalb konnte sie mich in der Projektions-Realisierung überwältigen. Die meisten Frauen haben Angst vor ihrer alten weiblichen Macht, wie wir hörten. Besonders bedrängend sind diese Ängste, wenn sie – wie im obigen Beispiel – von der *magisch-mythischen Seelenebene* her aufsteigen. Denn da lauert der innere Inquisitor gleich um die Ecke. Patriarchale Frauen haben „höllische" Angst vor der Macht ihrer Schlangen- und Spinnenfrau, der Sinnlichkeit ihrer schwarzen Pantherin, dem Zauber ihrer Krötenmutter, der Weisheit ihrer Medusa und der Bewusstseinskraft ihrer Hexe.

Und sie haben Angst vor jedem anderen Aspekt der Großen Göttin in sich selbst. Wo Frauen ihre weiblichen Mächte nicht liebend heimholen, da bleiben diese in Gefangenschaft und *realisieren* sich schließlich im eigenen Schatten. Mein Eindruck ist, dass die Urkräfte des Weiblichen im modernen Patriarchat vornehmlich *im weiblichen Schatten* verborgen sind. In diesem Schatten liegt die größte Kraft! Gerade im Schatten als dem sogenannten „bösen" Weiblichen liegt der größte Schatz verborgen. Im weiblichen Schatten begegnet die Frau sich selbst.

Die patriarchale Frau aber ist so sehr identifiziert mit „lieb sein" und „nett sein". Ihre angstvolle Vorstellung, nicht mehr lieb und damit ungeliebt zu sein, ist riesig. Deshalb verweilt sie so gerne in Anpassung, Unterordnung, in Duldung und missverstandener Hingabe an das Männliche. Sie ist besetzt vom inneren Patriarchen, der ihren Gehorsam fordert. Sie praktiziert permanenten Selbstverrat, solange sie sich mit ihrer „Bestie der Urzeit" nicht ans Licht wagt.

Edith, die Frau mit dem Spinnentraum (vgl. „Ihre Angst vor Nähe mit dem Mann", S. 239), trug in sich die Botschaft: „Du darfst nicht groß und stark sein. Du darfst nicht in Erscheinung treten, du darfst nicht gesehen werden. Sei unsichtbar. Du sollst nicht da sein. Nur wenn du klein, nett und lieb bist, darfst du leben." Edith hat somit gelernt, Angst zu haben vor ihrer schöpferischen weiblichen Macht. – Hier der zweite Teil ihres Spinnen-Traums:

> Dann stehen am Ende der Halle, mir gegenüber, zwei schwarze Riesenspinnen. Sie sind auch ganz plötzlich aufgetaucht. Die Menschen in der Halle schreien und rennen panisch umher. Ich stehe immer noch wie erstarrt. Die Spinnen stehen ganz ruhig, sie grinsen hämisch und sagen: „Wir übernehmen jetzt die Macht". Sie sind absolut böse.

> Ich renne weg und gelange in einen großen grauen Raum aus Beton, der aussieht wie ein Schutzbunker. Hier drin ist eine ganze Gruppe kleiner grauer Käfer, die gerade Winterschlaf halten. Eine Stimme sagt mir, dass ich die Käfer wecken muss, sonst sind wir alle verloren. Wir müssen auch die Betontür schließen, da die Spinnen nicht hereinkommen dürfen. Sie werden sonst die Weltherrschaft haben.
>
> Edith W., 7 .6. 1999

Laden wir doch die Riesenspinne ein, machen wir ihr die Tür weit auf und geben ihr Raum in unserer inneren Welt. Soll sie die „Weltherrschaft" übernehmen. Das Schlimmste, was vermutlich passieren wird, ist, dass sie zu uns sagen werden: „Du spinnst ja schon wieder!" Damit es ganz konkret wird, was ich meine: Versuchen Sie doch einmal auszuprobieren, wie es sich anfühlt, eine Woche lang nicht mehr „nett" zu sein. Machen Sie sich unbeliebt! Langfristig werden Sie vermutlich spüren, wie wahre Liebe in Ihnen wächst.

Frauen haben zu lernen, *schöpferischen Ungehorsam* zu praktizieren. Dieser beginnt mit Nein sagen. Erst dann können sie wieder aus vollem Herzen Ja sagen, zu sich, ihrem Leben und dem Leben auf der Erde. Zum schöpferischen Ungehorsam gehören unabdingbar die folgenden *vier großen Heilungskräfte für verleugnete Weiblichkeit.*

Ich empfehle Ihnen, die vier Begriffe aufzuschreiben, das Blatt sichtbar aufzuhängen und – über Wochen oder Monate – nacheinander über jede Kraft einzeln zu meditieren oder nachzuspüren, bis diese bereit ist, ins Leben zu kommen.

Die vier großen Kräfte zur Heilung verleugneter Weiblichkeit (vgl. S. 242f):

– Eigen-Artigkeit
– Eigen-Willigkeit
– Eigen-Sinnigkeit
– Eigen-Mächtigkeit

- Erkennen Sie sich in Ihrer ganz eigenen weiblichen Art. Würdigen Sie Ihre Eigen-Artigkeiten, benennen Sie diese. Eigen-Art will gepflegt, poliert, geschliffen, sie will verfeinert werden. Sie ist der Diamant Ihres Lebens.
- Folgen Sie nur einem Willen, Ihrem eigenen. Nur über Eigen-Willigkeit

werden Sie Ihren Wahren Willen erkennen können. Beginnen Sie damit im Kleinen, sagen Sie öfter: „Nein, ich will nicht."

- Erlauben Sie sich Eigen-Sinnigkeit, finden Sie Ihren eigenen Sinn in allen Erfahrungen des Lebens. Dies ist der Schlüssel zu einem erfüllten, das heißt, zu einem sinnvollen Leben.
- Holen Sie sich die Macht über Ihr eigenes Leben zurück, von dort, wo Sie Ihnen genommen wurde: von Vater, Mutter, Partner, dem Staat, der Kirche und allen patriarchalen Ordnungen des Lebens. Heilsame Eigen-Macht ist eine Kraft, die Ihr Leben verändert. Sie erfordert Verantwortung, Verpflichtung, Wahrheit und Liebe.

Herrmann Hesse, ein Mann mit hoch entwickeltem Weiblichem Bewusstsein, hat einmal gesagt: „Eine Tugend liebe ich sehr, sie heißt Eigensinn."

Die Verrückte weist den Weg

Luisa Francia(24) berichtet folgende Erfahrung: Einmal war sie in Afrika unterwegs, in Benin, auf der Suche nach einem bestimmten heiligen Ort, ohne Erfolg. Schwitzend und erschöpft saß sie auf dem Dorfplatz. Sie wollte schon aufgeben, als sich eine Frau zu ihr setzte. Es war die Närrin des Dorfes, schmutzig, mit einer Wunde im Gesicht, auf der sich Fliegen niedergelassen hatten, hinkend und mit einem zerrissenen Tuch umwickelt.

„Wild gestikulierend und grunzende Laute ausstoßend" verständigte sie sich mit Luisa. Die beiden wurden zum Gespött des Dorfes. „Die Fremde und die Verrückte!", dachte Luisa voller Abwehr und wollte weg aus dieser Situation und weg von der hinkenden Närrin. Die aber „heftete" sich an ihre „Fersen" und führte Luisa aus dem Dorf hinaus und einen Buschpfad entlang. Luisa ließ sich von der Verrückten führen, der hinkende Rhythmus ihres Gehens verband sich mit dem Ein- und Ausatmen der beiden Frauen. Der Wald wurde dichter, der Pfad überwuchert:

„Schließlich öffnete sich das Buschwerk auf eine Lichtung. Eine große Frauenfigur, aus Holz geschnitzt, starrte mich an", berichtet Luisa Francia. „Bunte Stoffetzen waren an ihre Arme gebunden, vor ihr lagen Opfergaben. Ich war an dem heiligen Platz angekommen, den ich den ganzen Tag gesucht hatte."

Und die Verrückte war die Priesterin, ihr Name war „Amawu".

„Die Verrückte“ weist manchmal den Weg zur verborgenen weiblichen Macht, zum innersten Heiligen Ort. Es lohnt sich, ihrem Weg zu folgen. Dies mag uns zunächst ängstigen, denn ihre Wege erscheinen uns oft als Irrwege.

Wenn Frauen beginnen, den verdunkelten Raum ihrer weiblichen Macht zu betreten, den inneren Ur-Wald, in dem die schwarze Spinne, die Raubkatze, die „alte Schlange“ und all die anderen weiblichen ‚Ungeheuer‘ hausen, dann taucht nicht selten die *Angst vor Verrücktwerden* auf. Ich selbst war jahrelang von dieser Angstvorstellung gequält. Alle mir nahen Menschen mussten hoch und heilig versprechen, dass sie mich unter keinen Umständen in die „Klapse“ einweisen würden. Heute weiß ich, dass ich niemals in Gefahr war, wirklich verrückt – im Sinne von psychotisch – zu werden. Ich wurde gerade deshalb nicht verrückt, weil ich mir erlaubte, ver-rückt zu sein.

So wie ich selbst, so gehen manche meiner Klientinnen in ihrem Öffnungsprozess durch Phasen von Angst vor Verrücktwerden: Katharina O. ist eine Frau mit großen transpersonalen Fähigkeiten. Bereits in ihrer ersten Atemsitzung öffnete sich in ihr eine Tür und sie hatte Zugang zu alten heilerischen Begabungen. Ihre Angst vor diesen Kräften aber war riesig und tauchte über Jahre panikartig immer wieder auf: „Ich will normal sein und nicht auffallen“, wiederholte sie immer und immer wieder. Katharina schrieb in ihrem Therapietagebuch:

11. 11. 2000:

Am Morgen zu Beginn des Atmens habe ich grauenhafte Angst. Am liebsten will ich wieder wegrennen. Es ist die Angst zu ersticken, nicht mehr zurückzukommen in das reale Leben, in die Psychiatrie zu müssen – zu sterben.

20. 1. 2002:

Wie die beiden anderen Male habe ich schreckliche Angst vor der Atemreise. Ich habe Angst zu sterben, im Prozess stecken zu bleiben. Verrückt zu werden.

23. 5. 2002

Wahnsinn. Ich fühle mich sehr durcheinander – aus dem Lot. Ich habe Mühe und will mit all dem Transpersonalen und dem Eintauchen in meine alten Fähigkeiten, im Hier und im Gestern, nichts mehr zu tun haben! –

Die Therapiesitzung bei Gertrude zwei Tage später tut mir ganz gut. Ich rede und beschreibe meine Angst: Es ist wieder diese Angst verrückt zu werden und mich nicht halten zu können. – Langsam beruhigt sich alles etwas.

5. 11. 2002 (nach einer Einzelsitzung):

Es begegnet mir das Böse. Der Schatten. Aber vor dem Schatten wohnt die Angst. Es fällt mir schwer, diese dunkle Kraft anzunehmen. Sie einzulassen. Ich bitte Isis und Percht um Führung und Schutz auf diesem Weg. Ebenso meine Tierwesen.

Katharina willigte ein, als Hausaufgabe bis zur nächsten therapeutischen Sitzung eine Einladung an „das Böse" zu formulieren und aufzuschreiben. Ihre Einladung wurde ein „Gebet an die dunkle Schwester" und ist am Ende dieses Kapitels zu lesen.

Katharina ist nicht „verrückt" geworden, sondern klarer und selbst-bewusster. Jetzt im Herbst 2003 hat sie eine therapeutische Ausbildung abgeschlossen und beginnt mit der Begleitung anderer. Sie hat die weiblichen Schatten eingeladen und damit ihre alte Kraft heimgeholt.

Wie wir wissen, liegen die wesentlichsten psycho-dynamischen *Ursachen von Psychosen* – neben systemischen und sozialen Dispositionen und Auslösern – gerade in der massiven Verleugnung und Abspaltung von Schattenthemen: Das schwache Ich errichtet einen Damm gegen die Flut der bedrohlichen Seelenbilder. Bei jeder Erschütterung, von innen oder außen, kann dieser Damm brechen und die Flut alter verdrängter Erfahrungen reißt das fragile Ich mit sich fort. Die auslösende Erschütterung kann durchaus auch positiver Art sein, wie zum Beispiel ein Zustand intensiver Verliebtheit. Einmal begleitete ich eine Frau, die in der hartnäckigen Überzeugung lebte, arm zu sein. Sie erlitt einen psychotischen Zusammenbruch, als sie eine Erbschaft machte. (Literatur zum Thema „Schizophrenie und Psychosen" finden interessierte LeserInnen in den Anmerkungen[25].)

Frauen spüren intuitiv die Bedrohung, die darin liegen kann, den Damm freiwillig zu öffnen, die Verleugnung aufzugeben und sich zu erinnern, *wer sie wirklich sind.* Manche hatten und haben keine inneren Möglichkeiten und keine äußeren Hilfen, den bedrohlichen Kräften der eigenen Seele heilsam zu begegnen. Ihr Irr-Weg führt sie in die geschlossenen Abteilungen der psychiatrischen Krankenhäuser. Phyllis Chesler schrieb in „Frauen – das verrückte Geschlecht?“[26]: „Vielleicht sind die tobenden und weinenden Frauen in den Irrenanstalten Amazonen, die viele Jahrhunderte später zur Erde zurückgekehrt sind, jede für sich auf der Suche nach dem halbvergessenen Mutterland – eine Suche, die wir Wahnsinn nennen. Oder vielleicht sind sie gescheiterte Mutter-Göttinnen, Demeter allesamt, ewig und bedauernswert außerstande, ihre Töchter oder ihre Macht wiederzufinden …“

So ist es: Amazonen, Wilde Frauen, Mutter-Göttinnen auf der Suche nach dem verlorenen Mutterland und auf der Suche nach der verlorenen Macht! Leider distanziert sich Phyllis Chesler von der tiefen Wahrheit ihres Bildes wieder: „Ein romantischer Gedanke von mir“, fügt sie etwas verschämt hinzu. Die Tiefe ihrer Erkenntnis scheint ihr selbst nicht so ganz geheuer. Als politisch-feministische und wissenschaftlich arbeitende Psychologin hätte sie mit dieser Wahrheit in den 60er und 70er Jahren vermutlich auch selbst als „ziemlich verrückt“ gegolten.

Die *verrückte Frau* in sich anzunehmen, ist vielleicht die schwierigste Aufgabe, die eine Frau auf ihrem Heilungsweg zu leisten hat. So wie mir, so klingt auch anderen unangepassten Frauen der Satz: „Du bist ja verrückt!“ noch nachhaltig in den Ohren. Er wird erst dann seine destruktive Macht über uns verlieren, wenn wir eigensinnig und eigenmächtig und dabei ganz gelassen erwidern können: „Ja, ich bin wirklich ver-rückt, Göttin sei dank!“ Was heißt, ich bin ab-gerückt von den Forderungen, die das Patriarchat an mich stellt.

Noch sind die meisten Frauen nicht so weit, der *Wahnsinn* steckt uns noch in den Knochen:

„Schon im 16. Jahrhundert wurden Frauen von ihren Ehemännern in Irrenhäuser (oder Schlosstürme) gesperrt und so zum Schweigen gebracht. Im 17. Jahrhundert richtete man im ersten Irrenhaus Frankreichs, der Salpêtrière, eigene Abteilungen für Prostituierte, Schwangere, arme Frauen und junge Mädchen ein. Seit dem Ende des 19. Jahrhunderts schildern Psychiater und Romanciers geistige Erkrankungen vorwiegend am Beispiel von Frauen. Heute suchen mehr Frauen als je zuvor Hilfe beim Psychiater, mehr denn je bevölkern sie die psychiatrischen Krankenhäuser“, schreibt Phyllis Chesler[27].

In nicht wenigen ‚normalen' Familien gibt es irgendwo im Niemandsland eine verrückte Tante, eine wahnsinnige Großmutter oder Urgroßmutter, die in einer Irrenanstalt verschwunden ist. Nicht selten lebt sie in uns weiter:

„Heute hat Psyche drei Kinder und leidet unter Depressionen. In letzter Zeit steht sie nie vor Mittag auf. Die Jungfrau Maria ist Alkoholikerin, die sich hinter geschlossenen Gardinen verbirgt. Persephone ist frigid – und macht sich Sorgen darüber. Aschenbrödel hat Angstzustände, geht ruhelos auf und ab und hat zwei Selbstmordversuche hinter sich. Die Stiefmütter sind heute immer noch auf der Wanderschaft –Vertriebene ohne Erinnerung an das Gewesene. Man hat Demeter auf vorbeifliegende Flugzeuge schimpfen hören, man hat sie in unförmigen Trauerkleidern gesehen, mit sich selbst redend ... Oft kommt es heute vor, dass sich Demeter nach der Entbindung von ihrem Kind abwendet und ihr Gesicht zur Wand des Krankenzimmers dreht. (...)Heute werden Artemis und Athene immer häufiger bei Gewalttaten überrascht – bei Verbrechen aus Leidenschaft, Habgier oder auch aus Keuschheit."[(28)]

1977 arbeitete ich als Praktikantin für neun Monate in einer Psychiatrischen Anstalt (in der Tradition der alten Verwahrungs-Psychiatrie) auf einer geschlossenen Langzeitstation für Frauen:

Ich trage einen schweren Schlüsselbund, jede Tür in den langen Gängen habe ich auf- und wieder hinter mir abzuschließen. Ich habe die Schlüssel-Gewalt. Sie bleibt eingesperrt in dem großen öden Raum mit dem ätzenden Geruch nach Sakrotan, Schweiß und Urin.

Sie, das ist die Frau, die sich „Rohr-Dame" nennt, das ist das rasende Zigeuner-Mädchen mit dem raben-schwarzen Haar, das ist die alte Frau, die „jede Nacht vom Oberarzt vergewaltigt" wird und das ist die, welche die Kleider ihres Mannes in die Mülltonne geworfen hat und nun Altäre baut – mit Blüten, Kinderbildern und vielem Glitzerkram. Altäre für „die ungeborenen Kinder, für die toten Kinder, für die toten Mütter", wie sie sagt. Sie, das ist die, welche „den Teufel im Leib" und ihre „Kinder geschlachtet" hat und sich nun nie mehr bewegt und nie mehr spricht, kein einziges Wort mehr. Sie, das ist auch die mit dem sprachlosen Entsetzen – in mir selbst.

Sie, die sich nie mehr bewegt und nie mehr spricht, ist schon alt. So alt wie eine ist, die als junge Frau eingeliefert wurde und seit über 30 Jahren eingesperrt ist. Ich nenne sie „die Zauberin" und nehme sie in mein

Herz. Jeden Tag wird sie in ihrem Rollstuhl in mein kleines Arbeitszimmer geschoben. Jeden Tag sitze ich neben ihr und halte ihre Hand – schweigend. Tagelang, wochenlang.

An einem Tag wie jeder andere, da öffnet sich ihr Mund. Sie spricht: Wie ihr Mann nicht mehr aus dem Krieg zurückgekommen ist, wie sie umsonst immer noch auf ihn gewartet hat, wie sie es dann mit einem anderen getrieben hat und schwanger geworden ist. Und wie sie das Kind wegmachen ließ. Wie sie dalag im dunklen Hinterzimmer, im Blut, soviel Blut. Wie die Sekte – der die Familie ihres Mannes angehörte – behauptete, dass der Teufel in ihr sei; wie sie ihn ihr austreiben wollten, der Teufel aber dablieb, in ihrem Leib.

Wie ihr Mann später aus dem Krieg nach Hause gekommen ist und er so gut zu ihr war, ihr alles vergeben hat, so schrecklich gut. Obwohl sie doch so schlecht war, so schrecklich böse, hat er ihr die Sünden vergeben. Wie der Teufel aber dageblieben ist, in ihrem Leib und sie überreden wollte, ihn zu töten, ihren Mann. Mit einem Beil.

Und wie sie all die vielen Kinder geschlachtet hat – so viele zerstückelte Kinderleichen, wie die kleinen Leiber da rumliegen, die abgehackten Beinchen, die abgehackten Ärmchen, die abgehackten Händchen, die abgehackten Köpfchen. Alles ist voller Blut, „Oh jeh, so viel Blut!“

Wie ihr Mann, gemeinsam mit seiner Familie, sie dann in die Irrenanstalt gebracht hat, mit einem kleinen schwarzen Köfferchen aus Pappmaché in der Hand.

Wenige Tage später, nachdem sie gesprochen hat, erhebt sich „die Zauberin“ aus ihrem Rollstuhl und beginnt zu laufen. Wir gehen zusammen auf den Dachboden der Anstalt und finden den schwarzen kleinen Koffer von damals. Sie öffnet ihn, zum ersten Mal seit über 30 Jahren: Ein Foto ihres Mannes, ein paar Briefe, Feldpost, Postkarten von Freundinnen zum Geburtstag und zu Weihnachten, ein weißer Wollschal, ein rosa Pullover, handgestrickt, den schenkt sie mir. Als es Sommer wird, gehen wir zusammen nach draußen. Dann geht sie spazieren, zum Einkaufen, ganz allein. Als sie schwimmen will, im Schwimmbad im nächsten Ort, kommt das Verbot von oben: „Zu gefährlich“, sagt die Anstaltsleitung.

Im Herbst helfe ich ihr beim Umzug in ein Altenheim. Hier hat sie ein Zimmer, ganz für sich allein, erstmals seit über 30 Jahren. Sie ist glücklich und zufrieden. So glücklich und zufrieden eine halt sein kann, die mehr als ihr halbes Leben lang eingesperrt war. Im Winter – ich arbeite nicht mehr in der Anstalt – wird mir mitgeteilt, dass sie gestorben ist – in Freiheit.

Die ‚Wahnsinnige' und die ‚Böse' sind Verbündete, sind Schwestern und sie erscheinen häufig gemeinsam, wie im Beispiel der Frau, die nach Jahrzehnten zu sprechen begann. In einer psychotischen Krise versuchen diese dunklen Schwestern, sich gewaltsam zu befreien, gewaltsam durchzubrechen ins Licht des Bewusstseins.

„Bestie der Urzeit", „schwarze Magierin", „Rabenmutter", „Kindstöterin", „Männerhasserin" oder wie sie alle heißen mögen, unsere dunklen Schwestern, sie wollen freiwillig eingeladen und fühlend angenommen werden. Gerade die bedrohlichsten, die am meisten abgelehnten und dämonisierten weiblichen Anteile wollen erkannt werden als das, was sie in Wirklichkeit sind: *weibliche Schöpfungsmacht.*

Sie alle wollen liebend heimgeholt werden in das festlich geschmückte Haus der Großen Lebensmutter. Hier ist der Tisch reich gedeckt für die verlorenen Töchter. Kein Lamm wird geopfert, kein fremdes Blut muss fließen. Frau bringt ein Ego-Opfer:

- Sie steigt ab in die dunklen Räume ihrer tiefsten Angst
- Sie opfert ihren Verrat am Weiblichen Bewusstsein
- Sie nimmt ihre weibliche Macht

Gebet an die dunkle Schwester

Du, meine dunkle Schwester,
Du Zornige,
Du Gewaltige,
Deren Zorn die Welt um sich erbeben lässt.

Du meine dunkle Schwester,
Die ich so lange nicht sehen wollte.
Du Starke,
Du Machtvolle,
Deren Zorn mir Angst und Scham bringt.

Du meine dunkle Schwester,
Es ist Zeit.
Ich habe Dich gesehen.
Ich habe Dich gefühlt.

Du meine dunkle Schwester,
Es ist Zeit,
Dich zurückzuholen.
Dich heim zu holen
In mein inneres Haus.

Ich bereite Dir den Raum.
Ich lade Dich zu mir ein.
Ich werde Dich begrüßen.

Katharina O., 11. 2002

Vier Bilder aus dem Heilungsprozess von Brigid W.
farbige Kreidezeichnungen, 1997-98

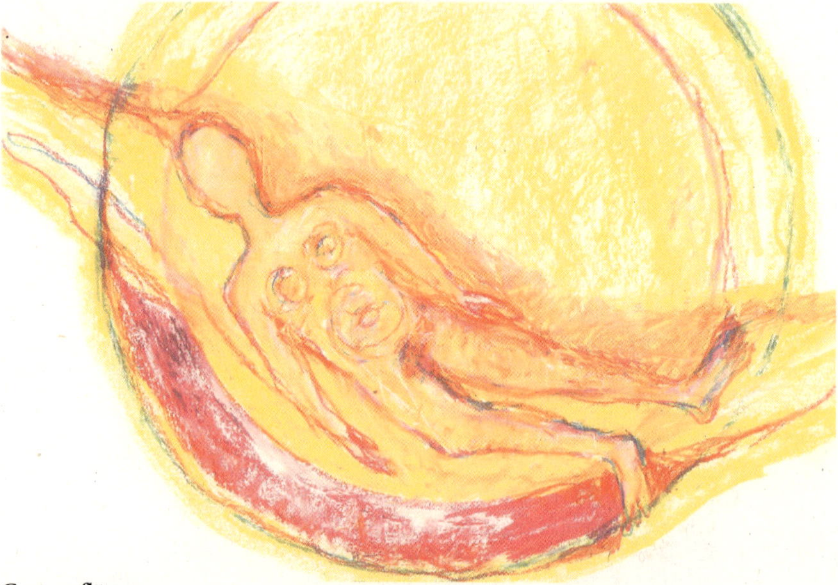

Grenzauflösung

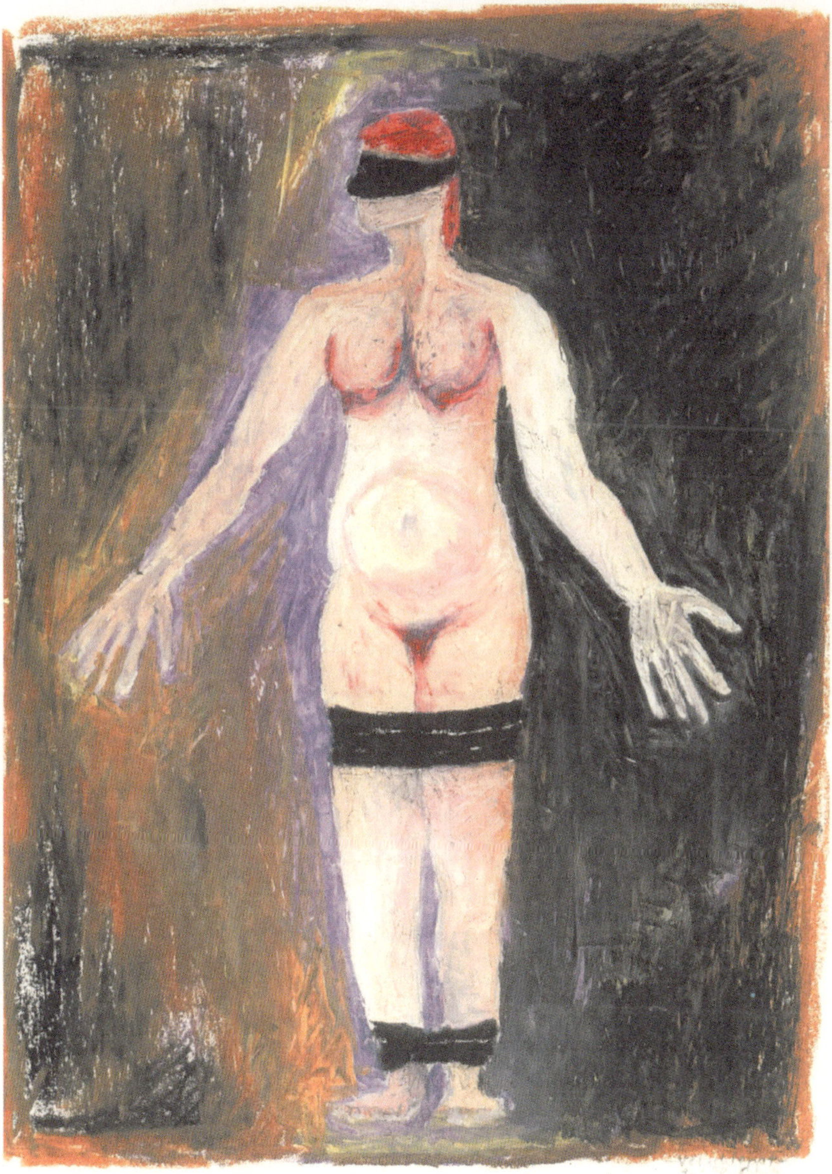

Fesseln der Angst

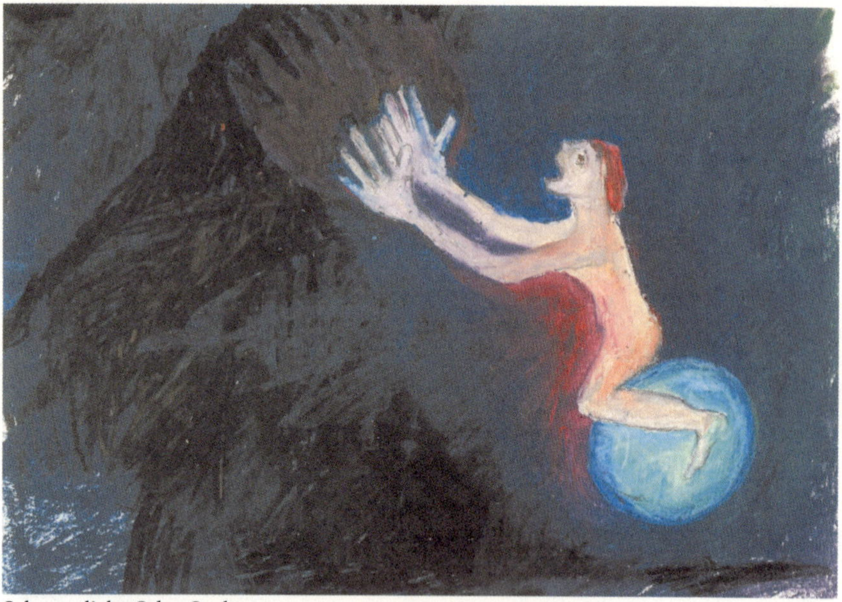

Schmerzliche Sehn-Suche

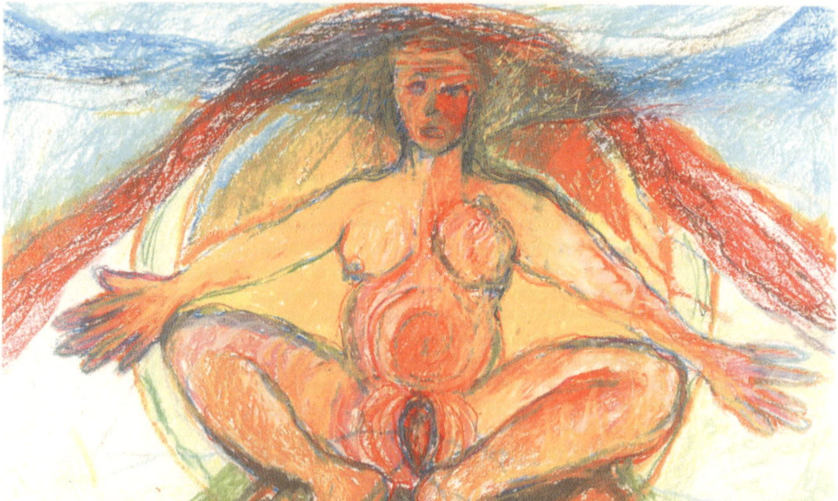

Weibliche Urkraft

Teil III

Die Geschichte der Wilden Frau

Die Wilde Frau in uns mag unter zahlreichen Schichten überzivilisierter oder schamhafter Verdrängung begraben liegen, ihre jahrtausendealten Namen mögen uns entfallen sein, aber im Mark unserer Knochen spüren wie sie noch und sehnen uns nach ihrem Wissen. Wir spüren, dass sie untrennbar von uns ist und wir eine seltsame Verkörperung von ihr sind.

Clarissa P. Estés[1]

Er sagt, die Frau spräche mit der Natur. Sie höre Stimmen aus der Erde. Der Wind blase ihr in die Ohren und Bäume flüsterten mit ihr. Die Toten sängen durch ihren Mund und sie verstehe das Weinen der kleinen Kinder. Aber für ihn sei dieser Dialog vorbei. (…) Er setzt sich von der Frau und der Natur ab.

Und so ist es Goldmarie, die die reifen Äpfel vom Baum schüttelt, Rotkäppchen, die sich mit dem Wolf unterhält, Dorothy, die sich mit einem Löwen anfreundet, Schneeweißchen und Rosenrot, die mit allen Tieren des Waldes freund sind, Aschenputtel, die Tauben als Verbündete hat, die kleine Meerjungfrau, die zur Hälfte ein Fisch ist, Däumelinchen, die von einem Maulwurf verehrt wird.

(...)

Wir sind Vogeleier. Vogeleier, Blumen, Schmetterlinge, Kaninchen, Kühe, Schafe; wir sind Raupen; wir sind Efeublätter und Sprosse von Kletterpflanzen. Wir sind Frauen. Wir steigen aus der Welle. Wir sind Gazelle und Taube, Elefant und Wal, Lilie und Rose und Pfirsich, wir sind Luft, wir sind Flamme, wir sind Auster und Perle, wir sind Mädchen. Wir sind Frau und Natur. Und er sagt, er kann nicht hören, dass wir etwas sagen.
Aber wir hören es.

Susan Griffin(2)

1. Amazonen, Ur-Bilder weiblicher Kraft

Die Mondin

Die glänzende Mondin,
welche die Samen verschiedener Arten
in sich selbst enthält,
sie lasst uns ehren
durch Gesang und Gebet. …

Die strahlende und leuchtende Mondin
enthält in den Samen:
die Leuchtende,
die Ruhmreiche,
die Wassergebende,
die Wärmegebende,
die Weisheitgebende,
die Rücksichtgebende,
die Frischegebende,
die Heilende,
die Friedensmondin! (1)

Eine Frau, die durch die inneren Räume ihrer Angst geht, die weibliche Schöpfungsmacht erinnert und ins Leben bringt, eine solche Frau bezeichne ich auch als Wilde Frau. Was der Begriff „Wilde Frau“ bedeutet, wird in den folgenden beiden Teilen des Buches zunehmend deutlich werden. In den dreitausend Jahren patriarchaler Frauengeschichte gab es unzählige solcher kühnen Wilden Frauen, die um ihr Schöpfungsrecht kämpften, die Welt – auch – nach weiblichen Prinzipien zu gestalten. Um die eigene Vormachtstellung bangende Männergeschichte aber verbannte solche Wilden Frauen und Frauengemeinschaften gerne ins Reich des Unwirklichen, des Dämonischen, der Mythen und der Märchen.

Amazonen, *Mänaden* und *Hexen* werden sie genannt. Sie sind für mich die schillerndsten und faszinierendsten Erscheinungsformen weiblicher Lebenskraft. Sie alle wurden von der männlichen Vorherrschaft dämonisiert, verbannt, verfolgt und vernichtet. Die Amazonen wurden von den Hellenen besiegt, die Mänaden von ihren Ehemännern wieder in die Küchen und hinter die Webstühle verbannt, die Hexen wurden über Jahrhunderte verfolgt und schließlich verbrannt. Mit ihrer aller Vernichtung wurden die primären weiblichen Schöpfungsmächte ins Kollektive Unbewusste und in die Räume der inneren Angst verdrängt.

In den unterschiedlichsten inneren Gestalten verborgen warten nun kämpfende, rasende, ekstatische, verrückte und magische Frauen in uns auf Befreiung, Anerkennung, Heilung und Integration. Über Träume, Bilder und Visionen, auch über transpersonale Krisen drängen sie mit Macht ans Licht, in Annahme und Liebe. Als weibliche Bewusstseinskräfte wollen sie wieder Teil haben an der Gestaltung des Lebens auf der Erde.

Amazonen, Mänaden und Hexen, sie haben ihren gemeinsamen Ursprung in den frühen weiblichen Ordnungen des Lebens. Ihre Wurzeln liegen in der Kraft der Mondin: im Lunischen, Zyklischen, in der Wandlungskraft von Leben-Tod-Leben. Sie alle sind Töchter der alten Mondgöttin. *Artemis* wurde die Große Göttin in ihrem lunischen Aspekt auch genannt. Als Heilige Kriegerin ist sie Beschützerin der Schwachen, der Kinder und Frauen, ist sie die Mutter der Tiere und all der anderen Wesen, die ihres Schutzes bedürfen. Sie ist die Wilde Frau, die Nachtfahrende und auch die rasende Frau. Sie erscheint in unzähligen, regional unterschiedlichen Erscheinungsformen und Namen, und ist doch immer und überall die Eine, die Große Lebensmutter. Als Artemis-Athene-Neith-Medusa ist sie die Mutter der Amazonen.

Mond-Frauen im Widerstand

Von der Insel, auf der ich lebe, war ich zwölf Stunden mit dem Nachtschiff unterwegs, um nach Athen zu kommen. Ich bin hierher gekommen, um meine Aufenthaltsgenehmigung verlängern zu lassen. In der Athinasstraße, in der Nähe der Markthallen, wo es im Sommer beißend nach Fisch und faulendem Fleisch riecht, treffe ich auf eine Gruppe von Frauen. Sie tragen Kopftücher, sitzen auf dem Bürgersteig, vor sich einen Haufen handgenähter Nachthemden, die sie zum Verkauf anbieten. Sie kommen von der Südküste des Schwarzen Meeres, wie sie mir berichten.

Schwarzmeerküste – der Pontos – das Gebirge – der Fluss – Amazonisches berührt mich, ganz von Ferne: Wehendes, Wieherndes, Bergrücken und versteckte Felsschluchten, Magisches im Vollmondlicht, Kämpferisches, Ekstatisches, Sterben und Wiedergeborenwerden ...

Unvermittelt breche ich in Tränen aus und kaufe ein Nachthemd, ein Nachthemd vom Schwarzen Meer.

Hier im Odenwald, wo ich nun lebe, hängt neben meinem Schreibplatz die Kopie des Details einer attischen Vase von ca. 440 v. Chr.: Es ist das Bild einer reitenden Amazone auf einem kleinen Pferd. Sie ist bekleidet mit langen, eng anliegenden Beinkleidern, einem fellartigen kurzen Wams, und unter der phrygischen Mütze fallen ihre zusammengebunden, langen Haare auf den Rücken. In ihrer rechten Hand hält sie einen langen Speer.

Wer waren diese geheimnisvollen Frauen, die Amazonen? Woher kamen sie und wohin gingen sie? Und warum bewegen sie uns heute noch? Warum taucht ihr Name immer wieder auf in den Tiefenerfahrungen von Frauen?

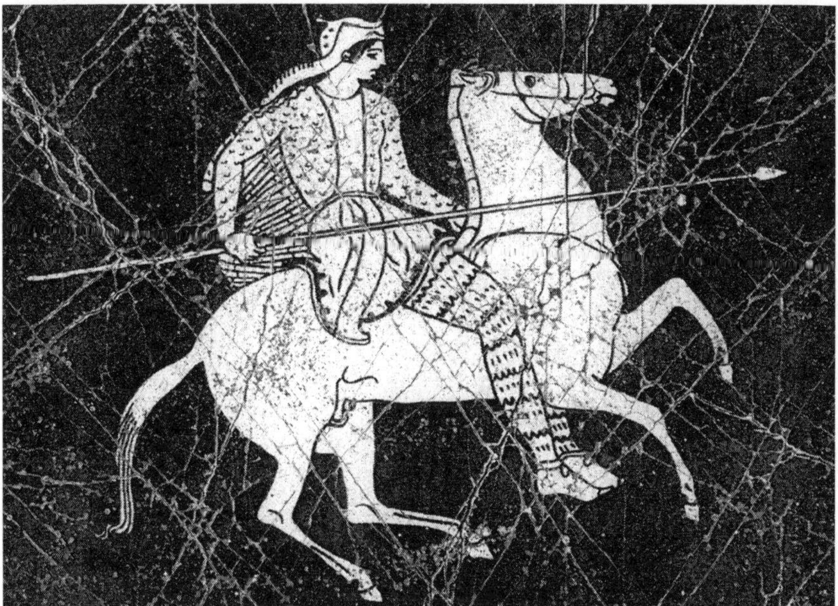

Berittene Amazone. Detail einer attischen Vase, ca. 440 v. Chr.

Als *kollektives Seelenbild* hat die alte Amazone ihre Bedeutung niemals verloren, hier ist sie noch immer gegenwärtig. In der Analytischen Psychologie von C.G. Jung repräsentiert sie den archetypischen kämpferischen Aspekt des Weiblichen. Sie taucht auf in Träumen, Erinnerungen und Visionen, – in Tiefenprozessen ist sie wieder da: als reitende Kriegerin mit Pfeil und Bogen, als Magierin in einer Mondnacht den Zauber wirkend, als Tänzerin rasselnd und stampfend den uralten Tanz tanzend, als Priesterin von der Göttin berührt – und als „Jungfrau" nur sich selbst gehörend und Ihr, der Großen Mutter, deren Tochter sie ist.

Nach überlieferten mythischen Erzählungen vereint sie in sich die Kräfte von Liebe und Kampf:[(2)] Die *mythischen Amazonen* waren Kinder der Liebesgöttin Harmonia-Aphrodite und des Kriegsgottes Ares. Es wird berichtet, dass sie zuerst am Amazonenfluss, der später Tanais genannt wurde, nördlich des Schwarzen Meeres lebten. Lysippe war ihre Stammeskönigin. Sie führte ihre Töchter die Schwarzmeerküste entlang nach Süden in die fruchtbaren Ebenen des Flusses Thermodon, der in den hohen amazonischen Bergen entspringt. Drei amazonische Stämme brachten die Töchter der Lysippe hervor, von denen jeder eine eigene Stadt gründete.

Die patriarchale Wissenschaft verbannt diese kriegerischen Frauenstämme gerne ins Reich des Unwirklichen, der Mythen im Sinne von Phantasien, Märchen oder Legenden. Bertha Eckstein-Diener schrieb 1932 (unter dem Pseudonym Sir Galahad) in ihrer weiblichen Kulturgeschichte „Mütter und Amazonen"[(3)]: „Bis zur Jahrhundertwende stand das Amazonen-Phänomen so ‚aus der Reihe', dass sein Stoff sich hartnäckig gegen jede Glaubwürdigkeit zu sträuben schien. (...) Etwas wie eine Katastrophentheorie in der Erdkunde war so wenig genehm, wie Exzentrik beim Kulturablauf. Die Parze durfte ihre Schicksalsfäden nur zu Schutzdeckchen verhäkeln, nur das Wahrscheinliche durfte Wahrheit sein."

Neben den blühenden Phantasien und rankenden Mythen um geheimnisvolle kriegerische Frauenreiche gibt es zahlreiche antike und ältere Geschichtsquellen, welche die historische Existenz von Amazonenstämmen und -reichen eindeutig belegen, sie gleichzeitig aber auch eigenwillig umdeuten und patriarchal überformen. Hierzu gehören unter anderen:

- *Herodot*, ca. 500 - 424 v. Chr., griechischer Geschichtsschreiber und „Vater der Geschichte" genannt,
- *Diodor*, griechischer Geschichtsschreiber des 1. Jh. v. Chr.,

– *Appolidor*, griechischer Gelehrter der 2. Hälfte des 2. Jh. v. Chr.,
– *Strabon*, griechischer Geograph, ca. 63 v. Chr. - 20 n. Chr.

Sie und andere berichteten von den Lebensgewohnheiten und Gebräuchen, den kultischen, religiösen und kämpferischen Eigenarten der Amazonenvölker, vor allem aber von ihren gigantischen Feldzügen, ihrem Aufstieg, ihrem angeblichen Männerhass und ihrer letztendlichen Vernichtung durch die Griechen.

Diese frühen Geschichtsschreiber waren keine Wissenschaftler in unserem Sinne, sie verstanden sich immer auch als Erzähler und Dichter, in ihren Berichten sind daher innere und äußere Wirklichkeiten nicht getrennt. Als Mythographen haben sie historische und mythisch-religiöse Prozesse nicht voneinander unterschieden, diese verschmelzen zu einem einzigen Ereignis. Der zentrale historische Kern ihrer Berichte ist daher immer auch umrankt von mythischen Bedeutungen, weshalb sie von der modernen wissenschaftlichen Geschichtsforschung nicht wirklich ernst genommen werden.

Es ist mir ein Anliegen, das Phänomen der Amazonen zu beleuchten. Ich möchte es tiefer verstehen, da es auf der Seelenebene und für das Bewusstsein des Weiblichen eine so unverkennbar große Bedeutung hat und von der männlichen Wissenschaft weithin gerne geleugnet, ignoriert oder abqualifiziert wird. Ich habe mich daher durch umfangreiches und zuweilen widersprüchliches Material gearbeitet und versuche im Folgenden eine übersichtliche und gebündelte Darstellung des Amazonen-Phänomens zu geben. Dabei werde ich mich bemühen, den historischen Kern und die mythische Erzählung gleichwertig, aber *nebeneinander* zu beachten, soweit eine Unterscheidung überhaupt möglich ist.

Ich beziehe mich vor allem auf das Werk von Robert v. Ranke-Graves „Griechische Mythologie, Quellen und Deutung“ (für Ranke-Graves ist Mythologie immer auch politisch-religiöse Geschichtsschreibung), auf Bertha Eckstein-Diener (1874-1948), auf Herodot: „Neun Bücher der Geschichte“, auf Manfred Hammes: „Die Amazonen“, auf Jakob Johann Bachofen: „Das Mutterrecht“ und andere.

Wenn Sie, werte LeserIn, sich bei den folgenden Ausführungen mit so vielen Namen, Jahreszahlen und Informationen vielleicht gelangweilt oder angestrengt fühlen, dann überfliegen Sie dieses Kapitel einfach oder überspringen Sie es ganz. Folgen Sie wie immer Ihrem Wahren Willen und der Spur Ihrer eigenen Wilden Kraft.

Die antike Geschichtsschreibung unterscheidet im Wesentlichen zwei regionale amazonische Zentren: Libyen und die Gegend um das Schwarze Meer.

Die Libyschen Amazonen

Die Libyschen Amazonen kamen, nach Diodor, ursprünglich von der Insel Hespera im Triton-See an der nordafrikanischen Mittelmeerküste. Von hier aus sollen sie unter ihrer Königin Myrine das gesamte Nordafrika erobert haben: „Myrine, die Amazonenkönigin, stellte ein Heer von dreißigtausend Reitern und dreitausend Fußsoldaten auf. Sie trugen alle Bogen, mit denen sie bei einem Rückzug mit großer Genauigkeit auf ihre Verfolger schossen. Sie waren mit den Häuten der fast unglaublich großen libyschen Schlange gepanzert.“ Myrine, die Königin der libyschen Amazonen, trug den gleichen Namen wie die Große Göttin, die sie verehrten: die Mondgöttin Marian, Myrine, Mariandyne. Die „springende Myrine“ wurde sie auch genannt. Sie war das Ebenbild der Athene-Neith, der Liebes- und Kriegsgöttin der alten Libyer.(4)

Mit „Libyen“ wurde in der Antike das gesamte Nordafrika mit Ausnahme von Ägypten bezeichnet. Nach Diodor soll es in „Libyen mehrere Geschlechter streitbarer Weiber“ gegeben haben, die *Gorgonen.* Sie galten als ein Volk von ungewöhnlicher Kühnheit und Tapferkeit. Ihre Königin war Medusa, sie wurde von Perseus, der gegen die Gorgonen Krieg führte, getötet.(5)

Herodot, der noch als später Zeitzeuge gelten kann, verbindet in seiner Geschichtsschreibung die alten Überlieferungen mit aktuellen Reiseberichten. Er berichtet aus eigener Anschauung von *Resten* einer alten libyschamazonischen Tradition von kämpfenden Jungfrauen, welche die jungfräuliche Göttin Athene verehrten.(6) Ranke-Graves(7) berichtet ebenfalls von libyschen, bewaffneten Priesterinnen, die noch zu Herodots Zeiten – um 450 v. Chr., als im antiken Hellas die Frauen bereits weitgehend entrechtet waren – eine gynokratische Gesellschaftsform lebten „und dass besuchende Hellenen diese Anomalie nur im Lichte einer weiblichen Revolution verstehen konnten. Myrine war der Name ihrer Göttin.“

Nordafrika zeigte noch lange Zeit Relikte seiner amazonischen Vergangenheit wie beispielsweise: Amazonengräber, Königinnengesetzgebung, welche erst durch missionarische Bekehrung verändert wurde, einen hamitischen Amazonenstamm, die Bedscha, der zwischen Nil und rotem Meer gelebt haben soll, sowie gynokratische Strukturen bei manchen Tuareg-Stämmen.(8) Bis heute nennen sich die nordafrikanischen Berber „Amazigh", Amazonen.(9)

Die Schwarzmeer-Amazonen

Sie kamen ursprünglich aus dem Land der Skythen. „Skythen" war in der Antike ein Sammelbegriff für die wilden Nomadenstämme der südrussischen Steppen, die sich später an den Küsten des Schwarzen Meeres niederließen. Nach lang andauernden kriegerischen Auseinandersetzungen zwischen Skythen und Amazonen verbündeten sich schließlich einzelne skythische und amazonische Stämme. Ihre Nachkommen waren die Sauromaten, die sich ostwärts vom Flusse Tanais niederließen, „wo sie jetzt noch sitzen", schrieb Herodot um 450 v. Chr.(10): „Daher haben die Weiber der Sauromaten noch ihre alte Lebensweise, indem sie zusammen mit den Männern oder auch ohne sie zur Jagd ausreiten und in den Krieg ziehen und sich kleiden wie die Männer. (...) Kein Mädchen darf heiraten, bevor es einen Feind erlegt hat. Darum werden manche alt und sterben ohne zu freien, weil sie das Gesetz nicht erfüllen konnten."

Russischen Archäologen(11) ist die Ausgrabung bedeutsamer skythischer Funde gelungen, welche die Verwandtschaft der Amazonen mit den Skythen zu belegen scheinen: In Zemo-Avchala bei Tiflis war 1928 erstmals die Grabstätte einer skythisch-sarmatischen Kriegerin, einer Amazone, entdeckt worden. Sie war in Rüstung und mit ihren Waffen beigesetzt worden.

Etwa im 15. Jh. v. Chr. sammelten sich einige Amazonenstämme skythischer Herkunft am milden Südostufer des Schwarzen Meeres mit „Wäldern voll jagdbaren Wildes, reich an Früchten, Nussbäumen und Wein, die Weideflächen grasreich und betaut." Nach antiken Berichten gründeten sie hier am Flusse Thermodon, unter ihrer Königin Lysippe, die Stadt Themiskyra.(12)

Die Nachkommen dieser Stämme am Schwarzen Meer erweiterten in den folgenden Jahrhunderten das Amazonenreich weiter nach Südwesten bis Thrakien (was geographisch etwa dem heutigen Bulgarien entspricht) und nach Südosten bis Phrygien (geographisch etwa der heutigen Türkei entsprechend). Nach Diodor haben Amazonenheere vom Schwarzen Meer aus (anderen Berichten zufolge soll es sich um die libyschen Amazonen gehandelt haben) große Bereiche Kleinasiens erobert, zahlreiche Städte gegründet, und mehrere ägäische Inseln, unter anderem die Insel Lesbos, eingenommen. Hier auf Lesbos sollen sie die Stadt Mitylene erbaut und im kleinasiatischen Ephesos den Schrein der Artemis gegründet haben.[(13)] Wie meine eigenen Nachforschungen ergaben – unter anderem im örtlichen Museum der Insel Ikaria – soll es sich bei dem Artemis-Heiligtum in Nas, von dem in meinem Buch immer wieder die Rede ist, ursprünglich ebenfalls um eine amazonische Gründung gehandelt haben.

Die Sitten und Gebräuche der Amazonen bewahrten sich in den Regionen um das Schwarze Meer bis ins 18. Jahrhundert hinein[(14)]. Im Ägäischen Raum können wir noch heute Reste matriarchal-amazonischer Vergangenheit finden.

Ihr Name „Amazone"

Woher kommt er und was ist seine Bedeutung? Der Begriff „Amazone" hat widersprüchliche Ableitungen erfahren. Nach Eckstein-Diener[(15)] kommt die älteste griechische Ableitung von „a-maza" = ohne maza, die ohne Brot leben. Eine andere populärere Version ist die Ableitung von „a-mazo" = ohne Brust und basiert auf der spektakulären Annahme, die Amazonen hätten sich die rechte Brust amputiert, ausgebrannt, bandagiert oder durch Manipulation der Milchdrüsen am Wachstum gehindert, „androgyn: weiblich auf der linken, männlich auf der rechten Körperhälfte".

Nach Ranke-Graves[(16)] ist das Wort Amazone armenischen Ursprungs und bedeutet hier „Mondfrau", da die bewaffneten Priesterinnen der Amazonen der Mondgöttin dienten.

Häufig liegt die Wahrheit in der Mitte und vereinigt in sich die unterschiedlichen Aspekte, ist also sowohl-als-auch: Ob „a-maza" oder „a-mazo", in beiden Ableitungen ist die zentrale Silbe „ma". Der Urlaut „ma" ist vorsprachlich und bezeichnet das primäre Weibliche und das ihm zugehörige Nährende: „Ma-ma" ist die Mutter und ist der Name für die weibliche Brust, welche das Kind nährt (ma-za bezeichnet Brot als Grundnahrungsmittel). Und, – Ma-ma, das ist auch die Große Mutter in ihrem Mondaspekt, ihre Namen sind auch Ma-ra, Ma-ia, Ma-ri, Ma-ria oder Kali-Ma. „Ama" ist in manchen indogermanischen Sprachen auch die Bezeichnung für Mutter.

Dass die Ama-zonen als Priesterinnen der Mond-Mutter dienten und damit „Mond-Frauen" waren, darin sind sich die meisten Überlieferungen einig. Dass sie kein Brot aßen – weshalb sie als die „die ohne Brot leben" bezeichnet wurden – liegt ebenfalls nahe, da sie anfänglich nomadische Reiterstämme waren. Auch von den ansässig gewordenen Amazonen wird berichtet, dass sie keinen Ackerbau betrieben und somit kein Getreide anbauten. Ihre Nahrung soll vor allem aus Stutenmilch, Honig, Wildbret und Schilfmark bestanden haben. Und warum sollte es bei einigen dieser unterschiedlichen amazonischen Stämme nicht auch üblich gewesen sein, eine Brust zu bandagieren oder sie am Wachstum zu hindern? Auch von attischen Frauen wurde berichtet, dass sie ihre Brüste bandagierten und auch in unserer Zeit manipulieren Frauen ihre Brüste.

Im Wort „Amazone" *verdichten* sich, so nehme ich an, unterschiedliche Merkmale dieser geheimnisvollen Stämme und Reiche unabhängiger und kriegerischer Frauen. Eckstein-Diener sagte dazu(17): „‚Amazonen' ist ein *Sammelname*, und zwar für kriegerische Weiberhorden mit Selbstverwaltung, deren Abneigung gegen jede eheähnliche Dauerbindung die verschiedenen Grade umfasst."

Amazone, die „Männertötende"

Die Amazonenberichte der antiken Geschichtsschreiber zeugen beispielhaft von der männlichen Angst vor der weiblichen Urkraft. So berichtet Herodot(18):

„... bei den Skythen heißen die Amazonen ‚Oiorpata', was im Hellenischen ‚Männertötende' bedeutet, denn *Oior* heißt ‚Mann' und *pata* ‚töten' ..." Diese männertötenden Frauenheere waren über alles gefürchtet. Amazonen galten als unerschrockene und kühne Kämpferinnen, die den leiblichen Tod scheinbar nicht fürchteten. Sie sollen auch die Ersten gewesen sein, welche Pferde gezähmt und im Kampf eingesetzt hatten. Ihre Waffen waren die Doppelaxt, ein kleiner halbmondförmiger Schild, Pfeil und Bogen; Schwert und Speer übernahmen sie erst später von den Griechen.

Angeblich galten sie als unbesiegbar. Dass diese unbesiegbaren Amazonen aber dennoch von den mythischen Helden Herakles, Theseus und Achilleus besiegt werden konnten, dies diente als Beweis für die unschlagbare Überlegenheit männlich-hellenischer Macht.[(19)]

Aber noch aus einem anderen Grund waren die Amazonen in der hellenischen Männerwelt berühmt-berüchtigt: Von ihrer ersten Königin Lysippe, welche die Stadt Themiskyra erbaut hatte, hieß es: Sie habe bestimmt, dass die Männer Hausarbeit verrichteten, die Frauen aber regierten und kämpften. Und um die kleinen Knaben für den Krieg untauglich zu machen, habe man ihnen die Arme und Beine gebrochen.

Eckstein-Diener berichtet in diesem Zusammenhang von Verstümmelung der neugeborenen Knaben durch Auskugeln einer Hand und einer Hüfte[(20)]. Tatsächlich aber wissen wir nicht, was hier männliche Angstphantasien und was tatsächliche weibliche Grausamkeiten waren.

„Diese unnatürlichen Frauen, die die Skythen Oiorpata nennen, besaßen keine Achtung vor Gerechtigkeit oder Anstand“, so lautete das Urteil der antiken Geschichtsschreiber[(21)]. Und selbst Jakob Johann Bachofen[(22)], der Entdecker des Mutterrechts, scheint in der Auseinandersetzung mit dem Amazonentum die Angst gepackt zu haben, als er diese „männerfeindlichen, männertötenden und kriegerischen Jungfrauen“ als „amazonische Ausartung der weiblichen Herrschaft“ bezeichnet hat.

Der Widerspenstigen Zähmung

Es erstaunt nicht, dass diese gefährlichen Weiber und „unnatürlichen Frauen“ mit der Macht des Eros gezähmt wurden – oder werden sollten. So berichtet Herodot Folgendes von einer kriegerischen Auseinandersetzung zwischen skythischen Stämmen und Amazonen: Als die Skythen erkannt hatten „dass es Weiber waren“ und nicht Jünglinge, wie sie fälschlicherweise angenommen hatten, beschlossen sie, „keine von den Frauen mehr zu töten, sondern ihre jüngsten Männer zu ihnen hinauszuschicken, ungefähr ebensoviele, wie es Amazonen waren. (...) Und als einer von ihnen einmal eine Amazone allein antraf, machte er sich an sie heran, und sie sträubte sich nicht, sondern war ihm zu Willen. (...) Und als die anderen jungen Leute davon hörten, machten sie auch die übrigen Amazonen vertraulich und zahm."[23] Vertraulich und zahm, – die Analogie zur Zähmung wilder Tiere ist für unseren Zusammenhang bemerkenswert.

Von den späteren Schwarzmeer-Amazonen wird berichtet, als Theseus ihr Land am Flusse Thermodon überfallen hatte: „Die Amazonen wären bei der Ankunft so vieler stattlicher Krieger von Freude erfüllt worden und hätten keinen Widerstand geleistet."[24] In einer anderen mythischen Version war es Herakles, der an der Mündung des Thermodon im Hafen von Themiskyra ankam, wo die Amazonen-Königin Hippolyte ihm entgegenkam „und ihm, berauscht von seinem kräftigen Körper, den Gürtel des Ares als Liebesgabe anbot." – Der heilige Gürtel einer Königin repräsentierte die Verbindung mit der Gottheit, er war das Zeichen ihrer königlichen Macht und das Symbol ihrer Jungfräulichkeit, was hier weder Keuschheit noch Asexualität bedeutet, sondern entschiedene Ehelosigkeit und die Freiheit des nur sich selbst Gehörens.

Nach dieser propagandistischen Mythe aber war Hippolyte zunächst bereit, dem Eroberer Herakles all dies zu opfern: ihre religiöse Tradition, ihre königliche Macht und schließlich die Freiheit ihres Körpers. Bevor es aber dazu kommen konnte, machte sich Misstrauen unter den Amazonen breit, sie fürchteten zu Recht, Herakles wolle Hippolyte entführen. Dem Bericht zufolge[25] sollen die Amazonen daraufhin das Schiff der Griechen angegriffen haben. Herakles, der sich verraten fühlte, tötete Hippolyte, nahm ihr die Axt und die Waffen und raubte ihren königlichen Gürtel. Nachdem er alle Amazonenführerinnen getötet hatte, schlug er „ihr Heer nach einem großen Gemetzel in die Flucht."

„Die Siege über die Amazonen, die Herakles, Theseus (…) und andere errungen hatten, sind tatsächlich als Berichte über die *Misserfolge des matriarchalen Systems* in Griechenland, Kleinasien, Thrakien und Syrien aufzufassen", schrieb Ranke-Graves im Kommentar zum Herakles-Mythos.[26] Der patriarchale Held Herakles hatte der Königin Hippolyte ihren Gürtel genommen, was bedeutet, dass es dem patriarchal Männlichen gelungen war, dem matriarchal Weiblichen die Religion, die Macht und das Recht über den eigenen Körper zu nehmen.

Ein historischer Überblick zum Amazonen-Phänomen

Um das Amazonen-Phänomen in seiner Bedeutung für die Geschichte des Weiblichen zu verstehen, müssen wir es in seinem historischen *Zeitkontext* betrachten:

- Ab dem frühen 2. Jahrtausend v. Chr. bis ca. 1500 v. Chr. kamen arische Hirtenstämme, die Aioler, über Nordgriechenland nach Mittel- und Südgriechenland. Sie integrierten sich, relativ gewaltfrei, in die dort lebenden matriarchal-totemistisch organisierten Stammesgesellschaften. „Sie wurden als Kinder der einheimischen Göttin aufgenommen" und ihre Könige verbanden sich mit den prähellenischen Stammesköniginnen.(27)
- Die Invasionen der indoeuropäischen Achaier und der Dorer, die den vorhergehenden aiolischen Invasionen folgten, werden als zerstörerischer angesehen. So wurde um ca. 1450 v. Chr. die kretisch-minoische Kultur, eine späte matriarchale Variante, von einfallenden Achaiern zerstört.(28) Im 13. Jahrhundert v. Chr. wurde die matrilineare Tradition weiter durch achaiische Invasionen geschwächt.
- Gegen Ende des 2. Jahrtausends, mit der Ankunft der Dorer, hatte das patriarchale Königtum die matrilineare sakrale Monarchie abgelöst.(29) Die Zerstörung des historischen Troias durch die Hellenen um 1200 v. Chr.(30) bezeugt die Macht der hellenisch-mykenischen Könige (der bekannteste ist Agamemnon), die aber nicht von Dauer war. Zwischen 1100 und 1050 v. Chr. überwältigte eine dorische Invasion die mykenische Kultur auf dem Peloponnes. Nun folgte das „Dunkle Zeitalter"(31).

Auf die Zerstörung der Mykenischen Kultur – die im Kern noch matriarchal geprägt war und eine Übergangskultur darstellte – folgte „ein Rückfall in die Steinzeit, ein halbes Jahrtausend des Verfalls aller Institutionen." Entwickelte Landwirtschaft, Handwerk, Kunst, Architektur, Bildung und Schriftsprache verschwanden. Griechenland war über weite Landstriche verödet und entvölkert.(32)

Die schrittweise Umwandlung matriarchaler Gesellschaftssysteme in patriarchale Herrschaftssysteme vollzog sich nach Ranke-Graves in folgenden Schritten:(33)

– matriarchal-totemistisches System
– matrilineare sakrale Monarchie
– patrilineare sakrale Monarchie
– patriarchales System

Die Anfänge des uns bekannten Amazonen-Phänomens liegen um 1700 v. Chr., der Höhepunkt amazonischer Macht um 1500 v. Chr. und der Beginn seiner allmählichen Überwältigung und Vernichtung um 1300 v. Chr.[34] Das Ende der Amazonenreiche, das heißt, das Ende der amazonischen Macht, ist markiert durch die Tötung der (vermutlich) letzten Amazonenkönigin Penthesileia um ca. 1200 v. Chr. im Kampf um Troia.

Betrachten wir nun das Auftauchen und Verschwinden der Amazonenreiche vom 17. bis zum 12. Jahrhundert im oben dargestellten Zeitrahmen der indoeuropäischen Invasionen, so wird folgendes deutlich:

Die Amazonen waren ein Phänomen des Übergangs. Es begleitete die Zeiten des gewaltsamen Umbruchs von frauendominierten Kulturen zu einer männerdominierten Welt.

Amazonen, bewaffnete Priesterinnen

Die Mondfrauen wurden von eingeweihten bewaffneten Priesterköniginnen regiert. Warum bewaffnete kriegerische Priesterinnen? Wofür kämpften sie? Was gab es zu verteidigen?

Es ging um den Erhalt der Ur-Religion der Großen Göttin, die von den männlichen Lichtgottheiten der arischen Eroberer überwältigt wurde. Die mythischen Berichte sprechen in diesem Zusammenhang immer wieder von „*Vergewaltigung*" einer Göttin durch die männlichen Götter. Vergewaltigung meint hier die gewalttätige und kriegerische Inbesitznahme und Vernichtung der weiblichen Kultur und Religion. Es ist verständlich, dass es unter der patriarchalen Bedrohung und Überwältigung zu einer militanten Radikalisierung der Amazonenstämme gekommen ist, zu einem verzweifelten Kampf, die alte weibliche Tradition zu bewahren. Bertha Eckstein-Diener[35] spricht von „Präventivkriege(n), um ihre Eigenart behaupten zu können."

Allen kämpfenden amazonischen Priester-Königinnen mit den Namen Myrine, Medusa, Lysippe, Antiope, Marpesia, Melanippe, Hippolythe und

Penthesileia (ihre Namen wurden häufig synonym verwandt) widerfuhr das gleiche Schicksal: Entwaffnung, Entmachtung, Vergewaltigung und Ermordung; dies bedeutete immer auch die Auslöschung ihrer matriarchalen kultisch-religiösen Tradition.

Penthesileia war, nach Ranke-Graves, eine der von Theseus und Herakles besiegten Amazonen; das heißt, eine der kämpfenden Priesterinnen der vorhellenischen Athene, die von den Eroberern Griechenlands besiegt wurden.(36) Der Mythos berichtet über den Tod von Penthesileia, als sie den überfallenen Troianern im Kampf gegen die Griechen beistand:(37) „Mehrmals vertrieb sie Achilleus vom Schlachtfeld – manche behaupten sogar, dass sie ihn getötet hätte und dass Zeus … ihn wieder zum Leben erweckte. Aber schließlich durchbohrte er sie mit seinem Speer, verliebte sich in ihren toten Körper und beging Totenschändung mit ihm." So die ältere Version. In einer jüngeren Version, in der es ganz offensichtlich darum ging, Penthesileia gezielt zu demütigen, heißt es: „Achilleus durchbohrte Penthesileia bei ihrem ersten Treffen und zog sie an den Haaren vom Sattel. Als sie sterbend auf dem Boden lag, riefen die griechischen Soldaten: „Wirf dieses Mannweib zur Strafe dafür, dass sie die Grenzen der Weiblichkeit überschritt, vor die Hunde."

Er „durchbohrte sie mit seinem Speer", heißt es; die Gleichsetzung von Bemächtigung, Vergewaltigung und Tötung des Weiblichen ist hier offensichtlich.

Das zentrale Interesse der antiken Geschichtsschreiber, so wird deutlich, galt den Amazonen als einer gefährlichen weiblichen Kriegsmacht und ihrer gelungenen Entmachtung durch die griechischen Helden. Uns interessieren im Kontext von Frauengeschichte, Weiblichem Bewusstsein und Heilung auch die Fragen: Wie lebten diese Frauen? Wie gestalteten sie ihre Beziehungen zu den Männern? Was waren ihre religiösen Kulte? Und vor allem: Was können die Amazonen uns heute noch bedeuten?

Magie und Kulte der Amazonen

Die Amazonen entstammen matriarchal-totemistisch organisierten Stämmen und ihre religiösen Kulte waren folglich Mondkulte. Ihr Kulttier war das Pferd, wir könnten auch sagen, es war ihr Tier-Totem. – Ein *Totem* ist ein Tier, eine Pflanze oder ein sonstiges Wesen, mit dessen Geist sich ein

Naturvolk, ein Stamm, eine Gruppe oder ein menschliches Individuum magisch verbunden fühlt und dessen Namen es meistens auch trägt.

Namen amazonischer Königinnen wie Alkippe, Hippolyte und Melanippe (schwarze Stute) sind solche totemistischen Namen. Sie leiten sich ab vom griechischen „hippos“ = Pferd und verweisen auf einen vorhellenischen Pferdekult, in welchem die Göttin als Stute verehrt wurde. Als pferdeköpfige Göttin stand sie im Zentrum des Mondkultes; Pferde waren dem Mond geweiht, da ihre Hufe eine mondförmige Spur hinterließen.[38]

Als Mondfrauen waren die Amazonen auch erfahrene Magierinnen. Nach Eckstein-Diener[39] standen sie „in einer tief zauberischen Organverbindung“ mit dem Pferd. Der Einsatz von magischen Kräften, Zauberformeln und magischen Kriegsrufen waren bei ihrer Kriegsführung unerlässlich.

Ranke-Graves[40] erwähnt eine Form von amazonischer „Fingermagie“, wobei die drei Finger, Daumen, Zeigefinger und mittlerer Finger erhoben sind, während der vierte und der kleine Finger nach unten zeigen. Dieser magisch-mythische Gestus war der „phrygische Segen“. Er wurde ursprünglich im Namen Myrines gegeben, das heißt im Namen der Dreifaltigen Göttin, „nun aber (wird er) von katholischen Priestern im Namen der christlichen Dreifaltigkeit verwendet.“

Im Zentrum der kultisch-religiösen Tradition der Amazonen aber stand immer die Große Göttin in ihrem Mondaspekt, die als Artemis-Athene-Neith und unter anderen Namen verehrt wurde. Ihr zu Ehren errichteten die amazonischen Frauen Naturheiligtümer in der Art eines heiligen Schreines mit der hölzernen Statue der Artemis. So gründeten sie an der Westküste Kleinasiens den Schrein der Ephesischen Artemis, erst später wurde über diesem Schrein der Artemis-Tempel von Ephesos erbaut. Nach antiken Berichten hatten die Amazonen zu Ephesos unter einem Baum die Statue der Artemis aufgestellt und die Priesterin hatte ein Opfer dargebracht. „Danach vollführte ihr Gefolge einen Schildtanz und dann mit rasselnden Köchern einen Rundtanz, wobei sie gemeinsam zu der Begleitung von Pfeifen auf den Boden schlugen.“[41]

Ein überaus gefürchteter libyscher Amazonenstamm waren die Gorgonen. Bei ihren Mysterien zu Ehren der Athene-Medusa-Neith trugen die Priesterinnen Masken, um Fremde von ihren geheimen heiligen Riten fernzuhalten. Das gefürchtete „Gorgonenhaupt“ ist eine Maske: die Gorgonenmaske mit glühenden Augen, riesigen Zähnen, heraushängender Zunge und Schlangenlocken. Es gilt bis heute als Schreckensbild männer-vernichtender Weiblichkeit.[42] „Mein Schurz hat keiner aufgedeckt", sprach die Göttin Neith, wer es dennoch versuchte, riskierte den Tod.

Amazonen und ihre Beziehung zum Mann

Was wissen wir über die Beziehungen zwischen Amazonen und Männern und speziell über deren erotische Beziehungen? Außer hellenischen Männerphantasien über die angebliche Begeisterung der überwältigten Amazonen für ihre Eroberer gibt es wenig Berichte über Beziehungen zwischen amazonischen Frauen und Männern. Fest scheint zu stehen, dass sie vornehmlich unabhängig und ohne dauerhafte Bindung an einen bestimmten Mann lebten.

Eckstein-Diener[43] formuliert als „sittliche Forderungen" der Amazonen: „... Immer auf Ehe verzichten, kein männliches Kind aufziehen, über alles die Herrschaft des Mannes fürchten, daher ohne seelische oder sinnliche Bindung den Geschlechtsakt wahllos mit einem zufälligen Fremden, nur um der Fortpflanzung willen, üben ..."

Von der Königin Antiope (oder Melanippe, die schwarze Stute) aber berichtet der Mythos[44], sie habe Theseus, der gegen die Amazonen in den Krieg gezogen war, so sehr geliebt, dass sie aus heftiger Leidenschaft zu ihm sogar ihre Stadt Themiskyra an ihn verraten habe. Nachdem er sie „entführt" hatte und sie seine Gemahlin geworden war, soll sie später an seiner Seite erfolgreich gegen die amazonische Belagerung Athens gekämpft haben.

Ranke-Graves[45] gibt eine vergnügliche Darstellung der erotischen Begegnungen zwischen Amazonen und den männlichen Gargarensern. Sie waren Nachbarstämme, die sich diesseits und jenseits der Kaukasischen Berge niedergelassen hatten: „An einem bestimmten Tag im Frühjahr treffen sich Gruppen junger Amazonen und junger Gargarenser am Gipfel des Berges, der ihre Gebiete voneinander trennt. Erst bringen sie gemeinsam Opfer dar, dann leben sie zwei Monate zusammen und geben sich voll Freude einander im Schutz der Nacht hin. Sobald eine Amazone feststellt, dass sie schwanger ist, kehrt sie heim. Alle geborenen Mädchen werden Amazonen, die Knaben werden zu den Gargarensern gesandt. Da diese keine Möglichkeit haben, sich ihrer Vaterschaft zu vergewissern, teilen sie die Knaben durch das Los unter ihren Hütten auf."

Diese Amazonen waren ganz offensichtlich wilde, kühne und auch gnadenlose Kämpferinnen. Sie konnten zerstören, aber sie konnten auch erschaffen: Sie gründeten und erbauten zahlreiche Städte wie Ephesos, Smyrna und Kyrene, sie erschufen Heiligtümer zu Ehren ihrer Göttin und sie führten ihre Stammesgemeinschaften und ihre Reiche mit großer Verantwortung, Gerechtigkeit und Weitsicht.

Von der libyschen Königin Myrine wird berichtet, dass sie nach der kriegerischen Eroberung die Menschen „gerecht" behandelt und sich mit ihnen befreundete habe, so dass diese ihr „nun göttliche Ehren anboten".[46] „Sanftmut und Weitblick ihrer Regierung lassen sie von den Besiegten Göttinnen gleich verehrt werden", schreibt Eckstein-Diener.[47] Gewaltlosigkeit, Friedfertigkeit und Gerechtigkeit herrschten in den von Königinnen regierten Amazonenreichen, so wird übereinstimmend berichtet. Bachofen schreibt hierzu: „‚Gute gesetzliche Ordnung, Besonnenheit, Frieden‘ bildet den hervorragenden Charakterzug der von Weibern regierten Staaten. Der innere Zusammenhang jener Eigenschaften mit der Natur des Muttertums liegt auf der Hand."[48] Der göttliche Aspekt ihrer mütterlichen Herkunft kommt hierin zum Ausdruck: Die Amazonen sind die Töchter der Aphrodite-Harmonia.

Nachdem die Amazonen schließlich besiegt, getötet, vertrieben oder patriarchalisiert worden waren, erhielt sich noch lange der Nachklang von ihrer Größe und ungewöhnlichen Macht. Amazonisches wurde zu einem Ideal, mit dem die Patriarchen sich nun ausgiebig schmückten: „Ein Jahrtausend lang gab es keine größere Schmeichelei, als einen Mann ‚Amazone‘ zu nennen. Um den Kaiser Commodus zu ehren, rief ihm das Volk bei öffentlichen Spielen zu: ‚Du bist der Herr der Welt, der erste unter den Fürsten, überall ist das Glück deinen Waffen hold, *dein Ruhm kommt dem der Amazonen gleich*‘."[49]

Diejenigen, welche „die Grenzen der Weiblichkeit" überschritten hatten und vor die Hunde geworfen werden sollten, wie die amazonische Königin Penthesileia, die entehrt, entmachtet und vernichtet worden waren, sie wurden posthum von ihren Eroberern idealisiert und vergöttlicht: Tempel wurden ihnen erbaut und „Tempel der Amazonen" genannt, zahlreiche Amazonenstatuen und Kultbilder wurden ihnen zu Ehren von attischen Künstlern erschaffen (und sind heute als Nachbildungen in großen Museen zu sehen), Darstellungen von Amazonen erschienen auf Wand- und Vasenmalereien und sogar Münzprägungen wurden ihnen gewidmet.

Ihr vielleicht rachsüchtiger Geist – Furien und Erinnyen, Aspekte der Demeter, welche im hellenischen Griechenland den Muttermord rächten – sollte womöglich gebannt und mit Sühneopfern, wie Kultbildern und Statuen, beruhigt werden. Die bedrohliche Urkraft des Weiblichen musste besänftigt werden.

Bertha Eckstein-Diener erfasste die Bedeutung des Amazonen-Phänomens für das hellenische und patriarchale Bewusstsein:[(50)] „Der griechisch-pelasgischen Welt waren sie wie ein Wunder erschienen, sterbliches Maß überfliegend, gefährlicher als alle übrigen Völker zusammen und irgendwie aufwühlender auch." Der hellenische Sieg über die Amazonen wurde in öffentlichen Reden weit höher gepriesen als jeder andere historische Erfolg. Einer der Redner, Himerios, sprach deutlich aus, warum: „Thraker, Perser und andere Feinde habe man nur aus dem Lande, *die Amazonen aber aus der menschlichen Natur vertrieben*", schrieb Eckstein-Diener. „Ob Griechen Perser oder Perser Griechen überwinden, das bleibt schließlich immer noch Geplänkel auf der gleichen Seite. Eine Abart ‚Mann' hat sich gegen eine andere Abart ‚Mann' durchgesetzt. Beim Amazonenkampf aber ging es darum, welche der beiden lebendigen Urformen, aus denen das Werden hervorbricht, hier auf europäischem Boden sein Weltbild prägen durfte. Die Menschheit steht gespalten nicht in Rassen, sondern in ‚Söhne' und ‚Töchter', und sie schmettern ihr reines ‚Ja' und ‚Nein' erschütternd gegeneinander. Erschütternd auch für den männlichen Sieger, der jetzt zum erstenmal das Polar-Ebenbürtige erlebt und seiner Werte tiefstes Rätsel spürt."

Vermächtnisse der Amazonen – eine Anleitung

Die Töchter des Ares und der Aphrodite-Harmonia aber, die Amazonen, sie sind in Wirklichkeit niemals besiegt worden: „Kaum ‚aus der Natur vertrieben' kehren sie als Siegerinnen in den Seelenraum zurück."[(51)]

Welches nun sind die Siege der Amazonen im Seelenraum einer Frau? Welche der amazonischen Kräfte könnten uns Frauen heute nützlich sein?

Welche fördern die Heilung verletzter Weiblichkeit? Wie können die wilden Töchter der Großen Mutter wieder ihren Platz in Natur und in Gesellschaft finden, in polarer Ebenbürtigkeit mit den Söhnen? Diese Fragen werden uns weiterhin beschäftigen, wobei ich lediglich Anregungen geben kann, die Antworten tauchen auf aus den inneren Räumen, sie kommen vom Wahren Selbst.

Obwohl ca. 3500 Jahre zurückliegend hat die etwa fünf Jahrhunderte währende amazonische Tradition ihre Bedeutung für das weibliche Bewusstsein niemals verloren: Den Frauen im klassischen Griechenland, in Hausfrau, Mutter und Hetäre separiert und entmachtet, war die amazonische Schwester – öffentlich gepriesen und kultisch verehrt – alltägliche Konfrontation, Demütigung und Herausforderung gleichzeitig.

Uns heutigen Frauen ist die heilsame Herausforderung durch die Amazone geblieben, erinnert sie uns doch an die Würde und Kraft des Weiblichen, an die gesellschaftliche und politische Bedeutung eines Zusammenschlusses von Frauen, an die Bündelung weiblicher Macht. Machtvolle Schwesterlichkeit – in einer Welt geheimer Bruderschaften und öffentlich demonstrierter Brüderlichkeit – das ist die Botschaft der Amazone.

Das Auf-träumen dieser „Mondfrauen im Widerstand“ und die Integration ihrer einzigartigen Fähigkeiten von Kampfes-Mut *und* Sanft-Mut, von Weitsicht *und* sozialer Gerechtigkeit, von Unabhängigkeit *und* gesellschaftlicher Verantwortung, könnte für die weitere Entwicklung des menschlichen Bewusstseins und für die Entwicklung der Erde von weit größerer Bedeutung sein, als viele unserer patriarchalen Errungenschaften.

In den amazonischen „Mann-Weibern“ hat sich – bei allen auch destruktiven Erscheinungsformen – eine uralte menschliche Sehnsucht verkörpert: heilsame Androgynität des Bewusstseins, die universelle Einheit von Weiblich und Männlich.

Was nun sind die konkreten Vermächtnisse der alten Amazonen an uns, ihre Schwestern? Für jede Frau mag dies Verschiedenes sein, zentral aber sind folgende amazonische Kräfte und Haltungen. Benutzen Sie, werte Leserin, die einzelnen Punkte der Aufzählung als *Anregung* – und nicht als Maßstab – für Ihre Heilung und die Entwicklung Ihres Weiblichen Bewusstseins:

- Die amazonische Frau ist in der Lage, weibliche Kräfte im Innen und im Außen zu bündeln und sie heilsam zu richten. So betrachtet sie Frauen nicht als Rivalinnen, sondern achtet sie als Verbündete und Schwestern.
- Sie gestattet niemandem zu definieren, wer und wie sie als Frau sein soll. Sie stellt sich selbst immer wieder die Frage: Wer und wie will ich als Frau sein? Sie überschreitet dabei mutig und kühn die Grenzen patriarchal definierter Weiblichkeit und die Grenzen männlicher Herrschaft. Dies muss nicht unbedingt laut und demonstrativ geschehen, es kann leise und schlicht, ganz selbstverständlich, sich ereignen.
- Sie pflegt ihre Eigen-Art, lebt ihre Eigen-Willigkeit und entwickelt somit konstruktive Eigen-Macht. Damit ist sie frei.
- Sie ist sexuell, emotional und ökonomisch unabhängig vom Mann und von männlichen Wertungen. Dazu muss sie nicht ehelos oder ohne Beziehung zu einem Mann leben. In einer Beziehung liebevoll bezogen sein und *gleichzeitig* nur sich selbst gehören, ist die größere Herausforderung, ist wirkliche Virginität, heilsame „Jungfräulichkeit" in der Ehe.
- Lebt eine amazonische Frau in keiner Partnerschaft, für kurz oder auch für lang, dann kann die innere Amazone ihr helfen, diese Zeit nicht zu einer Wartezeit, sondern zu einer Einweihungszeit werden zu lassen: Die Erfahrung des Allein-Seins bewusst angenommen, gestaltet und zuweilen auch liebevoll zelebriert, kann als eine Initiation in das Mysterium der eigenen Weiblichkeit erfahren werden.
- Dies erfordert, dass eine Frau lernt, ihr sinnliches Verlangen und ihre Erotik nicht zu verleugnen oder zu unterdrücken, sondern sie im Sinne von „Pan-Erotik", als sinnlicher Ganzheit, aus der Fixierung auf den Mann zu befreien und ganzheitlich, zuweilen auch ekstatisch, zu leben.
- Als Heilige Kriegerin benutzt sie ihre „Waffen" heilsam: Mit dem Schwert setzt sie ihre Grenzen, mit Pfeil oder Speer trifft sie genau den Punkt, das heißt, sie ist in Zentrierung. Und mit der Doppelaxt stellt sie sich, wenn nötig, auch einem herausfordernden Kampf.
- Mit ihrer kämpferischen Kraft, ihrem Yang, erobert sie sich ihren Raum, gestaltet und verteidigt ihr Amazonen-Reich. Die Herausforderungen des Alltags kann sie in Angriff nehmen und sie wirkt gestaltend in der Welt: Sie erschafft weibliche Räume der Begegnung.
- Die moderne Amazone ist von der Göttin berührt, sie ist Priesterin der Großen Lebensmutter in allen Bereichen des Lebens. Aus weiblicher Bewusstseinskraft verweigert sie sich jedem männlich-spirituellen Diktat

und ist nicht verführbar durch patriarchale Erlösungspostulate. Sie erinnert und ent-wickelt weibliche Spiritualität und lebt diese offen und dienend in der Welt.

- Die amazonische Frau ist vital-instinkthaft, sie vertraut ihrer Intuition und ihren Wahrnehmungen. Sie ist wild und verbunden mit der Natur; sie begreift sich selbst als Natur.
- Die neue Amazone befreit ihre magisch-mythischen Potenziale, verfeinert sie und benutzt sie bewusst und heilsam. Kühn und beherzt transformiert sie die Angst vor ihrer inneren Magierin.
- Als Amazonen-Königin geht sie bereitwillig Verpflichtungen ein, sie übernimmt Verantwortung für ihre „Sippe", für alle menschlichen und nichtmenschlichen Geschwister.

In dieser Auflistung wird deutlich: Amazonisches Bewusstsein vereinigt in sich die Kräfte und spirituellen Aspekte der vier weiblichen Grundarchetypen:
– den Mut und die Kühnheit der *Kriegerin,*
– die mythische Tiefe der *Magierin,*
– die umfassende Liebe und Güte der *Liebhaberin*
– und die Verantwortungsbereitschaft der *Königin.*

Wenn Sie als Leserin sich vielleicht angesprochen fühlen, dann schreiben Sie sich einen bis drei der Punkte heraus und arbeiten Sie damit. Wenn Sie weitergehend die Kraft der alten Amazone aus der Tiefe auf-träumen und integrieren wollen, dann folgen Sie der nachstehenden Anleitung:

- Gehen Sie in die Entspannung und atmen Sie tiefer als gewöhnlich.
- Bitten Sie die Göttin, die innere Heilerin oder eine andere Göttliche Kraft um Beistand.
- Lassen Sie, ganz vom Selbst, Ihre Amazonenbilder, Erinnerungen, Visionen auftauchen.
- Achten Sie, wie immer, alles, was sich zeigt als die Ihnen zur Zeit voll entsprechende Information, auch wenn es nur bruchstückhaft und undeutlich, vielleicht nur ein einziges Bild, ein Symbol, nur ein Satz oder ein Wort ist.
- Achten Sie jedes die Amazonen-Erfahrung begleitende Gefühl; dies können Todesangst, Zorn, Wut, ekstatische Gefühle, Liebesgefühle und Freude sein.

- Erleben Sie das Gefühl im Körper, und wenn es ein schwieriges Gefühl ist wie Angst, Schmerz oder Zorn, dann atmen Sie in dieses Gefühl hinein und *bewegen* Sie es so lange im Körper und über den Körper – mit Zittern, spontanen Bewegungen, Gesten, Schreien oder Weinen – bis es sich vom Selbst her gewandelt hat.
- Nun, wenn Sie ruhig geworden sind, lassen Sie mit dem Ausatmen Töne kommen vom essentiellen Fühlen her: Töne aus Verbundenheit, Vertrauen, Kraft und Freude.
- Lassen Sie nun die essentiellen Lebensgefühle Kraft, Mut, Freude und Liebe sich im Körper noch mehr ausdehnen, – tun Sie das mit Ihrem Atem.
- Atmen Sie diese Energien nun in den „Kreis des Lebens": Atmen Sie von unten, von der Basis her langsam ein und über die oberen Chakren langsam wieder aus. Mit kräftigem Atem ziehen Sie Lebenskraft und Lebensfreude durch den Körper nach oben, halten sie wenige Takte im Herzchakra und atmen sie wieder kreisend aus.
- Bringen Sie die Kraft Ihrer Amazone schöpferisch in die Welt, mit einem Kreisbild, einem Text, einem Amazonentanz oder einem Ritual. Folgen Sie hierbei der Spur der Freude.

Da durch diese Übung auch erschütternde oder schmerzliche Erfahrungen auftauchen können, empfehle ich, sie mit einer Freundin, einem Freund oder in einer kleinen Gruppe von Frauen zu praktizieren.

Die Heilkraft der Amazone – Erfahrung von Kraft und Freude

In diesen Herbsttagen, während ich am Amazonentext arbeite, ist sie wieder da, die alte Amazone: Ihr Mondschild gibt mir Schutz, wenn ich mich ängstlich fühle, die Labrys, ihr Mondbeil, Mut und Kühnheit, wenn ich mich kleinmütig erlebe, ihr Schwert Unterscheidungskraft und geistige Klarheit, wenn ich verwirrt bin. Sie leiht mir die „Aigis", den magischen Ziegenfell-Beutel, in dem sich die Heilige Schlange verbirgt. Die Gorgonen-Maske, das Schreckgespenst, halte ich bereit – für alle Fälle.

Als Aphrodite-Harmonia schenkt sie mir Freude und sinnliche Gestaltungskraft: Ich fülle eine alte Backform aus Ton mit frischer Komposterde, setze kleine Felsbrocken hinein und pflanze Dickblattgewächse da-

zwischen. Die Erde bedecke ich mit weißen Kieselsteinen – vom Meer geschliffen – mit Muscheln und leeren Schneckenhäusern. Unter dem Felsen steht Ihr Bild, eine Skulptur der Göttlichen Mondfrau. „Garten der Myrine" nenne ich den kleinen Schrein, der nun in meiner Küche auf der Fensterbank steht.

Zwölf Jahre früher, in Griechenland, da war ich ihr schon einmal begegnet, der alten Amazone: Ich lebe auf einer kleinen Insel im Ägäischen Meer, gegenüber von Ephesos, an dem Ort, welcher „der Tempel" heißt: Klein-Ephesos, vor Urzeiten von Amazonen gegründet. Hier, am Flusse Chalaris, der sich halbmondförmig mit der Meeresbucht vereint, stand einst ein Tempel der Göttin Artemis. In alter Zeit wurde dieser Ort „Tauropolis" genannt, Ort des wilden taurischen Kultes der Artemis. Tauros ist der heilige Stier der Göttin, ihr Sohn-Geliebter: „Komm in meinen Tempel, oh Heiliger Stier!", riefen die Priesterinnen zum Hieros Gamos, der Heiligen Hochzeit.

Täglich steige ich hinunter in die Schlucht, hinunter in Ihren heiligen Hain mit den alten Platanen und Oleanderbäumen, wo sich der Fluss in kleinen Wasserfällen in immer neue Schalen und Becken ergießt und zu einem Teich erweitert. Hier ist mein Heilungsort, ein Steinkreis am sandigen Ufer des Wassers, von Felsen geschützt.

Heute aber fühle ich mich anders als sonst, ich fühle Angst, will nicht hinabsteigen und tue es doch. Unterwegs ergreift mich Schwindel, Übelkeit und entsetzliche Panik. „Ich schaffe es nicht mehr bis zu meinem Schutzkreis", denke ich angestrengt. Mein Bewusstsein verändert sich: Ich bin nicht mehr Ich, bin Amazone, bin alle Amazonen. Ein kleines überwältigtes Frauenheer, beritten, mit Lanzen und Schwertern bewaffnet. Angriff – berittene männliche Krieger – Pferdegewieher – Kampf und Kriegsgeschrei.

Sie, die Amazone, fühlt keine Angst; sie ist Eingeweihte, kennt das Mysterium: „Sterben ist Wieder-geboren-werden." Heiliges Schaudern – Erregung – Kampfeslust und Ekstase; ein Schwerthieb trennt ihr den Kopf vom Rumpf. Sie taumelt und stürzt vom Pferd.

Ich, die Reste von dem, was sich einmal „Ich" nannte, liegt voller Panik in der Schlucht, kann sich nicht mehr bewegen, kann nicht mehr sprechen. Die Amazone liegt sterbend auf der Erde in ihrem Blut, Pferdeleiber gehen über sie, Kampfesschreie, Todesschreie, Blutgeruch. „Ich" liegt bewegungsunfähig und sprachlos vor Entsetzen und denkt: „Wenn nur keine Urlauber hier vorbeikommen und mich in diesem Zustand fin-

den. Oh, Göttin hilf, ich kann nicht mehr laufen und ich habe die Sprache verloren!" – Die Panik löst sich langsam, ich werde ruhig.

Die Amazone liegt im Sterben, ihr Blut tränkt die Erde; Kriegsgeschrei wird Gesang, wird Gebet; die Leiber der Pferde, die Leiber der Männer, die Leiber der Frauen, alles ist ein Leib. Ist Ihr Leib, der Leib der Großen Lebensmutter: Alles kehrt zu Ihr zurück. Der Körper der Amazone ist tot, ihr Seelenvogel aufgestiegen, heimgekehrt. Sie ist in Freiheit, die Tochter des Ares und der Harmonia ...

Ich komme in Bewegung, langsam stehe ich auf, mit noch zittrigen Beinen. Mein Mund öffnet sich und laut sage ich: „Oh, danke, es ist gut so." Befreit und irgendwie stärker als vorher steige ich aus der Schlucht nach oben, nehme den Weg zu meiner Hütte. Ich spüre großen Hunger und freue mich auf mein Mittagessen.

So ist das mit dem „Auf-träumen"[(52)], dieser Begriff ist durchaus wörtlich zu nehmen. Im Zustand veränderten Bewusstseins können wir personale oder kollektive Ereignisse, Geschehnisse eines Ortes sowie Erfahrungen ‚anderer' Menschen oder Wesen träumend erinnern, wobei wir gleichzeitig wach sind. Es geschieht einfach, wenn wir das wollen, es ist unsere freie Entscheidung. Niemand braucht Angst zu haben, wir werden nur das auf-träumen, wozu wir uns innerlich entschieden haben, es zu erfahren.

„Vielleicht sind die tobenden und weinenden Frauen in den Irrenanstalten Amazonen, die viele Jahrhunderte später zur Erde zurückgekehrt sind, jede für sich auf der Suche nach dem halbvergessenen Mutterland – gescheiterte Muttergöttinnen, Demeter allesamt, außerstande ihre Töchter und ihre Macht wiederzufinden ...", schrieb Phyllis Chesler in der Einleitung zu „Frauen das verrückte Geschlecht"[(53)].

Die Amazonen sind zurückgekehrt und mit ihnen auch die amazonische Kraft. Gerade dort wo es um große biographische Verletzungen geht, wo Frauen Überwältigung, Demütigung und Ohnmacht erfuhren, hier ist das Erinnern und Integrieren der alten Amazonenkraft ein wertvolles Heilmittel. Frauen, wenn sie bereit sind, machen sich auf die Suche nach dem halbvergessenen Mutterland und sie finden die Insel Hespera, das Mutterland der Amazonen, in sich selbst. Hier wartet die Große Mutter auf ihre Töchter und hier wartet die weibliche Macht.

Der folgende Text zeigt beispielhaft, wie das Seelen-Bild der Amazone einen therapeutisch begleiteten Heilungsprozess unterstützen kann: Die innere Amazone gibt Kraft, stärkt das Ich-Erleben, wandelt Ohnmacht in heilsame Macht. Hier wird Zerbrochenes aufgesammelt, nebeneinander gestellt, findet Ausdruck, Sprache und kann gefühlt werden. Noch Getrenntes will sich zusammenfügen, verbindet sich zögernd. Die Spaltung darf heilen:

Starke Kriegerin Amazone
Ihr Name – unaussprechlich, nur ich benenne sie
Liebende – sich selbst Liebende, Selbst-Liebe
Ihre Lust gesegnet von der Erde
Ihre universelle Lust singt
singt mit Schwester Wind
und Schwester Sonne strahlt ihre Lebensenergie
Schwester Sonne Mutter Erde Vater Himmel heilen ihren Schmerz
Sie – Amazone Ich – Kriegerin Sie – Liebende
Ich – fühle Trennung, Spaltung
Ihr sehniger sinnlicher Arm;
Ihre Nerven in den blau-braunen Fingern, zucken –
greifen nach dem Bogen –
der Bogen, geschwungen wie eine üppige Vulva,
geschmückt mit Haaren, Federn, Blüten –
Ihre Augen – tief und dunkel – schauen
Ihre Hand ohne Zögern taucht den Pfeil in das Gift,
dessen Wirkung Lähmung verspricht
Ich – Amazone Sie – Tänzerin
Wie ein Blitz – das Spannen das Zielen das Loslassen
das Schwirren der Bogensehne,
über ihr der Schrei des Vogels
der Pfeil schwirrt in die Einsamkeit;
und ist er am Ziel, im Zentrum der Einsamkeit
fange ich an – ich Kriegerin Amazone – mich zu drehen,
ich drehe mich und stoße an die Grenzen,
ich drehe und drehe und mein Feuer entfacht sich von alleine
Ich – Feuer Sie – Verrücktheit
Ich – gehe den Weg meines Herzens
und meine Kinder fordern Verantwortung
Wo der Schmerz ist, da ist mein Weg,
wo der Pfeil mich trifft ist Leben
Ich – Leben Sie – die Erde

Der Pfeil verspricht mir den süßen Tod, ich dufte wie eine Rose, liege gebettet auf Moos – ist es ihr Körper oder meiner der glänzt – ich bereite mich vor für den Tanz – Ich sehe wie ihr Blick auf die Orchideen fällt, ihr Haar ist geschmückt mit Oleander-Blüten;
mit meinen Katzenkrallen male ich eine Spirale in den Sand und bereite mich vor für den Tanz der Liebe, den ich immer tanze, ich tanze ihn allein – berauscht –
Ich tanze ihn zu zweit, ich tanze im Universum, ich bin Rhythmus
Zartes grünes Spinnennetz filigranes silbernes Ornament, eingehüllt in mein Federkleid
werde ich wieder Wasser Luft Erde Feuer

Ariadne, 1997

Die meisten Erfahrungswege gehen vom Tod ins Leben, vom Dunkel ins Licht, von der Angst in Zuversicht und vom Schmerz in Freude. Wenn eine Frau mit amazonischer Kühnheit diesen Weg beschreitet, dann öffnet sich ihr eine Tür in die Fülle des Lebens. Und die amazonischen Schwestern werden zu Botschafterinnen von Freude und Zuversicht. Von diesen Kräften beseelt ist die folgende „Vision von Dorothea mit der Pferdetrommel, in der Weißen Wüste Ägyptens am Ostersonntag 2004“:

Wir Amazoninnen der Freude

Trommeln – Heere von Amazoninnen –
Bunt. Flatternde Gewänder.
Auf Pferden reiten wir.
Vorwärts, kraftvoll –
So jagen wir Frauen über die Erde,
durch Wüsten, über Berge, durch Städte – (...)
Wir reiten durch Wüsten,
und unter dem Sand unserer Hufe wachsen Oasen,
sie wachsen aus uns, aus unserer Lebenskraft!

Fahnen, flatternde Fahnen –
Wir verkünden die neue Zeit,
die Zeit der Freude, der Lebenslust,
des Miteinanders,
wir schlagen die Trommel,
schlagen den Schellenkranz, (...)

wie Heuschrecken fallen wir über die Erde und stecken alles an
mit unserem Lachen –
und wir preisen die Erde, wir preisen die Schöpfung,
wir preisen alle Kreatur,
wir beten und tanzen und lieben und lachen und toben und schreien
und fallen um vor Lust und Hingabe –
oder fallen um vor Trauer und Schmerz,
geschüttelt vom Weinen und Schluchzen,
Mond und Vergehen – Verlust und Tod –
und wachen mit der Sonne wieder auf,
mit Kraft und Freude ...
Wir: Die Amazoninnen der Freude!

Dorothea L.

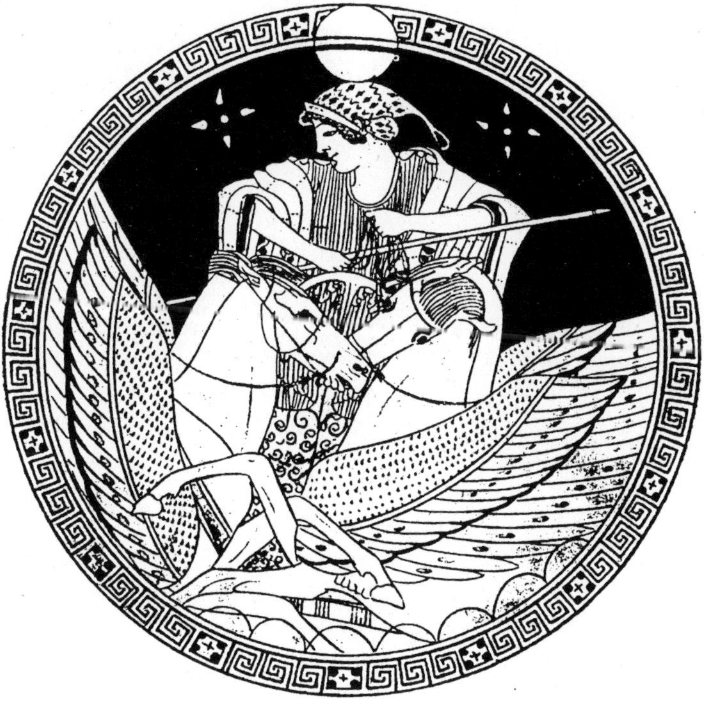

Die Mondgöttin als Amazone mit phrygischer Mütze. 5. Jh. v. Chr.

2. Rasende Frauen und Zaunreiterinnen

> Und so wuchs ihr Zorn an. Er fegte durch sie hindurch wie Feuer. Er schüttelte sie bis ins Mark. Sie dachte, sie würde von den Flammen verzehrt. Aber ihre Raserei erleuchtete sie; sie strahlte vor Wut. Und obwohl sie immer noch zitterte, stellte sie eines Tages fest, dass sie diese Lohe überlebt hatte. Und nach einiger Zeit erkannte sie diese So-lange-geleugnete-Wut als Segen.
>
> Susan Griffin[(1)]

Mänaden und Mystikerinnen

„Archaischer und verstörender war das Ritual der Mänaden, der Bünde von ‚wahnsinnigen Frauen' die zu bestimmten Zeiten ihren Alltag jenem Abnormen öffneten, das Dionysos war. ‚Ins Gebirg', ins Gebirg'!': dieser Ruf holte die Frauen von Webstuhl und Wiege weg, hinaus in die wilde Natur jenseits der geordneten Poliswelt. Mit gelöstem Haar, das Fell eines Rehkitz oder Panthers umgehängt, mit Schlangen spielend, in der Hand den efeuumrankten Thyrsosstab: so stellen die Vasenbilder die mythischen Abbilder dieser Frauengruppen dar. Für eine Weile löste dieser Ausbruch aus der Normalität den Alltag der griechischen Frau – sonst deutlich dem Manne untergeordnet – ab durch eine Zeit der hemmungs- und schrankenlosen Freiheit außerhalb der gesetzten Ordnung."[(2)]

„Verstörend", „wahnsinnig", „abnorm" sind hier die Wertungen aus männlicher Betroffenheit. Wilde archaische Weiblichkeit ängstigt das Männliche zutiefst (vgl. Teil II: „Die Angst vor der weiblichen Urkraft"). Denn die Wilde Frau ist eine rasende Göttin, ist archetypische Todesmutter und perinatale Verschlingerin.

Die mythischen Mänaden waren ursprünglich die rasenden Priesterinnen der Mondgöttin in ihrem Todesaspekt. Ihr göttlicher Begleiter war der sterbende und wiedergeborene Dionysos (Bakchos war einer seiner späteren Namen und seine rasenden Begleiterinnen hießen hier Bakchen oder Bacchantinnen). In Tempe verehrte eine Schar orgiastischer, lorbeerkauender Mänaden die Mondgöttin Daphoine, „die Blutige". Daphoine wurde mit einem Pferdekopf dargestellt, was an ihre frühe amazonische Herkunft erinnert. Dieses „Kollegium“ mänadischer Priesterinnen wurde später unterdrückt, sie flohen nach Kreta, wo sie sich dem Kult der kretischen Mondgöttin Pasiphae zuwandten. Im westlichen Kreta hieß die Göttin der Mänaden „Diktynna“; sie war eine orgiastische Berggöttin, die von ihren Priesterinnen in Waldorgien verehrt wurde.[(3)]

Die Mänaden (in griechischer Schreibweise „Mainaden“) sind benannt nach den Heiligen Bergen von Mainalos in Arkadien, einer wilden Gebirgslandschaft im südlichen Peloponnes. Hier lebte auch Pan, der arkadische Gott der alten mythischen Fruchtbarkeitskulte; er galt als der begehrte Liebhaber der Mänaden während ihrer rauschhaften Orgien, so berichtet die Mythe.

Die rauschhafte Raserei der Mänaden wird gewöhnlich einem reichlichen Weingenuss zugeschrieben. Es gibt aber auch Hinweise darauf, dass die Mänaden noch andere Rauschmittel als nur Wein – der bei übermäßigem Genuss eher dämpft als anregt – verwendeten. Welche bewusstseinsverändernden Substanzen dies waren, bleibt unklar. Erwähnt wird das Kauen von Efeublättern; griechischer Efeu, dem indischen verwandt, war ein beliebtes Rauschmittel.[(4)]

Der Mythos berichtet, dass die „wilde Herde“ der Mänaden, wenn sie zu ihren Berg- und Waldorgien aufbrach, bewaffnet war mit Schwertern und einem mit Efeu umwundenen Stab – dem „Thyrsosstab“, der auf der Spitze einen Tannenzapfen trug – und dass sie Schlangen und fürchterliche Lärminstrumente bei sich trugen.[(5)]

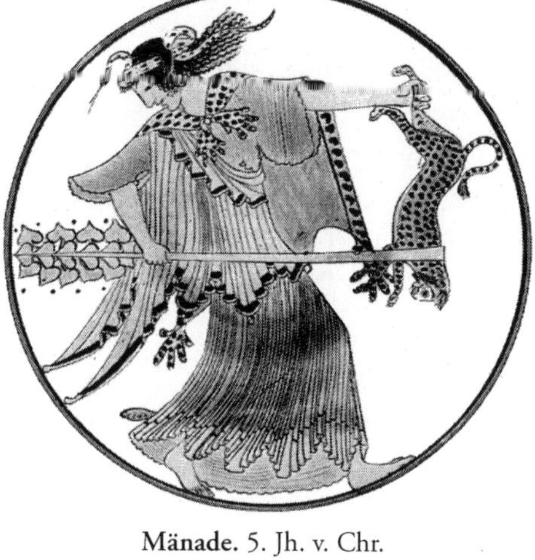

Mänade. 5. Jh. v. Chr.

Die Betrachtung des Mänaden-Phänomens zeigt uns deutlich, dass ursprünglich die Große Göttin in ihrem Todesaspekt im Zentrum des mänadischen Kultes stand, und dass ein kultischer Bezug zu den – historisch älteren – Amazonen existierte, die ebenfalls Priesterinnen der Mondgöttin waren.

Erst später, mit der allmählichen Patriarchalisierung des Kultes, wurde der Gefährte der Göttin, der sterbende Gott Dionysos die zentrale Kultfigur. Als „Kult des Dionysos" vom wilden, ländlichen Thrakien (der südöstlichen Balkanhalbinsel) ausgehend, breitete er sich allmählich immer mehr in den städtischen Metropolen wie Delphi, Korinth und Athen aus, seine AnhängerInnen waren vorwiegend Frauen.

Trotz zahlreicher Anfeindungen und Widerstände, vor allem von Seiten der herrschenden Männer, war diese wilde Befreiungsbewegung rasend gewordener Frauen nicht mehr aufzuhalten. Zunehmend wurden auch Männer in die dionysischen Kulte integriert, welche sich nun in den unterschiedlichsten Erscheinungsformen etablierten. Schließlich, so um das 6. Jahrhundert v. Chr. wurde der Kult mit einem offiziellen Dionysosfest anerkannt(6), damit aber gleichzeitig auch unter staatliche Kontrolle gestellt.

„Ins Gebirg', ins Gebirg'!" Diesem Ruf folgten die Frauen hinaus in die wilde Natur, verließen Webstuhl und Wiege. Im klassischen Griechenland war der Platz einer städtisch-bürgerlichen Frau im Hause, an „Webstuhl und Wiege", am Herd und bei den Kindern. Sie genoss keine umfassende Bildung, hatte keine öffentlichen Aufgaben, keine öffentlichen Ämter und kein öffentliches Ansehen, – die griechische Frau war weitgehend rechtlos.

Die klassische Spaltung in Hausfrau und Mutter einerseits und Hetäre, geistreiche Gespielin und Geliebte andererseits, war exemplarisch in der griechischen Antike. Erotische Abenteuer und kultivierte Gespräche teilte der gesittete Mann lieber mit einer Hetäre als mit der Mutter seiner Kinder. Oder er wich aus in die philosophisch idealisierte Knabenliebe; in beidem spiegelt sich die Angst des patriarchalen Mannes vor der Macht des Mütterlichen.

Die bürgerliche Frau und Mutter der griechischen Antike, in sich noch das tiefe Glühen ihrer wilden Schwestern, der Amazonen und der rasenden Eileithya, war regelrecht ruhiggestellt.

Es scheint, der rasende Trubel der mänadischen Kulte mobilisierte den lange angestauten Zorn, aber auch die gestaute wild-sinnliche Lebenskraft der

Frauen im klassischen Griechenland. Instinkthafte Leidenschaftlichkeit, wildes Entzücken und göttliche Ekstase sind Über-Lebens-Kräfte, sind Kräfte im Dienste des Lebens. Die dionysische Begeisterung der Mänaden brachte diese Kräfte wieder ins Fließen:

„Auf die freien, stürmischen Höhen nächtlicher Berge trieb es die erlebnishungrigen Seelen, ekstatischer Drang fand seine Auslösung in den fortreißenden Rhythmen von Tanz und Musik; in besinnungslosem Wirbel rasenden Tanzes fühlte sich der Mensch aufgehen im Wirbel der ihn umbrausenden Natur und im Atem des ihn umrauschenden Gottes. Solcher Art war im thrakischen Lande der nächtliche, ekstatische Gottesdienst, zu dem sich immer weitere Landstriche zusammenfanden."

Diese ekstatisch-spirituelle Befreiungsbewegung (außer Frauen waren es zunächst Sklaven, die dem Kult des Dionysos angehörten) dehnte sich nach Süden aus: „Die enthusiastische Epidemie erfasste Scharen von Menschen, besonders die Weiber ergriff mit instinktmäßiger Leidenschaftlichkeit der Begeisterungstaumel. Schwärme von rasenden, ekstatischen Gestalten toben durch Nacht und Sternenglanz, durch Berg und Tal, unter sich und in sich den Gott verspürend, dem sie im Paroxysmus der Ekstase sich gleich werdend fühlen. Ihr Gott ist der Wilde, der Berauschende, der Rasende, der mit seinem Stachel die Menschennatur erst recht zu ihrem wahren Selbst erhebt."[7]

Die mystische Ekstase der Mänaden und der späteren Dionysos-Kulte erinnert in ihrem Aspekt der Einswerdung mit der Gottheit auch an die ekstatische *Brautmystik* mittelalterlicher Klosterfrauen, der christlichen *Mystikerinnen.* Hier ist der berauschende Gott, den die „Braut" leidenschaftlich umjubelt und mit dem sie sich emotional-geistig vereinigt, der himmlische Bräutigam Christus. In ekstatischer Verzückung rief Mechtild von Magdeburg[8]:

O Jubel der Schau,
O Freude, o seliger Engelsgruß
Und glückliches Umschlingen!
Deine Wunder, O Herr haben mich verwirrt,
Deine Gnade wirft mich zu Boden,
So verborgen bist du, bleibst du, himmlischer Fels,
Dass nur Adler in dir nisten,
Und Nachtigallen und Tauben.

Es ist nicht von ungefähr, dass die späten Dionysos-Kulte für die frühe christliche Bewegung eine große Konkurrenz darstellten. Der mythische Dionysos war, genau wie der mythische Christus, ein sterbender und wiedergeborener Gott. Die Bezeichnung „der Hirte" – uns aus der christlichen Tradition vertraut – war ein gebräuchlicher dionysischer Mysteriengrad noch in der römischen Kaiserzeit. Der eigentliche spirituelle Kern der Dionysos-Mysterien, genauso wie der ekstatisch-mystischen Verbindung mit Christus, ist die „unio mystica", die mystische Einswerdung mit der Gottheit.

Wie sehr allerdings der einstmals irdische Heilige Raum, die Natur, im Christentum transzendiert wurde, zeigt beispielhaft die Anrufung der Mechtild von Magdeburg im Kontrast zu den dionysischen Kulten: Ins Gebirge und auf die Höhen der nächtlichen Berge trieb es die erlebnishungrigen Seelen der dionysischen Mänaden, in der sie „umbrausenden Natur" erlebten sie die Anwesenheit ihres Gottes. Für die mittelalterliche Mystikerin, in ihrer düsteren Klosterzelle, aber ist Christus der *himmlische* Fels. Auch Adler, Nachtigall und Taube sind nicht mehr von dieser Welt, sie nisten in ihm, in Christus. Die irdische Welt, die Natur, für die Griechen noch „Heilige Physis", wurde im Christentum entleert und ent-heiligt. Die paradiesische Erden-Fülle war von nun an „im Himmel".

Bei der *mittelalterlichen Mystikerin* war die ekstatische Kraft vom materiellen Leben und vom Körper getrennt und ins Jenseitige transzendiert: Freude, Fülle und heilsame Kraft sind allein in ihm, dem Erlöser Christus. Die Frau selbst galt hier nichts, sie war „nur ein armes Weib", häufig schwächlich und kränklich, wie von nicht wenigen Mystikerinnen berichtet wird. Ursprünglich von der gleichen inneren Kraft beseelt wie Mänaden, Hexen – von denen wir noch hören werden – und andere wilde Frauen, existierte die klösterliche Mystikerin aber im Schatten des irdischen Lebens, ihr Reich war das Himmelreich.

Wie nahe, wie verwandt sie sind, die Wilde Frau und die Nonne, bezeugt der Begriff *„Klosterhexe"*. Als Klosterhexen wurden diejenigen Nonnen bezeichnet, welche heimlich oder auch öffentlich das alte weibliche Wissen vertraten. Neben den meist armen Frauen, die ohne Mitgift nicht unter die eheliche Haube gebracht werden konnten, waren es vorwiegend geistig, emotional, künstlerisch und transpersonal besonders begabte Frauen – Forscherinnen, Dichterinnen, Musikerinnen, Schriftstellerinnen, Heilkundige und Visionärinnen –, welche Zuflucht in den Klöstern suchten. Hier, so schien es, war geschützter Raum und Erlaubnis für das, was das mittelalterliche Leben bürgerlichen Frauen nicht gestattete, weil es den Männern vorbehalten war: Forschen, Lernen und Lehren, Schreiben, Malen, Musizieren und die Beschäftigung mit der Heilkunst.

Insbesondere aber die Erfahrung der spirituellen Ekstase, das Erleben der direkten Verbindung zum Göttlichen, war außerhalb des Klosters nur den geweihten Priestern, als den einzig Berufenen, erlaubt.

Die großen mystischen, heilerischen und visionären Begabungen der Klosterfrauen waren geachtet, zuweilen aber auch nur geduldet, solange sie sich im vorgegebenen theologischen Rahmen bewegten und sich der kirchlichen Lehre unterordneten. Dies wird deutlich am Beispiel der Hildegard von Bingen, die in den letzten Jahren im kirchlichen, esoterischen und transpersonalen Raum – zusammen mit anderen bekannten Mystikerinnen – recht einseitig idealisiert wurde:

Hildegard von Bingen, geboren 1099, aus einem einflussreichen Adelsgeschlecht stammend, konnte als Äbtissin von Kloster Rupertsberg nur deshalb öffentlich wirken, weil ihre Heilkunst, ihre Wunderheilungen und Visionen immer der Autorität der männlichen Kirchenlehre untergeordnet waren. Ihre Briefkontakte mit den kirchlichen und feudalen Machthabern ihrer Zeit – mit König, Kaiser und Päpsten – dürften wesentlich zu ihrem Ansehen und auch ihrem Schutz beigetragen haben.(9)

Im Innersten eine Hagazussa, eine Frau an der Grenze des Bewusstseins, war sie doch stets darauf bedacht, bei ihrem Grenzgang nicht in die Nähe der Ketzerei zu gelangen. So hat sie sich immer wieder eindeutig von den häretischen Bewegungen, insbesondere den Katharern, abgegrenzt. Sie hat Andersgläubige verteufelt und ihrem Zeitgeist entsprechend als „reißende(n) Wölfe(n), welche die Kirche anfallen“, als „boshafte Menschen, seien es schlechte Christen, Juden oder Heiden“ bezeichnet. Sie lebte in einer bedrängenden inneren Seelenwelt, geprägt von dem Dogma der weiblichen Ursünde und bevölkert von einem Heer von christlichen Teufeln: „Die alte Schlange ist voll Schlauheit und trügerischer List, voll des mordenden Giftes der Bosheit“, schrieb sie unter anderem.(10)

Weniger standes- und herrschaftsbewusste Mystikerinnen aber, die nicht unter dem Schutz der Feudalherren und Kirchenoberen standen, die den dogmatischen Rahmen der Kirchenlehre wissentlich oder unwissentlich überschritten, wenn ihr altes weibliches Wissen zum Vorschein kam, sie wurden zu Klosterhexen. Gewöhnlich verschwanden sie lebenslang in einem Kerker oder sie wurden mit dem Schwert hingerichtet, später wurden sie der Inquisition ausgeliefert. Ihre spirituelle Ekstasefähigkeit hatte nicht im Dienste des Lebens zu stehen, sondern ausschließlich im Dienste der Männerkirche.

Der Hexenkult als Mysterienkult der Großen Göttin

Parallel zur christlichen ekstatischen Nonnenmystik im 13. und 14. Jahrhundert blühte eine im Inneren wesensverwandte, aber gleichzeitig radikal unterschiedliche ekstatisch-mystische Tradition: der mittelalterliche Hexenkult. Er war eine Fortführung der alten Religion der Großen Göttin und ihres sterbenden und wiederauferstehenden Gottes Dionysos-Pan-Tammuz-Osiris. Als männlicher Gefährte einer weiblichen Gottheit war er der „gehörnte Gott", der Gott mit dem Mondgehörn und der Schlangenkrone – die Kirche machte aus ihm den Teufel.

„Io! Evohe! Io! Evohe!", so riefen die Hexen ihren dionysischen Gott in ihrem heiligen Ritual, in dem sie das Mysterium von Tod und Wiedergeburt feierten. „Io! Evohe!" ist eine der Anrufungen des Gottes Dionysos. Er wurde als Aufschrei einer Hexe aus der Zeit der Hexenfolterungen und -verbrennungen zitiert.(11)

Die Ursprünge der Hexen-Tradition

Die Wurzeln der Hexentradition liegen in der Alten Religion der Großen Göttin, wie sie uns insbesondere aus Kleinasien und dem Mittelmeerraum überliefert ist. Sie reichen zurück bis zu den altsteinzeitlichen Höhlen- und Begräbniskulten, die immer auch Wandlungskulte waren: Die Menschen der Altsteinzeit begruben ihre Toten in Höhlen, dem Leib der Großen Mutter, aus dem heraus sie wiedergeboren wurden. Sie wurden in Ost-West-Richtung, entsprechend dem Lauf der unter- und wieder aufgehenden Sonne, in Embryonalstellung gebettet und mit rotem Ocker bestreut, der Farbe von Blut, von Tod und Geburt.

Die Große Mutter, wie sie von den Menschen der Alten Religion, den mittelalterlichen Hexen und den heutigen hexischen Frauen verehrt wurde und wird, ist die Universelle Kraft von Werden und Vergehen. Die Hexe ist ihre Mond-Priesterin und sie ist Repräsentantin der Göttin auf Erden. Als Tochter der Großen Mutter ist sie – wie jede Frau – Verkörperung der *Weiblichen Mysterien* von Tod und Erneuerung. Sie verkörpert *das Wandlungsereignis*: Geburt, Tod und Wiedergeburt, den Kreislauf des Lebens. Das Leben als Rhythmus, als ewige Spirale von Aufgehen, Erblühen und Untergehen, als Einheit in der Zwillingsgestalt von Leben und Tod, dies ist der spirituelle Kern der Urreligion der Göttin und der sich hieraus entwickelnden Hexenkulte. Im Zentrum des Kultes steht daher die Göttin als Mutter allen Lebens. Von Ihr heißt es:

> Mein ist das Geheimnis, das die Tür zur Jugend öffnet und mein sind der Becher des Lebensweines und der große Kessel von Cerridwen, welcher der Heilige Gral der Unsterblichkeit ist.
>
> Ich bin die Göttin der Gnade, die jedes Menschenherz auf Erden mit dem Geschenk der Freude erfüllt. Von mir kommt das Wissen um den Ewigen Geist, und über den Tod hinaus gewähre ich Frieden und Freiheit und Vereinigung mit denen, die vorausgegangen sind. …
>
> Ich bin die Schönheit der Grünen Erde und die Weiße Mondin unter den Sternen und das Geheimnis der Wasser und die Sehnsucht im Herzen eines jeden Menschen. Ich rufe deine Seele, auf dass sie sich erhebe und zu mir komme. Denn ich bin die Seele der Natur, die dem Universum Leben gibt; bei mir nehmen alle Dinge ihren Anfang, und alle Dinge müssen zu mir zurückkehren.
>
> … Ich bin seit dem Anbeginn bei dir gewesen, und mich erlangst du am Ende aller Sehnsucht.
>
> Book of Shadows[12]

Mir ist kein Text bekannt, der wie dieser so dicht die spirituelle Essenz der Hexentradition und die ihrer Wurzeln, der Urreligion der Großen Göttin, zusammenfasst. In ihm erklingen die uralten Anrufungen und Gebete der Sumerischen Tradition, der Mysterien und anderer weiblich-spiritueller Überlieferungen.

Sie waren und sind freudvoll, sinnlich, erotisch, bewegt und zuweilen auch ekstatisch. Wo das Göttliche *in* der Materie, *in* der Schöpfung, *im* Leben erkannt und geheiligt ist, da regiert Freude und Fülle.

Meistens bei Vollmond oder Neumond oder zu anderen Anlässen im Jahreskreis, trafen sich Frauen und Männer, um das uralte heilige Ritual, das Mysterium des Lebens als die Wandlung von Tod in Erneuerung, zu feiern. Sie trafen sich in kleinen Gruppen – den Koven mit 13 Personen – an abgelegenen Orten in der Wildnis, auf Bergen oder in Tälern, in Wäldern oder auch in Höhlen. Um den eigentlichen Kultplatz wurde ein „magischer Kreis“ gezogen, er diente dem Schutz der TeilnehmerInnen und markierte gleichzeitig den Heiligen Raum, den Tempel.

Nach dem gleichen rituellen Muster wird auch heute noch der Heilige Raum erschaffen. Hierzu spricht die Priesterin:

> Ich errichte einen Tempel zwischen den Welten und jenseits der Zeit.
> Im Namen der Göttin:
> Durch die Luft, die Ihr heiliger Atem ist
> Durch das Feuer, das Ihr glühender Geist ist
> Durch das Wasser, das Ihr lebendiger Schoß ist
> Durch die Erde, die Ihr fruchtbarer Leib ist
> Der Kreis ist gebildet
> Wir sind zwischen den Welten
> – Seid gesegnet.[13]

– Neuzeitliche Hexengruppen orientieren sich in ihrer kultischen Praxis an unterschiedlichen Vorbildern: Die Arbeit von Starhawk („Der Hexenkult als Ur-Religion der Großen Göttin“, Freiburg 1987) orientiert sich vor allem an der vorhellenischen und kleinasiatischen Tradition der Großen Göttin. Bei Starhawk finden Sie eine Fülle von wichtigen Informationen zum Verständnis des Hexenthemas, sowie Anrufungen und heilsame Übungen zur Förderung hexischer Bewusstseinskräfte. Die Frauen von der Schwäbischen Alb um Ute M. Schiran integrieren indianische und Luisa Francia afrikanische Elemente (s. Literaturverzeichnis). –

Rhythmisches Atmen, Trommeln und Rasseln, Tanzen, Tönen und rhythmisches Rufen, Schreien und Singen verstärken die Energie und helfen die

Grenzen des alltäglichen Bewusstseins zu erweitern. Die Elementar-Geister von Feuer, Wasser, Luft und Erde werden gerufen. Tier-Geister, als die Kollektivseele der Tiere, sowie die Kraft der Ahninnen und Ahnen werden eingeladen, am Ritual teilzunehmen. Tiere sind schon immer starke Verbündete von hexischen Frauen und Männern, zum Beispiel Rabe und Eule sowie Muttertiere wie Katze und Kröte. *Das Ritual* folgt dem traditionellen Muster:

- Erschaffung des Heiligen Raumes
- Zentrierung der Energie
- Anrufung der Gottheit
- Verkörperung der Gottheit, Heilige Besessenheit durch die Göttin
- Wandlung oder Heilung als Höhepunkt
- Danken und Segnen
- Feiern mit Kuchen und Wein

Entscheidend für magisch-mythische Arbeit ist das regelrechte Herstellen, das Aufbauen von Energie zu einem „Energiekegel". *„Energie in Form ist stark, bewegte Energie in Form ist noch stärker"*, sagte Pandora, eine amerikanische Hexe, in einer Fortbildung von Starhawk zum Thema „Die magische Kraft der Elemente" im Jahr 1988.

Wenn die Energie ihren höchsten Punkt erreicht hat, im Zentrum des Kraftkegels angekommen, wird die Göttin – in manchen Gruppen auch der Gehörnte Gott – mit rituellen Gebeten, Gesängen, Anrufungen, Tänzen oder einem rhythmischem Sprechgesang gerufen:

> Isis – Astarte – Diana – Hekate –
> Demeter Kali Inaana!

Die Kraft der Göttin oder des Gottes wird gerufen und eingeladen, sich in den anwesenden Frauen und Männern zu *verkörpern*. Als Priesterin ist die Frau Stellvertreterin ihrer Göttin, der Mann als Priester ist Stellvertreter seines Gottes. Es geht hier um „Heilige Besessenheit" durch das Göttliche – ähnlich der mystischen Einswerdung der MystikerInnen. Die Frauen und Männer im Kult der Hexen rufen und singen:

> Du bist die Göttin, (...)
> Ich bin die Göttin. Du bist Gott, bist Göttin.
> Alles ist göttlich – alles, was lebt, atmet, liebt, singt
> in der unendlichen Harmonie des Seins.(14)

Die Erfahrung Heiliger Ekstase und Einswerdung mit der angerufenen göttlichen Macht führen zum Höhepunkt des Rituals: *der Wandlung*. Nur im Zustand des Berührtseins durch das Göttliche steht die Kraft der Wandlung als Heilkraft zur Verfügung. Hexenkult ist immer Wandlungs-Kult. Die Göttin von Werden und Vergehen ist selbst die *Große Wandlerin.* Und wie die Mutter so ist auch die Tochter, die Hexe, Wandlerin und stetig sich selbst Wandelnde. Wie die Hexe im Märchen sich verwandelt, so wandelt die hexische Frau ihr Bewusstsein und folgt ihrem eigenen Wandlungsweg. „Sie wandelt alles, was Sie berührt", heißt es in einem Lied der Hexen.

Ort der Wandlung ist das Gefäß der Göttin, der „*Hexenkessel*". Seine symbolische Bedeutung ist die Einheit der vier Elemente des Lebens: Feuer, Wasser, Luft und Erde in der Essenz. Der Kessel ist das Gefäß des Lebens, er verkörpert die kosmische Ganzheit. In ihm, als Wandlungsgefäß – auf der Seelenebene dem Wahren Selbst vergleichbar – wird alles Dunkle, Schwere und Schmerzliche solange durchgekocht, bis es gar und verdaulich geworden ist (vergleichen Sie hierzu die Übung in Teil I, Kap. 1: „Das Gefäß erschaffen").

In einer Gruppe kann der Hexenkessel auch das energetische Feld der Gruppe sein, in den die TeilnehmerInnen nacheinander das hineingeben, was sie wandeln wollen. Während die Gruppe gemeinsam tief atmet, trommelt, rasselt und tönt, tritt eine nach der anderen in den Kreis und spricht einen Satz, wie zum Beispiel:

„Ich gebe den alten Schmerz in den Kessel der Wandlung."
„Ich gebe die Angst in den Kessel der Wandlung."
„Ich gebe den Hass in den Kessel der Wandlung."
„Gesegnet sei es!"

Die Macht der Göttin, wir können auch sagen das Wahre Selbst, wandelt:
- Schmerz in Freude,
- Wut und Hass in Liebe,
- Leid in Leidenschaft, als leidenschaftliche Liebe zum Leben,
- Angst in Vertrauen und Liebe,
- Dunkelheit in Licht,
- Geburt in Tod und Tod wieder in Geburt.

Wandlung der Schatten-Kräfte ist die eigentliche Heilungsarbeit und ist Ziel und Höhepunkt des Rituals. Heilungsenergie kann aktiviert werden für die Frauen und Männer im Kreis, aber genauso auch für Pflanzen, Tiere, Freunde und Verwandte und für die Heilung der Erde.

Die in einem Wandlungs-, Heil- oder Schutzritual aktivierten Kräfte können einem Menschen oder anderen Wesen dienen, sie können aber auch – wie alle anderen Kräfte – unheilvoll benutzt werden. Hohe ethische Maßstäbe sind hier angemessen. Die wahrhaftig gestellte Frage: „Dient das, was ich hier tue, dem Leben oder vielleicht doch eher dem eigenen Ego?“, kann hierbei Orientierungshilfe geben. Absolut immer sollte das Objekt der Heilung um Einverständnis gefragt werden. Wenn es sich um einen kranken Menschen handelt, sollte er seine *persönliche* Zustimmung gegeben haben, ansonsten handelt es sich, so meine ich, um *spirituellen Missbrauch.*

Hieros Gamos, die Heilige Hochzeit

Kultischer Höhepunkt zu besonderen Festlichkeiten im Jahreszyklus war der Hieros Gamos; vermutlich wurde er nur ein einziges Mal im Jahr zelebriert. Er war das zentrale Wandlungs-Ereignis und symbolisierte das spirituelle Licht, das in der Dunkelheit erscheint. Wahrscheinlich war der Hieros Gamos das eigentliche Mysterien-Geheimnis von Eleusis, über das Stillschweigen bewahrt werden musste und über das heute noch viel gerätselt wird.

Hieros Gamos ist die Vereinigung von Weiblich und Männlich, Erde und Himmel, Dunkel und Licht. Priester und Priesterin oder der Heilige König und seine Königin – als Verkörperung von Gott und Göttin – vereinigten sich sowohl geistig-spirituell als auch körperlich-sexuell in einem sinnlichen ekstatischen Ritus. Alles Getrennte brachten sie stellvertretend für die Frauen und

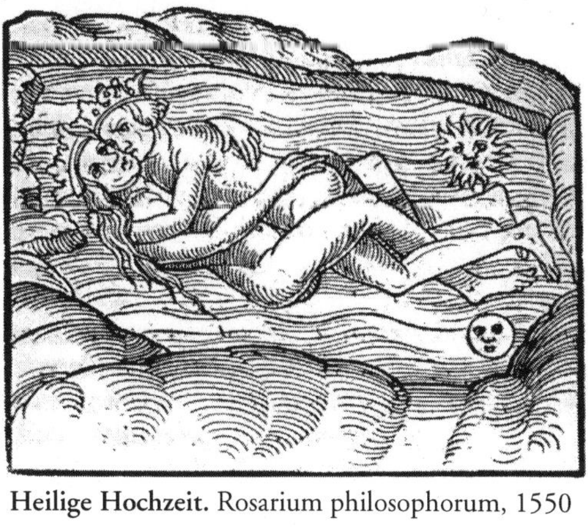

Heilige Hochzeit. Rosarium philosophorum, 1550

Männer ihres Volkes in einer Heiligen Hochzeit in die göttliche Einheit.

Die weiblich-männliche Schöpfungskraft, die hieraus geboren wurde, war eine Macht, welche den Tod transzendierte. Von ihr kam neues Leben, Wachstum und Fülle. In einem alten sumerischen Text, der von der Heiligen Hochzeit zwischen Inanna und ihrem Geliebten Dumuzi (Tammuz) berichtet, heißt es am Ende:

An den Lenden des Königs wuchs die hohe Zeder.
Pflanzen wuchsen hoch an ihrer beider Seite.
Korn wuchs hoch an ihrer beider Seite.
Gärten blühten in üppiger Pracht.(15)

Wie in der alten Tradition, wo zu bestimmten festlichen Anlässen der Hieros Gamos gefeiert wurde, so existierten auch noch spätere Kulte, die den „großen Ritus" praktizierten. In dem spannenden und aufschlussreichen Roman „Sakrileg" von Dan Brown über eine 1099 gegründete und angeblich bis heute existierende Geheimgesellschaft, den Orden der „Bruderschaft von Sion", in deren Zentrum die Verehrung des göttlich Weiblichen steht, gibt es den ergreifenden Bericht eines neuzeitlichen Hieros Gamos zu Beginn des 21. Jahrhunderts in Frankreich, geschildert aus der Perspektive der erschütterten, heimlichen Beobachterin Sophie.

In Dan Browns Roman sind Sophies Großeltern das Heilige Paar, welches den Hieros Gamos zelebriert. Auch sonst sind sie ein liebendes Paar und sie hüten miteinander das geheime Vermächtnis des Ordens. Zum geheimen „großen Ritus" trafen sich die Frauen und Männer nachts in einer Grotte. Sie bildeten einen Kreis schwarz, weiß, schwarz, weiß. Die Frauen waren festlich gekleidet, sie hielten goldene Bälle in ihrer rechten Hand nach oben, wiegten sich wie in Trance vor und zurück und sangen im Chor:

„*‚Ich war bei dir zu Anbeginn, in der Morgenröte, als alles den Anfang nahm, was heilig ist. Ich habe dich in meinem Schoß getragen, bevor der Tag anbrach.'* (…)

‚Erkenne deine Frau, sie ist die Liebe!', riefen die Frauen und hoben wieder die goldenen Bälle.

‚Sie ist meine Behausung in Ewigkeit!', antworteten die Männer.

Der Gesang schwoll weiter an, wurde noch schneller, noch lauter, beinahe ohrenbetäubend. Dann, plötzlich, hatten alle sich auf die Knie geworfen – und Sophie sah endlich den Gegenstand der allgemeinen Aufmerksamkeit.

Auf einem niedrigen, reich geschmückten Altar in der Mitte lag ein Mann auf dem Rücken. Bis auf die schwarze Maske war er vollkommen nackt (…) Eine Frau mit weißer Maske saß rittlings auf Saunière … Üppiges silbriges Haar fiel ihr tief über den Rücken. Ihr Körper war füllig und unansehnlich.

Sophie hatte davonrennen wollen, doch sie konnte es nicht. Die steinernen Mauern der Grotte hielten sie gleichsam gefangen, während der Gesang sich zu einem wilden Crescendo steigerte, das sich in einem plötzlichen, orgiastischen Aufbrüllen entlud, das den ganzen Raum erfasste …"(16)

Insgesamt aber, das muss an dieser Stelle deutlich gesagt werden, halte ich moderne Kulte, die den „großen Ritus" (sexuelle Vereinigung) praktizieren für heikel, grenzwertig und gefährlich! Wenn die männlichen Teilnehmer bekleidet und die Frauen nackt sind, dann stimmt etwas nicht. Wenn ältere Herren, als Priester gekleidet, das Ritual zelebrieren und die einzuweihende, schöne ‚Jungfrau' nackt auf dem Altar liegt – alles Bilder aus dem Wicca-Kult, wie sie in den sechziger Jahren durch die Presse gingen – dann hat das eher mit Showgeschäft und sexueller Ausbeutung, aber nichts mit einem heilsamen Ritual zu tun.

Hexe, die Frau an der Grenze des Bewusstseins

Heilsamer Hexenkult ist ekstatisch, sinnlich, wild und schöpferisch und steht grundsätzlich immer im Dienste des Lebens. Hexentum ist Ausdruck einer weiblichen Theologie, einer Thea-logie – Thea/Dea ist die Göttin. Die spirituellen Kernpunkte einer *Thealogie* sind folgende:

- Das weibliche Urprinzip ist göttlich, es gilt als primäre schöpferische Kraft im Irdischen.
- Körper, Seele und Geist sind eine Einheit.
- Die Natur ist heilig und alle ihre Wesen sind heilig; der Mensch hat der Erde zu dienen, statt sie zu erobern.
- Menschlicher und Göttlicher Wille sind nicht getrennt; Wahrer Wille ist die Einheit aus menschlichem und göttlichem Willen.
- Zeit ist zyklische Einheit, alles ist zyklisch.
- Die Dreifache Göttin repräsentiert den Kreislauf von Werden und Vergehen, Geburt und Tod.

– Gut und Böse sind letztlich nicht getrennt und bedingen sich wechselseitig; es gibt keine Erbsünde und damit keinen Erlösungsgedanken.
– Sexualität, Freude und die Lust der Sinne sind göttlich und werden rituell gefeiert.(17)

Zum *Primat des Weiblichen* ist Folgendes zu anzumerken: Das Göttliche als *Grenzenloses Bewusstsein* ist weder weiblich noch männlich, weder Mutter noch Vater, sondern das universelle All-Eine.

Auf der *Ebene des Energetischen* sind Yin und Yang, Weiblich und Männlich, bipolare Grundkräfte im Makrokosmos und Mikrokosmos, sind unterschiedliche aber gleichwertige schöpferische Urprinzipien, die sich wechselseitig durchdringen. Als Anima und Animus existieren sie in jeder Frau und in jedem Mann.

In der *Dimension der Ma-terie* (Ma = Mutter) aber ist das Weibliche der mütterliche Grundstoff, aus dem die sichtbare Welt hervorgegangen ist. In der Biologie, als der Lehre vom Leben, steht das weibliche Prinzip am Beginn des Lebens (vgl. Teil I, Kap.1). Von daher war für die Menschen der alten Zeit das Göttliche immer auch das Weibliche, sie verehrten ein weibliches Gottes-*Bild.* Auch in einer weiblichen Theologie steht die Große Lebensmutter, die Göttin, im Zentrum der Verehrung.

Wie wir sehen, hat die spirituelle Tradition der Hexen mit Einheitsbewusstsein, mit Verantwortung für die Natur und mit Freude zu tun. Kaum ein Begriff aber wurde und wird so widersprüchlich, so verzerrt, so unwissend und entwertend gebraucht wie das Wort „Hexe". Laut einer Umfrage – befragt nach dem Wort Hexe – schrieben Schulkinder:(18)

„Die Hexe hat eine Warze, die Hexe bringt einen Menschen um, die Hexe liebt Blut, die Hexe hext Menschen in Regenwürmer, ich glaube nicht an Hexen."

Das Wort Hexe, eine Ableitung von Häxe – Hagse – Hagazussa, ist altnordisch und bedeutet sinngemäß: diejenige, die auf dem Hag, der Umzäunung, dem Gesträuch sitzt oder reitet. Die Hexe ist die „Zaunreiterin", die Reiterin auf dem Hag. In neolithischen Siedlungen war der Hag – häufig aus Dornengesträuch errichtet – die Umzäunung, welche die geordnete, beschützte Welt der dörflichen Siedlung begrenzte. Außerhalb lag die unbefriedete Welt: der Wald, die Wildnis. Diese andere Welt außerhalb des Hag war unbekannt und damit bedrohlich. Aus ihr näherte sich das Fremde, Gefährliche und Feindliche, andere Stämme und wilde Tiere. Und die Gefahr kam vor allem in der Dunkelheit der Nacht.

Die Hexe als Hagazussa, als Zaunreiterin, war nun eine Frau, die Teil hatte an *beiden* Welten: Sie gehörte zur geordneten, sicheren und überschaubaren Welt des Dorfes, aber genauso gehörte sie zur Wildnis, dem Unbekannten, Dunklen und Verborgenen. Sie war und ist damit die Frau *„zwischen den Welten"*, wie Hans Peter Duerr sie nennt.[19] Damit, als Frau zwischen den Welten, ist die Hexe *Mittlerin* zwischen:

– der zivilisierten Welt und der Wildnis,
– dem Lichten und dem Dunklen,
– der mittleren Alltagswelt und den Unter- und Oberwelten,
– der irdischen Welt und der kosmischen Welt,
– dem personalen Ich und dem transpersonalen, ganzheitlichen Selbst,
– dem Alltagsbewusstsein und dem erweiterten Bewusstsein.

Als Frau an der Grenze zwischen personalem und transpersonalem Bewusstsein ist die Hexe Reisende durch die multi-dimensionalen Ebenen der Bewusstseins-Räume. Sie war und ist die alte Schamanin Europas, sie ist Seherin und Heilerin, Priesterin und Verkörperung der Großen Mutter.

Die Hexe hatte Zugang zur Anders-Welt, dem Nicht-Sichtbaren, dem Bedrohlichen, deshalb wurde sie selbst zum Anderen, zum Dunklen und Bedrohlichen. „Man versuchte also die *hagazussa* vom Zaun zu verscheuchen, sie von der Grenze der Kultur in die Wildnis, von der Dämmerung in die Nacht zu jagen."[20] Aus der dörflichen Gemeinschaft mehr und mehr verstoßen, lebte sie allein und ausgegrenzt in der Wildnis. Nun ausschließlich dem Unbekannten und Wilden zugehörig, wurde sie zur Wald-Frau und schließlich zur „bösen Hexe". Ihr Ende war Verfolgung, Folter und Tod.

Die Hexe aber, die Wandlerin, sie ist zurückgekehrt! Im Seelenraum zahlreicher Frauen wirkt sie im Verborgenen. Als Heilerin, Hebamme, transpersonale Therapeutin, Ärztin und in zahlreichen anderen Erscheinungsformen kommt sie immer mehr ans Licht.

Ekstase als Heilkraft oder der mystische Schrecken

> Wir lassen es zu, überwältigt zu sein. Wir erlauben uns Ekstase, Schreie, Hysterie, Gelächter, Schluchzen, Wut, Verwunderung, Scheu, Weichheit, Schmerz, wir weinen laut. (Es ist ein Brüllen in uns, flüstern wir.) WIR BRÜLLEN.
>
> Susan Griffin(21)

Ekstase ist die *Erfahrung* der Anwesenheit göttlich-schöpferischer Wandlungskraft. Stanislav Grof spricht auch von „dionysischer Ekstase“ und „vulkanischer Ekstase“ und betrachtet sie als ein wesentliches Merkmal der dritten perinatalen Grundmatrix, der „Ekstase der Geburt“ und dem damit verbundenen „Ringen um Tod und Wiedergeburt“(22).

Eine solche vulkanische Ekstase ist das zentrale und verbindende Element aller Wilden Frauen durch die Jahrhunderte: Die ekstatische Befreiungs- und Kampfeskraft der Amazonen, der ekstatisch rasende Taumel der dionysischen Mänaden und die ekstatische Wandlungskraft der alten und der neuen Hexen. Alle diese ekstatischen Kräfte sind Wilde Kräfte *im Dienste des Lebens.*

Heilsame Ekstase

Ekstase kann nur heilkräftig sein, wenn sie im Dienste des Lebens steht. Steht sie aber im Dienste eines Herrschaftssystems – gleichgültig in welchem – dann verliert sie ihre eigentliche transformierende Kraft. Jede Begrenzung oder äußere Bemächtigung ist ihrem Wesen zuwider.

Ekstase bedeutet schließlich: „aus-sich-heraus-treten“, die Begrenzung des personalen Ich zu überschreiten. Ekstasefähigkeit ist eine Fähigkeit, die (scheinbaren) Grenzen von Raum und Zeit zu überschreiten und mit den transpersonalen Ebenen des grenzenlosen Bewusstseins in Verbindung zu sein.

Die Grenzenlosigkeit der Ekstase erfordert damit, alles Äußere loszulassen, aus allen äußeren Bekleidungen heraus-zutreten, so wie Inanna am Tor zu Unterwelt – als dem Ort von Tod und Erneuerung – alles abgibt: ihre Kleidung, ihren Schmuck, alle Symbole ihrer weltlichen Macht. Ekstase erfordert das Opfern von äußerer Macht, von Status, Ansehen, Titeln und angeeignetem Wissen. Nur wer völlig ‚nackt‘ ist, kann von göttlicher Ekstase ergriffen werden.

Tatsächliche rituelle Nacktheit ist daher ein ekstatisches Element, welches uns aus vielen magisch-mythischen Kulturen und Traditionen überliefert ist. In schamanischen Zeremonien, den alten Mysterien, den ekstatischen Orgien der Mänaden sowie in den Hexenkulten gilt rituelle Nacktheit als heilig, im Sinne von heilsam.

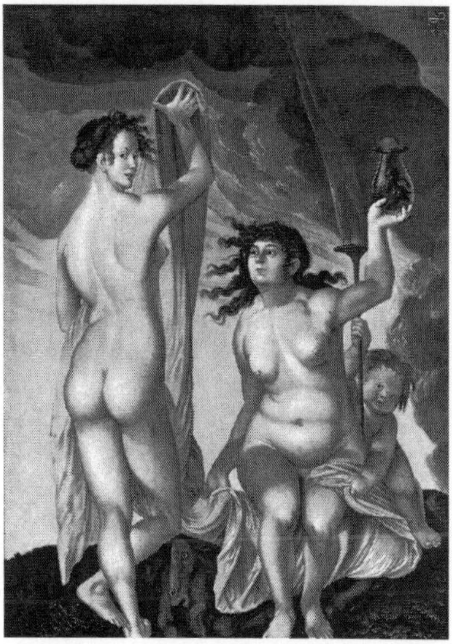

„Wetterhexen“. Hans Baldung Grien, 1523

Nach Mircea Eliade[23] ist die Fähigkeit zur Ekstase, die er als „Ekstasetechnik“ bezeichnet, ein wesentliches Merkmal des Schamanismus. Ekstase ist für Eliade eher Voraussetzung und „Ursache“ für eine „mystische Reise“, eine „Himmelfahrt“ oder einen „magischen Flug“ und weniger ihre Folge. Erst im Zustand der Ekstase vollzieht sich für den Schamanen oder die Schamanin die „Herabkunft“ der Gottheit oder der „Eintritt eines Geistes“. Klassische Ekstasetechniken sind nach Eliade: Trommeln, Tanzen und ritueller Gesang, aber auch das Einatmen von Hanfrauch, wie es bei den Skythen üblich war.

Auch für Starhawk ist Ekstase ein Weg zum Göttlichen, wobei sie betont, dass die „Ekstase des Geistes“ nicht von der „Sinnenfreude“ getrennt ist. Spirituelle Ekstase, die nicht auch körperlich und sinnlich ist, „entzieht“ dem Körper „Lebenskraft“, sagt sie.[24] Eine bemerkenswerte Einsicht, – ist dies vielleicht der Grund, weshalb mittelalterliche Mystikerinnen häufig so schwächlich und kränklich waren?

Die enge *Verwandtschaft von tiefer Freude und spiritueller Ekstase* zeigt sich in der beglückenden Erfahrung eines Eskimo-Schamanen mit dem Namen „Aua“. Er hatte Knud Rasmussen, dem dänischen Polarforscher, folgendes berichtet:[25]

„„Mein erster Hilfsgeist war mein Namensvetter, eine kleine *aua*. Als sie zu mir kam, war es, als ob das Dach des Hauses sich plötzlich gehoben hätte, und ich fühlte eine solche Visionsgewalt, dass ich durch das Haus und die Erde sah und weit hinein in den Himmel; meine kleine *aua* hatte mir dieses innere Licht gebracht, indem sie über mir herumflog, während ich sang. Ich habe sie dann in einen Winkel des Hauses getan, wo sie unsichtbar war für die andern, aber immer bereit, wenn ich sie brauchte.'

Später kam ein zweiter Hilfsgeist, ein Hai, zu dem Schamanen Aua. Mit einem monotonen Gesang rief Aua nun seine beiden Hilfsgeister:

'Freude, Freude – Freude, Freude – Ich sehe einen kleinen Geist vom Strand, – eine kleine *aua* –, ich bin selber eine *aua*, – (…) Freude, Freude …' Diesen Gesang wiederholt er, bis er in Tränen ausbricht, und darauf spürt er in sich eine unendliche Freude."

Unserer eigenen Kultur näher ist vielleicht ein anderes Beispiel für die spirituelle Kraft der Freude: Die bekannte „Ode an die Freude" aus der 9. Symphonie von Beethoven und dem Text von Friedrich v. Schiller beginnt mit den Worten:

Freude schöner Götterfunke,
Tochter aus Elysium,
wir betreten feuertrunken,
Himmlische, dein Heiligtum.
Deine Zauber binden wieder,
was die Mode streng geteilt …

„Elysium", griechisch „Elysion", ist nach Auskunft des Lexikons „wohl ein Rest vorgriechischen Glaubens", das heißt der vorhellenischen matriarchal-totemistischen Religion. Elysion war noch bei den Griechen das „Land der Seligen", Hesiod spricht von der „Insel der Seligen". Es war der Ort der wiedergeborenen Seelen, der Unsterblichkeit durch die Gunst der Götter. Eine Verbindung zu den Ursprüngen der Eleusinischen Mysterien, als der Erfahrung von Tod und Wiedergeburt, wird hier deutlich. Im Ägyptischen Totenbuch heißt es:[(26)]

Ihr, Geister des Lichtes, erfahret!
Wahrlich, ich kenne
Die geheimen Wege des Reiches der Toten
Und der Elysischen Felder Pfade sind mir bekannt.

Wer ist in Schillers Ode diese „Tochter aus Elysium", die „Himmlische", deren „Zauber binden", was zuvor geteilt war? Welches ist ihr „Heiligtum", das wir „feuertrunken", also in einem ekstatischen Zustand, betreten?

Eileithyia war die Göttin der alten Mysterien, ihr Heiligtum der Tempel von Eleusis, ihr Zauber war die Erfahrung der Einheit von Leben und Tod; und die Eingeweihten kamen an im „Land der Seligen", im Elysion, was heißt, sie hatten die Unsterblichkeit erfahren.

War Schiller ein ‚Eingeweihter'? Kannte er die Mysterien? Wie auch immer: Eileithyia – Eleusis – Elysion – die Mutter-Tochter-Religion mit ihrer Botschaft der Freude klingt weiter!

Freude ist der „Götterfunke", der Funke des Göttlichen im Menschen. Ekstatische Freude aber, als Steigerung, ist der Ursprung von Schöpfung. „Göttliche Ekstase wird zum Ursprung der Schöpfung, und die Schöpfung ist ein orgastischer Prozess", schreibt Starhawk.[27] Im Bewusstseinzustand ekstatischer Freude können wir heilen, Wunder vollbringen; sie ereignen sich dann von selbst, vom göttlichen Selbst. Im ekstatischen Heraustreten aus dem Personalen verbinden wir uns mit der kosmischen Schöpfungskraft, diese ist identisch mit der schöpferischen Liebeskraft der Heiligen Hochzeit, aus der neues Leben geboren wird. Im Zustand ekstatischer Freude sind wir in unserer ursprünglichen weiblichen Macht.

Freudvolle ekstatische Schöpfungskraft ist die Essenz dessen, was wir Heilkraft nennen. Ohne Ekstasefähigkeit ist Heilung kaum möglich: Heilung, als Ganzwerdung, ist eine freudvolle Erfahrung, und die Fähigkeit zu Wildheit und Ekstase ist hierfür Voraussetzung:
Wilde Kraft > Ekstasefähigkeit > Weibliche Schöpfungsmacht > Heilkraft.

Ekstasefähigkeit verbindet auch heutige Frauen – über eine Art Seelenspur – mit der Kühnheit der Amazone, dem vital-sinnlichen Taumel der Mänade, der göttlichen Verzückung der Mystikerin und der magischen Kraft der Hagazusse.

Der mystische Schrecken

Da aber, wo mystische Ekstase erlebt wird, da ist – wie überall in der Welt der Dualitäten – der Schatten nicht allzu fern. Der *Schatten der mystischen Ekstase* ist der *mystische Schrecken*, das Unheimliche, Bedrohliche und potenziell Gefährliche. Es kann unvermittelt hereinbrechen in die Seligkeit der spirituellen Ekstase. Ekstase – Tod – Gewalt –Wahnsinn liegen manchmal recht nahe beieinander.

Von den Mänaden, den ekstatisch rasenden Priesterinnen des Dionysos behauptet der Mythos[(28)], sie hätten kleine Tiere mit bloßen Händen zerrissen und ihr Fleisch roh verschlungen: Die „rasenden Mänaden (…) zerrissen auf dem Höhepunkt des Rausches alles Lebendige, das ihnen in den Weg kam und verzehrten das rohe Fleisch. Auch menschliche Opfer befanden sich darunter. Indem sie das taten, ging der Gott in sie ein."

Mircea Eliade schrieb hierzu:[(29)] „Im Fall der dionysischen Homophagie (Essen von Menschenfleisch, G.C.) (…) handelt es sich um eine ekstatische Raserei, während der die Bacchantinnen (ein anderer Name für die Mänaden, G.C.) sich bemühten, ihre menschliche Lage aufzuheben und an der Wildheit und Erregung eines entfesselten tierischen Lebens teilzuhaben. Trotz der Grausamkeit der Abirrung des Ritus erkennt man in der Wut der Bacchantinnen noch eine Trunkenheit religiöser Natur. Während ihrer Orgien verhielten sich die Bacchantinnen wie reißende Bestien. Das bewies, dass der göttliche Wahnsinn, von dem sie besessen waren, die Grenzen zwischen dem Menschen, dem Gott und dem Tier aufgehoben hatte."

„Entfesseltes tierisches Leben" und Frauen als „reißende Bestien", – auch bei Eliade findet sich die patriarchale Angst vor der vitalen Kraft des Weiblichen; ganz abgesehen von der Projektion ungelöster menschlicher Themen auf Tiere: Tiere, wo sie nicht daran gehindert werden, leben nicht entfesselt, sondern in einem stillen Einklang mit der natürlichen Ordnung.

Der sonst so exakt arbeitende Eliade belegt hier, wo es um rasende *Frauen* geht, mit keiner Quellenangabe die kühne Behauptung, dass die Mänaden *tatsächlich* Menschen zerrissen und deren Fleisch gegessen hätten. An anderer Stelle aber, wo es sich in einem von *Männern* ausgeführten schamanischen Ritual auf Borneo um „Initiationszerstückelung" eines menschlichen Opfers handelte, ergänzt Eliade die Beschreibung des mörderischen Ritus mit der Anmerkung: „Natürlich ist die Zeremonie *symbolisch.*"[(30)]

Auch bei Ranke-Graves („Griechische Mythologie") bleibt es unklar, ob das Zerreißen der Mänaden Metapher oder blutiger Ernst war. An keiner Stelle aber fand sich irgendeinen Beleg für die vielfach zitierte Behauptung, die Mänaden hätten *tatsächlich* kleine Kinder und Menschen zerrissen und sie verschlungen.

Für Fritz Graf, im Nachwort zu den „Orphischen Mysterien", gehört das Zerreißen und Essen von rohem Fleisch in die „mythische Ausgestaltung" der dionysischen Rituale, ist also symbolisch zu verstehen.[31] Der mythologische Hintergrund der angeblich blutigen Raserei der Mänaden ist folgender: Die Mänaden waren ursprünglich Priesterinnen in den Mysterien des Dionysos, einem Ritual von Tod und Wiedergeburt. In diesem Ritual war Dionysos selbst das sakrale Opfer, das symbolisch ‚zerrissen' und von der Göttin wieder zusammengefügt wurde. Hierbei ging es – wie auch in entsprechenden Mythen anderer Kulturen – um die symbolische „Zerstückelung einer Urgottheit", deren Glieder wie Samen verstreut wurden, um die Erde zu befruchten und neues Leben hervorzubringen.

Zerstückelungsmythen und -riten gehören, nach Eliade, in den Bereich der *Mondsymbolik*, das heißt, sie symbolisieren den lunischen Zyklus des Werdens, des Todes und der Erneuerung.[32] Zum archetypischen Bereich der Mondsymbolik gehörten auch die Kulte des Dionysos – der ein Mond-Gehörn trug – und seiner rasenden Priesterinnen.

J. O. Plassmann[33], der Herausgeber der „Altgriechischen Mysterien", kommt der Wahrheit wohl am nächsten, wenn er auf die „antik-dramatische Art" der späten Dionysos-Kulte verweist – aus ihnen entwickelte sich das klassische Griechische Drama. Er schreibt: „Das wesentliche mimische Moment war zunächst wohl die *bildliche Darstellung* der Zerreißung des Gottes …" und er vermutet, dass sie in vorantiker Zeit in Gestalt eines Stieres „noch wirklich von seinen *fanatisierten* Verehrern ausgeführt wurde."

Mysterien-Kult war immer *Mysterien-Spiel,* – heute würden wir es vielleicht Psychodrama nennen. Das Mysterium von Tod und Wiedergeburt wurde spielerisch dargestellt, dramatisiert, es war kultisches Theater. In Identifikation mit der Gottheit gingen Priesterin, Priester und Myste (der Einzuweihende) spielend durch die Ebenen von Tod und Erneuerung.

Gleichzeitig war und ist ein Mysterienspiel, wie jedes Ritual, mehr als nur Theater; in ihm können mächtige Energien mobilisiert werden: Magische Kräfte werden freigesetzt, diese können dem Leben dienen oder es zerstören. Wo diese Energien nicht gut geerdet sind, nicht gehalten und heilsam gelenkt werden können – wie beispielsweise in einer psycho-spirituellen Krise –, hier kann der mystische Schrecken in die Ekstase einbrechen und die Schatten treten hervor:

– die amazonische Mondfrau wird zur zerstörerischen Kriegerin,
– die Mänade verfällt in rasende und zerstörerische Wut,
– die Gottessehnsucht der Mystikerin landet im spirituellen Wahn,
– die Hexe missbraucht ihre magischen Kräfte und wird zur bösen Zauberin.

Blutige Opfer für die Große Mutter – oder patriarchale Todesangst?

Waren die frühen Mutter-Kulturen und ihre ekstatischen Kulte blutrünstig, gab es in ihnen rituelle Blutopfer, wie es von der patriarchalen Forschung immer wieder behauptet wird?

Für die Beschäftigung mit der Tradition der Großen Göttin und unsere Suche nach dem Ursprung der weiblichen Kraft, ist die Frage nach möglicher Gewalt im frühen Matriarchat von allergrößter Bedeutung: Warum sollten wir dort suchen, wo wir nur wieder das finden, was wir heute allenthalben erleben: gnadenlose Gewalt?

Blutige Opfer für eine Gottheit, das rituelle Töten und Verspeisen vergöttlichter menschlicher Opfer – später waren es Tiere – ist uns aus zahlreichen patriarchalen Religionen bekannt. Praktizierte rituelle Opferung oder Homophagie ist *patriarchal motiviert,* das heißt, sie dient der Abwehr der Angst vor dem zyklischen weiblichen Mond-Prinzip, vor Auf- und Abstieg, Tod und Wiedergeburt. Das Töten anderer dient, auf der Ebene des Magischen, der Sicherung des eigenen Lebens: Das Essen eines vergöttlichten Opfers bedeutet Gott-selbst-zu-essen und damit den irdischen Tod zu überwinden – genauer gesagt zu leugnen – und sich unsterblich zu wähnen.

Dieses archaische „Gott-Essen“[(34)] ist nun bis heute das sakrale Kernthema im christlichen Abendmahl: „Nehmet hin und esset, Christi Leib für Euch gegeben; nehmet hin und trinket, Christi Blut für Euch vergossen, zur Vergebung der Sünden …“

Dass Allmachts- und Unsterblichkeitsphantasien das Kernthema sind bei der Homophagie sowie bei allen blutigen Opferungen – einschließlich dem Töten und Essen von Tieren – verdeutlicht ein Satz aus einem Brief des als „Kannibalen von Rotenburg“ bekannt gewordenen Mannes, der einen anderen Mann mit dessen Einverständnis getötet und teilweise verspeist hatte. Er soll (nach einem Pressebericht vom 11. Januar 2006) in einem Brief geschrieben haben: „Es ist ein irres Gefühl, der *Herrscher* über einen anderen zu sein und ihn in Portionen zu schneiden.“

Blutige Opfer, insbesondere in einem sakralen Zusammenhang, sind etwas zutiefst Erschreckendes, und sie werden auch nicht heiliger dadurch, dass wir auf ein transformatives inneres Motiv verweisen; blutige Opfer waren und sind Mord. Allein Annahme und Transformation der Todesangst sind heilig im Sinne von heilsam, und dies erfordert bewusste und willentliche Ego-Opfer. Das Ego – der Schatten des Ich – ist geplagt von Gier, Neid und Hass, welche ausnahmslos der Angst vor dem Tode entspringen, und diese gilt es zu opfern. Grof spricht in diesem Kontext von Ego-Tod-Erfahrung.

Der griechische Philosoph Porphyrios (um 234 bis ca. 304 n. Chr.) schrieb zum Motiv der blutigen Opferungen:[35] „Die Tieropfer sind also erst die späteren, ja neueren und haben durchaus keinen so schönen Ursprung wie die Fruchtopfer, sondern wurden durch Hungersnot oder sonst eine ähnliche Kalamität veranlasst. Insbesondere haben die blutigen Opfer bei den Athenern ihren Ursprung in Unwissenheit, Leidenschaft und Furcht."

Wie sehr das Thema der rituellen Opferung mit Furcht vor der Gottheit verknüpft ist, zeigt die Geschichte von Abraham (die mich bereits in meiner Kindheit zutiefst beunruhigt hatte), der seinen Sohn Isaak dem patriarchalen Kriegergott Israels opfern sollte. Dieser Gott hatte Abraham auf die Probe gestellt: „Nimm deinen Sohn, deinen einzigen, den du liebst, Isaak, geh in das Land Morija, und bring ihn dort auf einem Berge, den ich dir nenne, als Brandopfer dar." Als sie angekommen waren, „baute Abraham den Altar, schichtete das Holz auf, fesselte seinen Sohn Isaak und legte ihn auf den Altar oben auf das Holz. Schon streckte Abraham seine Hand aus und nahm das Messer, um seinen Sohn zu schlachten." (Genesis 22) Da rief der Herr „Abraham", und wie wir wissen, musste dann an Stelle von Isaak ein Widder sein Leben lassen.

Was ist dies für ein grausames Gottesbild und was für ein sadistischer Vater, der seine Kinder in einer solchen perfiden Weise quält, um ihren bedingungslosen Gehorsam zu testen? Der Nachklang solcher Mythen in den Seelen der Menschen begegnet uns in der psychotherapeutischen Praxis: Ich erinnere mich an die Arbeit mit einem jungen Mann, der als kleiner Junge ständig von der Angst gequält war, von seinem Vater „geschlachtet" zu werden. Und ich erinnere mich an eine Frau, die als kleines Mädchen von ihrer schizophrenen Mutter als „Schlachtopfer" auf den Küchentisch gelegt worden war. Auch diese Mutter, in ihrem religiösen Wahn, wurde von dem patriarchalen Vatergott auf ihren Gehorsam getestet.

Das Patriarchat ist – aus Todesangst und Spaltung – kriegerisch und mörderisch, wie wir alltäglich erfahren, und die in Kriegen und Schlachthäusern erbrachten Ersatzopfer gehören zum Alltag. Der Mythos von einer blutrünstigen Großen Mutter aber, die Tier- und sogar Menschenopfer forderte, von der männlichen Forschung immer wieder neu beschworen, ist ziemlich beunruhigend. Ken Wilber und Mircea Eliade, die sich hier vor allem auf den englischen Religionsethnologen James George Frazer (1854-1941) beziehen, vertreten diese Ansicht. Wird hier wieder die Mutter und das Weibliche zum Ur-Übel der Welt erklärt?

Feministische Forscherinnen[(36)] bezweifeln die These früher matriarchaler Opferkulte: Keiner der archäologischen Fundorte *früher* matriarchaler Kulturen, wie zum Beispiel Malta oder Çatal Hüyük, liefert Hinweise auf blutige Opfer oder gar Menschenopfer, wie Opferaltäre und Opfersteine, Blutrinnen und ähnliches. Angstvolle Verdunkelung von weiblichen Kulten, Missverständnisse und Unwissen, auch böswillige Diffarmierung der patriarchalen Eroberer oder Beobachter sind die wahrscheinlichen Gründe für die Behauptung einer blutigen weiblichen Tradition. Vermutlich aber gab es (auch) rituelle Menschenopfer in den *späteren* Übergangskulturen, die bereits patriarchal geprägt waren, wie beispielsweise dem sakralen Königtum.

Wie verfälschend mit diesem Thema umgegangen wird und wie patriarchale Wissenschaft arbeitet, wenn es um das Mütterlich-Weibliche geht, demonstriert uns, unter anderen, Ken Wilber, einer der bedeutendsten Vertreter der Transpersonalen Psychologie. Er schreibt in „Halbzeit der Evolution“[(37)], wo er die Große Mutter als einen blutrünstigen Moloch darstellt: „Und was sie (die Große Mutter, G.C.) von den Menschen forderte, waren Opfer – Menschenopfer.“ Bezüglich der „frühen rituellen Menschenopfer“ schreibt er weiter: „Um es ganz knapp zusammenzufassen: Womit konnte man die Große Mutter besänftigen, sie als Beschützerin behalten und ihre zornige Rache vermeiden? Indem man ihr gab, was sie forderte – Blut!“

Und einige Zeilen weiter schreibt er über „die ersten Könige“, die „als Gefährten der Großen Mutter angesehen“ wurden: „Und wir wissen, was mit den Gefährten der Großen Mutter geschieht.“ Es folgt nun beispielhaft die ausführliche Beschreibung eines freiwilligen, schauerlich blutigen Königopfers – für die Große Mutter, wie sich aus dem Zusammenhang schließen lässt. Folgen wir aber dem spärlichen bibliographischen Nachweis, der auf Joseph Campbell verweist, dann erleben wir hier, in dem nach Frazer zitierten Bericht, eine Überraschung: Das von Wilber beispielhaft zitierte Opfer der „frühesten Könige“ entstammt dem Bericht eines Reisenden zu Beginn des 16. Jahrhunderts nach Christus aus Südwestindien![38]

Im Grundlagentext bei Frazer heißt dieser geopferte „göttliche König“ von Kalikut an der Malarbarküste „Samorin“; er behauptete von sich, „nur den unsichtbaren Göttern unterlegen zu sein“. Absolut gar nichts verweist hier auf einen matriarchalen Zusammenhang! Das als „das große Opfer“ bekannte Fest soll sich in verschiedenen Varianten noch bis zum Jahre 1743 abgespielt haben. Abschließend bemerkt Frazer zu diesem „nutzlose(n) Opfer an Menschenleben“: „Und doch ist vielleicht kein Opfer nutzlos, wenn es beweist, dass *es Männer gibt, denen die Ehre höher steht als das Leben.*“[39] (kursiv G.C.)

Warum aber sollte eine Große Mutter blutige Opfer von ihren Kindern verlangen? Wozu sollten die frühen Mutterkulturen menschliche und tierische Opfer brauchen? Um den Groll der Großen Mutter zu besänftigen, um sie gnädig zu stimmen? Warum sollte die Große Mutter ihren Kindern zürnen? Erst die spätere Spaltung in eine gute und eine böse Mutter erforderte Opfer zur Linderung der menschlich-kindlichen Ängste. *Nicht die Große Mutter musste besänftigt werden, sondern die patriarchale Angst vor der Mutter verlangte nach Besänftigung.*

Heute, genau drei Tage vor Abgabe des Manuskripts, bekomme ich so etwas wie eine Antwort auf meine Frage: Gab es blutige Opfer im frühen Matriarchat? In der Zeitschrift „natürlich vegetarisch“ fand ich den Hinweis auf Porphyrios: „Über die Enthaltsamkeit von fleischlicher Nahrung“

Porphyrios, ein griechischer Philosoph, war ein Vertreter des Plotinismus, einer neuplatonischen, pantheistischen Lehre. In Bezug auf den Philosophen Theophrastus (372-287 v. Chr.) bezeugt er die *frühen* Opfer als „Speiseopfer“, „Trankopfer“, „Dankopfer von Früchten“, „Kräuteropfer“ und „Honigspenden“. Und er zitiert (versehen mit seinen eigenen Anmerkungen) in diesem Zusammenhang Empedokles (um 500 bis ca. 430 v. Chr.), einen griechischen Naturphilosophen: „(…) der von den Opfern und der Entstehung der Götter singend, sagt:

Damals gab es keinen Mars und noch kein Kriegsgetümmel,
Zeus regierte noch nicht, kein Kronos und kein Poseidon:

Kypris (ein Name der Aphrodite, G.C.) allein war Königin …
– Das heißt die Liebe!

Sie deren Gunst man gewann durch Opfer von heiligen Bildern,
Schönem Gürtelgeweb und lieblich duftenden Myrrhen,
Sprengend den Boden umher mit den Spenden vom goldenen Honig
– was auch jetzt noch von manchen geschieht, eine Spur noch von der Wahrheit!

Aber noch troff kein Altar vom Blute gemordeter Rinder.
– Da nämlich die Liebe und das Mitgefühl mit allen Mitgeborenen alles beherrschte, so tötete niemand nichts, sondern betrachtete die übrigen Tiere wie verwandte Wesen. Als aber der Kriegsgott mit seinem Aufruhr-, Kriegs- und Schlachtengewühl auftrat, da scheute in der Tat keiner keinen seiner eigenen Hausgenossen."[(40)] (d.h. keiner scheute davor zurück, seine eigenen Haustiere zu opfern, G.C.)

Ein Hinweis zur psycho-spirituellen Krise

In der psycho-spirituellen Krise, wenn der transformative Prozess zu einem Notfall wird, ist in das ekstatische göttliche Entzücken der mystische Schrekken unvermittelt eingebrochen. Der Begriff „spirituelle Krise" wurde um 1980 von Stanislav und Christina Grof geprägt und bezeichnet hier schwierige Phasen in einem tiefgreifenden psychischen und spirituellen Wandlungsprozess, der gleichzeitig große Heilungspotenziale beinhaltet.

Menschen in solchen Krisen werden von transpersonalen und archetypischen Kräften heimgesucht und erfahren außergewöhnliche Bewusstseinszustände, die ihr personales Ich unvorbereitet treffen und tief erschüttern können: Erfahrungen von Ekstase und Horror, Begegnungen mit Gottheiten, Dämonen und Teufeln, Auflösung, Zergliederung, Tod und Erneuerung sowie körperliche Empfindungen von riesigen Energien, extremer Hitze, Zuckungen und Schütteln können diesen Prozess begleiten.

Grof definiert und beschreibt elf Formen von spirituellen Krisen, unter anderem die „schamanische Krise", das „Erwachen der Kundalini", „Erinnerungen an frühere Leben", „Zustände von Besessenheit", „außersinnliche Wahrnehmung", „Erfahrungen von Einheitsbewusstsein" sowie die „seelische Erneuerung durch Hinwendung zur Mitte". Literatur zum Thema „spirituelle Krisen" mit praktischen Hilfen für Betroffene und professionelle BegleiterInnen finden Sie in den Quellenangaben.[41]

Die Krise der „seelischen Erneuerung durch Hinwendung zur Mitte" ist dem Individuationsprozess der Psychologie C.G. Jungs verwandt und zentral von *archetypischen Themen* wie der Erfahrung von Gut und Böse, Tod und Erneuerung, dem Kampf zwischen Opfer und Täter sowie der Trennung von Weiblich und Männlich gekennzeichnet. Mit einer einfühlsamen und fachlich kompetenten Begleitung kann dieser innere Kampf der Dualitäten schließlich in die heilsame Erfahrung der universellen Einheit münden.

Diese Form der spirituellen Krise bezeichne ich auch als „mythische Krise", da sie dem rituellen Muster der mythischen Heldenreise von Abstieg, Tod und Erneuerung als dem Kernthema aller echten Mythen und deren Dramatisierung – den Mysterien – entspricht. Wie auch die anderen Erscheinungsformen einer spirituellen Krise so ist auch diese nicht abgegrenzt, sondern durchmischt mit anderen Formen, insbesondere mit schamanischen Elementen, Erinnerungen an frühere Leben (präexistentielle Erfahrungen), außersinnlichen Wahrnehmungen und mystischen Erfahrungen von allumfassender Einheit.

Die *angstvolle Abwehr* dieser hochgeladenen archetypischen Kräfte aber erhöht das Risiko eines gewaltsamen Durchbruchs, emotionalen Aufruhrs und geistiger Verwirrung. Wie viele alte Amazonen, Mänaden, Mystikerinnen und Hexen wohl deshalb auf den geschlossenen Abteilungen der Psychiatrien gelandet sind und immer noch landen?

Wenn Sie, werte Leserin, eine Ihrer rasenden oder ekstatischen Frauengestalten, die Mänade oder die Hexe, einladen wollen (die Mystikerin ist so sehr im Konflikt, in einer Doppelbindung zwischen ihrem alten weiblichen Wissen und der herrschenden Kirchenlehre, dass ich sie im Zusammenhang mit weiblicher Urkraft nicht als sehr heilsam erachte), dann orientieren Sie sich an der Anleitung zum Auf-träumen der Amazone, wie sie am Ende von „Vermächtnisse der Amazone" beschrieben ist (s. S. 290ff).

Wenn Sie Freude daran haben sollten, dann könnten Sie die innere Gestalt, welche Sie am meisten berührt, schöpferisch gestalten, indem Sie:

- Einen Text, eine Geschichte oder ein Gedicht schreiben
- Sie malen, in einem Kreisbild
- Sie in einer Skulptur in Ton, Holz, Stein oder sonstigen Materialien gestalten
- Sie singen, tönen lassen oder ihr einen archetypischen Gesang widmen
- Sie über den Körper ausdrücken lassen, sie bewegen, tanzen oder ihr einen Tanz widmen
- Sich als Amazone, Mänade oder Hexe (ver)kleiden
- Ein Mysterienspiel oder Psychodrama kreieren
- Ihr ein Fest widmen, – ein Fest zu Ehren der Amazone, Mänade oder Hexe (vgl. „Ein Fest zu Ehren der Wilden Frau", S. 354-357)
- Ihr einen Altar oder Schrein bauen mit entsprechenden Symbolobjekten,
- Ihr einen Heiligen Hain im Wald widmen oder im Garten gestalten
- Und sie in Meditationen, inneren Reisen und Anrufungen einladen und um ihre heilsame Kraft bitten
- Ihr für die heilsame Anwesenheit danken

3. Auf-träumen – auf der Suche nach der Wilden Frau

> Wenn der Wille befreit ist und das tun kann, wozu er bestimmt ist, wird jedem Menschen die einfühlsame und angemessene Einstimmung mit sich selbst und allem, was das Selbst tut, zurückgegeben."
>
> Ceanne DeRohan(1)

Der hundertjährige Schlaf und das Warten auf den Erlöser

Dem König eines mächtigen Reiches wurde eine Tochter geboren. Und zum großen Fest wurden die „weisen Frauen" des Reiches eingeladen, „damit sie dem Kind hold und gewogen wären." Es waren dreizehn weise Frauen in seinem Reich, da er aber nur zwölf goldene Teller hatte, wurde die Dreizehnte nicht geladen. Die zwölf weisen Frauen kamen und beschenkten das

Kind mit ihren „Wundergaben“, mit „Tugend“, mit „Schönheit“ und mit „Reichtum“.

Die dreizehnte ungebetene Fee aber trat plötzlich ein und „mit lauter Stimme“ rief sie einen Fluch über das Kind: An ihrem fünfzehnten Geburtstag sollte sich das Mädchen an einer Spindel stechen und tot umfallen. Die zwölfte Fee milderte den Fluch in einen „hundertjährigen Schlaf“.

Auf Befehl des Königs wurden nun alle Spindeln im Reich verbrannt. Aber an ihrem fünfzehnten Geburtstag kam das Mädchen an einen „alten Turm. Es stieg die enge Wendeltreppe hinauf und gelangte zu einer kleinen Türe. In dem Schloss steckte ein verrosteter Schlüssel, und als es ihn umdrehte, sprang die Tür auf, und da saß in einem kleinen Stübchen eine alte Frau mit einer Spindel und spann emsig ihren Flachs. ‚Guten Tag, du altes Mütterchen‘, sprach die Königstochter, ‚was machst du da?‘ ‚Ich spinne‘, sagte die Alte und nickte mit dem Kopf.“

Es kam, wie es kommen musste: Das Mädchen stach sich an der Spindel und fiel in einen hundert Jahre dauernden Schlaf. Nur ein „Prinz“ konnte das Mädchen aus seinem Schlaf erlösen: „Wie er es mit dem Kuss berührt hatte, schlug Dornröschen die Augen auf, erwachte und blickte ihn freundlich an.“(2)

Und seitdem sieht sie sich selbst und die Welt mit *seinen* Augen …

Wir wissen, die dreizehnte Fee ist die alte Mondfrau – benannt nach den 13 Mondphasen im Jahr – sie ist die alte Wilde, die Amazone, die Mänade, die Hagazussa in einer einzigen Gestalt. Hier, im Märchen, erscheint sie als die kosmische Spinnerin, die den Lebensfaden spinnt, die Schicksalsgöttin.

Wie der Herrscher dieses Reiches, so hat auch die patriarchale Frau die dreizehnte Fee ausgeladen – aus Angst vor der Zauberkraft der Alten – sie in den Turm verbannt, die kleine Tür verschlossen und den rostigen Schlüssel umgedreht. Die Alte aber ist aus der Dunkelheit – dem Schatten – wieder aufgetaucht, um ihren verhängnisvollen Schattenzauber zu wirken, der Frauen in einen tiefen „hundertjährigen Schlaf“ fallen lässt. Das heißt, ihre weiblichen Bewusstseinskräfte sind eingeschlafen.

Im Elend von Unzufriedenheit, Ohnmacht und Depression gefangen erwartet sie nun mit großer Sehnsucht den Prinzen, ihren Erwecker. Sie wartet auf Erlösung durch ihn. Dieser männliche Retter und ‚Erlöser‘ kann ihr erscheinen als Heiland, Buddha, Guru, Therapeut, Pfarrer, Priester, Lehrer, Arzt, Professor und wie sie alle so heißen mögen, die modernen Märchenprinzen und männlichen Erlösergestalten. Die patriarchale Frau sehnt sich nach dem erlösenden Traum-Mann, dem Animus, den sie im Außen sucht, statt im Inneren ihrer weiblichen Psyche. Und wenn sie glaubt, ihn gefunden zu haben, schlägt sie die Augen auf und blickt *ihn* freundlich an.

Begegnung zwischen Frau und Mann kann tief beglückend sein, wie wir wissen. Wenn die Frau aber fortan nur noch freundlich auf *ihn* schaut, wird sie sich selbst nicht erkennen können. Sie wird keine weiblichen Bewusstseinskräfte entfalten, denn die kommen von der Alten Weisen und nicht von ihm, auch wenn sie ihn noch so sehr vergöttlichen mag.

Erst wenn eine Frau die Augen für sich selbst öffnet, sich selbst freundlich anschaut – auch ihren weiblichen Schatten – dann wird sie aus ihrem hundertjährigen Schlaf erwachen und die göttliche Kraft in sich selbst erkennen. Nun hat sie Zugang zu ihrer Macht, sie wird ihrem Wahren Willen folgen, die dreizehnte Fee wird erscheinen und sie mit Heilkraft beschenken.

Dornröschen ist die Tochter eines Königs und sie lebt in seinem „Reich", dem Reich des Vaters. Obwohl sie doch gerade erst geboren wurde, hören wir nichts von ihrer Mutter, der Königin. Wie Dornröschen, so lebt auch die patriarchale Frau im Reich des Herrn. „Dein Reich komme, dein Wille geschehe", ist ihre Bitte. In diesem seinem Reich aber ist jede Frau zwangsläufig nur Gast, eine Fremde, häufig ist sie hier „Gast-Arbeiterin". Hier wird sie sich niemals selbst erfahren, erkennen und entfalten können, hier bleibt sie sich selbst fremd. In Selbstentfremdung aber kann, wie wir wissen, Heilung nicht stattfinden.

Deshalb machen Frauen sich auf den Weg zu sich selbst. *Sie verlassen sein Reich und machen sich auf die Suche nach dem verlorenen Mutterland.* Dies ist ihre „Reise der Heldin", ist ihre Einweihung: Frau geht durch die innere Dunkelheit, erfährt ‚Tod' und schließlich Erneuerung aus ihrem göttlichen Selbst. Auf dieser Reise wird sie eine Sehende, eine, welche „die Wahrheit geschaut hat", wie es in den Mysterien heißt. *Wahrheit macht frei, das ist ihre Erlösung.*

In dieser Absicht können wir die dreizehnte Fee, die Alte Weise, freiwillig und freudig einladen: „Guten Tag, du altes Mütterchen!", könnten wir sie ansprechen. „Schön, dass du da bist! Zeig mir deine Spindel und lehre mich das schöpferische Spinnen. Auf dass ich sehend werde und ich mich selbst erkenne."

Von der verzweifelten und ergebnislosen Suche um Hilfe aus großer Not, der Suche nach Erlösung durch männliche Autoritäten, handelt der folgende Traum einer Frau. Der Hoffnung auf Errettung geht eine tänzerische Begegnung zwischen einer weiblichen und einer männlichen Schlange voraus. Der Traum endet mit dem schlichten und humorvollen Hinweis auf das *Sehen der eigenen inneren Wahrheit*:

Mal sehen ...

Ich bin mit meiner Schwester am Ort unserer Kindheit. Wir sind am Steinbruch, im Wald hinter unserem Elternhaus. Ich gehe zu meiner Schwester hinüber und wir sehen zwei gefährliche Schlangen, Vipern, groß, grünlich, mit Kreuzband auf dem Rücken und langen dünnen spitzen Schwanzenden. Die eine ist dunkler, das Weibchen, die andere kleiner und heller, fast weiß, das Männchen. Sie scheinen miteinander zu tanzen. Sie kringeln sich aufgeregt umeinander, peitschen sich, rutschen schnell aneinander vorbei und drehen sich umeinander. Immer wieder rollt sich die kleinere männliche Schlange um die große weibliche Schlange und wird von ihr den ganzen langen Körper entlang geschleudert.

Auf einmal landet die kleine helle Schlange bei mir und wickelt sich um mein Bein. Ich habe Angst, da sie giftig ist und schleudere sie ebenso weg, wie die weibliche Schlange das getan hat.

Da beißt sie meine Schwester! Die ruft: „Ich bin gebissen worden!" und kollabiert. Ich beuge mich über sie. Sie ist kaltschweißig und hat zwei Bißstellen, deutliche Zahnspuren der Schlange rechts und links von der Nase. Ich nehme sie auf den Arm und eile mit ihr zum Haus. Dort sind viele Leute im Garten. Ich rufe um Hilfe, man möge schnell den Notarzt rufen! Niemand kümmert sich um uns. Ich denke, irgendjemand wird schon den Eltern Bescheid gesagt haben, so dass sie den Arzt rufen konnten. Aber der Arzt kommt nicht. Ich frage noch einmal nach, aber niemand hatte den Arzt gerufen. Ich bin sehr wütend und brülle: „Würde jemand, verdammt nochmal, den Notarzt anrufen!!!" Meine Stimme überschlägt sich, aber immer noch rührt sich keiner. Da zeige ich auf einen der Männer und sage: „Du machst das jetzt und bist mir verantwortlich, dass es geschieht!"

Meine Schwester ist plötzlich sehr klein, wie ein Baby, und sie krümmt sich, als habe sie Bauchschmerzen. Ich halte sie immer noch auf dem Arm, massiere ihr den Bauch und komme mir so hilflos vor. Jemand kommt mit leopardgemusterten Schuhen mit Absatz, um sie ihr für die Fahrt ins Krankenhaus anzuziehen. Aber sie möchte lieber flache Schuhe. Jemand bringt noch Einlegesohlen.

Endlich kommt der Notarzt, gleich mit mehreren Autos. Ich trage meine Schwester hin, aber es ist das falsche Auto. Niemand hilft uns oder holt uns ab. Ich suche, ich trage sie von Wagen zu Wagen, schließlich finde ich den richtigen, dort wo vorher noch der Streuwagen gestanden hatte. Sie liegt nur noch schlaff in meinen Armen. Ein Notarzt und ein Assistent sitzen in dem Auto. Der Assistent scheint sich besser mit Schlangen auszukennen als der Arzt, er diskutiert aber hauptsächlich darüber, welche Schlange es wohl nicht gewesen war und welche er zuerst dachte, dass sie es gewesen sei. Er hofft, sein Lehrer, der Professor soundso, wisse mehr. Das hoffe ich auch! Offenbar soll dieser Professor in dem Krankenhaus sein, wo wir gerade hinfahren. Jedenfalls tun der Arzt und sein Assistent während der Fahrt nichts für meine Schwester.

Plötzlich klagt sie, sie könne nichts mehr sehen! Ich schaue ihr in die Augen und sehe, dass die Pupillen matt und unklar geworden sind. Es ist entsetzlich! Bestimmt gibt es aber doch noch ein Gegengift und alles wird wieder verschwinden. Sicher bin ich mir aber nicht. Das Auto fährt quälend langsam. Ich will mich gerade beschweren, da sagt der Fahrer, man sei jetzt aus der 30er Zone heraus. Warum zum Teufel fährt er nicht mit Blaulicht durch?!

Ich frage meine Schwester, ob sie mich jetzt sehen könne, aber sie sagt „nein“ und wendet mir nur blinde Augen mit hellen Pupillen zu. Es ist furchtbar und ich bin verzweifelt. Aber, um ihr und mir Mut zu machen, sage ich: „mal *sehen* ...“

Da meint der Arzt oder der Assistent: „Was, mal sehen?!“, und schüttelt verständnislos den Kopf über meine Reaktion.

Dorothee B., 13. 10. 2003

Mutterseele, eine Reise zur verletzten Heilerin

Dorothees Reise durch die innere Dunkelheit – im Traum symbolisiert durch die Blindheit ihrer Schwester – ins Licht des Bewusstseins hatte begonnen. Sie war aufgebrochen, eine *Sehende* zu werden.

Dorothee nahm im Mai 2004 teil am Seminar „Die verletzte Heilerin – Heilen in traditionellen Kulturen und in der Praxis der Transpersonalen Psychotherapie". Es geht hierin um die Heilkraft, die sich aus der Annahme der Wunde entfalten kann.

Auf einer geführten „Reise zur verletzten Heilerin" sah Dorothee die Wunde ihrer Heilerin: Sie begegnete einer inneren Gestalt, von vorne eine wunderschöne, göttliche Frau, hinten im Rücken aber eine einzige Wunde, mit aufgerissenem Fleisch und herausquellenden Eingeweiden. Dorothee war betroffen und befremdet von diesem inneren Bild. Auch ich hatte keine Ahnung, worum es sich hier handeln könnte. Am folgenden Tag bot ich ihr eine Einzelarbeit an im Kreis der anderen Teilnehmerinnen. Die Frauen hatten einen Heilkreis gebildet, ein tragendes und die inneren Erfahrungsprozesse förderndes rituelles Feld. Später hat Dorothee ihre Erfahrung aufgeschrieben. Hier ihr Bericht:

Die Verletzte Heilerin

In der geführten Reise zur inneren Heilerin war ich einer Figur begegnet, die zu verehren ich nicht umhinkonnte, einer Heiligen in einer Höhle. Sie aber blieb unbewegt und unberührt von meinem Kommen. Auf meine Bitte: „Heilerin zeige mir deine Wunde", hatte sie sich wie auf einem Teller gedreht, ohne dass sie sich selber gerührt hätte: ihr ganzer Rücken war zu einer riesigen tiefen Wundhöhle aufgerissen!

Von dieser Reise zurückgekehrt, war mir die offenbarte Verletzung meiner inneren Heilerin nicht verständlich. Ich war wegen meiner Depressionen zum Seminar gekommen und konnte die Zusammenhänge nicht erkennen. Das einzige was passte, war die Tatsache, dass ich seit morgens einen „Hexenschuss" im Schulterbereich hatte, etwa da, wo die Wunde der Heilerin ihren oberen Rand hatte. Gertrude lud mich ein, mit mir eine Einzelarbeit zu dieser inneren Figur zu machen, was ich überrascht und dankbar annahm.

Hier die Erfahrung: Gertrude bat mich, mich ihr nahe gegenüber zu setzen. Ein „Hallo" lag mir auf der Zunge, als ich ihr in dieser neuen Nähe gegenüber saß; sie sagte: „Ich habe den Impuls, Dich erst noch mal zu begrüßen und dir die Hand zu geben." Das entsprach mir völlig, und ich sah ihr in die Augen, während wir uns die Hände gaben, und sagte mein „Hallo". Wir saßen im Kreis der Frauen, in der Mitte, wie in einem Uterus. Das hatte etwas von Ankommen, bei der Mutter ankommen, endlich. Und an einem Startpunkt ankommen ...

Gertrude lud mich nun ein, die Augen zu schließen, ein wenig tiefer zu atmen und noch einmal in den Moment der Begegnung mit meiner Heilerin zu gehen: Ich schließe die Augen und bin wieder in jenem Tal, gehe in die an die Felswand gelehnte kleine Holzhütte, die den Zugang zu der Höhle der Heiligen schützt. Nachdem ich die Tür hinter mir geschlossen und meine Augen sich an die Dunkelheit gewöhnt haben, sehe ich den Felseingang, der zu der Höhle führt. In der Höhle ist es kühl und dunkel, aber in den hinteren Teil fällt von oben etwas Licht. Dort sitzt auf einem Stein, unbewegt, die Heilerin.

Ich nähere mich noch ein wenig und spüre Ehrfurcht und Achtung vor ihr. Ich spüre den Impuls, mich zu verneigen und ihr meine Verehrung zu zeigen, und ich verneige mich vor ihr. Ich selbst fühle mich auch geehrt und beschenkt, hierher kommen und sie sehen zu dürfen. Es ist ein heiliger Moment in einem heiligen Raum mit dieser heiligen Person. Sie ist nicht jung und nicht alt, nicht Mann und nicht Frau, irgendwie zeitlos und undefinierbar, und sie zeigt keine Reaktion auf mein Kommen. Ihr Gesicht ist ungerührt, wie versteinert.

Langsam dreht sie sich um. Das geschieht magisch und ohne sichtbare Bewegung von ihr, so als drehe sich langsam der Stein, auf dem sie sitzt. Voller Entsetzen sehe ich wie ein nackter, grausam zugerichteter Rücken, ein Loch, sich mir zuwendet. Die unbewegte Figur scheint wie von hinten ausgeweidet, ein blutiger ausgehöhlter Rumpf, der nur noch zerfetzte Teile von Organen birgt.

Das darf nicht wahr sein, das kann nicht sein! Nicht sie! Nicht die Heilige! Ich schreie „Nein! nein! nein!“, viele Male, schlage die Hände vor die Augen, die Augen, denen ich einfach nicht glauben mag, was sie sehen. Es dauert lange, ehe ich mich traue, mich dem Anblick zu stellen und die Wunde anzuschauen.

Großes, unbeschreibliches Weh und Leid ergreift mich. Ein gequältes „Oh“ entringt sich meiner Kehle. Gertrude greift ihn auf, den uralten Klagelaut „Oh weh“, ruft sie, „Oh weh“, antworte ich, „Oh weh, oooh weeeh ...!“ Ich klage, ich weine, breche zusammen an Gertrudes Schulter, bin ganz Weh, ganz Schmerz, ganz Leid. Ich spüre den überwältigenden Wunsch, diese geschundene Gestalt zu umarmen, zu bergen, zu wiegen, das Loch in ihr mit meinem eigenen Körper zu decken. Vorsichtig tue ich es, umarme sie, Gertrude ist Sie, ich berühre ihren Rücken, so als könnte ich mit der Berührung meiner Hände den Schmerz lindern, das Loch schließen wie mit einer unsichtbaren Medizin. Gertrude wiederholt mit ihren Händen auf meinem Rücken die gleichen

Berührungen, die mich ermutigen und bestärken, gleichwohl fühle ich die Wunde nicht in mir, bin ganz auf das Gegenüber, das verletzte Du gerichtet, dem meine Klage und mein Mitgefühl gilt.

Langsam beruhige ich mich, spüre Gertrude, die mich hält, spüre sie atmen und zittern und Bewegungen, die ich nicht kenne und verstehe, über meinem Rücken ausführen. Ich brauche nicht zu verstehen. Es ist gut, dass sie da ist, gut, dass sie tut, was sie tut, gut, dass sie mich hält.

Nach einer Weile fragt sie mich, ob ich noch tiefer in den Prozess gehen will. Das ist in diesem Moment für mich keine Frage, so wenig wie es eine Frage ist, sich unwillkürlich zu bücken und zuzuwenden, wenn jemand mit Schmerzen auf dem Boden liegt. Ich kann mich gut einlassen und Gertrude schlägt mir vor, erneut in dieselbe Situation zu gehen. Aber diesmal soll *ich* die verletzte Heilerin selbst sein: „Übernimm die verletzte Heilerin, sei sie selbst, übernimm ihren Körper."

Ich löse mich aus der Umarmung, setze mich wieder aufrecht und nehme innerlich den Platz der Heilerin ein, die auf den Stein sitzt. Ich bin sie. Sofort sind das Weh und das Leid weg. Ich fühle nichts, keinen Schmerz, bin stumpf, wie tot. Ich weiß, wie mein Rücken aussieht, ja, aber ich fühle ihn nicht. Es ist egal, dass zerfetzte Eingeweide über verkrustete Wundränder hängen, Teile von Rückgrat und Rippen fehlen ...

Auch meine Würde fühle ich nicht, nicht die Heiligkeit, nicht Wert, nicht Achtung, aber auch nicht das Gegenteil. Es ist eher ein Nichtfühlen, eine Taubheit, eine Zombie-Existenz.

Gertrude fragt mich, wer oder was mir in den Rücken gefallen ist, wer mich so zugerichtet hat. Ich weiß es nicht. Keine Idee kommt, keine Bilder, keine Erinnerung.

Mein Rücken sieht aus, als hätten Reißzähne oder Klauen darin gewühlt. Das Bild eines Löwen erscheint vor meinen inneren Augen und verschwindet wieder. Es stimmt nicht. Da, wo ich bin, gibt es keine Löwen. Kein Tier hat mir das angetan, das spüre ich.

Es war, war ... es kommt mir eher so vor, als sei irgendwie Metall im Spiel gewesen. Eisen, Werkzeuge ...

Plötzlich bin ich draußen im Gelände dieses Flusstals. Es ist dasselbe Tal wie vorher, aber in einer anderen Zeit. Ich bin nicht mehr die fühllose Figur in der Höhle, sondern beweglich, lebendig, verletzlich, und ich fühle mich bedroht. Ich weiche zurück und schaue mich immer wieder ungläubig und fassungslos um. Ich sehe Männer, die mich offenbar verfolgen. Ich weiß nicht warum, weiß nur, dass sie mich hassen, sich in diesem Hass einig sind, ein blindwütiger Mob. Ich beginne zu rennen, aber auch sie werden schneller. Sie sind bewaffnet mit Knüppeln, Hacken, Gabeln und ähnlichem. Das braune Pferd ist plötzlich da. Ich kenne es. Heute morgen hat es mich auf dem Weg zur Höhle geführt und wieder zurückgetragen. Wir fliehen gemeinsam. Es trägt weder Sattel noch Zaumzeug, ich weiß nicht, ob ich reite, weiß nur, dass es uns gelingt, aus der Schlucht, zu der sich das Tal weiter oben verengt, zu entkommen. Ich stehe oben am Rand der Klippe und schaue hinunter: Unten ist die wilde Verfolgungsjagd vorübergehend zum Stehen gekommen. Die Männer blicken suchend um sich. Sie haben unsere Spur verloren, es sind vielleicht fünfundzwanzig oder dreißig. Ich kann ein wenig verschnaufen ...

„Wer bist Du?“, fragt Gertrudes Stimme. Ich weiß es nicht genau, nicht einmal ob ich ein Mann oder eine Frau bin. Doch eher eine Frau mit auch männlichen Eigenschaften. Ich bin in Leder und Fell gekleidet, habe auch eine Waffe, einen langen Holzstab.

„Wie alt bist du?“

30 Jahre.

„Warum hassen dich die Männer?“

Ich bin zu frei, zu wild, ich lebe allein in den Wäldern, das ist ihnen unheimlich, das wollen sie nicht. Ich weiß nicht warum. Ich habe ihnen nichts getan, mit den wenigsten hatte ich überhaupt je etwas zu tun.

Das Pferd steht links neben, etwas hinter mir, so als versuche es auch in die Schlucht zu schauen, ohne gesehen zu werden. Wir erkennen, dass die Horde Männer sich wieder in Bewegung setzt. Sie kommen aus der Schlucht nach oben auf die Anhöhe, wo ich stehe. Ich kenne das Gelände gut, ich weiß, wie lange sie brauchen werden, um hier zu sein. Wir haben nicht viel Zeit. Das Pferd und ich, wir trennen uns. Es wird mit seinen Hufspuren die Männer in die Ebene hinauslocken und später wieder zu mir stoßen. Ich will an einer anderen Stelle wieder in die Schlucht hinunter fliehen, dort kenne ich eine andere Höhle flussaufwärts. ... Die Männer werden denken, dass ich da bin, wo das Pferd ist, denn sie wissen, dass wir oft zusammen sind.

Plötzlich sehe ich die Szene von oben. Irgendwie bin ich aufgestiegen. Ich bin ein Vogel, ein Bussard. Ich sehe das Pferd in die Ebene hinausgaloppieren, sehe die Frau weiter flussaufwärts hasten und im Gebüsch des Steilhanges verschwinden. Die Horde der Verfolger erreicht den Rand der Schlucht. Sie folgen den Hufspuren und stürmen in die grasige Ebene. Doch ein Mann trennt sich von der Gruppe und folgt der Schlucht flussaufwärts. Er hat eine Hacke bei sich, einen Vierzahn mit rechtwinkeligen Zinken. Er ist stark und schnell.

Ich, als Bussard, möchte die Frau warnen. Sie kann ihn nicht kommen sehen. Ich breite die Schwingen aus und steige über der Schlucht am Himmel auf. Und ich schreie drei Mal durchdringend und schrill den Warnruf eines Bussards „Iiijuuu, iiijuuu,iiijuuu!"

(Dorothee breitet hier im Raum ihre Arme zu Schwingen aus und schreit dreimal den schrillen Ruf des Bussards)

Ich, als Frau, renne und renne. Ich bin unten im Flusstal, immer wieder schaue ich mich um, sehe niemanden, renne geduckt weiter. *(Sie macht das alles hier im Raum mit ihrem Körper, das Rennen, Ducken und Umsich-schauen.)* Ein Bussard schreit dreimal schrill und durchdringend. Ich schaue hoch und sehe ihn am Himmel kreisen. *(Sie schaut hoch.)* Plötzlich weiß ich, dass ich verfolgt werde.

Ich laufe schneller, hier oben, wo der Fluss sich in einem Hochtal weitet, ist es sumpfig. Ich versuche durch den Sumpf zu fliehen, meinen Stab habe ich längst nicht mehr, aber ich kenne mich aus, komme vorwärts. Vielleicht wagt es der Mann nicht, mir hierher, in den Sumpf, zu folgen. Ich erreiche tieferes Wasser und tauche. Im Wasser hinterlasse ich keine Spuren. Ich versuche lange zu tauchen, damit ich nicht zu sehen bin, krieche weiter oben wieder ans Ufer und schaue mich vorsichtig um. Da ist er! Er folgt mir tatsächlich durch den Sumpf. ... Ich renne weiter, renne und renne und habe Angst. Er ist mir auf der Spur, vielleicht hat er mich schon gesehen! Ich kann nicht mehr in die Höhle gehen, denn falls er mich gesehen hat, bin ich dort in der Falle. Ich renne, stolpere, falle hin, stehe wieder auf, renne weiter ... *(Atemlos und gehetzt macht sie das alles hier mit ihrem Körper, Bewegungen von Rennen, Stolpern, Hinfallen, Aufstehen und weiter Rennen)*

Ich habe Angst, immer mehr Angst!

– Zum ersten Mal taucht ein Widerstand in mir auf, der Impuls, den Prozess hier abzubrechen, nicht weiterzugehen, sondern aufzuwachen, wie aus einem bösen Traum.

Ich will nicht weiter, ich will das Ende nicht sehen! Aber was dann? Es gibt keinen Ausweg, kein Verhindern, kein Retten, denn ich habe die Wunde gesehen! Und die Wunde wird bleiben, auch wenn ich mich weigere hinzuschauen, mich weigere zu sehen, wie sie entstanden ist. –

„Geh' weiter, wenn du kannst, ... geh' weiter, bis zum Ende, ich bin bei dir", höre ich Gertrudes Stimme leise und eindringlich.

Ich renne, stürze, stehe wieder auf, renne weiter. Die Kräfte drohen mich zu verlassen, ich bin erschöpft, stolpere immer wieder. Ich halte auf die Steilwand zu. Ich werde klettern, ich kann gut klettern, muss nur den Anfang finden, die ersten Meter hinaufschaffen. Ohne mich umzuschauen spüre ich, dass der Verfolger näher kommt, werfe mich vorwärts. Da ist der Steilhang, ich greife nach Baumstämmen und Wurzeln, ziehe mich hoch ... Da trifft mich von hinten das Unheil! Vier Metallspitzen schlagen mir in Schulterblatt und Wirbelsäule, spießen sich in meine Lungen, reißen mich zurück. ... Die Luft bleibt mir weg, vernichtender Schmerz zerreißt mich, mein Schrei erstickt ohne Atem in Blut. Ich falle auf das Gesicht, den Bauch. Wieder und wieder treffen mich feuerheiße Speerspitzen in den Rücken, reißen meinen Leib hoch, zerfetzen ihn. Ich brenne. Es wird schwarz vor meinen Augen, meine Sinne schwinden, das Leben verlässt mich. Ich sterbe, sterbe, sterbe ... *(Röchelnd bricht sie in meinen Armen zusammen, ich halte sie.)*

Zuletzt nehme ich noch den Vogel wahr und das braune Pferd. Ich sehe sie von oben, sehe den Ort meines Sterbens von oben, sehe meinen zerfetzten Körper, den ich schon nicht mehr bewohne, sehe den Bussard, der in einem Baum darüber sitzt. Das Pferd kommt von flussabwärts, ich glaube es ist von Osten, es nähert sich vorsichtig. Beunruhigt senkt es die Nüstern an den sterbenden Körper, atmet den Geruch des Unheils ein und schnaubt in die von Schweiß und Blut verklebten Haare ...

Töne erklingen, Musik, ein zarter Gesang ... Ich bin noch einmal in meinem Körper. Es ist in Ordnung, zu sterben, ich bin einverstanden. Ich bin nicht allein. Ich bin gehalten. Und der Gesang hüllt mich in Trost und Frieden. Es wird ruhig, der Schmerz geht.

Diesmal sterbe ich nicht allein.

Mutterseelenallein ... diesmal nicht. ... Diesmal nicht! Mutterseele? Mutterseele!

„Was ist das Letzte, was du denkst oder fühlst?", fragt Gertrude vorsichtig.

Der Vogel, der Vogel – das Herz, das Herz.

„Der Vogel, der Vogel – das Herz, das Herz", – wiederholt ihre Stimme leise.

Was zurückbleibt ist ein WARUM. Ein ungläubiges und fassungsloses „WARUM dieser Hass?"

Dorothee B., 11. 5. 2004

Die Frauen im Kreis sind erschüttert und tief berührt, manche halten sich an den Händen, andere weinen. Dieser gesamte Prozess des Auf-träumens hatte ein bis zwei Stunden gedauert und die Frauen im Heilungskreis hatten begonnen leise zu summen, zu tönen, ihre Körper schwingen vor und zurück. Das vertiefte Gruppenbewusstsein hält die Energie im Feld, in dem sich Heilung ereignen kann:

Während ich Dorothee begleite, atme ich tiefer. Auch mein Bewusstsein verändert, erweitert sich, meine Wahrnehmung verschärft sich. Mein Körper zittert und ich tauche mehr und mehr ein in den Raum der inneren Heilerin. Gleichzeitig bin ich hellwach, bin ganz mit-fühlend bei Dorothee und begleite jeden ihrer Schritte mit meiner Präsenz, spiegele, verstärke, doppele und halte sie in meinen Armen. Ich gehe mit in das Sterben der wilden Frau, halte sie, während ihr Körper sich aufbäumt, zuckt und röchelt. ...

Wie ihr Körper dann leblos in meinen Armen liegt, mit dem Gesicht nach unten und dem Rücken nach oben, wird mein Zittern stärker, etwas ergreift mich, die Atmung wird noch tiefer und schneller. Fremdartige Töne kommen aus meiner Kehle, pulsieren, werden rhythmisch und formen sich zu einem monotonen Sing-Sang, während mein Oberkörper vor und zurück schwingt. Meine Hände arbeiten an Dorothees Rücken, im Energie-Körper, dort wo die große Wunde ist. Sie setzen zusammen, fügen zusammen, was zerrissen ist. Und mein Mund beginnt seltsamerweise die Wunde zu behauchen, zu beblasen. Ich puste mit riesiger Kraft, hauche Lebenskraft.

Aber das ist nicht „Ich", die da arbeitet. Mein personales Ich steht daneben, schaut zu und sagt erschrocken: „Aber das hast du doch gar nicht gelernt!", während Sie weiter Lebenskraft haucht. Ich höre die Frauen im Kreis summen und tönen, spüre ihre heilsame Anwesenheit, bin so dankbar, dass sie hier sind: alles alte wilde Frauen, alte Heilerinnen, Amazonen und Hexen hier im Kreis.

„Der Vogel, der Vogel – das Herz, das Herz", sage ich immer wieder leise, während mein Ich langsam zurückkehrt.

Tage später denke ich nach über das Bepusten und Beblasen, das heftige und spontane Beatmen von Dorothees Wunde. Ich erinnere mich, wie ich genau dies tat – wie jede Mutter und vielleicht auch jeder Vater es spontan tut – wenn eins meiner Kinder sich weh getan hat. Ich suche nach und finde bei Agrippa von Nettesheim[(3)], dem mittelalterlichen Magier, Heiler und Gelehrten, Hinweise auf die Heilkraft des „Anhauchens" und „Einhauchens", hier „Adspiration" und „Insufflation" genannt: „... gerade wie ein Wiesel durch den Atem und die Stimme seiner Mutter wieder in's Leben gerufen wird, oder wie die Löwen ihre toten Jungen durch Anhauchen beleben."

Ich schildere Dorothees Prozess so ausführlich, weil er ein eindrucksvolles Beispiel ist für das differenzierte Auf-träumen eines präexistentiellen Traumas und er exemplarisch zeigt, wie therapeutische *Arbeit im multi-dimensionalen Bewusstseinsraum* sich gestalten kann.

Zudem wird hier deutlich, was der Begriff *Heilungsfeld* konkret bedeutet: Die Protagonistin (Dorothee), die Therapeutin (ich) und alle Frauen im Kreis sind sowohl Subjekt als auch Objekt des Heilungsgeschehens. Jede Frau mit ihrer eigenen Heilkraft erschafft und trägt die Gesamtenergie des Feldes mit, ist also schöpferisch-gestaltendes Subjekt. Und gleichzeitig ist jede Frau Objekt, verletzte Heilerin, die selbst ein wenig heiler wird im Heilungsprozess der anderen.

Die einzelnen *Ebenen des multi-dimensionalen Bewusstseins*, wie sie in Dorothees Prozess *gleichzeitig* nebeneinander existierten, sind für die transpersonale therapeutische Arbeit von Bedeutung. Deshalb möchte ich sie hier noch einmal aufzählen:

- Die existentielle Ebene, der kontinuierliche Kontakt mit mir im Hier und Jetzt
- Die Bewusstseinebene, auf der die emotional erstarrte Heilige existiert
- Das eigentliche prä-existentielle Trauma: Verfolgung und Sterben der Wilden Frau

- Die Ebene des Körperbewusstseins: Die gesamte Erfahrung drückt sich auch körperlich aus.
- Die Wandlung in Vogelbewusstsein: Sie *ist* der Bussard.
- Die Nahtoderfahrung: Verlassen des Körpers, Aufsteigen der Seele und von oben auf den toten Körper sehen
- Eine zweite (korrigierende) heilsame Sterbeerfahrung, nicht mehr „mutterseelenallein" wie damals, und eine Art Wiedergeburt in die „Mutterseele"

Wilde Kräfte machen Angst

„1743 wurde der letzte Wolf in Britannien erschossen, 1772 in Dänemark, 1847 im Bayerischen Wald, 1888 in der Eifel, 1891 im Saarland und 1911 im Elsass. (...) In Alaska wurden noch bis 1960 Wölfe mit Giftködern getötet. Und der US-Bundesstaat Michigan zahlte bis 1965 für jeden toten Wolf 35 Dollar Kopfprämie. Ende der sechziger Jahre galten Wölfe in den USA (außer in Alaska) als so gut wie ausgestorben."(4)

Wilde Kräfte machen Angst.

Dorothee, die Frau, die so mutig das Trauma der Vernichtung ihrer Wilden Frau auf-träumte, schrieb mir in den Tagen nach dem Seminar einen Brief:

> „Liebe Gertrude, die starken Bilder vom Wochenende bewegen sich noch sehr intensiv in mir. Trotzdem wollen sich manchmal Zweifel einnisten: hab' ich mir das nicht alles eingebildet oder ausgedacht? Spinne ich? Ist das alles wirklich irgendwann einmal geschehen, oder ist es die Phantasie eines gut funktionierenden Hirns, das in Sekundenbruchteilen alles zu einer Geschichte integrieren kann, was an Gewusstem, Gefühltem, Gekanntem und Vertrautem vorhanden ist? Ist es meine Geschichte oder vielleicht ein intensiv gespürter Teil kollektiver Frauengeschichte?
>
> Diese Überlegungen führen zu nichts und ich spüre, dass es für meinen Heilungsprozess eigentlich auch egal ist, was zuerst war und was danach, ob es kollektiv oder individuell ist. In irgendeiner Weise ist es eben ein wesentlicher Teil von mir! Und es ist offenbar kein beliebiger Teil. In mir tauchte eben nicht die Heilerin auf, der die Brüste

fehlen (Erfahrungs-Bild einer anderen Teilnehmerin der Gruppe, G.C.), sondern die mit dem aufgerissenen Rücken! Und ebenso überzeugt, wie ich von der Wahrheit der Bilder der anderen Frauen bin, darf ich es doch auch von meinem eigenen Bild sein. Du siehst, ich muss immer wieder meinen aufbegehrenden Verstand beruhigen. Da bin ich doch ein Kind meiner Zeit oder genauer: eine gute Tochter des Patriarchats.

Einstweilen bleibe ich noch ein wenig mit meiner heiligen Krankheit, der Depression. Es tut mir gut, sie nicht nur zu akzeptieren, sondern auch einen heilsamen Sinn darin zu wissen. Mein Gefühl zu der Depression hat sich verändert. Mehr als ein leidvoller Zustand, den es zu verändern gilt, ist sie zu einer Art Freundin geworden, die mir etwas zutraut und mich herausfordert. Allerdings geht es mir auch schon viel besser. Ich bin sehr dankbar für meine Erfahrung im Seminar.

Ganz liebe Grüße und eine herzliche Umarmung von Dorothee

Es ist völlig normal, dass sich nach einer solchen Erfahrung Zweifel einstellen. Auf der Ebene des Biographischen sprechen zunächst die inneren Elternstimmen Sätze wie: „Das bildest du dir alles ein", „Du hattest schon immer eine wilde Phantasie", „Mach kein Theater".

Hier spricht aber auch die alte Angst aus Erfahrungen längst vergangener Zeiten – wie Dorothees Verfolgung und Tötung ihrer Wilden Frau –, die zu der inneren Überzeugung und schließlich zu einem Glaubenssatz führen kann wie: „Wildheit ist gefährlich, Wildheit ist tödlich" oder „Weibliche Macht ist gefährlich, ist tödlich." Die Ratio, als Angstabwehr, findet dann kluge Argumente: Das sind alles nur Einbildungen gewesen. Ich habe es mir nur ausgedacht. Es ist kollektive Frauengeschichte, die ich erinnere und nicht meine persönliche Geschichte.

Ja, solche Erfahrungen sind tatsächlich *Ein-Bildungen*, im Sinne von inneren Bildern, und diese sind auch Teil einer kollektiven Frauengeschichte. Es können nur solche Bilder auf-geträumt werden, die bereits als Ein-Bildungen existieren. Einbildungen kommen nicht aus dem Nichts, jede Einbildung kommt aus ein oder mehreren tatsächlich gemachten Erfahrungen gleichen Inhalts. Diese Bilder sind einzigartig und individuell, sie sind Teil der eigenen Seelen-Geschichte und gleichzeitig eingebettet in die Kollektivseele und ein Teil von ihr.

Im therapeutischen Kontext interessiert uns vor allem die *Stimmigkeit* einer Erfahrung im psychischen Gesamtzusammenhang und ihre *Bedeutung* für das jetzige Leben der erfahrenden Person. Eine solche stimmige Erfahrung kann niemals aus-*gedacht* werden, sie kommt nicht von der Gedankenkraft. Sie wird aus-*gefühlt*, sie kommt aus der fühlenden Wahrheit der Seele. Täuschung und Lüge lassen uns kalt, Wahrheit aber berührt im Herzen.

Die Angst nach einer solchen Erfahrung kommt also einerseits aus alten Botschaften und alten Erfahrungen und gleichzeitig ist sie Signal für das, was nun folgen will, für das Neue. Wir fürchten uns vor dem Neuen. Insbesondere fürchten wir uns vor der Wilden Kraft in uns.

„Was *mache* ich nun damit?“, fragen die Frauen. „*Sei* die Wilde Frau, dann kommt das angemessene Tun ganz von selbst“, so die Antwort. „Aber das macht mir Angst, denn dann *muss* ich mein Leben *verändern.*“ – „Wenn du deiner alten wilden Kraft wieder Raum gibst, dann verändert sich dein Leben ganz von selbst. Du musst nichts tun. Die Angst aber ist manchmal ein Teil dieses Prozesses“:

> *Das wilde Weib ist mir bekannt, doch vertrauter ist das wilde Weibchen, „Wild-Weibchen“ nenne ich es liebevoll: Das ist die Ängstliche, ist diejenige, die gerne im Verborgenen bleibt, die am liebsten allein ist, die beim Singen in freier Natur jäh verstummt, wenn Menschen kommen, die sich mucksmäuschenstill verhält, die sich erschrocken umdreht, wenn sie fremde Blicke auf sich spürt, die sich im Dunkeln wohl und geborgen fühlt.*
>
> *Das Wild-Weibchen ist diejenige, die weglaufen, sich verstecken will, unsichtbar sein in Höhlen, in Wäldern und im dichten Unterholz. Schon als ich ein kleines Mädchen war, ist sie mit mir davongelaufen, hat sich im Wald versteckt, hat mit den Tieren und den Bäumen geredet und in die Mooskissen geweint.*
>
> *Einmal im Herbst vor vielen Jahren – ich bin mittlerweile Ende vierzig – da ist das Wild-Weibchen wieder sehr mächtig in mir: Sie will hervorkommen, will sich zeigen. Sie will leben, endlich mit-leben dürfen, teilhaben am Leben der erwachsenen Frau.*
>
> *Im Odenwald, in einem hohen alten Buchenwald, gibt es einen mächtigen Steinhaufen mit dem Namen „Wildweibchenstein“. Hier ist ihr Ort. Hier möchte sie sein. Für vierzehn Tage schließe ich die Praxis in der Stadt und gehe in die Wälder. Nun darf sie leben. Das Wild-Weibchen,*

sie ist so lebendig, witzig und keck. Klein ist sie, dürr und schnell wie das Wiesel. Barfüßig, mit langen Röcken und fliegenden Haaren, hüpft sie zwischen den Bäumen und über das Felsengestein, kichert, lacht, trällert und singt. „Graaab, graaab, graaab" tönt das wilde Weibchen mit dem Ruf der Raben-Frau. Ächzt und stöhnt mit den alten Bäumen im Wind. Wenn am Abend die Sonne hinter den Hügeln versinkt, sitzt sie am Waldrand, schluchzt mit der Amsel. Warme Tränen laufen ihr übers Gesicht. Mit dem Abendlicht geht sie unter, mit der Morgensonne steht sie auf.

Lauscher hat das Wild-Weibchen, beweglich in jede Himmelsrichtung und ein Hasenherz hat sie auch. Bebend und zitternd vor Angst liegt ihr Herz in meiner Hand. Wenn sich menschliche Stimmen nähern, Leute im Wald spazieren, ein Bauer mit seinem Traktor vorbeifährt, dann duckt sich das Wild-Weibchen angstvoll in eine Erdkuhle, versteckt sich hinter einem mächtigen Baumstamm, schlüpft in ein Loch zwischen den Felsen, verschwindet im Dickicht, im dunklen Wald.

Vergeblich sucht sie den sicheren Ort.

Beim Sprechen und Schreiben der Worte „Wilde Kräfte" (vgl. Übung in Teil IV, S. 411ff) kam mir diese real erlebte, biografische Erinnerung wieder in den Sinn: In den Jahren zwischen 40 und 50 ging ich sehr experimentell mit auftauchenden inneren Gestalten um. Ich hatte damals den heilsamen Drang, diese tatsächlich für einige Zeit spielerisch zu übernehmen, sie zu sein, mit allem was dazu gehörte, der passenden Kleidung und dem passenden Umfeld. Das half mir, die beschädigten Kräfte der jeweiligen Gestalt zu erinnern, zu heilen und sie leichter ins jetzige Leben zu integrieren. In diesem Fall ‚spielte' ich zwei Wochen lang das Wild-Weibchen.

Auch meinen Klientinnen empfehle ich manchmal eine solche willentliche Dramatisierung innerer Themen und Gestalten über einen längeren Zeitraum. Probieren Sie es doch einmal aus: Wandeln Sie Ihr „Problem" zu einem heilsamen Drama, es könnte ein „Heiliges Drama" werden. Machen Sie aus ihrem „Ehe-Problem" einmal ein Spiel, ein Ehe-Drama; das darf witzig werden, heiter, zum Lachen und sollte Freude bereiten. Es ist heilsam, denn es bringt die Themen auf den Punkt.

In meiner Erfahrung vom Wild-Weibchen verbindet sich Lust an der Wildheit mit Angst vor Verfolgung. Wilde Kräfte machen Angst, besonders die wilden Kräfte des Weiblichen. Denn weibliche Wilde Kraft ist identisch mit der Urkraft der Natur, mit zyklischer Wandlung und mit Tod. Das macht Angst, besonders dem Männlichen aber auch dem patriarchalen Bewusstsein in Frauen.

Wir erinnern uns in diesem Zusammenhang wieder an die Themen in Teil I und II: an die Unterdrückung der Urkraft des Mütterlichen, wie Frauen gezwungen sind, die eigene weibliche Kraft und die ihrer Töchter zu leugnen, zu verbergen, wie sie ihre weibliche Schöpfungsmacht verraten und sich dem Männlichen unterworfen haben.

Wir erinnern uns an die Angst vor dem weiblichen Schatten und die Angst vor der ursprünglichen Macht des Weiblichen: an die Dunkle Mutter, an den mütterlichen Leib als Ort des Todes und an die Angst vor der „gefräßigen" Vulva. Wir erinnern uns an die Angst der Männer, ihr Sich-erniedrigt-fühlen durch die primäre Kraft des Weiblichen und ihre Rache an der Frau.

Wir erinnern uns, wie um 1900 die westliche Männerwelt um Selektion bemüht war, wie sie das Niedere trennte vom Höheren, das Dunkle vom Lichten, das Primitive vom Zivilisierten, das Wilde vom Disziplinierten, das Tierische vom Menschlichen und das als minderwertig definierte Weibliche vom höherwertig definierten Männlichen.

Wilde Kräfte machen Angst: Deshalb wurde die weibliche wilde Kraft dämonisiert, verboten, verbannt und vernichtet. Aber auch wilde männliche Kraft ist gefürchtet. Die Mehrzahl der Männer, mit denen ich arbeite, tragen in sich einen großen Schrecken vor der eigenen männlichen Kraft. Diese Männer haben – meist unbewusst – große Angst, ihre wilde Kraft zu missbrauchen: Angst vor der eigenen Zerstörungskraft, Angst vor dem inneren Tötungspotenzial, Angst vor einem sexuellen Vergewaltigungsimpuls, so dass sie es – wiederum unbewusst – vorziehen, lieber gleich ganz auf kraftvolle männliche Präsenz zu verzichten.

Wilde Kräfte sind im ‚zivilisierten' Patriarchat einerseits gefürchtet, andererseits werden sie gezielt für Macht- Geld- und Herrschaftsinteressen missbraucht: Die wilden Kräfte des Männlichen werden systematisch zu Schattenkräften abgerichtet, um sie für die Ausbeutung der Erde, für Kriegsführung und Folter zu nutzen. Die wilden Kräfte des Weiblichen werden beschnitten und verteufelt, gleichzeitig aber werden sie sexistisch verbogen und umgelenkt, um sie dann als „geil" und „sexy" zu vermarkten.

Jenseits der herrschenden Ordnung, da beginnt die bedrohliche Wildnis, hinter dem Busch, da lauert die Freiheit; und diese Art von Freiheit ängstigt den patriarchalen Mann zutiefst. Jenseits seiner gesetzten und kontrollierten Ordnung beginnt das Chaos, das weibliche Ur-Chaos. Mit jedem Schritt in die Wildnis verschlingt ihn dieses Chaos – oder verschlingt ihn die Wilde Frau, was das Gleiche ist. *In der Wildnis begegnet der Mann dem Tod.*

Auch die Frau begegnet in der Wildnis dem Tod. Da die Frau aber selbst Wildnis *ist,* selbst die verkörperte Einheit von Leben und Tod *ist,* muss sie die Wildnis nicht fürchten. Die Wilde Frau ist Eva-Pandora im Garten Eden, im Apfelgartenparadies. In ihrem Reich stehen die Apfelbäume in voller Blüte und giftige Schlangen hängen im Geäst.

Der uneingeweihte Mann aber ist im Ur-Chaos, in der Wildnis, verloren. Er ist hilflos – wenn er kein Schießeisen dabei hat: „Plötzlich bemerkt er, dass er nichts sehen kann. Er ist von Nebel eingeschlossen, und das Gras ist höher als er selbst. Mit jedem Schritt vertieft sich seine Unkenntnis. Er ist verloren. Er kann keinen Ausweg finden. Riesige graue Bäume breiten gigantische Äste über ihm aus. Verfilztes Gras wuchert auf allen Seiten. Kein lebendes Wesen kreuzt seinen Weg. Dieses Land ist wie Vergessen. (...) Kühle und schwerer Tau senken sich nieder. Die Nacht bricht an. Nun hat ihn die Dunkelheit erfasst, er ist von Entsetzen erfüllt. In seinem Körper breitet sich Müdigkeit aus. Er hat Hunger. Jetzt hört er Tiere ringsum, aber er kann sie nicht töten. Inmitten üppiger Natur wird er verhungern. Er hat alles Wissen verloren. Er kennt nur noch seine eigene Kleinheit, seine eigenen Bedürfnisse, und dass er den Tieren, Bäumen, Gräsern, Himmeln klein erscheinen muss. Er ist hilflos.“[(5)]

In alten Heil-Kulturen wurden junge Männer genau deshalb in die Wildnis, Wälder und Berge geschickt, damit sie hier dem Tod begegneten. In Mysterien, Einweihungen und schamanischen Initiationen ließen sie sich vom Chaos erfassen: von der rasenden Göttin verschlingen, von wilden Tieren zerreißen. Sie ließen sich überwältigen, zergliedern und sahen sich selbst skelettiert. Und sie wurden wieder neu zusammengesetzt, zusammengefügt, sie waren neu-geboren.

Über die Bedeutung einer solchen Einweihung schreibt Duerr[(6)]: „Nur der kann *mit Bewusstsein* leben, dessen Leben zu(m) Grunde gegangen ist, der den ‚Tod‘ erlitten hat; nur derjenige *kennt* seine Erfahrung und seine Lebensform, der über ihre Grenzen ‚hinausgeflogen‘ ist.“ Das Bewusstsein, von dem Duerr hier spricht, ist das Bewusstsein der Einheit von Leben und Tod, – Weibliches Bewusstsein.

Sein Angriff auf die Natur

„Das WARUM bleibt zurück. Ein ungläubiges, fassungsloses „WARUM dieser Hass?“ Mit dieser Frage endet Dorothees Bericht über die Verfolgung ihrer Wilden Frau. Warum der unbändige Hass dieser Männer auf eine Frau, welche sie nicht kannten, die ihnen nichts getan hatte, zu der sie nicht einmal Kontakt hatten?

Wir kennen die Antwort: Weil sie eine Wilde Frau ist. Sie ist die Fremde, die Unbekannte, sie lebt nicht im Dorf, sie geht in keine Kirche, sie hat keine Kinder, und vor allem lebt sie in keiner Ehe mit einem Mann. Keiner hat sie „unter die Haube“ und damit unter seine Kontrolle gebracht. Sie lebt in den Wäldern, dort wo die wilden Tiere hausen, wo es dunkel und bedrohlich ist. Sie wohnt in keinem Haus, betreut keinen geordneten Hausstand. Sie lebt in Höhlen und pflegt intensive Beziehungen mit Tieren: ein wildes ungesatteltes Pferd trägt sie auf seinem Rücken. Sie lebt außerhalb der von Männern gesetzten Ordnung. Sie ist wilde Natur.

Sie ist die Wilde Frau, die auf der anderen Seite des Zauns, jenseits der personalen Begrenzung lebt. Damit gehört sie zum Raum des Unbekannten – den außer ihr nur Eingeweihte oder weise Männer betreten können – und sie gehört zu einer Zeit, die nicht messbar ist, nicht ein-zu-ordnen. Sie ist die „Frau zwischen den Zeiten“, sie gehört zur „Traumzeit“.(7)

Die Angst-Erfahrung eines Mannes in Konfrontation mit der Wildnis und der wilden Natur des Weiblichen ist groß. Warum dieser Hass? Aus Angst dieser Hass! Da er die Bedrohung gewöhnlich als von außen kommend erlebt statt vom eigenen inneren Raum, kann „man“ sich gegen „die gefürchtete Außenwelt (…) nicht anders als durch irgendeine Art der Abwendung verteidigen“, schrieb Freud.(8) Und er folgert: „Es gibt freilich einen anderen und besseren Weg, indem man (…) mit Hilfe der von der Wissenschaft geleiteten Technik *zum Angriff auf die Natur übergeht* und sie menschlichem Willen unterwirft.“ (Kursiv G.C.) Freud bezeichnete den männlichen Angriff auf die Natur als eine „Methode(n) zur Leidverhütung“.

In seinem Versuch, persönliches Leid zu vermeiden, geht der patriarchale Mann zum Angriff über auf alles, was wilde Natur ist. Erbarmungslos, mit aller erdenklichen Brutalität und Grausamkeit macht er sie sich untertan: die Mutter Erde, die Wilde Frau, Tiere und Pflanzen. Sein Angriff richtet sich gegen Flüsse, Teiche, Meere, Täler und Berge, sie alle bringt er unter seine Gewalt.

Der Mount Everest, der höchste Berg der Erde, gilt bei den dort lebenden Ureinwohnern als der Sitz der Göttlichen Mutter. Der Berg ist ihr Heiligtum. Sie, die Göttin, thront auf den höchsten Gipfeln der Erde. Diese höchsten Berge der Erde werden von Bergsteigern – mit persönlichen oder nationalen Interessen – „erstürmt", „bezwungen", „erobert", alles Begriffe, wie wir sie auch im Zusammenhang mit Angriffskriegen kennen. Zum Zeichen der geglückten Eroberung wird der Berg markiert, gewöhnlich mit der Nationalflagge des Eroberers. Er hat dem Berg – oder ihr – seinen Stempel aufgedrückt, das Signum seiner Macht. Nun gehört sie ihm.

Und wenn er zu denen gehört, deren Macht nicht sehr groß ist, dann geht er zum Angriff auf seinen Garten über: „Er durchbricht die Wildnis. Er räumt das Land von Bäumen, Gestrüpp und Unkraut frei. Das Land ist unter seine Kontrolle gebracht; er hat nutzlose Wildnis in einen Garten verwandelt. (…) Im Schweiße seines Angesichts *zwingt* er sie zum Nachgeben. (…) *Er ist entschlossen ihrer Herr zu werden …*"[9]

In einer Gartenzeitschrift fand ich einen Text, aus dem ich hier zitiere.[10] Treffend und mit bissiger Ironie behandelt er das Thema der männlichen Angst vor der Urkraft des Weiblichen und seiner Abwehrstrategie, dem Angriff auf die Natur:

„Urängste – Die Schlange ist an allem Schuld." (…) Sie, die „dann den Baum der Erkenntnis erklomm und schließlich, fast wie die böse Stiefmutter im Märchen, der unschuldigen Eva aus luftiger Höhe etwas von der Bekömmlichkeit der verbotenen Frucht ins Öhrchen zischelte. Und was macht das dumme Ding? Zubeißen – und zwar kraftvoll! „Guten Appetit", freute sich der altböse Feind, der für diese moralische „Mission impossible" listigerweise ins Kostüm gerade jenes Tieres geschlüpft war, das in allen Urreligionen als Symbol der Weisheit galt. (…)

Und was haben wir mit Eva, Adam und dem Sündenfall zu tun? Mehr als uns lieb ist. (…) Sozusagen aus tiefster Urangst, das Malheur mit dem Sündenfall könne sich wiederholen, kappen Männer Baum und Strauch alljährlich. Dass man sich da auch in Gegenden, die schon seit Äonen schlangenfrei sind, gegen die Natur versündigt, kümmert die Urangst wenig. Sie hat schließlich das ältere Recht gegenüber ökologischen Gründen oder ästhetischen Erwägungen. - Deshalb hat es gerade der Westeuropäer zur Meisterschaft im Verstümmeln von Gehölzen und Verdrängen von Urängsten gebracht. Keine Schlange bekäme Lust, sich im Geäst einer verschnittenen und zum grünen Vorgarten-Klumpen degradierten Felsenbirne zu versteigen. Sträflich ist es, herrliche Gehölze ganz gegen ihren Wuchscharakter oder standortgebundenen Habitus zu amputieren. Denn von Natur aus will jeder Baum in den Himmel wachsen. (...)"

Sein Herrschaftswille über die Gegen-Macht Natur ist grenzenlos und unerbittlich: „Stolz vermeldet der Deutsche Jagdverband Jahr für Jahr seine ‚Jagdstrecke'. So haben die deutschen Jäger im Jagdjahr 2003/2004 568.000 Feldhasen geschossen, 100.000 mehr als noch im Jahr zuvor; außerdem 11.000 Rebhühner (stark gefährdet), 9.000 Waldschnepfen (selten), und eine unbekannte Anzahl der schützenswerten Hohltauben (unter 880.000 Wildtauben). Damit nicht genug: Auch 52.000 Dachse, 24.000 Iltisse und Wiesel sowie 3.500 Edelmarder fielen der Waidmannslust zum Opfer. Für alle diese – und die meisten anderen ‚jagdbaren' – Tierarten gilt:

Die Jagd auf sie geschieht ohne vernünftigen Grund. Sie widerspricht dem Tierschutzgesetz und ist naturschutzfeindlich."(11)

Treibjagden auf Hasen! Der Hase ist, neben dem Bären, das beliebteste Kuscheltier der Kinder. Als Osterhase ist er Zeichen für Wiedergeburt nach dem Tod des Winters und Symbol weiblicher Fruchtbarkeit. In der Natur lebende wilde Hasen aber sind erbarmungslosen Hetzjagden ausgesetzt. Gerade jetzt, im Dezember 2005, sind zwei hessische Jäger an der „Hasenpest" gestorben, nachdem sie an Treibjagden auf Hasen – auch im Ausland – teilgenommen und die Beutetiere mit ihren Händen ausgeweidet hatten. Ob der Geist der Tiere – die Kollektivseele – in dieser Weise dem mörderischen Treiben entgegentritt?

Wenn bei der Jagd der „vernünftige Grund" fehlt, was ist dann der unvernünftige Grund? Der Grund liegt in der Waid-manns-lust, in der männlichen Lust, das Fremde, das Wilde und Ungezähmte zu beherrschen, zu unterwerfen und im Akt des Tötens sich dessen Leben anzueignen. Cristeta Brause, Tierärztin und 1. Vorsitzende der Initiative „Menschen für Tierrechte – Tierversuchsgegner Hessen e.V.", weist in dem klugen Artikel „Weidmannssprache und Jägerpoesie" nach, dass fehlgeleitete „(Mannes)Lust" der eigentliche Grund zum Jagen ist:(12)

„Im Wald und auf der Heide,
da such ich meine Freude,
ich bin ein Jägersmann.
Das Wildbrett zu erlegen,
mein' *Lust* hab ich daran!"

„Was gleicht wohl auf Erden
dem Jägervergnügen, den Hirsch
zu *verfolgen* ...,
s' ist fürstliche Freude;
s' ist *männlich Verlangen,*
es stärket die Glieder ..."

(Jägerchor aus „Der Wildschütz", Oper von C. M. von Weber)

Ganz deutlich wird das sexuell-sadistische Motiv des Jagens in der Jägerpoesie, wo das „scheue Rehlein" mit einer „Jungfrau" gleichgesetzt wird. Die Jägerlieder dokumentieren anschaulich „das ebenso antiquierte wie sexualpathologisch aufschlussreiche Bild des Jägers von sich als Mann, der in einem ‚Jäger-Beute-Verhältnis' zu Frauen und Tieren in ‚seinem Revier' steht", schreibt Cristeta Brause. Frau und Tier als Lust-, Sexual- und Tötungsobjekt verschmelzen psychodynamisch zu einem einzigen Objekt der Begierde – wie es in allen Akten sexueller Gewalt an Frauen und Kindern deutlich wird – und sich in den folgenden traditionellen Jägerliedern aus „Des Knaben Wunderhorn"(13) offenbart:

„Jagdglück
Der Jäger sah ein edles Wild, …
es war ein schönes Frauenbild, …
der Jäger dacht in seinem Sinn:
Zu diesem Wilde jag ich hin …"

„Der ernsthafte Jäger
Er wollt das Jungfräulein erschießen, …
Sie fiel dem Jäger zu Füßen
Auf ihre schneeweißen Knie:
Ach Jäger tu mich nicht erschießen! …"

„Die schwarzbraune Hexe
Ach schwarzbraunes Mädel, entspring mir nicht!
Ich habe große Hunde, die holen dich …"

Nach der Lust des Jagens – ich erinnere hier an die Hetzjagd von Dorothees Wilder Frau – folgt der lustvolle Akt der gewalttätigen sexuellen Überwältigung der „Jungfrau" durch den Mann, eine Analogie zum Akt des Tötens eines Beutetieres. Danach folgt die Aneignung, die Inbesitznahme und Nutzbarmachung oder die Zähmung des erbeuteten Opfers:

„Jagdglück
Ich grüß euch Jungfrau, hübsch und fein, …
Was ich in diesem Wald erschleich,
das mach ich mir zu eigen.
(Sie): Ach edler Jäger, Wohlgestalt,
Ich bin nunmehr in eurer Gewalt …“

„Der ernsthafte Jäger
Grün Kränzlein darfst du nicht tragen,
wie ein Jungfräuelein trägt;
Ein schneeweißes Häublein sollst tragen,
Wie eine jung Jägersfrau trägt.“

Das Andere, das Unberührte, das Wilde will er haben: Bei einer soziologischen Befragung von pädophilen Männern wurde gerade das „Lebendige“, „das Unverbildete“, „das Abenteuerhafte“ der Opfer als das besonders Anziehende hervorgehoben. – Gerade *das Lebendige* muss er sich nehmen, damit es für immer sein Eigen ist. Indem er sich das Wilde aneignet, es überwältigt, tötet oder beherrscht, bannt er die Angst vor der Unberechenbarkeit von Mutter Natur und der wilden Kraft des Weiblichen. Deshalb sind Jagdtrophäen wie Geweihe oder ausgestopfte Tierkörper bei Jägern so beliebt; es blüht ein schwunghafter Schwarzhandel mit Trophäen gerade geschützter oder exotischer Tierarten.

„Der Jäger liebt:
Vom Birkhahn die Feder
Vom Hirsch das Geweih
Vom Gamsbock die Krucken
Vom Dirndel die Treu!“(14)

Trophäen haben große Bedeutung für den Mann als Jäger: Mit Gamsbart und Hahnenfeder schmückt der biedere Jägersmann seinen Hut und mit dem prächtigen Geweih eines Hirsches sein Haus. Wenn er Politiker oder Wirtschaftsboss ist, sind exotische Frauen, Filmstars oder Models die Trophäen seines Jagdglücks.

Und wenn eine Frau schon nicht exotisch ist, dann ist sie eben treu. So manche einstmals wilde und freie Frau gleicht nach einigen Jahren ehelicher Inbesitznahme einer ausgestopften Wölfin oder dem präparierten toten Körper einer Bärin, und häufig fühlt sie sich auch so.

Die Jagd auf Tiere wird von Waidmännern auch gerne als Jagd-*Sport* bezeichnet. Der irische Dramatiker Georg Bernhard Shaw (1856-1950), ein engagierter Tierrechtler, sagte einmal hierzu: „Wenn der Mensch den Tiger umbringen will, nennt man das Sport. Wenn der Tiger den Menschen umbringen will, nennt man das Bestialität."

Die alltägliche und grausame Realität der Jagd – den kollektiven Mangel an Weiblichem Bewusstsein offenbarend – wird von der breiten Öffentlichkeit kaum zur Kenntnis genommen, ignoriert oder verharmlost: Wussten Sie, dass Rehkitze bereits im Herbst geschossen werden dürfen? Dass die Rehmütter dann tagelang schreiend durch den Wald laufen und es deshalb empfohlen wird, sie gleich mit zu erschießen? „Die müssen doch schießen, um das Gleichgewicht in der Natur zu erhalten," ist das naive und einseitige Argument der Getäuschten, die nicht zur Kenntnis nehmen wollen, dass durch zerstörerische menschliche Eingriffe – wie unter anderem Abholzung und Jagd – das natürliche Gleichgewicht auf der Erde bereits unwiederbringlich gestört ist.

Der bekannte Historiker, Literaturwissenschaftler und Kirchenkritiker Karlheinz Deschner[(15)], selbst zwölf Jahre lang passionierter Jäger, sagte kürzlich in einem Interview: „Ich habe hunderte von Tieren um ihr Leben gebracht, manche aufs Scheußlichste ermordet, angeschossen, worauf sie langsam verfault, verstunken, verhungert sind. – Über die Jagd wurde und wird vermutlich noch mehr gelogen als über den Krieg, beiseite, dass sie selbst eine Art Krieg ist, ein Krieg gegen die wehrlose Kreatur. Ich kenne das Geschäft, das edle Waidwerk, bei dem man aus dem Morden einen Kult macht, mit schönen Sprüchen, Hörnern, Halali, mit einer fast poetischen Waidmannsprache …" Und er bekannte offenherzig: „Über nichts in meinem Leben schäme ich mich so wie über die Tiere, die ich massakrierte."

„Jagd ist doch immer eine Form von Krieg", soll auch Johann Wolfgang von Goethe (1749-1832) gesagt haben. Und auf eine Einladung des Herzogs Karl August zu einer Auerhahn-Jagd habe er diesem geantwortet: „Sie wissen, das Gründen und Aufbauen ist mehr meine Sache als das Zerstören. Wenn im dämmrigen Morgengrauen so ein prächtiger, großer Vogel seine

Liebestöne ausstieße, das ganze Geschöpf eitel Lust und Freudigkeit, würde ich meine Büchse heruntertun und sagen: ‚lebe und genieße', so unwaidmännisch das auch wäre."

Diese Beispiele zeigen: Es ist nicht generell *der* Mann, sondern das patriarchale Bewusstsein in Männern – und manchmal auch in Frauen (es gibt immer mehr Jägerinnen), welches dem Tötungssport und Lustmord an Tieren huldigt.

Die patriarchale Analogie vom wilden Tier und der unabhängigen, wilden Frau wird eindrücklich im folgenden Text von Susan Griffin. Sie beschreibt hierin die Jagd auf frei lebende Tiere und analog die Jagd auf die freie Frau, deren gelungene Unterwerfung und letztendliche Zähmung. Das implizite *sexual-sadistische Motiv* wird deutlich: Der patriarchale Mann fühlt sich bedroht von allem, was wild ist, der weiblichen Urkraft und dem Tier. Seine grausame Täterschaft ist der Versuch, die eigene Ohnmacht angesichts vital-animalischer Kräfte abzuwehren. Als Herr über die wilde Natur, Herr über Leben und Tod fühlt er sich Gott gleich und unsterblich; die Angst ist besiegt:

„Er zähmt, was wild ist

(...) Er wird sie überwältigen. Er wird sie sich zu eigen machen. Er wird sie haben. (Der Junge jagt das Reh und ihr Kitz fast zwei Stunden lang. Sie läuft trotz ihrer Wunden weiter. Er verfolgt sie über Weiden, Zäune, durch Gehölze, quer über die Straße, Hügel hinauf, Salven von Gewehrschüssen ertönen, bis vielleicht zwanzig Kugeln in ihrem Körper stecken.)

Sie macht weiche Bewegungen, um ihn zu verlocken. Sie ist seelenlos. (…) Sie ist wild. Sie flieht, wann immer er sich nähert. Sie hält ihn zum Narren. (Schließlich ist sie besiegt und fällt, und er sieht, dass ihr Kopf halb weggerissen ist, dass ihr ein Bein fehlt, ihr Bauch vom Schwanz bis zum Kopf aufgerissen ist und ihre Eingeweide heraushängen. Dann kreisen vier Männer das Kitz ein und erlegen auch sie.) (...)

(Die Jungen, die gerne Hasen jagen, suchen insbesondere nach trächtigen Weibchen.) Er kämpft um sein Leben. Ihm droht die Auslöschung durch sie, sagt er. Er verliert sich an sie, sagt er. (Wenn sie ihre Beute gefangen haben, treten sie ihr auf den Rücken, durchbrechen ihn, und dies nennen sie „Hasentanz".)

(…) Er macht sie sich zu eigen. Er riegelt sie ab. Er kreist sie ein. Er schließt sie ein. Er beschützt sie. (Bei der Annäherung an die großen Säugetiere geben die Jäger kleine Geräusche von sich, die bewirken, dass die Elefanten einen Verteidigungskreis bilden.) (...) (Die älteren Matriarchinnen stehen im Aussenkreis, um die Kälber und die jungen Mütter zu schützen.) (...) (Dann kreisen die Jäger diesen Kreis ein und feuern zuerst in die Leiber der Matriarchinnen. Wenn diese älteren Elefantinnen fallen, geraten die jüngeren in Panik, doch da sie die Körper ihrer toten Mütter nicht verlassen wollen, geben sie eine leichte Zielscheibe ab.)

(...) *Er hat sie gezähmt,* sagt er. Sie ist es zufrieden, ihm zu gehören, sagt er. (...) Ihre Stimme erscheint ihm nun besänftigend. Ihre Augen sind nicht mehr flammend, sondern blicken ihn gelassen an. Wenn er nach ihr verlangt, gibt sie sich ihm hin. *Ihre Wildheit liegt unter ihm.* (...) Sie ist ein Ort des Ausruhens für ihn. Ein von ihm geschaffener Ort. Und wenn sein Fleisch nachzugeben beginnt und seine Haut in ihr schmilzt, wird er sanft, *und er hat keine Angst,* er verliert sich nicht; auch wenn etwas in ihm nachgibt, ist er nicht verloren in ihr, weil sie nun ihm gehört: er hat sie gefangen."[16]

In dieser und ähnlicher Weise hat der Mann das Weibliche, die Erde und ihre Geschöpfe sich im Laufe von ca. 3000 Jahren unter-worfen. Er hat sie gebändigt, gezähmt. Ihre Wildheit liegt buchstäblich unter ihm, nun hat er keine Angst mehr, jedenfalls fühlt er sie nicht. Und sie, die Frau, ist – weitgehend – damit einverstanden: So ist es nun einmal, wir leben schließlich in einem Patriarchat. Und damit könnten wir es doch endlich „gut sein lassen".

Das aber können wir nicht, wir können nicht gut sein lassen, was nicht gut ist. Es ist tödlich, – für uns alle. Denn Wilde Kräfte sind *die* Kräfte des Lebens überhaupt. Ohne sie kann es kein Leben auf der Erde geben. Wilde Kräfte wirken in Frauen, Männern und in der gesamten Schöpfung. In dem Maße, in dem sie kontrolliert, gezähmt, gefangen und schließlich vernichtet sind, kommt Leben zum Stillstand. Es stirbt!

Bald schon sind wir hier angekommen: Einseitige männliche Kraft hat den Planeten erobert, hat das Weibliche Prinzip fast vollständig unter Kontrolle und verwüstet die Erde. Hoch spezialisierte Umweltsatelliten können die Zerstörung bereits überall auf der Erde registrieren, während weiterhin die Wälder unkontrolliert abgeholzt, die Gewässer vergiftet und die Geschöpfe vernichtet werden.

Männlich-phallische Kraft ist nicht mehr *gehalten* in der Schale des Lebens, dem Weiblichen, wie der Lingam in der Yoni gehalten ist. Weiblich und Männlich, beide sind Urkräfte des Lebens, beide sind Schöpfungs-Mächte des Göttlichen. Keine Kraft aber, die nicht im andern Pol ihren Spiegel und ihre Ergänzung findet, findet zu sich selbst und schließlich in die Einheit.

Einseitige Expansion nur einer dieser polaren Kräfte führt zwangsläufig in den Untergang, da eine Kraft nicht ohne die andere existieren kann, so wie der Tag nicht ohne die Nacht und die Nacht nicht ohne den Tag existiert. Das Weibliche spiegelt das Männliche und das Männliche spiegelt das Weibliche, dieser Prozess wechselseitiger Erkenntnis ist Heilige Hochzeit. Nur aus der ebenbürtigen Vereinigung beider Kräfte wird Wachstum, Fülle und Freude geboren.

Solange aber das weiblich-schöpferische Prinzip kontrolliert und gezähmt wird, kann es zu keiner Neugeburt, keiner Erneuerung auf der Erde kommen. Zumindest das menschliche Leben auf der Erde wird so sein Ende finden. Frauen haben (wenn auch nicht freiwillig) die Verantwortung für das Leben auf diesem Planeten männlichen Machthabern und skrupellos-ausbeuterischen patriarchalen Institutionen überlassen. Wir Frauen können es uns aber – im Interesse der gesamten Schöpfung – nicht leisten, weiter im Dornröschenschlaf zu verharren und auf Erlösung durch das Männliche und einen rächenden Gott-Vater zu hoffen.

Wir Frauen haben Verantwortung für das Leben! Wir Frauen sind die Hüterinnen des Heiligen Schreins, den wir Erde nennen, dies ist unser göttliches Erbe. Wir sind die Großen Mütter, bei uns ist die Verantwortung für das Leben unserer Kinder, Enkel und Urenkel. Und wir haben Verantwortung für diejenigen Wesen, deren Sprache wir nicht hören oder nicht verstehen, die mit uns diesen Planeten Erde teilen.

Es ist daher an uns Frauen, das Gespräch mit der Natur wieder zu beginnen, den Stimmen der Erde zu lauschen und mit den Waldwesen zu tanzen. Es ist unsere Aufgabe, uns auf die Suche zu machen nach dem verlorenen Mutterland, und – es ist unsere Aufgabe, der patriarchalen Vernichtung kühn und eindeutig entgegenzutreten.

Ein Fest zu Ehren der Wilden Frau

Wachen wir also auf aus dem hundertjährigen Schlaf, nehmen wir die Verantwortung für das Leben und holen wir uns die verlorene Wildheit zurück:

Denn Wildheit ist die Wurzel aller Lebenskraft, ohne Wildheit gibt es kein Leben. Aus dem Chaos, der schöpferischen Wildnis, wird Leben geboren. Wildheit ist zyklische Bewegung, Wachsen und Vergehen, ist ewiger Wandel. Ohne diese Kraft könnte der Winter nicht überwunden werden, könnte im Frühjahr nichts wachsen und blühen, im Sommer nichts reifen und im Herbst nichts zum Fruchten kommen. Ohne Wilde Kraft würden wir schläfrig resignieren unter der Bürde des Lebens.

Wildheit ist Urkraft im Dienste der Lebens-*Erhaltung:* Wir schlagen wild um uns, wenn wir uns bedroht fühlen, und wenn es auch nur durch eine Wespe ist. Bäume, wenn sie unangemessen beschnitten wurden, machen „wilde Triebe", die auch als „Angsttriebe" bezeichnet werden, und Zellen vermehren sich wild, wenn das Körpersystem sich bedroht fühlt. „Ich werde gleich wild", sagen wir, wenn die Grenze des Erträglichen erreicht ist.

Tiere sind wild, Kinder sind wild, ursprüngliche Weiblichkeit und Männlichkeit sind Wilde Kräfte. Wildheit ist Triebkraft, ist die treibende Kraft in der Erfahrung von Erotik und Sexualität. Sie ist die Kraft im Gebären und Geborenwerden. Ohne sie würden Mutter und Kind aufgeben, festhalten und steckenbleiben. Und sogar in der Erfahrung von Sterben und Tod ist Wildheit die treibende Kraft der Wandlung, sie ist die Kraft, die den leiblichen Tod überwindet. Wildheit ist Wandlungskraft und gehört damit unverzichtbar zu den weiblichen Archetypen. Sie ist essentiell für jedes der weiblichen Seelen-Bilder: die Kriegerin, die Magierin, die Liebhaberin und die Königin.

Wildheit ist göttliche Urkraft: Eileithyia war die wilde, die „rasende Göttin" des vor-minoischen Kreta und ihre wilden Kulte waren, so wird angenommen, zumeist Höhlenkulte. Über die spätere Artemis führt ihre Spur zur kleinasiatischen Kybele, ebenfalls eine rasende Göttin. Eileithyia war eine Göttin der Geburt und damit auch gleichzeitig eine Göttin des Todes. Diese wilde Göttin, so berichtet die Mythe, *war die Mutter des Eros,* dieser hatte keinen Vater und keine Mutter außer Eileithyia. Damit ist sie die schöpferische Ur-Mutter, welche Weiblich und Männlich, Tod und Leben in sich vereint und identisch ist mit der Großen Schlange. So wurden im „Schrein der Eileithyia“ Schlangen gehalten und von jungfräulichen Priesterinnen mit Honigkuchen und Wasser gefüttert.(17)

Eileithyia ist auch die Ur-Mutter der Eleusinischen Mysterien. Diese waren die bedeutendsten griechischen Mysterienkulte, sie existierten von ca. 1500 v. Chr. bis 400 n. Chr. Der Name „Eleusis“ ist abgleitet von Eilythies, was vom Wortsinn „die rasende Gottheit“ bedeutet.

Wildheit – in ihrer Steigerung Ekstase als heilige Raserei – sind Aspekte der Göttin, sie wollen anerkannt, gefeiert und ritualisiert, das heißt, heilsam gelenkt werden. Feste hatten schon immer auch die Aufgabe, archaische, vitale, sinnliche und rasende Triebkräfte zu binden und heilsam zu gestalten. Wir erleben ständig, wie die bei kommerziellen „wilden Festen“ entfachten Kräfte – zum Beispiel bei Sportveranstaltungen, wo sie nicht rituell gehalten sind – „außer Rand und Band“ geraten. In einem festlichen Ritual aber können große Volumen von Energie gehalten, gebündelt und für die Heilung genutzt werden. Feste waren und sind daher von großer persönlicher und sozialer Bedeutung.

Nach Plutarch gab es ein Fest, das „Agrionia“ genannt wurde, *„Aufforderung zur Wildheit“*. Es war ein dionysisches Ritual von Tod und Wiederge-

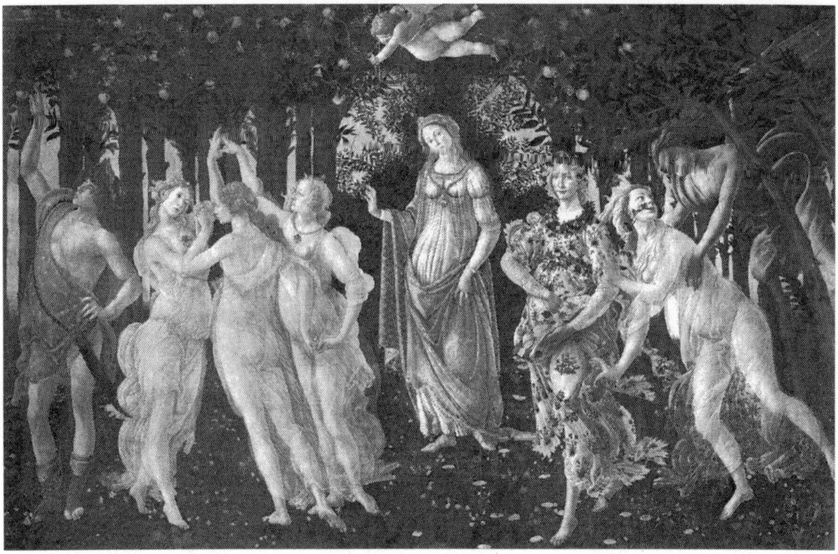

„Der Frühling“. Sandro Botticelli, um 1482

burt. Solche Erneuerungs- und Auferstehungsrituale zum Ende des Winters und Beginn des Frühlings gingen auf pelasgische, vorhellenische Riten zurück und waren das Kernthema noch der späteren Mysterien. In Delphi wurde dieses Ritual auch *„Fest der Heldin"* genannt und ausschließlich von Frauen zelebriert.

Auf attischen Bildern ist ein Zeremoniell zu *Ehren der „Wilden Frau"* überliefert, welches dann in späterer Zeit von priesterlichen Männern zelebriert wurde. Von diesem Fest wird berichtet: „Die Priester, sangen, pfiffen und tanzten, streuten Blumenblätter aus und beschworen Semele, aus (...) einem (...) Erdhügel hervorzukommen und den „Geist des Frühlings", den jungen Dionysos, mitzubringen."[(18)] Die „Wilde Frau", deren Fest hier gefeiert wurde, war die „rasende Göttin" als die Große Göttin von Leben, Tod und Erneuerung.

Wie wäre es, zum nächsten Geburtstag, zum Jahres- oder Frühlingsbeginn oder einem anderen bedeutsamen Lebensabschnitt ein „Fest der Heldin" gemeinsam mit Frauen und vielleicht auch Männern zu kreieren? Ein solches Fest „zu Ehren der Wilden Frau" mit der bewussten und willentlichen „Aufforderung zur Wildheit" könnte schlafende weibliche Schöpfungs-Mächte wecken, die für neue Herausforderungen und Aufgaben gebraucht werden.

Elemente eines Festes „zu Ehren der Wilden Frau" könnten sein:

- Sich schmücken mit Federn, Zweigen, Blättern, Blütenkränzen oder bunten Tüchern
- Wilde Körperbemalung, im Sommer könnte das Ganzkörper-Bemalung sein
- Gemeinsames rhythmisches Atmen
- Gemeinsam rhythmisch auf den Boden schlagen und dazu tönen
- Singen, Trommeln, Rasseln, Töne machen, Zischen, rhythmisches Schreien und Rufen wie: „hahah, huuhuu, hohoho" oder Wortgebilde kreieren
- Ein Feuer entzünden und hüten
- Wildes Tanzen
- Einen wilden Aspekt der Göttin anrufen, zum Beispiel Kühnheit oder Liebesglut
- Die eigene Wildheit in den Ausdruck bringen

- Das eigene Krafttier verkörpern, über die Stimme und im Tanz ausdrücken lassen
- Ein Ego-Opfer bringen, zum Beispiel eine lästige oder schädigende Gewohnheit aufgeben
- Einen Wandlungs-Satz sprechen wie: „Ich achte den Schmerz und wandle ihn in Freude“, „Ich achte den Hass und wandle ihn in Liebe“, von jeder Teilnehmerin und jedem Teilnehmer
- Aus „einem Erdhügel“ hervorkommen, unter einer Decke hervorkommen, Verschwinden und Wieder-Erscheinen (Das kindliche Versteckspiel enthält dieses Element von Sterben und wieder Geborenwerden, das Kernthema der alten Mysterien.)
- Danken und Segnen
- Wilde Speisen essen, – das sind vorwiegend feurige, rote und stark gewürzte Speisen, Wildkräuter, Salate und Gemüse (auf das Verspeisen von Opfertieren sollte, wie auch sonst, verzichtet werden) und einen feurigen roten Wein dazu trinken. Gegessen und getrunken wird grundsätzlich am Ende eines Rituals, zum lustvollen Abschluss.

Wildheit ist göttliche Urkraft in uns allen, sie ist unzerstörbar und sie will heilsam gelebt und zu besonderen Anlässen heilsam zelebriert werden. Wo diese Kraft *nicht* frei strömen kann, wo sie durch Verbote und Reglementierungen gestaut ist, da kommt es zuweilen zu Dammbrüchen. Diese Durchbrüche ungebändigter archaischer Kraft können das Alltagsbewusstsein überfluten und hinwegreißen.

Ein wildes Fest aber, in der Form eines Rituals, kann helfen, Wilde Kräfte zu aktivieren und gleichzeitig die Schatten der Wildheit, die Zerstörungskräfte, zu halten und heilsam zu richten.

Feiern wir also die Wilde Frau in uns, die Amazone, die Mänade und die Hexe.

An dieser Stelle wollte ich ursprünglich anschließen mit Teil IV: „Wilde Kräfte – im Dienste des Lebens“. Aber ich musste erkennen, dass Frauen nicht wirklich zu ihrer Wilden Kraft finden, die Hexe nicht feiern können, solange das *Inquisitions-Trauma* unerkannt und unbewältigt bleibt. Denn nicht wenige Frauen tragen – bewusst oder unbewusst – Erinnerungsspuren und Bilder aus der Zeit der Hexenverfolgung in ihrer Seele. Solche inneren Bilder sind Abbilder äußerer Wirklichkeiten, wie ich immer wieder betone. Sie wollen erkannt, angenommen, verstanden und erfühlt werden; erst dann können sie sich wandeln. Gerade im verdrängten Hexenthema ist große weibliche Schöpfungs-Macht gebunden. In einem transpersonalen Heilungsprozess kann die Kraft der Schatten-Hexe befreit und dem Leben zur Verfügung gestellt werden.

Es ist mir an dieser Stelle daher ein Anliegen, sowohl einen historischen Überblick als auch einen inneren Verständniszusammenhang für die Entstehung des mittelalterlichen Hexenbildes und den kollektiven Wahn der Hexenverfolgung zu geben. Ein Verständnis der Geschichte des Weiblichen im Patriarchat kann Frauen helfen, sich mit ihren Beschädigungen besser zu verstehen, sie anzunehmen und zu heilen.

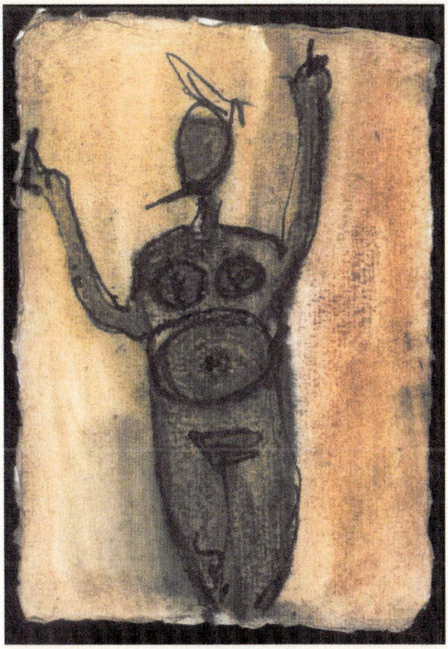

„Die Affenfrau“
Alexandra Besserer, 1999

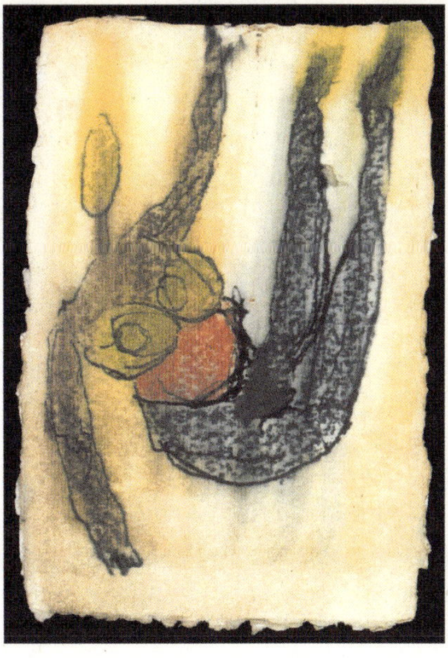

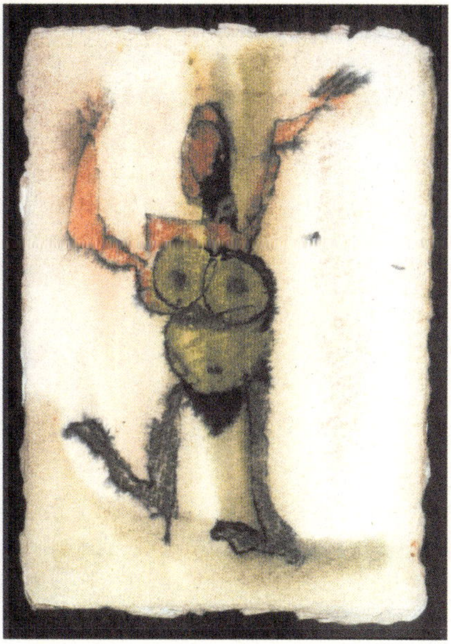

4. Inquisition, die lange „Zeit der Verzweiflung" – ein Überblick zur Entwicklung des historischen Hexenbildes

„Ich wünschte, sie hätten nur einen einzigen Körper, damit wir sie alle gleichzeitig in einem einzigen Feuer verbrennen könnten!"

Henri Boguet, Discours des Sorciers[1]

Von der letzten Amazonenkönigin zur letzten Hexe: 3000 Jahre bis zur Vernichtung der Wilden Kraft

- Um 1200 v. Chr., im historischen Kampf um Troja, wurde die letzte Amazonenkönigin Penthesileia von dem hellenischen Krieger Achilles im Zweikampf getötet, so berichtet die mythische Erzählung. Es kann sein, dass dies historische Tatsache war oder auch nicht, – uns geht es in erster Linie um die Bedeutung des Mythos: Das weibliche Erd- und Mondprinzip, verkörpert in Penthesileia als Mond-Priesterin der Göttin, musste dem männlichen Lichtprinzip und dem Geist-Gott Apollon der griechischen Eroberer weichen.
- In den folgenden 1600 Jahren, bis ca. 400 n. Chr., wurde die Göttin im europäischen Raum (wenn auch den männlichen Göttern deutlich untergeordnet) weiterhin unter unzähligen Namen in kleinen Tempeln und Heiligtümern verehrt, im Volksglauben auch als Nymphen, als Mischwesen und Halbgöttinnen.
- 381 n. Chr., auf dem 2. Ökumenischen Konzil von Konstantinopel, erklärte der römisch-christliche Kaiser Theodosius I. die katholische Lehre zur Staatsreligion. 391/92 verbot er alle heidnischen Kulte – was vor allem die Religion der Großen Göttin betraf. Die Kirche verlieh ihm hierfür den Beinamen „Der Große". Von nun an wurde jede Abweichung von der offiziellen Kirchenlehre als Staatsverbrechen verfolgt.[2]
- Auch die Mysterien von Eleusis waren von dem Verbot der nichtchristlichen Kulte durch Kaiser Theodosius betroffen. Um 400 n. Chr. wurden die Heiligtümer von Eleusis von den Goten, die mit Theodosius verbündet waren, zerstört.[3]

Die Eleusinischen Mysterien – eine spätere Form der vorhellenischen Mysterien der Großen Göttin, in denen die Adepten in die Mysterien der Demeter und ihres Heiligen Heros Dionysos Jakchos eingeweiht wurden – sind dokumentiert (u.a. durch archäologische Ausgrabungen) von ca. 1600 v. Chr. mit einem ersten kleinen Tempel für geheime Weihen bis zu ihrer Zerstörung um 400 n. Chr. Sie existierten also über einen Zeitraum von etwa 2000 Jahren![4]

- Die kleinasiatischen, vorchristlichen Artemis-Kulte mit ihrem Zentrum, dem Artemis-Tempel von Ephesos, wandelten sich im Christentum allmählich in Marien-Kulte. Allerdings wurde Maria im Laufe der Jahrhunderte von der Großen Mutter-Göttin immer mehr zur heutigen „Mutter des Herrn".
- 553 n. Chr., auf dem 5. Konzil von Konstantinopel, vom 5.5. bis 2.6. von dem römischen Kaiser Justinian einberufen, wurde das alte Wissen um die Präexistenz der Seele und ihrer Wiederverkörperung, der Reinkarnation, zum Irrglauben erklärt und mit einem *Bannfluch* belegt: „Wer die märchenhafte Präexistenz der Seele und die mit ihr zusammenhängende Apokatastasis (Wiederherstellung aller Dinge) behauptet, der sei anathema (verflucht)."[5] Mit diesem Bannfluch belegt, – er wurde bis heute von der katholischen Kirche nicht aufgehoben, – wurden nun die Anhänger der alten Religion verfolgt und ihr Leben bedroht. Die frühe Jagd auf alle Abtrünnigen, Häretiker, Ketzer und Heiden hatte begonnen.
- Die alte spirituelle Tradition der Göttin wurde damit für das öffentlich-religiöse Bewusstsein zunehmend bedeutungslos. Sie lebte weiter im Verborgenen und manifestierte sich im Volksglauben, in Mythen, Märchen und in Bräuchen, aber auch im Aberglauben. (Aber-Glauben ist der Schatten des alten Glaubens.)
- Ab 1150 wurde die öffentliche Verbrennung in Deutschland und Frankreich die übliche Art der Hinrichtung für Ketzer. 1227 richtete Papst Gregor IX. die Inquisitionsgerichte ein und beauftragte die Dominikaner und Franziskaner mit dem Aufspüren und Hinrichten der Ketzer. 1252 und 1265 wurde die Folter als legitimes Mittel von den Päpsten Innozenz IV. und Clemens IV. ausdrücklich anerkannt.[6]
- Die Überlebenden der verfolgten religiösen Gruppen, wie Katharer, Albigenser, Waldenser und andere, welche den Dogmen der Kirche widersprachen, waren geflohen oder in den Untergrund gegangen. Immer mehr

geheime Kulte waren entstanden. In Heimlichkeit und unter permanenter Todesbedrohung entwickelten die verfolgten Häretiker, Hexen und Magier vermutlich auch tatsächlich eine gewisse magische Schattenkraft. Ihr ehemals heilkräftiges Potenzial konnte nun auch als Waffe gegen die Verfolger benutzt werden.

- Um 1450 wurde der Hexenbegriff in die Argumentation der theologischen Schriften aufgenommen, von den „modernen Hexen" und dem Heranwachsen einer „riesigen Hexensekte" war nun die Rede.(7)
- Die heimlichen AnhängerInnen der alten Weiblichen Religion – sie verehrten weiterhin die verbotene Göttin – lebten im Untergrund. Im frühen und späteren Mittelalter trafen sie sich an geheimen Plätzen in Wäldern, Höhlen oder Kellern. Diese kleinen Kultgruppen, Koven genannt, bestanden gewöhnlich aus 13 Personen und waren damit überschaubar. Die viele tausend Jahre alte Kultur der Großen Göttin war Hexenkult und Subkultur geworden und wurde von ihren Verfolgern „Hexensekte" genannt.
- 1484 erließ Papst Innozenz VIII. die „Hexenbulle", eine Zusammenstellung der „Malefizien" (der schandhaften Taten der Hexen und Magier). Er setzte die Theologen Institoris und Sprenger in Deutschland als Inquisitoren ein und gab ihnen die „völlige und freye Gewalt" in der Bestrafung der Hexen. Die Geistlichen ermahnte er mit aller Schärfe und unter Hinweis auf die Rechtsgültigkeit der Bulle, die Arbeit der Inquisitoren in keiner Weise zu behindern oder gegen sie zu „rebellieren"(8). Widerstand war rechtswidrig. Damit war der Weg für den 300 Jahre andauernden Massenmord an Millionen von Menschen gebahnt.
- 1487 veröffentlichen diese beiden Inquisitoren den „Hexenhammer", das Standardwerk der Hexenverfolgung. Es war gedacht als Handbuch für die Praxis und gab genaue Begründungen und Anweisungen für Verfolgung, Verhöre, Folter, Verurteilung und Hinrichtung. Mit ihm war es den beiden Theologen gelungen, die inquisitorische Verfolgung auf Frauen zu fokussieren, die Ketzer waren von nun an die Hexen.
- Die „Zeit der Verzweiflung", die Zeit der massenhaften Denunzierung, Verfolgung, Folterung und Verbrennung von Frauen, Kindern und Männern hatte begonnen. Über 300 Jahre brannten in Europa und auch in Amerika (durch die spanischen Eroberer) die Scheiterhaufen. In einem Zeitraum von etwa 5 Jahrhunderten wurden um die 10 Millionen Frauen, Männer und Kinder verfolgt, gefoltert, verstümmelt und ermordet.(9)

- 1523: Eintausend Hexen verbrennen in einem einzigen Jahr in der Diözese Como. (…) 1585: Hexenverbrennungen in zwei Dörfern lassen je eine einzige weibliche Bewohnerin zurück.(10)
- 1775 fand die letzte *gerichtliche* Hexenverbrennung in Deutschland statt, 1782 in der Schweiz, 1793 in Polen(11). Außergerichtliche Tötungen von Hexen aber gingen weiter bis weit ins 19. Jahrhundert.
- 1834/35 wurde die Inquisitionsbehörde formell aufgelöst, die Verfolgung aber ging weiter.(12)
- 1877, am 20. August, wurden in San Jakobo in Mexiko an einem Tag fünf Hexen verbrannt.(13)

Todesgöttin und Kinderfresserin

„Ich habe nämlich von gewissen hl. Theologen gehört, dass diese Frauen, die Lamien oder Stringen genannt werden, durch Berührung oder den Blick schaden können, und das geht bis zur Fähigkeit zu töten …"

Aus einem juristischen Gutachten gegen eine Hexe, ca. 1336 (14)

Das Hexenbild, so wie es im „Hexenhammer" und anderen Schriften der Hexenverfolgung definiert und festgeschrieben wurde, ist wesentlich älter als die Inquisition, was die historische Auflistung verdeutlicht. Es hatte sich über den langen Zeitraum von mindestens 3000 Jahren Patriarchat allmählich entwickelt. Somit bezogen sich die Theologieprofessoren und Verfasser des „Hexenhammers", Institoris und Sprenger, nicht nur auf das Alte und Neue Testament, sondern auch auf vorchristliche Autoren. Sie stellten die Frage(15): *„Was alles von den frühen Hexen, ungefähr 1400 Jahre vor der Fleischwerdung des Herrn, geschehen ist, ob sie nämlich schon in jener Zeit auf solche Unflätereien erpicht waren, wie die jetzigen Hexen."*

Diese „frühen Hexen" um 1400 v. Chr. aber waren die letzten Priesterinnen der Großen Göttin in einer bereits von männlichen Göttern überwältigten Kultur. Es erstaunt somit nicht, dass die mittelalterlichen religiösen Eiferer zur Diffarmierung des Weiblichen teilweise die gleichen bildlichen Vorstellungen und Begriffe benutzten, wie wir sie aus der griechischen Propaganda-Mythologie und der Dämonisierung matriarchal-totemistischer

Kulte kennen. Im „Hexenhammer" und in anderen inquisitorischen Schriften wurde die Frau verglichen mit:[16]

- der nachtfahrenden *„Göttin Diana"*, der römischen Artemis,
- mit *„Lamien"*, welche Kinder zerreißen,
- mit der *„rasenden Medea"*, die aus gekränkter Liebe ihre Kinder tötet,
- mit *„Sirenen"*, welche Männer anlocken und dann töten,
- mit *„Circe"*, welche die Gefährten des Odysseus in Tiere verwandelt,
- und mit der dreigestaltigen *„Chimaira"*, einer feuerspeienden Ziege mit Löwenkopf und Schlangenschwanz.

Lamia, Medea, Circe, Sirene, Chimaira – sie alle aber sind mythologische Aspekte der Mond-Göttin und ihres Jahrtausende alten Kultes!

Hier nun beispielhaft einige Zitate aus einflussreichen inquisitorischen Schriften – von ca. 906 bis 1484, dem Jahr, in dem die „Hexenbulle" von Papst Innozenz VIII. erlassen wurde – welche die Dämonisierung weiblicher Kulte verdeutlichen. Die Textbeispiele sind nach ihrer zeitlichen Abfolge geordnet:

906: „Dies darf nicht übergangen werden, dass es verbrecherische Weiber gibt, die, durch die Vorspiegelungen und Einflüsterungen der Dämonen verführt, glauben und bekennen, dass sie zur Nachtzeit mit der *heidnischen Göttin Diana* oder der Herodias und einer unzählbaren Menge von Frauen auf gewissen Tieren reiten, über vieler Herren Länder heimlich und in der Totenstille der Nacht hinwegeilen, der Diana als ihrer Herrin gehorchend (...)"[17]

1150: „Manche behaupten, dass die sogenannte Nachtfrau oder die Herodias nächtliche Beratungen oder Versammlungen berufe, dass man dabei schmause (...) Außerdem meinen sie, dass hierbei Säuglinge den Lamien beigegeben und bald in Stücke zerrissen und gierig verschlungen, bald von der Vorsitzerin begnadigt und in ihre Wiegen zurückgebracht werden."[18] – Das hier angeführte Muster von Zerreißen, Verschlungenwerden und Zurückgebrachtwerden (Wiedergeburt) entspricht dem „ritual pattern", dem Grundmuster aller Einweihungen von Tod und Erneuerung und damit dem Thema zahlreicher vorpatriarchaler Mythen. –

1233: Im folgenden Beispiel – aus der Bulle Gregors IX. gegen die Ketzer – wird ein totemistisches Einweihungsritual beschrieben, jedoch in absolutem Unverständnis und in grotesker Verzerrung[19]:

„Wenn der Neuling aufgenommen wird und zuerst in die Schule der Verworfenen eintritt, so erscheint ihm ein Art Frosch, den manche auch Kröte nennen." Dieses Tier „erscheint zuweilen in gehöriger Größe, manchmal so groß wie eine Gans oder Ente, meistens jedoch nimmt es die Größe eines Backofens an." Der Kröte geben die Novizen „einen schmachwürdigen Kuss auf den Hintern, andere auf das Maul und ziehen die Zunge und den Speichel des Tiers in ihren Mund." Später taucht „ein schwarzer Kater von der Größe eines mittelmäßigen Hundes" auf. „Diesen Kater küsst zuerst der Novize auf den Hintern, dann der Meister und so fort alle übrigen der Reihe nach (…) Nach diesen Verhandlungen werden die Lichter ausgelöscht und man schreitet zur abscheulichsten Unzucht ohne Rücksicht auf Verwandtschaft."

Ca. 1331 - 1342: „Die Hexe oder lateinisch zu reden: lamia, um die es hier geht, muss der äußersten Strafe, dem Feuer übergeben werden. Sie bekennt nämlich, Christus und der Taufe abgeschworen zu haben, also muss sie sterben, gemäß dem Wort unseres Herrn Jesus Christus (Johannes 15): ‚Wenn jemand nicht in mir bleibt, der wird weggeworfen wie die Rebe und verdorrt, man sammelt ihn denn und wirft ihn ins Feuer und da verbrennt er.' Und das Gesetz des Evangeliums steht höher als alle anderen Gesetze und muss erfüllt werden (…), da es das Gesetz Gottes ist. (…) Ich habe nämlich von gewissen hl. Theologen gehört, dass diese Frauen, die Lamien oder Stringen genannt werden, durch Berührung oder durch den Blick schaden können, und das geht bis zur Fähigkeit zu töten …"[20]

1484 erließ Papst Innozenz VIII. die „Hexenbulle", in welcher er eine Zusammenstellung der „Malefizien" veröffentlichte.[21] Hierin berichtet Innozenz – der sich als „ein Knecht der Knechte Gottes" bezeichnete – von Personen in einigen Teilen „Oberdeutschlands, (...) mit denen Teufeln, die sich als Männer oder Weiber mit ihnen vermischen, Missbrauch machen, und mit ihren Bezauberungen, Liedern und Beschwehrungen und anderen abscheulichen Aberglauben und zauberischen Übertretungen, Lastern und Verbrechen, die Geburten der Weiber, die Jungen der Thiere, die Früchten der Erde (…) verderben, ersticken und umkommen machen und (…) mit grausamen sowohl innerlichen als äußerlichen Schmerzen und Plagen belegen und peinigen …"

Vorgänge, wie sie in den oben zitierten Beispielen dargestellt sind, wurden zunächst (bis ca. 1250) noch als eine Art Verblendung betrachtet. Es wurde angenommen, dass sie von Dämonen verursacht waren, welche die Hexen besetzt hätten. Ab ca. 1255 jedoch, aufgrund eines Kommentars von Thomas von Aquin gegen die Zweifel an der Wirklichkeit des Teufelspaktes, wurde eine Person der Inquisition übergeben, wenn sie die *materielle Realität* dieser Vorgänge bezweifelte.(22)

Der Begriff *„Lamie"* wurde im gesamten Mittelalter synonym für Hexe gebraucht. „Lamia" war der griechische Name für die libysche Göttin Neith-Athene-Medusa, die Göttin der Amazonen. In ihrem Aspekt als Todesgöttin ist sie auch der hinduistischen Kali verwandt. Im griechischen Propaganda-Mythos hieß es von ihr: „Lamia rächte sich, indem sie ihrerseits Kinder umbrachte und sich so grausam aufführet, dass ihr Gesicht sich in eine furchterregende Maske verwandelte. Später schloss sie sich der Gesellschaft der Empusen an, schlief mit jungen Männern und saugte ihnen das Blut aus." Nach Ranke-Graves scheint der Name „Lamia" mit „lamyros" = „gefrässig" oder „begierig" und mit „laimos" = „Schlund" verwandt zu sein.(23)

Die Hexe als Lamie ist somit nach Vorstellung der mittelalterlichen Theologen eine Frau, die Kinder frisst und verschlingt, Männern das Blut aussaugt, eine Vampirin und Kinderfresserin also. Im Märchen von Hänsel und Gretel wird uns die Waldhexe als ein solches kinderfressendes Ungeheuer präsentiert. Und folgerichtig wird sie, wie alle anderen Hexen, im Feuer verbrannt.

Die Beispiele zum Hexenbild verweisen auf eine tatsächliche Wesensverwandtschaft der mittelalterlichen Hexe mit der griechischen Lamia-Artemis und der römischen Diana, der alten Mondgöttin, und sie zeigen die direkte ideologische Anbindung der mittelalterlichen Theologen an vorchristliche, hellenistische Propaganda gegen die alte weibliche Religion.

Das patriarchale Hexenbild ist älter als ihre christlichen Hexenjäger; die Hexenverfolgung ist so alt wie das Patriarchat selbst, sie hat in der sogenannten „Heiligen Inquisition" lediglich einen erschreckenden Höhepunkt gefunden, eine Art „Endlösung", vergleichbar der Jahrhunderte andauernden Verfolgung der Juden.

„Ihr Name ist Tod“ – Inquisition, ein kollektiver Wahn

„Eine Hexe sollst du nicht am Leben lassen.“

2. Buch Moses 22,17

Es bleibt die Frage: Wie konnte es zur Inquisition, diesem organisierten Mord an Millionen von Frauen kommen? Die griechischen Patriarchen haben ihre Hexen, Lamien und Mänaden auch entwertet, dämonisiert, kontrolliert, zuweilen auch verfolgt und in Einzelfällen getötet. Was aber sind die Gründe für das christliche Inquisitionsphänomen, welches – was die zeitliche Dauer, das Ausmaß seiner Opfer und die unfassbare Grausamkeit der Täter anbelangt – wohl einzigartig ist in der Geschichte der Menschheit?

Ähnliche Fragen werden immer wieder gestellt und unterschiedlich beantwortet. Endgültige und abschließende Antworten wird es nicht geben können, denn es handelt sich hierbei um eine *Verdichtung* der Themen von Todesangst und Angstabwehr auf der Ebene des patriarchalen Kollektivbewusstseins. Die Hexenverfolgung ist einem kollektiven Albtraum vergleichbar, einer Art Trance, aus der es kein Erwachen gab. Meines Erachtens sind vier zentrale Gründe entscheidend mitverantwortlich für das Zustandekommen der Inquisition:

1. Der sittlich-desolate Zustand der Kirche, die von weiten Teilen des Volkes abgelehnt wurde.
2. Die Alte Religion, die im Christentum und im Volksglauben verzerrt weiterlebte, und die damit verbundene tatsächliche Existenz totemistisch-magischer Praktiken.
3. Die Unkenntnis eines seelischen Innenraums; innere bedrohliche Vorgänge wurden als von außen kommend, von Dämonen oder vom Teufel verursacht, erlebt.
4. Der tiefste Grund aber ist patriarchale Angst vor der Weiblichen Urkraft, vor Eva-Pandora, dem weiblichen Mysterium von Geburt, Tod und Erneuerung.

Zu den einzelnen Thesen:

1. Im 12. Jahrhundert befand sich die Kirche in einem auffälligen Zustand des sittlichen Verfalls. Die gesamte klerikale Oberschicht, Priester, Bischöfe einschließlich der Päpste, lebte in einem System, das geprägt war von grenzenloser materieller und sexueller Gier. Schamlose ökonomische Ausbeutung der Bevölkerung, betrügerischer Handel mit Reliquien, Ablässen und kirchlichen Ämtern waren an der Tagesordnung. Kirche und Klerus hatten riesige Reichtümer gehortet. Die Klöster verwandelten sich in „Weinschenken und Spielhöllen; Nonnenklöster wurden zu Privatbordellen des Klerus; Priester benutzten die Beichte zur Verführung weiblicher Pfarrkinder.“[(24)] Die Männer der Kirche waren in großem Ausmaß verstrickt in Verbrechen wie sexuelle Gewalt, Raub, Plünderung und Mord.

Da lag es nahe, einen Sündenbock auszumachen und somit das öffentliche Unbehagen an der Kirche umzuleiten. Zumal die Doktrin der Kirche lautete: „Der ärgste Mann, sofern er Priester ist, ist ehrbarer als der heiligste Laie.“[(25)] Alle, die hieran zweifelten und die moralischen Verirrungen des Klerus benannten (dies waren vor allem Reformtheologen und franziskanische Gruppen), wurden verfolgt, mit dem Schwert getötet oder auf dem Scheiterhaufen verbrannt.

2. Zu allen Zeiten und in allen Religionen haben Menschen magisch-mythische Kräfte genutzt, um ihre Lebensbedingungen zu erleichtern und um die Gottheiten zu ehren. Hierzu gehörten: Prophetie, Orakelkunst, Traumdeutung, Sterndeutung, Wettermachen, Verwandlung in Tierbewusstsein, schamanische Reisen, schamanische Heilpraktiken und Heilungszauber, auch unter Verwendung bewusstseins-verändernder Substanzen.

Diese Jahrtausend alten Praktiken gerieten immer mehr in Konkurrenz zu dem Allmachtsanspruch der allein seligmachenden Kirche. Unter den Bezeichnungen *Zauberei, Wahrsagerei, Beschwörung* und *Nachtflug* waren sie zum Werk von Teufeln und Dämonen geworden, und ihr Gebrauch wurde zur Todsünde erklärt. Der alte „Hieros Gamos“, die rituelle Vereinigung mit dem mond-gehörnten Gott, wurde von den christlichen Theologie als „Teufelsbuhlschaft“ bezeichnet, aus Pan-Dionysos-Tammuz war der christliche Teufel geworden.

Unter Verbot und Verfolgung waren die alten Kulte in den Untergrund abgedrängt, sie existierten fortan im Dunkel. Damit war die Alte Religion dem Lichte der Öffentlichkeit entzogen, es gab keine sie tragende Kultur und keine verbindlichen Regelungen für den heilsamen Gebrauch der magischen Kräfte. Sie wurden willkürlich gebraucht und vermutlich auch missbraucht. Die uralten magisch-totemistischen Erfahrungen und Heilpraktiken waren nicht mehr in einem kollektiven religiösen System gehalten, sie machten nun Angst: Der alte Glaube war zum Aberglauben geworden, das Unbegreifliche zum Teufelswerk.

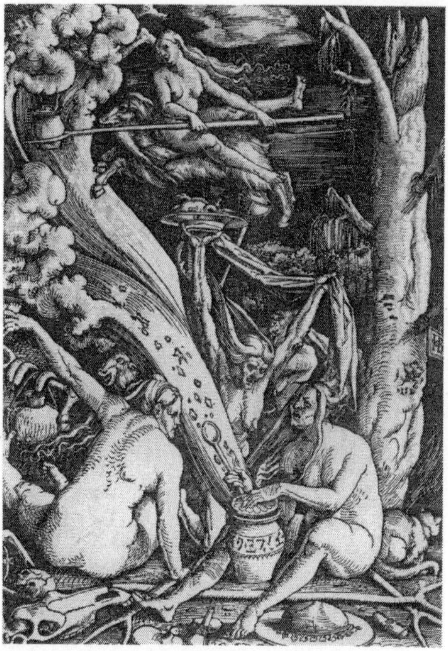

„Vorbereitung zum Hexensabbat"
Hans Baldung Grien, Holzschnitt 1508

3. Selbst uns, denen die Tiefenpsychologie von Freud und Jung bekannt ist, fällt es nicht immer leicht, zwischen Ich und Du, Innen und Außen, Bewusstem und Unbewusstem zu unterscheiden. Gerade in Zuständen von Bedrohung werden die Ebenen verwechselt, und ist es einfacher, den Feind ins Außen zu projizieren, als sich dem inneren ‚Feind' zu stellen.

Die Menschen vor der Entdeckung der Tiefenpsychologie hatten noch kein differenziertes Bewusstsein von einem innerpsychischen Raum. Ein Beispiel: Die Mythe berichtet von der Amazonenkönigin Hippolyte, dass – als sie sich fast auf ein riskantes Liebesabenteuer mit dem Eroberer Herakles eingelassen hätte – die Göttin Hera *in Verkleidung* einer Amazone erschienen sei, um sie zu warnen. Wir Heutigen würden sagen, eine *innere Stimme* hat sie gewarnt.

Den christlich indoktrinierten Menschen des Mittelalters, die gelernt hatten, ihr sinnliches Begehren als verderbt und sündig zu erleben, erschien ihr unerlöstes Verlangen *in Verkleidung* von Dämonen und Teufeln, die von außen kamen. Wir wissen von Hieronymus, dass er heftig von Dämonen bedrängt wurde und Luther, so wird berichtet, soll nächtelang mit dem Teufel gekämpft haben und einmal ein Tintenfass nach dem „Leibhaftigen" geworfen haben. Dieses leibhaftige Böse musste ja irgendwo herkommen, und weil der Teufel nicht im eigenen Inneren erlebt werden konnte, musste er im Außen ausfindig gemacht werden. Da die Frau die Ur-Sünde verkörperte, kam der Teufel selbstverständlich von ihr, in der Gestalt einer Hexe.

Ich halte es zudem für wahrscheinlich, dass viele der unter Folter erpressten Geständnisse tatsächlich erlebte magisch-mythische Visionen, innere Bilder und innere Erfahrungen einer vergangenen und nun verbotenen Wirklichkeit waren, die von den betroffenen Frauen selbst nicht als innere psychische Vorgänge verstanden werden konnten. In der Sprache der Transpersonalen Psychologie würden wir sagen: Diese Frauen befanden sich in einer psycho-spirituellen Krise. Unverstandene innere Phänomene wurden von Opfern und Tätern als von außen kommend erlebt. Es scheint mir daher durchaus angemessen, hier von einem „kollektiven Wahn" zu sprechen, der Täter und Opfer ergriffen hatte.

4. Das Kernthema der Inquisition ist die männliche Angst vor der weiblichen Wandlungsmacht und der alten Tradition der Göttin: „Eine Hexe sollst du nicht am Leben lassen." Dieser biblische *Auftrag* zur Ermordung von Frauen ist bisher von keiner der Kirchen revidiert worden! Im hebräischen Urtext heißt es aber nicht „Hexe", sondern „Seherin". Ursprünglich waren hiermit die Priesterinnen der Nachbarstämme Israels gemeint, welche die Große Göttin verehrten. „Götzendienst", das meinte Göttin-Dienst und galt im Alten Testament als „Todeswürdige(s) Verbrechen".[26]

Den beiden eifernden Theologen Institoris und Sprenger war mit dem „Hexenhammer" eine wirkungsvolle Zuspitzung der Inquisition auf das Weibliche und die angeblich vom Teufel besetzte Frau gelungen. Die kollektiven Ängste vor dunklen, unsichtbaren, unheimlichen – weil dem Bewusstsein nicht zugänglichen – Kräften fanden Entlastung im Zauberwahn jener Zeit. Das Unverstehbare und Ängstigende hatte nun einen Namen: die dämonische Frau, die Zauberin, die Hexe.

Dass Frauen sich mit Dämonen und Teufeln einließen, und somit zu Hexen wurden, das war nach theologischer Vorstellung allein die Schuld von Eva. Alles Unheil der Welt, so folgerten die Inquisitoren Institoris und Sprenger in ihrer umfassenden Begründung zur Dämonisierung der Frau, ist „wegen der ersten Sünderin, nämlich Eva und ihrer Nachahmerinnen..." (...) „Suchen wir nach, so finden wir, dass fast alle Reiche der Erde durch die Weiber zerstört worden sind. Das erste nämlich, welches ein glückliches

Reich war, nämlich Troia, wurde zerstört wegen des Raubes einer Frau, der Helena, und viele Tausende von Griechen kamen dabei um. Das Reich der Juden erlebte viel Unglück und Zerstörung wegen der ganz schlechten Königin Jezabel und ihrer Tochter Athalia. (…) Das römische Reich hatte viele Übel auszustehen wegen der Kleopatra, der Königin von Ägypten, eines ganz schlechten Weibes, ebenso die anderen Reiche. Daher ist es auch kein Wunder, *wenn die Welt jetzt leidet unter der Boshaftigkeit der Weiber.*"[27]

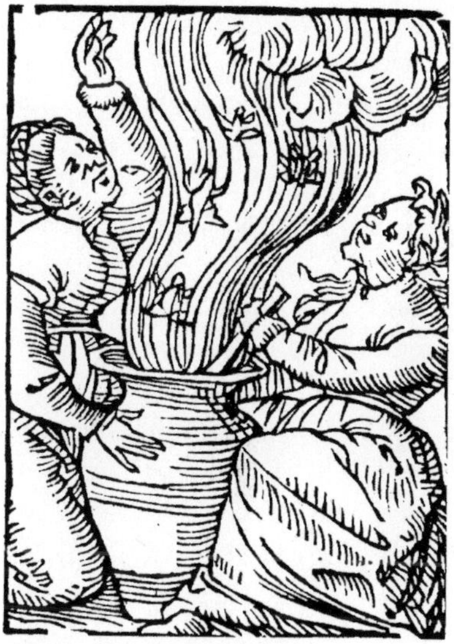

„Hexen beim Hagelsieden"
anonymer Holzschnitt, um 1545

Die Schuldigen für all die Bedrängnis jener Zeit waren nun gefunden: Missernten, Unwetter, Armut, Impotenz der Männer, Unfruchtbarkeit der Frauen, Krankheit und Tod, alles waren „Malefizien", böse Taten der Hexenweiber. Wir erinnern uns an Pandoras Kästchen, aus dem alles Übel kam und über die Menschheit herfiel (vgl. Teil II, Kap.1, S. 171f). Insbesondere waren es die Hebammen, „welche alle anderen an Bosheit übertreffen". So lautet die Überschrift von Kapitel 13 des Hexenhammers: „Über die Art, wie die Hexenhebammen noch größere Schädigungen antun, indem sie die Kinder entweder töten oder sie den Dämonen weihen."[28]

Um die Bedrohung der Welt durch die Ursünde von „Eva und ihrer Nachahmerinnen" zu begründen, gaben sich die Autoren des „Hexenhammers" sehr wissenschaftlich: Sie bezogen sich (neben der Bibel als ihrer wichtigsten Quelle) auf eine große Anzahl anerkannter Autoritäten der Theologie, auf Kirchengelehrte, Kirchenväter, Heilige und Philosophen. Hier nur einige der bekanntesten Namen, auf deren Aussagen sich der Hexenhammer mit Zitaten stützt:

- *Johannes Chrysostomos,* 345 - 407, Heiliger, Patriarch von Konstantinopel, bedeutender Prediger des christlichen Abendlandes
- *Hieronymus,* 347 - 419, Heiliger, Kirchengelehrter und Berater des Bischofs von Rom

- *Augustinus Aurelius*, 345 - 430, Bischof und einflussreicher Kirchengelehrter
- *Albertus Magnus*, 1194 - 1280, Heiliger, scholastischer Gelehrter, Kirchengelehrter, Dominikaner und Bischof von Regensburg
- *Thomas Aquinas* (Thomas von Aquin), 1225 - 1274, bedeutender Philosoph und Theologe des Mittelalters

Alles ehrwürdig klingende Namen, keinen verbinden wir mit den sexuell-sadistischen Praktiken der Hexenfolter. Und doch ist diese nicht nur das Werk von zwei wahnhaft gestörten Männern (wie auch die Judenvernichtung nicht nur das Werk von einem Hitler gewesen ist), sondern alle diese „heiligen" Männer lieferten den ideologischen Zündstoff für Verfolgung, Folter und die schließliche „Einäscherung" der Hexen, so die offizielle Bezeichnung aus dem „Hexenhammer" für das Verbrennen auf dem Scheiterhaufen.

Der *„Hexenhammer"* liefert eine beispiellose Zusammenstellung von Entwertungen des Weiblichen, zum großen Teil Bibelzitate, interpretiert von Kirchengelehrten. Hier nun einige Beispiele (Hervorhebungen im Original)[(29)]:

„Von der Bosheit aber der Weiber wird gesprochen *Prediger 25:* ‚(…)Mit einem Löwen oder Drachen zusammen zu sein wird nicht mehr frommen als zu wohnen bei einem nichtsnutzigen Weibe.' (…) ‚Klein ist jede Bosheit gegen die Bosheit des Weibes.' Daher (sagt) *Chrysostomus* über *Matth. 19*: ‚Es frommt nicht, zu heiraten. Was ist das Weib anders als die Feindin der Freundschaft, eine unentrinnbare Strafe, ein notwendiges Übel (…) ein Mangel der Natur, mit schöner Farbe gemalt?'"

„Aber weil noch in den jetzigen Zeiten jene Ruchlosigkeit mehr unter den Weibern als unter den Männern sich findet, (…) können wir bei genauer Prüfung der Ursache (…) sagen, dass, da sie in allen Kräften, der Seele wie des Leibes, mangelhaft sind, es kein Wunder ist, wenn sie (…) mehr Schandtaten geschehen lassen. Denn was den Verstand betrifft oder das Verstehen des Geistigen, scheinen sie von anderer Art zu sein als die Männer, (…) *Terentius* sagt: ‚Die Weiber sind leichten Verstandes, fast wie Knaben'; (…) und *Sprüche 11* heißt es, gleichsam das Weib beschreibend: ‚Ein schönes und zuchtloses Weib ist wie ein goldener Reif in der Nase der Sau.' Der Grund ist ein von der Natur entnommener: weil es fleischlicher gesinnt ist als der Mann, wie es aus den vielen fleischlichen Unflätereien ersichtlich ist. (...) Aus diesem Mangel geht auch hervor, dass, da das Weib nur ein unvollkommenes Tier ist, es immer täuscht."

Die beiden Autoren des Hexenhammers kommen zu dem Ergebnis: „Also schlecht ist das Weib von Natur (...)."

Und weiter: „(...) mit Untersuchung der fleischlichen Begierden des Körpers selbst: daraus kommen unzählige Schäden des menschlichen Lebens, so dass wir mit Recht mit *Cato Uticensis* sprechen können: ‚Wenn die Welt ohne Weiber sein könnte, würden wir mit den Göttern verkehren.' (...) *Valerius ad Rufinum*: ‚Du weißt nicht, dass das Weib eine Chimaira ist; aber wissen musst du, dass jenes dreigestaltige Ungeheuer geschmückt ist mit dem herrlichen Antlitz des Löwen, entstellt wird durch den Leib der stinkenden Ziege, bewaffnet ist mit dem giftigen Schwanz einer Viper. Das will sagen: ihr Anblick ist schön, die Berührung garstig, der Umgang tödlich.'"

Die Stimme der Frau wird mit „(...) dem Gesange der Sirenen verglichen, welche durch ihre süße Melodie die Vorübersegelnden anlocken und dann töten. Sie töten, weil sie den Geldbeutel entleeren, die Kräfte rauben und Gott zu verachten zwingen. (...)

So ist das Weib, von dem der *Prediger 7* spricht und über das jetzt die Kirche jammert wegen der ungeheuren Menge der Hexen: ‚Ich fand das Weib bitterer als den Tod, sie ist eine Schlinge des Jägers, ein Netz ist ihr Herz, Fesseln sind ihre Hände; wer Gott gefällt, wird sie fliehen; wer aber ein Sünder ist, wird von ihr gefangen werden.' Es ist bitterer als der Tod, d.h. der Teufel. *Apokalypse 6*: Ihr Name ist Tod. (...) Nochmals bitterer als der Tod, weil der Tod des Körpers ein offener, schrecklicher Feind ist; das Weib aber ein heimlicher, schmeichelnder Feind."

„Schließen wir: Alles geschieht aus fleischlicher Begierde, die bei ihnen unersättlich ist. *Sprüche* am Vorletzten: ‚Dreierlei ist unersättlich (etc.) und das vierte, das niemals spricht: es ist genug, nämlich die Öffnung der Gebärmutter.' [Zitat nach Sprüche Salomonis 30, in einer anderen Übersetzung heißt es ‚weibliche Scheide' statt ‚Öffnung der Gebärmutter', G.C.] Darum haben sie auch mit den Dämonen zu schaffen, um ihre Begierden zu stillen.

– Hier könnte noch mehr ausgeführt werden; aber den Verständigen ist hinreichend Klarheit geworden, dass es kein Wunder, wenn von der Ketzerei der Hexer mehr Weiber als Männer besudelt gefunden werden. Daher ist auch folgerichtig, die Ketzerei nicht zu nennen die der *Hexer,* sondern die der *Hexen,* damit sie den Namen bekomme a potiori; und gepriesen sei der Höchste, der das männliche Geschlecht vor solcher Schändlichkeit bis heute so wohl bewahrte: da er in demselben für uns geboren werden und leiden wollte, hat er es deshalb auch so bevorzugt."

Zusammenfassung der entscheidenden Aussagen: Die Frau ist boshaft – sie ist körperlich, seelisch und geistig mangelhaft – sie ist ein unvollkommenes Tier – sie ist schlecht von Natur aus – ohne sie wäre die Welt frei von Gefahren – der Umgang mit ihr ist tödlich – sie ist bitterer als der Tod – *ihr Name ist Tod* – alle Unflätereien sind wegen der Unersättlichkeit ihrer Gebärmutter (Scheide) – um ihre Begierden zu stillen, treibt sie es mit den Dämonen und dem Teufel – deshalb ist Ketzerei vor allem ein Werk der Weiber, der Hexen.

So lautet der konsequent aufgebaute Begründungszusammenhang der beiden „der heiligen Theologie Professoren" Institoris und Sprenger. Und deshalb, so die wörtliche Schlussfolgerung der beiden Theologen, würde die „*Ausrottung der Hexen* (...) zur größten Erleichterung der Ordinarien dienen (...)"[(30)]

Aus diesen Gründen, und weil das Weib „immer täuscht", war keiner Frau mehr zu trauen. Keinem Mann konnte es mehr möglich sein, seine Frau vertrauensvoll zu lieben. Da sie von Natur aus schlecht, „bitterer als der Tod, d.h. der Teufel" ist, würde ein liebender Mann das Schlechte, den Tod und den Teufel persönlich lieben. Denn „*wer Gott gefällt, wird sie fliehen, wer aber ein Sünder ist, wird von ihr gefangen werden*", heißt es in Prediger 7.

Es war für einen Mann gefährlich geworden, seine Frau zu lieben: die Liebe zu einer Frau machte ihn zum Sünder, selbst der Ketzerei verdächtig. Unzählige Männer lieferten daher ihre Frauen der Inquisition aus, um sich selbst nicht in Gefahr zu bringen. So heißt es im „Hexenhammer":

„(...) der durch die Erfahrung sichergemachte Vater (verklagte) seine Frau vor dem Richter. Sie wurde verhaftet und als überführt eingeäschert."[(31)]

Ein beispielloses Klima von Intrigen, Misstrauen und Angst war entstanden. Keine Frau konnte sich mehr sicher fühlen; der Mann bezichtigte die

Frau, der Sohn die Mutter, eine Nachbarin die andere, um sich selbst zu entlasten. Ein kollektiver Wahn hatte sie alle ergriffen.

Und keine Frau durfte sich selbst mehr wertschätzen, war sie doch ein schändliches und sündiges Weib, vom Höchsten, der in einem männlichen Körper „geboren werden und leiden wollte", für alle Zeit benachteiligt.

Sexuelle Folter für die Teufelsbuhlin

Eine der bemerkenswertesten Erscheinungen der Hexen-Ausrottung ist die intensive Beschäftigung mit sexuellen Vorgängen und die sadistisch-sexuelle Perversion der Inquisitoren: So war die sogenannte „Teufelsbuhlschaft", der phantasierte sexuelle Verkehr zwischen Hexen und Dämonen, ein zentrales Thema, das ausgiebig theologisch diskutiert und beschrieben wurde. In langwierigen theoretischen Abhandlungen wurde über die „Unflätereien" mit Dämonen spekuliert. Der „Hexenhammer" bezog sich in dieser Sache vor allem auf die einflussreichen Kirchenlehren des Augustinus(32): „Die Dämonen sammeln Samen, welche sie benützen zu körperlichen Handlungen."

Die theologischen Sachverständigen erörterten nun weiterführend „bezüglich des Aktus, ob immer mit Ergießung des von einem andern empfangenen Samens" oder ohne Ergießung des Samens. Als „Succubus", so die Annahme der Theologen, holen sich die Dämonen Samen von Männern, die sie dann als „Incubus" im „Aktus" in die Frau bringen. „Incubi heißen sie daher von incubare, d. h. Unzucht treiben. Denn oft geilen sie auch nach den Weibern und beschlafen sie (...)" Es sind „Feldgeister, die griechisch Paniti, lateinisch Incubi heißen."(33)

Eine Frage aber scheint die frommen Männer jener Zeit am meisten beschäftigt zu haben: Ob nämlich Hexen in der Lage seien, die Zeugungskraft der Männer zu behexen und Impotenz zu erwirken. Und die Theologen des „Hexenhammer" wissen die Antwort: Bezüglich der „Behexung der Betätigung der Zeugungskraft" (...) „geben die katholischen Doktoren die Unterscheidung, dass die durch Hexenwerk geschaffene Impotenz entweder zeitweilig oder dauernd sei."

„Wenn gefragt wird: Peter ist das Glied genommen; er weiß nicht, ob es genommen sei durch Hexerei, oder anderswie (...) kann mit ja geantwortet werden (...)" Hexen bewirken „aus Rache derartiges", wenn Männer ihnen „nicht zu Willen sind oder sie verlassen wollen (...) Zum ersten ist klar, dass keinem ein Zweifel sein kann, dass, wie sie mit Zulassung Gottes Menschen töten können, sie auch jenes Glied und auch andere wahr und wahrhaftig weg zu nehmen vermögen."[(34)]

„*Peter ist das Glied genommen*", – mit dieser Bemerkung aktivierten die Autoren des „Hexenhammer" manipulatorisch die unbewussten Kastrationsängste der Männer. Sie wählten hier absichtsvoll einen sehr allgemeinen und gebräuchlichen Vornamen, so dass auch jeder Mann sich von nun an persönlich betroffen und vom Weiblichen aufs Äußerste bedroht fühlen musste.

Jede Frau, deren Wille nicht berücksichtigt wurde, war hiermit zur Lamie geworden, eine, welche dem Mann aus Rache die sexuellen Kräfte raubt. Die Feindschaft zwischen Frau und Mann war besiegelt und der Mann war als potenzieller Verbündeter für die Endlösung, für Hexenfolter und Einäscherung gewonnen.

An dieser Stelle muss auch gesagt werden, dass es bewusste Männer gab, die sich nicht täuschen ließen, die alles unternahmen, um verfolgte Frauen vor Folter und Feuertod zu retten. Unter Einsatz ihres Lebens versteckten sie Frauen, fälschten Prozessakten, verfassten Gegenschriften zum „Hexenhammer" und wurden nicht selten selbst zu Opfern der Inquisition. Zwei bekannte Männer seien hier kurz vorgestellt:

Agrippa von Nettesheim (1486 - 1535), Doktor der Rechtswissenschaft und der Medizin, aber auch Mathematiker, Theologe, Philosoph, Mythologe, Astrologe, Alchemist, Magier sowie Gründer einer Geheimgesellschaft; er erlernte acht Sprachen und war wohl einer der fähigsten und weisesten Männer seiner Zeit.

Agrippa von Nettesheim hatte es gewagt, zur Zeit der Hexenverfolgung ein Buch über die „Vorzüge der Frauen" zu schreiben mit der eindeutigen Botschaft an die Männer: „Achtet und liebet die Frauen." 1519, in Metz, war es ihm gelungen, eine der Hexerei angeklagte Bauersfrau, die unter Folter bereits gestanden hatte, vor Gericht erfolgreich zu verteidigen. Nach diesem sensationellen Freispruch, unter anderem der geschickten theologischen Argumentation Agrippas zu verdanken, wurden alle in der Stadt verurteilten Frauen freigelassen. Obwohl er immer wieder vom Klerus angegriffen wurde, in Konflikt mit der Inquisition geriet und auch kurzzeitig inhaftiert war, starb er im Alter von 49 Jahren eines natürlichen Todes.(35)

Friedrich von Spee (1591 - 1635) war mystischer Dichter, Jesuit, Lehrer und Geistlicher. Als Beichtvater der verurteilten Hexen war ihm die Praxis der Hexenverfolgung und -folter aus eigener Anschauung bekannt. In seiner Schrift „Cautio Criminalis“, die 1631 anonym und ohne Druckerlaubnis erschien, machte er die Gräuel der inquisitorischen Vernichtungspraxis öffentlich und wandte sich mit großer emotionaler Beteiligung gegen Verfolgung, „Tortur“ (mittelalterliches Wort für Folter) und Tötung der Hexen, die er in seinen angeführten Beispielen interessanterweise „Gaja“ nannte.

Friedrich von Spee forderte die „Obrigkeit und Fürsten“ entschieden auf, um ihres eigenen „Seelenheil(s)“ willen, hier einzuschreiten. Gegen Ende seiner Darstellungen bekannte er: „Ich hatte noch mehr sagen wollen, aber der Schmerz übermannt mich.“ Im Alter von 44 Jahren erlag er in Trier, wo er zuletzt als Geistlicher tätig war, der Pest.(36)
– Ich fühle Dankbarkeit, Wertschätzung und tiefe Verbundenheit zu diesen Männern und allen anderen, die sich vom Schmerz übermannen lassen. Aus Fühlen von Schmerz erwächst Mitgefühl. Und Mitgefühl ist die einzige spirituelle Kraft, welche das Leben auf der Erde retten könnte. –

Nun zurück zum Thema der sexuellen Folter an Hexen. Um die Angst vor der weiblichen Urkraft nicht zu fühlen, ging der Mann zum Angriff über, zum Angriff auf den weiblichen Körper. *Lust-Mord* ist hier das Stichwort, Lustmord dient der Minderung der männlichen Sexualangst. Systematischer Lustmord an Frauen, die sich dem patriarchalen Diktat verweigerten, ist ein zentrales Merkmal der mittelalterlichen Hexenfolter:

„Die Lust der christlichen Folterer kommt zu ihrem Ziel, wenn ‚Hexen‘ entkleidet und gequält werden können. So lässt sich die Angst der Männer vor dem ‚Geheimnis der Frau‘ wenigstens für kurze Zeit besiegen.“ So der Kommentar von Horst Herrmann, Professor der Theologie(37), zu einem Stich von F. Piloty:

Auf ihm sind sechs Männer und eine Frau, die Hexe, in einem Kellergewölbe, dem Folterkeller, zu sehen. In einer Ecke sitzen vier der Männer um einen Tisch, auf dem ein christliches Kreuz steht, und schauen gebannt auf das Ereignis der „Entkleidung“ der Frau. An Gewändern, Kopfbedeckung oder Tonsur sind diese Männer deutlich als Theologen und Ordensbrüder auszumachen. Zwei Folterknechte machen sich ans Werk. Der eine entfacht mit einem Blasebalg ein Feuer, in dem verschiedene bereitliegende Folterwerkzeuge zum Glühen gebracht werden sollen, der andere reißt der Frau, einer auffällig üppigen Schönheit, gerade die Kleider vom Leib. Der Titel dieses Bildes lautet: *„Du sollst so dünn gefoltert werden, dass die Sonne durch dich scheint."* Die Angst vor der Dunkelkraft des Weiblichen wird hier wieder deutlich.

Zum Lustmord gehörte die systematische Vergewaltigung der Frau. Vergewaltigungen der eingekerkerten Frauen durch Inquisitoren und Folterknechte waren übliche Praxis, insbesondere beim „Entkleiden", das den Folterungen vorausging. Nach B. Walker[38] gibt es Zeugnisse, die daraufhinweisen – und es liegt auf der Hand – dass die in Ketten gefesselten Frauen in ihren Verließen regelmäßig vergewaltigt wurden. So hatten zum Ende des 14. Jahrhunderts fromme Katholiken das Recht, die eingekerkerten Frau-

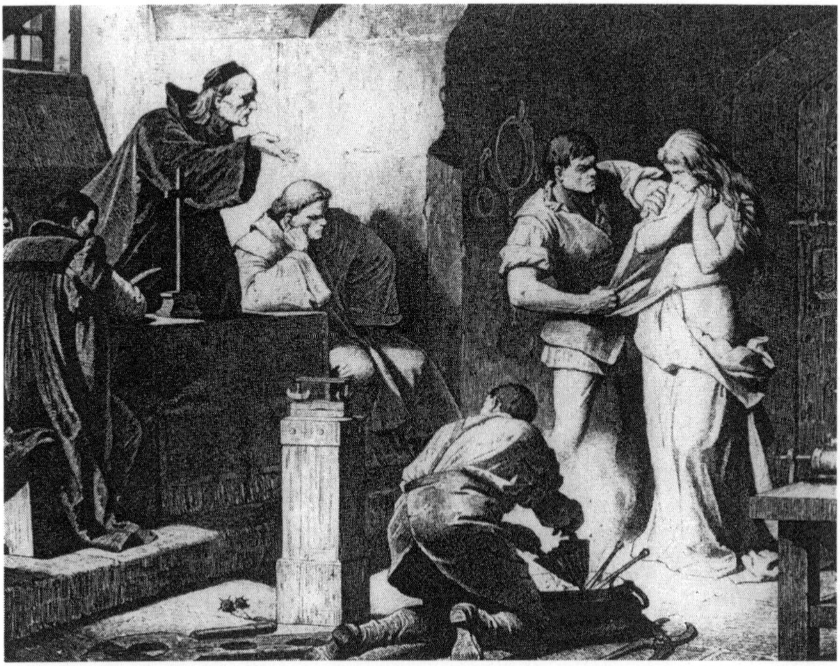

„Du sollst so dünn gefoltert werden, dass die Sonne durch dich scheint"
Stich von F. Piloty, o. J.

en zu „besuchen". Allerdings war nur Männern dieser „Besuch" erlaubt. Im Jahre 1589 verschwanden „vier schöne Mädchen" aus dem Kerker, „der Teufel habe sie hinweggezaubert", war die Behauptung.

Die vergewaltigten Frauen mussten unbedingt am Sprechen gehindert werden, denn die sexuellen Übergriffe, nicht aber die Qualen der Folter und der Hinrichtung, erregten die Gemüter der Massen. Damit beim öffentlichen Volkspektakel der Hinrichtung die Frauen nicht über sexuelle Übergriffe und Vergewaltigungen reden konnten, wurde ihnen häufig die Zunge herausgeschnitten, abgesägt, herausgerissen oder ausgebrannt.

Aus Erfahrung meiner therapeutischen Arbeit bin ich überzeugt, dass nicht wenige der seltsam anmutenden, seelischen und körperlichen Phänomene und Symptome von heute lebenden Frauen – insbesondere im psychiatrischen Bereich – auch mit präexistentiellen Inquisitions-Traumata zu tun haben. Um diese Phänomene verstehen und einordnen zu können, ist es wichtig, dass wir uns als Fachfrauen und -männer auch Berichte über die tatsächlich ausgeübte Folterpraxis zumuten.

Manche der inneren Bilder, Körperphänomene und Körperbeschwerden unserer KlientInnen und PatientInnen sind ohne das Wissen um die reale Folterpraxis nicht verstehbar! Sie werden allzu leicht missverstanden oder als psychotische, wahnhafte Vorstellungen etikettiert:

– Wenn Sie, werte Leserin, an dieser Stelle nicht mehr weiter lesen wollen oder können, dann achten sie Ihren Willen und gehen über zum Teil IV des Buches.

Mit „Spanischen Stiefeln" wurde den Opfern der Inquisition, Frauen und Männern, die Waden zerquetscht und das Schienbein gebrochen, der „Heber" riss ihnen die Armgelenke aus und glühend gemachte Zangen und Scheren verstümmelten oder entfernten Nasen, Ohren und Brustwarzen. In der „Wasserfolter" wurde den Opfern Unmengen von Wasser eingetrichert, wobei zuweilen After und Harnröhre zugestopft wurden, der Leib immer mehr anschwoll und bei Fortsetzung der „Tortur" schließlich der Tod eintrat.(39)

Die *sexuelle Folterung der Hexen* richtete sich konsequent gegen den weiblichen Körper, denn es sind die „fleischlichen Begierden" der Frauen, ihre „Unflätereien", die „Öffnung der Gebärmutter/Scheide" die „unersättlich" ist, und es ist die den Hexen zugeschriebene „Behexung der Betätigung der Zeugungskraft", was den inquisitorischen Mann (bis heute) so höllisch ängstigt. Indem er die Sexualorgane der Frauen quält, verstümmelt und zerstört, rächt er sich gezielt an der sexuellen Überlegenheit der Frau und macht sich diese gleichzeitig zu eigen. „Der Besitzanspruch auf eine Gefangene wird in Form des sexuellen Angriffs geltend gemacht, eines Angriffs, der nicht nur Folter, sondern sexuelle Folter ist."(40)

Während der sexuellen Folterung wurden mit Vorliebe die Brüste und Genitalien der Frauen und Mädchen mit glühenden Eisen und Zangen verstümmelt. Männliche Genitalien wurden, im Unterschied zu den weiblichen Genitalien, selten gefoltert (außer bei Homosexualität). Sie galten als „immun".(41)

Die sexuell-sadistische Folter an Frauen benutzte mit Vorliebe den *„Rammbock"*, auch „Hexenstuhl" genannt. Nach den Autoren der „Geschichte der Hexenprozesse" Soldan und Heppe(42) war dieser Bock ein in scharfer Schneide auslaufender Holzblock. Auf ihn wurde die entkleidete Hexe mit zwangsweise gespreizten Beinen gesetzt, so dass infolge des eigenen Körpergewichtes die spitz zulaufende Kante des Blockes tief in Damm und Scheide einschnitt. Ein ähnliches Folterinstrument, „Hackersche Stuhl" genannt, war aus Eisen mit Stacheln besetzt und wurde von unten glühend heiß gemacht. Auf ihm wurde die entblößte Hexe festgebunden und bis zum Geständnis oder bis zum Tod gemartert.

(In der alten Religion war der „Bock" der gehörnte Gott bzw. der Heilige König mit dem Mondgehörn, mit dem sich die Priesterin in der Heiligen Hochzeit rituell vereinigte. Er wurde durch ein gehörntes Tier, u.a. durch einen Bock verkörpert.)

Ein Folterinstrument mit der Bezeichnung *„spanischer Kitzler"* war dazu bestimmt, das Fleisch des an den Armen aufgehängten Opfers bis auf die Knochen in Fetzen zu reißen. „Dabei galt die Devise allen Folterns: Das Opfer musste vorzugsweise nackt sein, um seine körperliche Integrität völlig dem Willen und Handwerk des Exekutors auszuliefern. Kein Körperteil blieb verschont: Gesicht, Bauch, Rücken, Gliedmassen, Geschlechtsteile, Brüste."(43)

„Rammbock", „spanischer Kitzler", – hier wird deutlich, dass Obszönität, Gewalt und sexueller Sadismus zusammen gehören. Männlich-obszöner Erfindergeist und unfassliche Grausamkeit hatten hier maschinelle Neuerungen erfunden, um den weiblichen Körper möglichst langsam zu quälen und zu vernichten:

Mit den scherenartigen und meist glühend gemachten, Klauen der *„Spanischen Spinne“* wurden die Opfer an Gesäß, Bauch, Brüsten, Kopf, Augen und Ohren hochgezogen. Unheimlich gestaltete, riesige eiserne Krallen, *„Brustkrallen“*, zerfleischten die Brüste all der Frauen, denen Unsittlichkeit, Ehebruch oder Abtreibung vorgeworfen wurde. In manchen Gegenden lagen die Kinder „während der Tortur zu Füßen der Mutter und wurden mit deren Blut bespritzt.“[44] Die *„rektale und die vaginale Birne“* wurde in die Körperöffnungen der Frauen eingeführt und per Schraubendrehung so lange ausgeweitet, bis Eingeweide, Scheide und Gebärmutter zerrissen.[45]

Den gemarterten Frauen, welche diese Torturen überlebt hatten, „platzten auf dem Scheiterhaufen die Bäuche, die Eingeweide traten heraus, und Schwangere verloren ihre Kinder. Kam ein solches zum Vorschein, wurde es, nach christlicher Definition ein Teufelsbalg, zurück in die Flammen geworfen.“[46]

Bezogen auf das Folterinstrument der „vaginalen Birne“ schreibt der Theologe Horst Herrmann in „Sex und Folter in der Kirche, 2000 Jahre Folter im Namen Gottes“[47]: „Der tiefere Grund für das Gerät: männliches Bewusstsein, patriarchale Angst vor dem angeblichen Mysterium, Furcht vor der bleibenden Nichtdurchschaubarkeit der fraulichen Natur, Schrecken gegenüber dem Logos unzugänglichen Frauenblut (Menstruation), Sorge über die nicht zu erreichende Fruchtbarkeit, vor allem aber das latent immer vorhandene Bewusstsein der Männer, intellektuell, moralisch, emotional, sexuell den Frauen unterlegen zu bleiben. Der Mehrbesitz der Frauen musste geradezu anankastisch an den Organen, die eine Frau zur Frau machen, blutig gerächt werden.“

„Die Patriarchen, allesamt Angstbeißer, allesamt Christen“, resümiert H. Herrmann in seinem Buch. Diesem unerschrockenen Mann, Professor der Theologie, wurde 1975 die kirchliche Lehrerlaubnis entzogen.

Die Inquisitionsbehörde der katholischen Kirche wurde erst 1834/1835 abgeschafft. Ihre direkte Nachfolgebehörde, die „Kongregation für Glaubenslehre“ in Rom, wurde 23 Jahre lang von dem deutschen Kardinal Joseph Ratzinger geleitet. „Zuchtmeister des Vatikan“ und „Großinquisitor“ betitelte ihn der Stern. Ratzinger wurde im April 2005 unter großem Jubel der katholischen Öffentlichkeit zum neuen Papst Benedikt XV. ernannt. Sein Leben als Jugendlicher in einem katholischen Internat soll er einmal als „Folter“ bezeichnet haben[48]. Nur ein Unwissender kann so sprechen, einer der sich mit der Realität der inquisitorischen Hexenfolter niemals wirklich konfrontiert hat.

Bis heute haben die christlichen „Angstbeißer“ sich nicht zu ihrer gigantischen Schuld an bis zu 10 Millionen Menschen bekannt. Im Gegenteil, die Schuld wird weiterhin verschleiert, die Täuschung geht weiter. 4518 Bände mit Prozessunterlagen der Inquisitionsgerichte wurden um 1816 im Auftrag des Vatikans vernichtet, 1870 wurden Teile des vatikanischen Geheimarchivs absichtlich verbrannt.[49]

Am 12. März 2000 hatte Papst Johannes Paul II. im Petersdom in Rom ein historisches Schuldbekenntnis, das so genannte „Mea Culpa“ abgelegt. Vorausgegangen war eine jahrelange Debatte unter konservativen Theologen, die verständlicherweise um das Ansehen ihrer Kirche fürchteten. Das eigentliche Problem aber war das theologische Grundverständnis von der „Unfehlbarkeit“ der Kirche und ihrer Päpste; denn wo es keine Fehlbarkeit gibt, da kann – oder darf – es auch keine Schuld geben. Und so sprach Papst Paul auch nicht von einer Schuld der Kirche und der Päpste, er sprach verschleiernd von der Schuld ihrer „sündigen Kinder“.

Hier die Einführung zu den sieben Bitten um Vergebung im Wortlaut: „In manchen Zeiten der Geschichte haben die Christen bisweilen Methoden der Intoleranz zugelassen. Indem sie dem großen Gebot der Liebe nicht folgten, haben sie das Antlitz der Kirche, deiner Braut, entstellt. Erbarme dich deiner sündigen Kinder ...“ „Wir sind zutiefst betrübt über das Verhalten aller, die im Laufe der Geschichte deine Söhne und Töchter leiden ließen ...“, heißt es im weiteren Text. In diesem unklaren, vagen und *verharmlosenden* Bekenntnis wurde das tatsächliche „Verhalten“ der „sündigen Kinder“ allerdings mit keinem Wort benannt.

Die eigentlichen Themen wie Kreuzzüge, „Heilige Kriege“, Eroberung Lateinamerikas und Zwangsmissionierung mit unvorstellbaren Gräueltaten, die Jahrhunderte andauernde Verfolgung der Juden und das Schweigen von Pius XII. zum Holocaust, die Folterung und Tötung von Ketzern und Hexen kamen in diesem ‚Schuldbekenntnis‘ nicht vor.[50]

Nach systemischem Verständnis hat ein Mitglied einer Gemeinschaft, welches große und unausgleichbare Schuld auf sich geladen hat, das Recht auf

Zugehörigkeit zu dieser Gemeinschaft verwirkt. Nach diesem gesellschaftlichen Grundsatz wird jeder große oder auch kleine Verbrecher ausgegrenzt und weggesperrt. Die christliche Kirche aber ist, trotz ihrer gigantischen Verbrechen, immer noch der größte – die Kultur und das Geistesleben prägende – Machtfaktor der westlichen Welt und der größte nichtstaatliche Großgrundbesitzer. Die Fähigkeit der Christenmenschen zur Verdrängung und Verleugnung ist offensichtlich beträchtlich!

Die Wahrheit aber lebt weiter in den Körpern und Seelen der Menschen von heute. Die Inquisition ist noch nicht zu Ende.

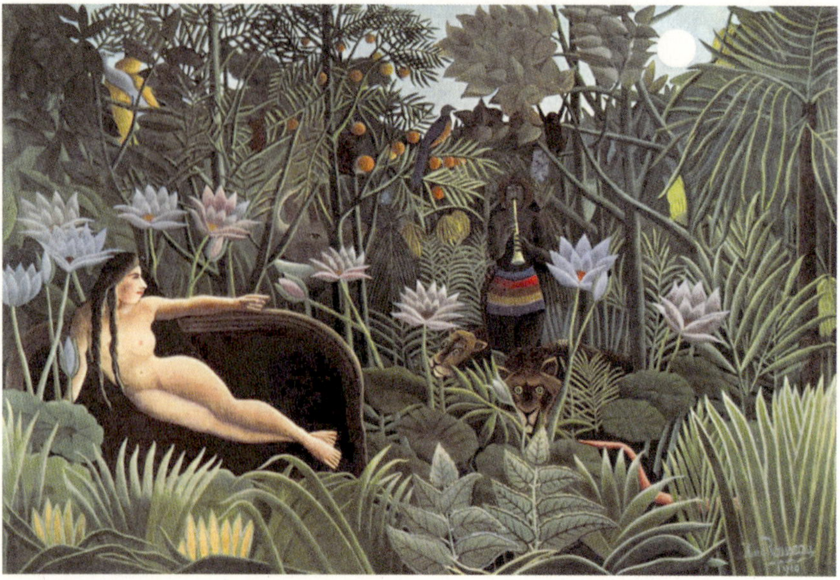

Frau in der Wildnis. Henri Rousseau, 1910

Teil IV

Wilde Kräfte – im Dienste des Lebens

Geh hin, gib deine Untertanen frei
und diene wie er (Jesus) gedient hat.
Diene deinen Brüdern und Schwestern
Sonne, Mond, Ochs, Esel, Schimpansen,
Ameisen, Bäumen, Regen und Tau.

Carl Amery[1]

1. Die Hexen sind wieder unter uns

Ja, wir sind teuflisch, es ist wahr, wir meckern. Ja, wir sind dunkel wie die Erde und wild wie die Tiere. (…) Wir lassen alles Verstecken fallen. Nichts ist geheim: Wir zeigen offen, was sie teuflisch in uns nennen. Ja, wir haben Hörner auf dem Kopf, unsere Füße sind Hufe, wir sind von Fell und Federn bedeckt. Und wie wir diesen Zustand lieben! Wir üben mit unseren Hörnern Stoßen; unsere Hufe tragen uns flink durch den Wald."

Susan Griffin[1]

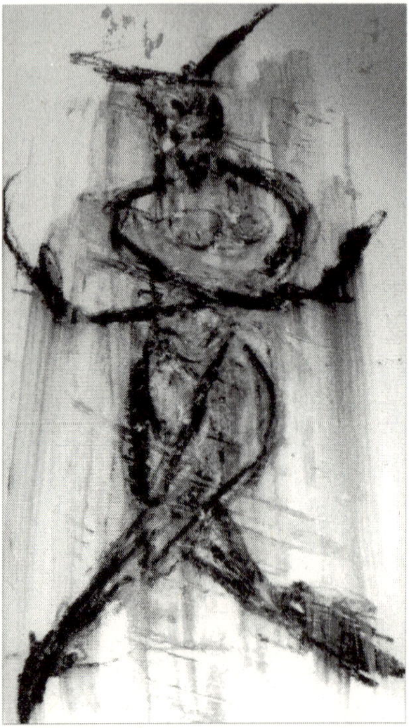

„Die Gehörnte"
Alexandra Besserer, 2000

Frauen erinnern sich

Die Hexe, die Wilde Frau, die Wandlerin, – sie ist zurückgekehrt! Im Seelenraum zahlreicher Frauen wirkt sie noch im Verborgenen und als Heilerin, Hebamme, Therapeutin, Ärztin und in zahlreichen anderen Gestalten kommt sie immer mehr ans Licht und ins Leben.

Es folgen nun einige Erfahrungsbeispiele von Frauen, die ein Hexenthema auf-träumten:

1988 war ich Teilnehmerin einer Fortbildung bei Starhawk und ihrem Frauenteam zum Thema „Heilkraft der Elemente". Etwa 20 Frauen hatten sich in der Nähe von Heilbronn in einer alten Burg, die zu einem Tagungshaus umgebaut war, getroffen, um die magische Kraft der Elemente zu erinnern, zu feiern und heilsam zu gebrauchen.

Zum Abschluss des einwöchigen Seminars zelebrierten wir ein Feuer-Ritual. Hierbei war jede Frau eingeladen, durch ein großes loderndes Feuer zu springen. Mit Trommeln, Anrufungen und Gesängen waren wir gut eingestimmt, und dennoch war meine Angst vor dem Feuer schier unüberwindlich. Die Frauen ermutigten mich, an jeder Hand hielt mich eine, und so wagte ich den Sprung schließlich als allerletzte. Mitten im Sprung, auf dem Höhepunkt, und mitten im Feuer kippte das Bewusstsein:

Ich bin im Feuer, ich verglühe im Feuer. Sie haben mich gefesselt und angezündet. Sie wollen meine Hexenkraft verbrennen. Ich bin die Eine und ich bin die Andere, ich bin sie alle: In einem schier unendlich langen Zug, dessen Ende ich nicht sehen kann, bewegen Frauen sich eine lange Straße entlang – jahrhundertelang – auf die angezündeten Scheiterhaufen zu. Alte Frauen und junge Frauen, Greisinnen und kleine Mädchen, auf Wagen und Schubkarren werden sie angekarrt; sie werden geschleift, gezerrt, getrieben. Gefesselt sind sie, gebrochen, verstümmelt. Manche brechen zusammen, fallen immer wieder in den Dreck der Straße, werden geknüppelt und wieder hoch gezerrt. Keine spricht ein Wort, keine schreit, keine tobt, sie alle sind stumm ...

Hier im Burghof, im Kreis der Frauen, liegt mein Körper auf dem Boden, zittert, bebt und schlägt um sich. Stöhnen, unterdrückte Laute, Gestammel kommt aus meinem Mund. Die Frauen halten mich. Ich höre die tröstliche Stimme von Pandora (einer Frau aus Starhawks Team):

„Schwesterchen, du bist eine von uns, es ist vorbei, nun ist alles gut."

– Ich bin an Armen und Beinen gefesselt und werde über den Boden geschleift.

Ich bin auf einem Platz, die Haare sind mir geschoren, mein Kleid aus sackartigem dunklem Leinen ist zerrissen, ich bin festgebunden. Ich kann nicht mehr sprechen, irgendetwas haben sie mit meiner Zunge gemacht. Viele Menschen sind da, die johlen, schreien und gaffen. Ich sehe auch den Mann, den ich einmal liebte. Ich schaue zu ihm hinüber, er wendet sich ab. Er war es, der mich denunziert hat.

Hannelore B., 2001

Katharina, eine heilerisch begabte Frau – die zunächst große Angst vor ihren Begabungen hatte – ging durch einen kontinuierlichen Prozess des Aufträumens ihres Hexenthemas, der sich über ein Jahr erstreckte und mit Holotropen Atemsitzungen begonnen hatte. Nach der Öffnung der inneren Inquisitions-Schranke (einer spezifischen Form der Angstabwehr, – der Begriff wird weiter unten definiert) flossen die Bilder und Erfahrungen auch außerhalb der therapeutischen Sitzungen. Hier Auszüge aus ihren persönlichen Protokollen:

Zum ersten Mal spreche ich in der Therapie meine Befürchtung aus, ich könnte sexuell missbraucht worden sein. Ich gehe hinein in diese Angst und erlebe mich als kleines Kind mit Onkel Hans und anderen jungen Männern im Keller. Sie jagen mich irgendwie, ich bin gefangen und kann nicht weg. Berühren tun sie mich nicht, aber sie erfreuen sich an meiner Angst. Ich habe so Angst, weil ich nicht weg kann. Und ich habe Angst vor den Mäusen im Keller. Niemand hilft mir. –

Nun befinde ich mich in einem Verließ. Ich liege auf einer Steinplatte und bin an den Unterarmen gefesselt. Ich soll etwas Bestimmtes sagen. Aber ich will nicht. Ich weiß, egal ob ich etwas sage oder nicht, egal was ich sage, sie werden mich umbringen. Da sind nur Männer. Sie sind die Machthaber. Ich sehe ihre Kleidung, einer trägt ein rotes Brokatgewand. Einer der Männer sieht aus, wie der Teufel, – hat ein schwarzes Gesicht, Hörner, rot.

Ich habe langes zerzaustes Haar, bin verschmutzt, weil ich mich schon lange nicht mehr waschen konnte. Aber ich sage ihnen nichts, obwohl ich weiß, dass ich etwas darüber weiß, wie ich die Kraft des Himmels für die Erde nutzen kann. Niemals habe ich jemandem damit geschadet, nur Gutes habe ich damit in die Welt gebracht. Aber darüber darf ich nicht sprechen, weil ich sonst auch andere Frauen gefährden würde. Es gibt kein Entrinnen. Das fühle ich. Ich werde qualvoll sterben. Aber ich bin doch gar keine schlechte Hexe!

(Sie wechselt nun in die Identität eines Kindes, welches in großer Todesnot ist.) Ich bin so verzweifelt. Ich darf um Gottes Willen nichts sagen, muss schweigen, sonst machen „die" mich tot. Die klatschen mich an die Wand und machen mich tot. Also muss ich ganz still sein und fast unsichtbar. Wenn ich ganz still bin, findet mich niemand und kann mir nichts tun. Still und unscheinbar sein, das könnte meine Rettung sein! *(Die hier entstandene alte Überzeugung: „Still und unsichtbar sein, das ist meine Rettung", bestimmt als Überlebensmuster Katharinas Existenz und hindert sie an der Entfaltung ihrer Kraft.)*

Nach der Therapiestunde, zu Hause habe ich das Gefühl, erschlagen worden zu sein, mit brutaler Gewalt. Mein Bauch ist offen, die Eingeweide wurden mir herausgerissen. Ich fühle aber nicht so viel Schmerz. Meine Seele hat sich bereits gerettet.

Ich habe dann plötzlich die Wahrnehmung, im Würzburger Dom zu sein – ich habe sofort eine Zeichnung davon angefertigt. *(Katharina fertigt häufig Bilder ihrer inneren Prozesse.)* Im unteren Keller befindet sich ein Raum, in dem ein Sandsteintisch steht. Dort wurde ich gefangen gehalten. Es war so kalt.

12. 4. 2000, Therapiesitzung

Heute Morgen gingen die Erinnerungen weiter. *(Sie ist nun nicht mehr in dem Geschehen, sondern sie sieht in einer Art inneren Schau von außen auf die Erfahrung.)*

Der Raum bestand aus Sandsteinwänden und auch der Boden war aus quadratischen Sandsteinplatten. Die Tür in diesem Raum war aus Eiche. Sie war dick und niedriger als unsere Türen heute sind, mit Eisenbeschlägen. Große schwere Eisenriegel innen und außen. Das Holz war nicht ganz glatt, sondern so, als hätte die Tür schon einige Zeit im Regen gelegen. Das Holz war grau und die Eisenteile schon etwas rostig. Der Raum war sauber, ohne Fenster und sehr klamm.

Ich lag auf diesem Tisch. An den Händen mit Eisenmanschetten gefesselt. Diese Manschetten waren mit Ketten am Boden befestigt. Am Tisch waren sie auch befestigt. So konnte ich meine Arme nicht bewegen. Mein Kopf steckte in einer Art Helm aus Eisen (so wie heute die

Sturzhelme für Epileptiker) – ich habe auch das gezeichnet. Am Helm befand sich ein Gewinde mit einer Mutter, so konnten die Männer, um mich zu quälen, diesen Helm enger stellen.

Dann kam ein Mann vom Klerus. Er trug einen weiten Umhang. Der war weiß, ein feiner schwerer Stoff (Wolle mit Seide oder so ähnlich), am bodenlangen Saum war eine weinrote Borte, die nochmals von einem schmalen schwarzen Band eingefasst war. Auf der Borte waren kleine Plättchen aus Gold aufgenäht. Der Halsausschnitt und die vorderen Teile waren ebenfalls mit dieser Borte gesäumt. Oben wurde der Umhang mit einem goldenen Knopf geschlossen.

Der Mann war schon älter, sein Körper wabbelig, er war eklig. Vor dem Sandsteintisch waren mehrere (ich glaube 3) Stufen. Die stieg er hinauf. Er beugte sich über mich. Er vergewaltigte mich. Aber ich schrie und weinte nicht. Nichts. Ich fühlte absolut nichts. Ich hatte Belladonna genommen. Irgendjemand hatte mir Belladonna gegeben. Jemand der mich mochte, dem ich leid tat, der mich vielleicht sogar liebte? Ich glaube, es war einer von den Wachen. Ein junger Mann. Er war der Sohn des Schneiders.

Ich wurde vor allem auch gefangen, beschuldigt und gefoltert, weil ich viel über Naturwissenschaften wusste, Physik und Astrologie. Ich hatte das heimlich gelernt und auch mit Hilfe meines Vaters. Warum er mir das beigebracht hatte, weiß ich nicht. Ich war klug, begriff schnell und konnte Dinge behalten. Mein Name war Hanna von Kolbe.

13. 4. 2000

Heute Morgen – kurz nach dem Aufwachen – habe ich noch einmal Bilder aus dem Verließ der Inquisition: Ich bin eine junge Frau und habe ein keines Kind, ein Baby noch, das meiner Fürsorge bedarf. Aber ich darf es nicht halten und nicht versorgen. Sie klatschen mein Kind mit voller Wucht und mit Kopf und Körper an die Wand. Es stirbt. Unter meinen Augen. Aber ich kann nicht schreien, weil sie mir lebende Mäuse in den Mund gesteckt haben. *(Das An-die-Wand-geklatscht-werden wurde bereits am 12. 4. als Identifikation mit dem ermordeten Kind fragmentarisch auf-geträumt, auch die Angst vor den Mäusen.)* Ich kann nur sehen und keinen Laut von mir geben. Aber ich fühle nichts, gar nichts. So als wäre meine Seele schon weg und nur mein Körper läge noch da unten in endloser Qual.

Da ist auch der Mann, der aussieht wie ein Teufel. Ich weiß, dass es eine Maske ist, die er trägt. Sie wollen mich prüfen, ob ich mich zu dem Teufel hingezogen fühle, mit ihm reden will. Ich spüre, dass unter dieser Maske mein Vater steckt. Ich spüre seine Anwesenheit. Sie ist mir vertraut. Also wende ich mich ihm zu, versuche Augenkontakt zu bekommen. Aber das ist doch nur der Beweis, dass ich wirklich eine Hexe bin, wenn ich mich so zu dem Teufel hingezogen fühle.

Mein Vater tut das, weil er ein einflussreicher Mann geworden ist. Er hat sich hochgedient. Seine Machtstellung, seine Position will er nicht verlieren. Aber ich weiß, dass sie ihn nur benutzen, missbrauchen für ihre Belange. Er tut mir so leid. Ich liebe ihn und es rebelliert in mir, dass er das nicht durchschaut. Ich bin so verzweifelt, weil er mich opfert. Mich, seine Tochter, opfert er der Macht.

Katharina O., 13. 12. 2000

Frauen erinnern sich. Sie erinnern sich in nächtlichen Träumen, in einer Therapiestunde, im Holotropen Atmen, in Meditation, beim Joga oder in spontanen Erinnerungsbildern. Solche inneren Bilder sind Abbilder äußerer Wirklichkeiten, die in der Zeit-Raum-Einheit gespeichert sind. Sie erscheinen uns in der *Übersetzung* einer persönlichen Bildersprache, so wie sie der eigenen Seelengeschichte entspricht und verstanden werden kann.

Die Tür zu diesen Räumen öffnet sich dann, wenn eine Frau innerlich dazu bereit ist, wenn sie in ihrem Wahren Selbst angekommen ist. Manchmal ist eine Tür schon auf, dann weiß sie „es" einfach, sie muss nicht einmal darüber reden, weil sie sich ihrer inneren Wahrheit gewiss ist.

Dieses innere Wissen um die Erfahrung von Vergewaltigung, Folter und Feuertod auch nach außen – in Sprache – zu bringen, ist heilsam für sie selbst sowie modellhaft und Mut machend für andere Frauen. „Still und unsichtbar sein", sich verstecken, das gehörte zum Überlebensmuster der historischen, verfolgten Hexe. Diese innere Gravur aber bestimmt heute noch das Verhalten zahlreicher hexischer Frauen.

Die erste, die sich erinnerte und auch öffentlich darüber sprach, war Judith Jannberg. Sie erinnerte sich in einer spontanen Regression auf einer Bahnfahrt am Main entlang. Im Jahr 1983 veröffentlichte sie darüber ein Buch mit dem Titel: „Ich bin eine Hexe". Es schildert den aufregenden Prozess des Auf-träumens ihrer inneren Hexe und gibt außerdem eine Fülle von grundlegendem Wissen zum Thema. Judith Jannberg hatte mit ihrem Bekenntnis eine kollektive Seelentür geöffnet: Immer mehr Frauen hatten nun Erinnerungen an Hexenthemen, an Verfolgung, Inquisition, Folter und Tod.

„Die hexische Frau des 20. Jahrhunderts muss sich schriftlich mitteilen, um am Spinnennetz der Kommunikation mitzuwirken“, schrieb J. Jannberg. „Mir geht es wie vielen Frauen, die ihr Wissen im Körper fühlen. Ich nenne dies das Ge-Wissen. Und wie viele Frauen ringe ich darum, diesem Wissen eine Gestalt zu geben, es aus-zu-drücken. Drücken heißt Druck hinter die innere Stimme setzen. (...) Und wenn wir rot im Gesicht werden, und wenn wir dabei platzen, wir müssen uns aus-drücken lernen.“(2) Denn unsere personale Seelengeschichte ist auch die Geschichte anderer Frauen, ist Frauengeschichte, und die will mitgeteilt werden.

Ich selbst wurde jahrelang rot im Gesicht, wenn ich öffentlich sprechen wollte. Nicht dann, wenn ich etwas wiedergeben konnte, was andere – bekannte Männer – gesagt oder geschrieben hatten. Panik stieg in mir hoch, ich begann zu glühen, wurde rot-glühend, wenn ich von mir und meiner inneren Wahrheit her sprach, wenn ich mich zeigte. Unsichtbar sein, verschwinden wollen, keiner sollte mich sehen. Was hatte ich zu verbergen?

Vor vielen Jahren erlebte ich Jutta Voss bei einem Vortrag. Sie ist evangelische Theologin, jungianische Analytikerin und Autorin von „Das Schwarzmond-Tabu“(3). Als sie über die Gräuel der Inquisition sprach, musste sie weinen, öffentlich, auch sie hatte sich in diesem Moment ‚erinnert‘. Ich war damals sehr betroffen und berührt. Ihre einführenden Worte über die Folgen der Inquisition für das Seelenleben der Menschen heute, habe ich nie vergessen: Eine dicke Blockade aus Angst, ein *kollektiver Komplex,* existiere im Unbewussten der heute lebenden Menschen, welche die Schrecken der Inquisition aus dem Wachbewusstsein ausblende.

Mit dieser kollektiven Ausblendung aber sind wir gleichzeitig als Frauen und als Männer von unseren Potenzialen, von den alten magischen und heilerischen Fähigkeiten abgeschnitten. Die *Inquisitions-Schranke* – wie ich diese kollektive und personale innerpsychische Blockade nenne – lässt keine der als gefährlich erlebten Erinnerungen passieren, es sei denn, Frau oder Mann nimmt die Ängste an und öffnet so freiwillig die Schranke. Mit den dunklen und schmerzlichen Erinnerungen fließen dann auch die lichtvollen und schöpferischen Kräfte.

Die meisten Menschen, die meine Unterstützung suchen, sind Frauen. Viele von ihnen stehen – ohne sich dessen bewusst zu sein – an dieser inneren Schranke und fragen sich, warum ihre persönliche und berufliche Entwicklung blockiert ist. Ihr Leben hat seinen Glanz verloren, ist fade geworden. Oft sind sie in heilenden, pädagogischen, therapeutischen, helfenden oder lehrenden Berufen tätig, finden aber hierin nicht die Erfüllung oder den Erfolg, was – wie sie richtig fühlen – möglich und angemessen wäre.

Sie alle sind heilerisch begabte Frauen mit ganz einzigartigen und transpersonalen Begabungen, wie hoher Empfindungs- und Wahrnehmungs-Fähigkeit, Intuition, Sensitivität, Medialität, Hellsichtig- oder Hellfühligkeit, geistiger Heilkraft oder Heilkraft in den Händen. Sie alle sind alte Wilde Frauen, Amazonen und Mänaden, weise Frauen, Heilerinnen und Schamaninnen, hexische Frauen also, auf der Suche nach ihrer verlorenen weiblichen Kraft. Deshalb kommen sie zu mir, auch wenn sie es anders formulieren.

Für die Heilung verletzter Weiblichkeit – um es noch einmal zu betonen – ist es gleichgültig, aus welcher inneren Quelle die Erfahrungen und das Wissen um die Existenz einer inneren Hexe letztendlich stammen. Katharinas Geschichte ist eher ein Teil ihrer persönlichen Seelengeschichte, die von mir erinnerte Erfahrung hat eher kollektiven Charakter. Ob nun aus der personalen Seelengeschichte, dem weiblichen Kollektivbewusstsein oder aus beidem, – solche inneren Erfahrungen kommen aus dem Wahren Selbst. Und das Selbst ist grenzenlos.

Entscheidend sind allein Bedeutung und Heilungswert der Erfahrung *für das Leben jetzt:* Mit dem Erinnern begann für Katharina die allmähliche Wandlung ihrer alten, heute nicht mehr gültigen Überzeugung: „Still und unsichtbar sein, das ist meine Rettung." Ihr Leben gestaltet sie nun nach neuen Entscheidungen: „Ich darf den Mund aufmachen und mich der Welt zeigen." Sie macht eine Zusatzausbildung und beginnt mit der therapeutischen Begleitung von Menschen.

Wenn Frauen sich erinnern, wer sie sind, wächst Freude, Mut, Kompetenz und Erfüllung. Auch beruflicher Erfolg kann sich einstellen. Das Leben beginnt wieder zu leuchten.

Kollektive Hexenangst und Hexenverfolgung heute

„Gerücht um Hexe kostet 1500 Euro. Prozess – Ehepaar aus Mühltal muss falsche Behauptung öffentlich widerrufen: Frieda V. ist keine Hexe. Was ein in die Welt gesetztes Gerücht aber anrichten kann, hat die junge Pädagogin (Name geändert) schmerzlich erfahren: Mobbing, anonyme Anrufe, Verleumdung und schließlich die Aufgabe ihres Jobs als stellvertretende Leiterin des (…) Kindergartens." – So beginnt ein Zeitungsbericht von 2004, der Ort der Handlung ist in meiner Nähe.

Auf einer Party wurde erzählt, „Frieda V. sei eine „bekennende Hexe" – was sich aber später als Verwechselung mit einer anderen Frau herausstellte. Dieses Gerücht kam dem Vater eines Kindergartenkindes zu Ohren. „Der wiederum, bekennender Christ und Mediziner, eilte am nächsten Tag in den Kindergarten, um die Pädagogin zur Rede zu stellen." Er befragte ihre Arbeitskolleginnen, um herauszufinden, ob sie tatsächlich eine bekennende Hexe sei. Das Gerücht verbreitete sich schnell, wurde Stadt- und Landgespräch. Frieda V. sagte später vor Gericht: „Ein Kind nannte mich Hexe, ein anderes wurde aus meiner Gruppe abgemeldet mit der ausdrücklichen Begründung, ich sei eine Hexe." Es folgten nun Drohanrufe, Frieda V. nahm psychiatrische Hilfe in Anspruch und schließlich musste sie ihre Stelle als Erzieherin aufgeben. „Was veranlasst aufgeklärte Eltern, solchem Unsinn nachzugehen?", fragte der Richter. „Ich sah damals Aufklärungsbedarf", antwortete der Vater.[(4)]

Die 1500 Euro Schmerzensgeld sind für den Mediziner eine Kleinigkeit. Die Schmerzen der bezichtigten Frau aber dürften noch für einige Zeit anhalten. Und was wäre passiert, wenn sie tatsächlich eine „bekennende Hexe" gewesen wäre?

Kollektive Hexenangst und Hexenverfolgung sind keineswegs Vergangenheit, sie sind immer noch seelische und damit auch gesellschaftliche Realität. Die körperlichen und seelischen Verletzungen der Inquisition sind bis heute im Kollektiven Unbewussten von Frauen und Männern, von Opfern und Tätern gespeichert. Als Schatten kommen die hinter die Inquisitions-Barriere verbannten Themen zurück, sie sind die Ursache von vielen akuten Ängsten.

Diese unerlösten psychischen Hexenthemen heute sind die direkte *Folge des Verschweigens einer historischen Tatsache:* In keinem Geschichts-, Deutsch- oder Religionsunterricht haben wir jemals etwas über die Verbrechen der

Inquisition gehört. Es gab und gibt zu diesem Thema lediglich eine begrenzte öffentliche Auseinandersetzung. Informative Ausstellungen und Initiativen zum Hexenthema gab es zwar in allen großen Städten, was aber davon ist im Bewusstsein der Menschen angekommen? Was hat sich bezüglich der kollektiven Hexenangst gewandelt?

In der gerade aktuellen Verfilmung der Fantasy-Schmöker „Die Chroniken von Narnia“ (nach Textvorlagen von C.S. Lewis, Oxford-Gelehrter und überzeugter Christ) geht es um das Reich der schönen und bösen Hexe Narnia. In einer blutigen Schlacht zwischen Gut und Böse wird die Hexe schließlich mit all ihrem Gefolge getötet. In dieser als „Fantasy-Geschichte getarnte(n) Bibel-Allegorie“, so der Spiegel-Bericht, gibt es auch einen „Erlöser in Löwengestalt“, der freiwillig sein Leben opfert, um einen Sünder zu retten. „Die religiöse Fracht ist augenfällig. Die Hexe ist Satan, Aslan ist Jesus, Edmund ist Judas.“ Der Regisseur Andrew Adamson, seine Eltern waren Missionare in Papua-Neuguinea, sagte zu seiner Produktion: „Dieser Film hat ein natürliches Millionenpublikum.“(5)

Vergleichsweise wenige Denker, Schriftsteller oder Autoren haben das Inquisitionsphänomen den historischen Tatsachen entsprechend angemessen bearbeitet. Keine der Kirchen hat darüber informiert, keine sich eindeutig zu ihrer Schuld bekannt und die Schuld angenommen. Im Gegenteil, noch immer lesen wir im „Buch der Wahrheit“, wie die Bibel auch genannt wird: *„Eine Hexe sollst du nicht an Leben lassen.“*

Wo es aber keine Schuld-Annahme gibt, da kann es auch keine Heilung geben! So schlummert das Unheil der Inquisition weiter in den Seelen zahlreicher Menschen und kommt bei entsprechenden Reizen zerstörerisch ins Außen. Im kollektiven Innenraum ist die päpstliche *Bann*-Bulle von 1484 noch immer aktiv. Die Inquisition ist nicht zu Ende, sie existiert weiterhin in der Psyche von Frauen und Männern.

Wie viele der ungeklärten Ängste von Frauen und wie viele der ungeklärten Schuld- und Bedrohungsthemen, die wir als TherapeutInnen bei unseren KlientInnen erleben, haben mit ungeheilten Inquisitions-Traumata zu tun? Wie viele der neuen und als unheilbar geltenden Abwehrschwäche-Erkrankungen und anderer Leiden haben hier – unter anderem – ihre seelischen Wurzeln? Die meisten der Frauen, die zu mir finden und die ich therapeutisch begleite, kommen im Laufe ihres Heilungsprozesses auch mit unerlösten Hexenthemen in Berührung.

Die Hexen sind wieder unter uns, aber auch die HexenverfolgerInnen sind wieder da. Zum Glück für alle hexischen Frauen gibt es keine Hexenfolter und keine Scheiterhaufen mehr in unserem Land. Die moderne und „aufgeklärte" Hexenverfolgung ist eher emotionaler, geistiger und verbaler Art. Dennoch ist sie für die Betroffenen schmerzlich, führt zu Verstrickungen, beschädigt Beziehungen und kann sogar gefährlich werden:

Unterwegs bei einem Klassenausflug – ich war etwa 13 Jahre alt – bei der Besichtigung der Saalburg, flog mir ein Rabe zu. Er setzte sich auf meine Schulter, und überglücklich, dass dieses Tier mich erwählt hatte, trug ich ihn nach Hause. Damals schlief ich in dem alten Bett meiner Großmutter, einem Bett mit hohem Kopfteil, verziert mit Intarsien aus Holz und Perlmutt. Auf diesem Kopfteil, über mir, saß der Rabe am liebsten. Es war tröstlich ihn in der Nacht in meiner Nähe zu spüren. Ich fühlte mich beschützt. Meinem Vater, dem Kirchenmann, aber gefiel das nicht. Ich musste mich von meinem Begleiter trennen. „Nur Hexen haben Raben", sagte mein Vater damals.

–

Vor vielen Jahren hatte ich ein therapeutisches Erstgespräch mit einem unauffällig wirkenden jungen Mann. Das Gespräch lief zunächst unproblematisch. Wie sich bald zeigte, hatte er ein ungelöstes Thema mit seiner Mutter. Etwas aber in der Begegnung zwischen ihm und mir fühlte sich seltsam und bedrohlich an, ich konnte es nicht fassen. Daher fragte ich ihn schon nach ca. dreißig Minuten, wie er sich im Kontakt mit mir fühle, eine Frage, die ich sonst am Ende eines Erstkontaktes stelle. Statt einer Antwort sprang dieser junge Mann unvermittelt auf, griff nach meiner Kehle und rief: „Ich bring dich um, du Hexenweib!"

–

Es war damals im Sommer vor einigen Jahren, ich bewegte mich offen und frei in meinem Garten. Am Haus der Nachbarn von nebenan arbeiteten Handwerker. Sie schauten gelegentlich zu mir herrüber, irgendwie waren sie mit mir beschäftigt, das spürte ich. Am nächsten Tag schaute der Nachbar über den Zaun und sagte mit einem Lachen im Gesicht, so als würde er mir einen guten Witz erzählen: „Weißt du, was die Handwerker über dich gesagt haben? ‚Die hätte man im Mittelalter aber gleich verbrannt.'"

„Du Hexe" gilt als eine äußerst entwertende Beschimpfung von Frauen. „Du alte Hexe", „du böses Hexenweib", „du dreckiges Hexenweib", „du geiles Hexenluder" sind Beschimpfungen, wie sie Frauen noch häufig zu hören bekommen oder auch selbst gegen andere Frauen richten. „So eine Hexe!", schimpfen alltäglich Männer – aber auch Frauen. „Die hätte man im Mittelalter gleich verbrannt", sagten die Handwerker von nebenan und niemand regt sich darüber besonders auf. Stellen wir uns doch den öffentlichen – und berechtigten – Aufschrei vor, wenn jemand sagen würde (ich wage diese Sätze kaum zu schreiben): „Den hätte man unter Hitler gleich vergast" oder „Den hätte man vor 200 Jahren auch als Sklaven verkauft" – und jede andere Opfergruppe wäre hier beispielhaft zu nennen.

Es ist doch bemerkenswert, dass ausgerechnet die vermutlich größte menschliche und vorwiegend *weibliche* Opfergruppe auch nach zweihundert Jahren keinen öffentlichen Schutz erfährt. Es gibt noch kaum ein öffentliches Bewusstsein darüber, dass die historischen Hexen *Opfer* waren! Hexen werden – falls ihre Existenz nicht gleich geleugnet wird – immer noch als Täterinnen gesehen. Es gibt keine öffentliche Bewusstheit über die Jahrhunderte währenden Schrecken von Verfolgung, Folter und Tötung von Millionen von Frauen, Männern und Kindern durch eine kirchliche Institution. Und es gibt keine öffentliche Bewusstheit über die daraus entstandenen körperlichen und psychischen Langzeitschäden für die Menschen von heute.

Das traumatische Thema der Inquisition wurde ins Kollektive Unbewusste verdrängt und hat sich hier zu einem ungelösten Komplex verfestigt. Abwehrmuster von Verdrängung, Verleugnung, Abspaltung und *Projektion* haben sich um diesen dunklen gesellschaftlichen Komplex organisiert. Sie dienen der persönlichen und kollektiven Abwehr dieses Traumas und der damit verbundenen Ängste.

Die beliebteste Abwehrform ist die Projektion der eigenen inneren *Schatten-Hexe* auf andere. Diese Schattenhexe existiert in Frauen aber auch als Schattengestalt in Männern und wird als die „böse Hexe" nach außen projiziert.

Zu beobachten sind vier unterschiedliche *Hexen-Bilder,* wie sie heutzutage noch auf Frauen projiziert werden mit der Absicht, eine Frau zu entwerten und sich selbst zu entlasten:

– *Die alte Frau,* die sich selbstbewusst, eigenständig und eigenwillig verhält, was insbesondere alten Frauen nicht zugestanden wird. Ihr gealterter weiblicher Körper, da patriarchal nicht mehr verwertbar, wird als hässlich und abstoßend empfunden. Innerpsychisch ist sie die „böse Mutter", diejenige, welche den Mangel verkörpert, die mit den milchlosen Brüsten (Milchdiebstahl war eine häufige Beschuldigung von armen alten Frauen bei den Inquisitionstribunalen). Sie ist der Kinderschreck, die böse Hexe aus den Märchen, die Lamie als Kinderfresserin, die Todesmutter. „Du böses altes Hexenweib", lautet hier die Beschimpfung.

– *Die junge und schöne Frau*, deren Körper als anziehend aber gleichzeitig auch als äußerst bedrohlich erlebt wird. Ist sie verführerisch – oder wird so wahrgenommen –, aber nicht leicht zu erobern, dann ist sie Sirene und Lamie, diejenige, welche Männer anlockt, verführt und ihnen die sexuellen Kräfte raubt. Sie ist das „geile Hexenweib".

– *Die fremde, geheimnisvolle Frau,* die nicht den patriarchalen Werten und Vorstellungen entspricht, nicht ein-zu-ordnen ist in gängige Muster. Da sie für das Männliche unberechenbar erscheint, wird sie zu Artemis-Diana, der Nachtfahrenden. Sie ist „die dämonische Hexe".

– *Die mächtige Frau,* ihre Macht ist gewöhnlich nicht identisch mit äußerer gesellschaftlicher Macht, es ist ihre Eigen-Macht, die nach außen strahlt. Für patriarchale Männer ist eine solche Frau zutiefst irritierend und ängstigend. Verwandt mit der fremden, geheimnisvollen Frau ist sie Circe, die mächtige Zauberin, welche Männer in Tiere verwandelt. Sie ist „das Satansweib".

Wenn Sie möchten, werte LeserIn, fragen Sie sich doch selbst einmal, wann, wo und gegen wen Sie vielleicht ein solches Hexenetikett verteilt haben, gedanklich oder laut ausgesprochen. Sie könnten hierbei etwas über ihre eigene unerlöste Schattenhexe, und damit über ihre hexisch-heilerischen Potenziale, erfahren.

Auch bewusste und transpersonal gebildete Männer und Frauen sowie Therapeutinnen und Therapeuten benutzen vielfach Begriffe wie „Hexe", „Hexen-Kessel", „Hexen-Sabbat" immer noch unwissend, entwertend und ganz in der Tradition der mittelalterlichen Inquisitoren. Die „böse Hexe" des christlichen Volks- und Aberglaubens hat sich in einer Weise festgesetzt, dass sowohl das historische Hexenthema als auch der innere Hexen-Archetyp kaum jenseits von patriarchalen Klischees verstanden werden können. Die Abwehr einer eigenen inneren, von Angst besetzten, magisch weiblichen Instanz bestimmt hier die Gefühls- und Gedankenmuster auch professioneller HelferInnen.

In Theorie und Praxis der Transpersonalen Psychologie gibt es bisher kaum Wissen um die spirituelle Tradition der Großen Mutter und der – sich über drei Jahrtausende allmählich vollziehenden – Verfolgung und Vernichtung ihrer AnhängerInnen. Das Inquisitions-Trauma in den Seelen von Frauen und Männern, die therapeutische Hilfe suchen, kann somit auch hier keinen angemessenen Heilungsraum finden.

Auf den esoterischen Supermärkten allerdings wird das Thema Hexe und Hexenmacht vielfach so locker und oberflächlich dargestellt und gehandelt, als gehe es hierbei um ein nettes und amüsantes Hobby, einen magischen Zeitvertreib für die gestresste Berufs- und Hausfrau. Diese Art von kommerzieller Hexenliteratur dient ebenfalls der Angstabwehr und ist damit wenig heilsam.

In den kollektiven und persönlichen Erfahrungen aus der „Zeit der Verzweiflung" und deren *Verdrängung* liegt ein wesentlicher Grund für das allgemeine Abgeschnittensein vom Weiblichen Bewusstsein und dem Verlust weiblicher Schöpfungsmacht: Die Wilde Frau, die Amazone, die Hexe muss im Verborgenen bleiben. Denn wenn sie sichtbar wird, wenn wir uns zeigen als die, die wir sind, dann sind uns Verfolgung und Tod sicher, so spricht die innere Stimme der Angst. *„Wenn ich der Großen Lebensmutter diene, wenn ich wild und frei bin und meine alten heilerischen Kräfte nutze, dann werde ich verfolgt und getötet"*, so oder so ähnlich klingt die alte, im Unbewussten wirkende Überzeugung in zahlreichen Frauen. Und *„deshalb bleibe ich lieber im Verborgenen und werde die alten Fähigkeiten niemals mehr nutzen"*, ist die daraus folgende, ebenfalls unbewusste Über-Lebens-Entscheidung vieler hexischer Frauen.

Inquisitions-Schranke, an die Grenze der Angst gehen

Ich ersticke
Ich werde umgebracht
Ich werde geköpft
Mein Kopf ist von meinem Körper getrennt
Er wird der Menge gezeigt
Etwas Blutiges kommt aus meiner Vagina
Ein Baby?
Es ist blau angelaufen, tot.

Ich stehe in einem Verlies
Es ist feucht und modrig
Ich reiße mir das faulige Fleisch von den Knochen
Ich stehe in einem Feuer und verbrenne
Ein schwarzer Klumpen bleibt übrig.

Inga P., 2001

Es braucht Zeit, manchmal lange Zeit, bis Frauen allmählich bereit sind, ihrer verbotenen Wilden Frau, der inneren Hexe, zu begegnen, und das alte Wissen *nicht nur zu bedenken,* sondern sichtbar, hörbar und spürbar ins Leben zu bringen. *Die Wilde Frau will sich verkörpern!*

Die Inquisitionsangst aber, als unbewusste Angst vor inquisitorischer Verfolgung, sitzt tief und es ist nicht immer möglich, direkt in diesen inneren Raum einzutauchen. Die Inquisitions-Schranke, wie ich diese Barriere der Angst auch nenne, kann undurchdringlich erscheinen.

Als *Inquisitions-Schranke* bezeichne ich eine sowohl kollektiv als auch individuell errichtete innere Barriere, welche Frauen und Männer von den höllischen Erinnerungen an die Zeit der Inquisition trennt. Sie trennt die verbotene weiblich-magisch-mythische Dimension vom Alltagsbewusstsein. Damit dämpft sie die Angst vor Verfolgung und Tod, aber auch die Erinnerung an das heilerische Wissen der alten Tradition bleibt hinter der Barriere gefangen. Die Schranke wurde errichtet aus den Abwehrvorgängen von Verdrängung, Verleugnung und Abspaltung. Unsere gesamte westliche Kultur und religiöse Tradition unterliegt dieser Abwehr.

Nach meiner Beobachtung sind es insbesondere katholisch erzogene Frauen, die an der Inquisitions-Schranke und vor der Berührung mit dem alten Wissen zurückschrecken, so als seien sie mit dem Leibhaftigen in Berührung gekommen. Der „Bannfluch“ vom 5. römisch-katholischen Konzil scheint immer noch wirksam: „der sei anathema“, „der sei verflucht“, heißt es hier.

„Aber das ist doch Magie“, sagte einmal eine Klientin entsetzt, als ich ihr folgende Heilungsarbeit vorschlug: Für ihr *inneres* Heilungsthema sollte sie ein materielles Symbol-Objekt im *Außen* finden, einen Stein oder ein Holz, dieses auf einen Altar legen und regelmäßig liebevoll berühren und segnen. Innen und Außen können so zusammenkommen und Heilung kann sich ereignen.

Dieser Vorgang könnte auch als heilsamer „Analogie-Zauber“ bezeichnet werden. – „Ja, das ist Magie, Heilungsmagie“, antwortete ich ihr. Magie ist zunächst nichts anderes als die Fähigkeit, große energetische Kräfte zu bündeln und diese bewusst zu richten. Dies ist weder gut noch schlecht. Entscheidend ist, wohin und mit welcher Absicht diese Kräfte gebündelt und gerichtet werden. Wo Magie nicht in Liebe gehalten ist, sondern eingesetzt wird, um sich anderer zu bemächtigen, wird sie zur Schatten-Magie.

Die durch das Trauma der Inquisition geschädigte Psyche aber kann hier nicht differenzieren, sie ist verwirrt, festgehalten im Wahnsinn der Ereignisse: Häufig kann sie nicht unterscheiden zwischen damals und heute, zwischen Wahrheit und Lüge, zwischen Heil und Unheil, zwischen Opfer und Täter. Sie ist mit der traumatischen Erfahrung und den am Trauma beteiligten Personen verschmolzen, sie ist identifiziert.

So wie eine sexuell missbrauchte Frau den energetischen Abdruck des Täters *in* sich trägt, so trägt das Inquisitions-Opfer den Abdruck des Inquisitors in sich, es hat somit einen inneren Inquisitor. Dieser innere Inquisitor ist nicht selten fasziniert vom Magisch-Mythischem, er beschäftigt sich gerne mit diesen Themen, um sie schließlich dann doch zu verteufeln: „Oh, Magie, das ist schwarz, böse und gefährlich!“, spricht der innere Inquisitor. Und da er ein Täter ist, braucht er ein Opfer. Dieses Opfer ist die innere Hexe, die sich verständlicherweise permanent verfolgt fühlt. Verfolger und Verfolgte, Opfer und Täter sind als innere Teil-Persönlichkeiten gemeinsam in einer traumatisierten Psyche.

Im therapeutischen Prozess will daher der innere Inquisitor, genauso wie die innere Hexe, auf-geträumt und geheilt werden. Der noch ungenügend integrierte innere Inquisitor kommt sonst gerne von außen. Er kann in den unterschiedlichsten Gestalten erscheinen, in der Gestalt des Vaters, Lehrers, Lebensgefährten, Nachbarn und er kann auch als Klient in unserer Praxis erscheinen, wie meine eigenen Beispiele verdeutlichen.

Um der Hexe und dem Inquisitor zu begegnen, müssen wir den Mut aufbringen, uns an die Inquisitions-Schranke zu wagen. Die Themen hinter der Schranke wollen befreit werden, nichts kann auf Dauer im Verborgenen bleiben. Die alte Not will erkannt, die geschändete Hexe sowie der schändende Inquisitor wollen geheilt werden.

Zur Arbeit an der Schranke gehört es daher auch, den ungeliebten inneren Täterteil, *den Inquisitor, zu integrieren.* Wir könnten uns in diesem Zusammenhang die Fragen stellen:

- Wie entwertend, verfolgend oder vernichtend urteilt oder handelt der innere Inquisitor gegenüber anderen Frauen oder Männern?
- Gegenüber allem, was ihn befremdet oder ängstigt?
- Gegenüber Andersdenkenden?
- Gegenüber mir selbst?

Pluto ist hier die Kraft, die mit innerer Gesetzmäßigkeit alles Dunkle ans Licht bringt, ob wir das begrüßen oder nicht. Gerade plutonische Menschen (mit starker Pluto- oder Skorpionbetonung im Geburtsradix) sind nicht selten verstrickt in alte inquisitorische Themen: in Themen von Opfer und Täter, Macht und Ohnmacht, Tod und Leben. Und gerade plutonische Menschen haben auch die seelische Kraft, diesen Themen zu begegnen und sie heilsam zu wandeln: Un-Heil in Heil und Zerstörungskraft in Schöpfungsmacht.

Zu mir kommen meist solche plutonischen Menschen, alte Heilerinnen und Heiler, Hexen und Wilde Frauen. Manchmal sind sie bereits erfolgreich in heilenden oder lehrenden Berufen, als Ärztinnen, Heilpraktikerinnen, Psychotherapeutinnen oder Lehrerinnen, manchmal auch nicht. Immer aber kommen sie, weil „etwas fehlt" in ihrem Leben. Es fehlt die Erinnerung an die weibliche Kraft und der innere Zugang zum alten Wissen hinter der Schranke.

Wenn wir uns in der therapeutischen Arbeit dieser Grenze nähern, dann kann die Angst sehr groß werden, auch wenn sie noch gesichtslos bleibt und nicht eingeordnet werden kann. Sie kann sich zunächst als diffuse Bedrohung, als unspezifische Angst oder als Panikattacke zeigen. Häufig kommen betroffene Frauen – oder auch Männer – schon mit solchen Angstzuständen in die Therapie. Sie fühlen „Todesangst", die sich nicht nur aus ihren Lebensumständen erklären lässt.

Es folgt nun eine Auflistung von ganz spezifischen Ängsten an oder hinter der an der Inquisitions-Schranke:

- Angst vor der eigenen Fähigkeit und der eigenen Kraft, insbesondere, wenn es sich um heilerische Begabungen handelt,
- Angst sich in spezifisch weiblicher Kraft zu zeigen,
- Angst vor Eigen-Willigkeit und Eigen-Mächtigkeit als Frau,
- Angst vor der eigenen erotischen und sexuellen Intensität,
- Angst sich von gesellschaftlichen Normen und Wertekriterien zu distanzieren,
- Angst vor öffentlichem Sprechen,
- Angst eine eigene Meinung zu vertreten, vor allem, wenn sie von der öffentlichen abweicht,
- Angst sich eigenständig und ohne männlichen Beschützer in der Öffentlichkeit zu zeigen,
- Angst aufzufallen, unangenehm oder auch angenehm,
- Angst vor männlicher Dominanz und Bemächtigung,
- Angst die Wahrheit auszusprechen,
- Angst vor Schuldzuschreibung und sozialer Ablehnung,
- Angst vor Verrat,
- Angst vor Verfolgung,
- Angst vor öffentlichen Plätzen,
- Angst vor Menschenmengen,
- Angst eingeschlossen zu sein und keinen Ausweg zu finden,
- Angst vor Feuer.

Alle diese Ängste können (unter anderem) auf ein präexistentielles Inquisitions-Trauma hinweisen. Häufig steht hier eine Erfahrung aus der Zeit der Hexenverfolgung im Zentrum des inneren Erlebens. Andere Gewalterfahrungen, wie sexueller Missbrauch, können sich dahinter verbergen, können vor dem präexistentiellen Trauma liegen oder sich um dieses gruppieren (im Sinne eines COEX-Systems, der psychischen Bündelung von Erfahrungen gleichen Inhalts). Diese Ängste sind psychisch unterschiedlich organisiert:

– Als *„generalisierte Angststörung“* bleibt die Angst oft lange diffus und gesichtslos. Unruhe, allgemeine Sorgen, Vorahnungen und die Angst vor einem drohenden Unheil bestimmen das Erleben. Frauen leiden häufiger an einer generalisierten Angststörung als Männer, oft in Folge von langandauernden Belastungen durch äußere Ereignisse. Die eigentlichen traumatischen Angstbilder sind für das Ich absolut unannehmbar und dürfen deshalb um keinen Preis erinnert werden. Die therapeutische Arbeit gestaltet sich hier eher mühsam und zäh. In einem langsamen und geduldigen Prozess von Vertrauensbildung in der Therapie und Modelllernen am Vorbild der Therapeutin kann die Abwehr langsam schmelzen, Erinnerungsfragmente und Angstbilder dürfen allmählich ins Bewusstsein auftauchen.

– Spezifische Ängste, *„Phobien“*, wie Feuerphobie, Klaustrophobie (Angst vor geschlossenen Räumen) und Agoraphobie (Angst vor öffentlichen Plätzen, vor Menschenmengen) weisen häufig ganz direkt auf den Ursprung der Störung. Von Agoraphobien sind nach der Internationalen Klassifikation psychischer Störungen (ICD–10) „überwiegend Frauen betroffen, der Beginn liegt meist im frühen Erwachsenenalter“.

Judith Jannberg war, soweit ich weiß, die erste, die auf einen direkten Zusammenhang zwischen den oben genannten Phobien und einem Inquisitions-Trauma hingewiesen hat.

– Die akute *„Panikstörung“* mit sich wiederholenden anfallartigen Angstattacken – begleitet von Herzklopfen, Schwindel, Erstickungsgefühlen, manchmal auch dem Verlust der personalen Identität – steht immer in Zusammenhang mit akuter Todesangst. Sie kann einer therapeutischen Bearbeitung zugänglich sein, falls die Therapeutin ein wirksames Heilungsfeld anbieten kann, welches der Klientin genügend Schutz und Halt bietet. Die mit der Panikattacke einhergehende energetische und emotionale Entladung hat reinigende Wirkung. Die starken Gefühle sind energetische Öffnungen, sie führen direkt zum Kern der Ereignisse, zum Trauma. Außerdem schaffen intensiv ausgedrückte Gefühle einen seelischen Raum für Wandlung und Transformation.

Ich erinnere mich an den archaisch-emotionalen Ausdruck alter griechischer Frauen in einer Extremsituation: Ein großer Waldbrand bedrohte ihr Dorf. Die Frauen rissen sich die Tücher vom Kopf, öffneten ihre langen dünnen Zöpfe und rauften sich die Haare. Dabei schrien sie gellend und schrill. Mit ihrem starken energetischen Ausdruck erschufen sie Raum für Wandlung: für Verlust, Tod und Neubeginn.

Als Transpersonale TherapeutInnen begleiten wir Frauen und Männer *entlang* dieser inneren Grenze, der Inquisitions-Schranke, und erkunden alle hier auftauchenden Ängste. Ein Angstthema nach dem anderen bekommt Raum und Achtung, auch wenn es lange dauert. Es wird erarbeitet, solange bis sich die Grenze von selbst – vom wahren Selbst her – öffnet und den Blick freigibt auf die dahinter liegenden traumatischen Erfahrungen.

Manchmal zeigen sich zunächst unerledigte biografische Traumen – *nicht selten ist im Kontext vom Inquisitions-Trauma ein unbewältigter biografisch-sexueller Missbrauch mit im Feld!* – und dann erst zeigen sich die dahinter liegenden Themen präexistentiellen Ursprungs.

Die angewandten therapeutischen Methoden sind in dieser Arbeit eher zweitrangig, ihre Wahl wird von dem Handwerkszeug der Therapeutin und der Affinität der Klientin bestimmt. Ich selbst arbeite gerne mit spontan auftauchenden inneren Bildern, die sich in der Sitzung emotional, körperlich und stimmlich entfalten, sich im Raum ausdrücken und somit therapeutisch exploriert und gewandelt werden können. Aufstellungen innerer Systeme, Arbeit mit Träumen, schamanische Reisen, körpertherapeutisches Arbeiten, Körperausdruck unter Einbeziehung der Stimme sind möglich. Am effektivsten aber ist, gerade wo es um präexistentielle Traumata geht, das Holotrope Atmen, weil hierbei die innere Heilerin der Klientin – und gerade nicht die Therapeutin – die Führung übernimmt.

Hier nun das Beispiel eines Hexenthemas, das über Aufstellen auf-geträumt werden konnte. Die Protagonistin, Studentin der Transpersonalen Schule und Psychotherapeutin in eigener Praxis, machte die Erfahrung in einer Supervisionsgruppe. Sie beschreibt ihr Erlebnis:

> Zu einer Supervisionssitzung bei Gertrude hatte ich ein Problem mitgebracht, das ich mit einigen meiner Klientinnen hatte: Zu dieser Zeit kamen mehrere Frauen mit heftigen Störungsbildern in meine Praxis, die mir ziemlich zusetzten. Ich merkte, dass ich Schwierigkeiten hatte, meinen Privatbereich zu schützen und mit einem seltsamen Gefühlsgemisch in die Stunden ging. Ich empfand, wie ich mir eingestehen musste, Aversion gegen meine Klientinnen und hatte seltsamerweise auch Angst.

Meine Erfahrung in der Supervisionsgruppe:

Wir stellen meine Klientinnen auf, jede bekommt ein paar Schlüsselsätze zu sagen, und so stehen sie mir gegenüber. Sie sagen Sätze wie: „Ich würde hier am liebsten alles kaputtschlagen." „Ich möchte von dir immer nur im Arm gehalten werden." „Ich bin unheimlich wütend." –

Ich höre und spüre, und in mir dreht sich plötzlich alles. Ich merke, wie mich Panik überkommt und ich immer mehr zurückweiche. Gertrude fragt irgendwas, ich kann sie kaum hören. Irgendwann dringt es durch, dass sie nachfragt, was denn gerade in mir passiert. Noch ehe ich verstehe, was das bedeuten soll, bricht es spontan aus mir heraus: „Die wollen mich umbringen!"

Die fordernden Klientinnen verwandeln sich in einen Mob, der hinter mir her ist. Ein Szenario entspinnt sich in mir, das ich nicht einordnen kann: „Ich habe doch mein Bestes gegeben, ihnen zu helfen. Immer war ich da, wenn sie mich gerufen haben und mich brauchten. Jetzt sind sie hinter mir her und hassen mich. Warum? Warum?" Fassungslosigkeit, schieres Entsetzen packt mich, panische Angst ...

„Wo bist du innerlich?", höre ich Gertrude jetzt wieder. Ich weiß es nicht. Gertrude scheint sich zu wundern, dass ich nicht weiß, wo ich bin. Ja wo? Ich will da auch gar nicht hin.

Aber plötzlich sehe ich Fragmente: Die Bürgersfrauen, sie haben mich immer gerufen, wenn sie krank waren. Ich wohnte am Dorfrand, hatte von meiner Mutter das Heilen mit Kräutern gelernt. Sie haben meine Mutter ... umgebracht? Ich weiß nicht genau, aber jetzt sind sie hinter mir her. Sie wollen mich umbringen ...

Gertrude versucht, mich weiter in die Erfahrung zu führen, aber jetzt geht nichts mehr. Ich will hier auch nicht weitergehen und suche den schnellstmöglichen Ausstieg aus dieser erschütternden Erfahrung. Gertrude hilft mir, wieder im „Hier und Jetzt" anzukommen.

Ich bin diesen Erfahrungen bisher nie weiter nachgegangen, aber das Erlebnis in der Supervisionsgruppe hat positive Folgen gehabt. Als erstes habe ich dafür gesorgt, dass ich mich in meiner Praxis nicht mehr mit schwer gestörten Klientinnen überlaste. Das Weitere hat sich von selber ergeben: Meine gelegentlichen Anflüge von Panik kann ich inzwischen einordnen. Ich verstehe, was in mir passiert, wenn ich bei Kritik an meiner Arbeit oder bei Zurückweisung meiner therapeutischen Angebote für einen kurzen Moment unerklärliche Panik empfinde und denke: „Alle sind gegen mich."

Sobald ich diese Angst erkenne und ihr den Namen „Hexenverfolgungsangst" gebe, kann ich sie loslassen. Es ist so, als ob dann die Welt wieder „einklinkt" und die Dinge wieder sind, was sie sind.

Elke P. P., 12. 11. 2004

Begleitung einer Hexen-Regression – Anleitung für die therapeutische Arbeit

Als heilsame „Hexentrancen" bezeichne ich alle spontan eintretenden Regressionen in die innere Erfahrung einer Hexe, Wilden Frau, Amazone, Heilerin, Seherin – wie im Beispiel von Dorothees Verfolgung und Tötung ihrer wilden Waldfrau, Katharinas Erinnern an die junge Heilerin in den Fängen der Inquisition und Elkes Erinnern der Ursachen ihrer „Hexenverfolgungsangst".

Solche heilsamen Regressionen können sich in einem kraftvollen und tragenden Heilungsfeld ganz von selbst ereignen. Ich halte nicht viel davon, solche Prozesse willentlich „machen" zu wollen, sondern vertraue lieber auf die Weisheit der inneren Heilerin, die dafür sorgt, dass genau das auf-geträumt wird, was zum jetzigen Zeitpunkt für die Seelenentwicklung gerade gebraucht wird. „Hexentrancen" ereigneten sich erstmals – in dieser definierten Weise – in den Frauengruppen von Judith Jannberg, bereits vor über zwanzig Jahren.

Sie treten gewöhnlich dann auf, wenn eine Frau dazu innerlich bereit ist und sie sich in einem Umfeld befindet, in dem sie sich sicher fühlen kann. Es gibt – nach meiner therapeutischen Erfahrung mit präexistentiellen Traumata – einige äußere Anzeichen, die eine Hexentrance ankündigen können:

- Zittern, Zuckungen und andere unwillkürliche Bewegungen
- Veränderung der Hautfarbe, rote Flecken am Hals und dem oberen Brustraum
- Veränderung der Stimmlage, der Sprache, eigenartig anmutende Worte oder Sätze (die nicht zum aktuellen, vordergründigen Thema zu passen scheinen), deuten auf ein sich veränderndes Bewusstsein hin.

Therapeutisch begleiten wir eine solche Trance, indem wir den Prozess nicht lenken, sondern ihm *folgen*, mehr noch: Wir bleiben nicht äußere BeobachterIn, sondern schließen uns an und gehen selbst mit hinein in die Erfahrung. Wir fragen vorsichtig nach, spiegeln, wiederholen Kernsätze, verstärken und geben vor allem Rückhalt und bedingungslos achtenden Raum, für alles was sich zeigen will. Und wir achten genauso den freien Willen einer Person, wenn sie an einem bestimmten Punkt nicht weitergehen will.

Hinweise zur therapeutischen Begleitung einer spontanen Hexentrance – ich spreche auch von einer Hexenregression – oder eines anderen spontanen regressiven Tiefenprozesses: (Zur Konkretisierung empfiehlt es sich, noch einmal Dorothees Trance in „Mutterseele, eine Reise zur verletzten Heilerin" in Teil III, Kap. 3, S. 331-337 durchzulesen, da hier die meisten der unten aufgeführten Elemente vorkommen.)

- *Raum geben* für das, was sich zeigen will, auch wenn wir zunächst nichts verstehen.
- Bedingungslose, *wertfreie Offenheit* für die Themen, selbst wenn sie uns befremden.
- In die Erfahrung mit eintauchen, *teilnehmende* Beobachterin sein.
- Wenige vorsichtige und *knappe Fragen* stellen, welche die Erfahrung nicht unterbrechen oder lenken, sie aber deutlicher werden lassen: nach Namen, Alter, Umgebung sowie den beteiligten Personen fragen.
- Der Erfahrenden ein *liebevoller Spiegel* sein.
- Keine Kommentare oder Deutungen, *nichts Eigenes hinzufügen!*
- *Wiederholen* von Kernsätzen.
- *Doppeln und Verstärken* von verbalem und körperlichem Ausdruck: Kurze Sätze und Laute – wie z.B. Stöhnen – wiederholen, Körperbewegungen übernehmen und gemeinsam mit der Erfahrenden ausführen.
- Ihr *körperlichen Halt geben*, insbesondere in der Erfahrung von Angst, Schmerz und Tod.

Beim Erinnern der eigentlichen traumatischen Kernerfahrung:

- Die Betroffene fest *zusammenhalten*, sie womöglich mit dem eigenen Körper fest *umschließen*.
  Manchmal ist es hierbei wichtig, der Erfahrenden zu sagen: „Ich bin die (Name der Therapeutin), ich halte dich, dies sind meine Hände, meine

Arme, es ist mein Körper, der dich hält", um eine Verwechselung mit dem Täter zu vermeiden. Vielleicht andere Frauen bitten, sie mit zu halten, indem diese sich um die Erfahrende *herumlegen,* so dass sie gut umhüllt ist.

Knapp und behutsam Mut zusprechen: „Geh weiter, ich bin bei dir, ich halte dich." Es geht hierbei darum, eine „Re-Traumatisierung" zu vermeiden, die vor allem in einer neuerlichen Fragmentierung des Energiekörpers bestehen könnte. – Keinesfalls aber trösten oder beruhigen wollen, die Betroffene nicht beruhigend streicheln, die Wucht der Ereignisse nicht aus eigener Betroffenheit abpuffern wollen. Es blockiert die Lösung und Wandlung der traumatischen Erfahrung, wenn die Therapeutin in dieser Weise den Widerstand übernimmt.

- Bis ans *Ende* der Ereignisse gehen lassen, wenn möglich, das ist bei präexistentiellen Erfahrungen gewöhnlich *der Tod;* Mut zusprechen, um ein vorzeitiges Aussteigen zu vermeiden, aber respektieren, wenn eine Frau nicht bis ans Ende gehen will.
- Zurückhaltend und einfühlsam nach dem *letzten Gedanken, dem letzten Gefühl oder einer letzten Vision, einem letzten Bild* fragen – manchmal entstehen an der Schwelle zum Tod destruktive Überzeugungen, welche die Seelenentwicklung über längere Zeiträume blockieren können. Es können aber auch Bilder, Visionen oder Worte auftauchen, die einen heilsamen Übergang erleichtern – wie in der Trance von Dorothee.
- Diese Worte spiegelnd verstärken und abschließend wiederholen.
- Während des Gesamtprozesses *die GruppenteilnehmerInnen unterstützen*, die heilsame *Feld-Energie zu halten*: Sie bitten, nicht die Luft anzuhalten, sondern bewusst und tief zu atmen, die eigenen Gefühle anzunehmen, den Kreis geschlossen zu halten, sich vielleicht an den Händen zu halten und leise zu summen und zu tönen.
- Der Erfahrenden genügend Zeit und Raum geben, um *langsam zurückzukommen.*
- Ihr helfen sich in *dieser Realität* wieder zu *verankern*: Sie nach ihrem Namen, Zeit und Ort fragen, Blickkontakt mit der Therapeutin aufnehmen lassen, sie im Kreis der Gruppe rundum blicken und in die zustimmenden, bewegten Gesichter der TeilnehmerInnen schauen lassen.
- Eine *Danksagung* an die innere Heilerin sprechen oder ein Heilungslied mit der Gruppe singen.
- Die TeilnehmerInnen um eine sehr knappe *Rückmeldung* an die Erfah-

rende bitten, damit diese sich mit ihrer Erfahrung in der Gruppe angenommen fühlt. Am heilsamsten ist hier ein Satz vom Herzen her, der mit „Ich“ beginnt, wie zum Beispiel: „Ich bin so froh, dass du da hindurch gegangen bist“, „Ich bin bewegt und dankbar, dass ich Deine Erfahrung miterleben durfte“, „Ich achte deinen Mut.“ (Keinesfalls zu diesem Zeitpunkt Theorien, Deutungen oder rationalisierende Kommentare zum Prozess dulden!)

- Allen, auch sich selbst, eine *lange Pause* gönnen, im Freien spazieren oder hinlegen, um wieder zu sich, in die eigene Mitte, zu kommen!
- Danach sollte Raum sein für allgemeine Fragen zum Prozess, für Informationen und theoretische Grundlagen, damit nach der emotionalen auch *geistige Verarbeitung* möglich wird.

Heilungsziel einer Hexenregression ist immer *die Wiederbelebung des weiblichen Potenzials.*

Wenn Inquisitionsängste angenommen und transformiert sind, dann taucht die alte Kraft der inneren Hexe auf. Mit ihrer Hilfe beschleunigt sich der Heilungsprozess zusehends. Manchmal baumelt dann eine kleine silberne Hexe, eine Doppelaxt, ein Pentagramm oder ein anderes Symbol als Anhänger am Hals einer Klientin. Wenn ich das sehe, fühle ich Freude und Dankbarkeit. „Aha, jetzt ist es soweit, die Grenze hat sich geöffnet“, denke ich, „Gesegnet sei’s“.

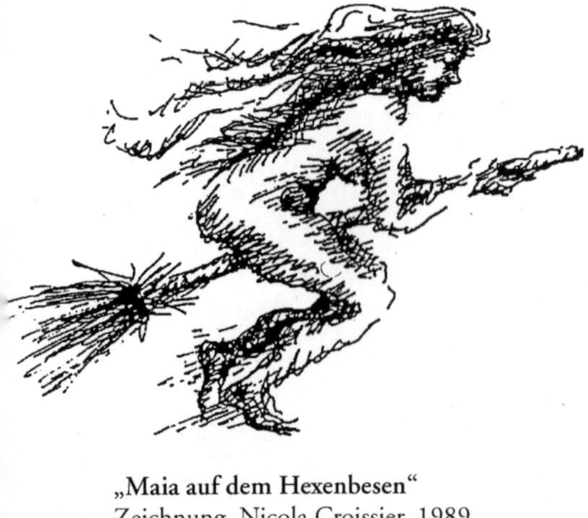

„Maia auf dem Hexenbesen“
Zeichnung, Nicola Croissier, 1989

In einer *vorübergehenden Identifikation* mit dem Hexen-Archetyp schmücken Frauen sich gerne mit magischem Schmuck, manche verschlingen Bücher zum Thema oder verbinden sich mit anderen Frauen zu Ritualkreisen, zum Feiern der Monde und der Jahreskreisfeste. Diese *vorübergehende* Identifikation – später wird sie durch Integration und Transformation langsam gewandelt werden – dient dem *Erinnern* des alten Wissens und der allmählichen *Festigung* der weiblichen Schöpfungsmacht.

Ist diese Kraft einmal tiefer integriert, dann wird das Leben eher schlicht und unspektakulär. Große Rituale können ihren Reiz verlieren, das Besondere verliert an Bedeutung. Frauen ritualisieren nun ihren All-Tag, sie beginnen die Geschenke des Lebens alltäglich zu würdigen und alltäglich zu feiern: Das Kochen einer Mahlzeit, die Arbeit im Garten oder das Füttern der Katzen wird zu einem heilsamen Ereignis. Ein neuer Raum hat sich geöffnet – der Raum der Mutterseele.

(Der Begriff „Mutterseele“, ist eine Schöpfung von Dorothees Wilder Frau; er transportiert viel Heilkraft, daher übernehme ich ihn in Dankbarkeit und Wertschätzung.)

2. Das wilde Kind

Die Wilde Frau führt uns zum wilden Kind und umgekehrt: Ohne die Präsenz des inneren wilden Kindes kann die Wilde Frau nicht erwachen. Die gemeinsame archetypische Kraft, welche beide verbindet, ist die *Mond-Kraft*. Als universelles Ur-Prinzip ist der Mond die symbolische Einheit von Kind und Frau, Kind und Mutter. In der astrologischen Symbolik repräsentiert der Mond daher auch die innerpsychische Beziehung zwischen Mutter und Kind. Ebenso steht er in Verbindung zur Macht und der Fülle des Weiblichen Bewusstseins.

„Sei nicht so wild“ und andere Elternstimmen

„Wilde Kräfte“ – wenn Sie möchten, sprechen Sie diese beiden Worte einige Male *laut* aus: „Wilde Kräfte, Wilde Kräfte, Wilde Kräfte“. Was bringen diese Worte in Ihnen zum klingen? Schließen Sie die Augen für eine Weile. Atmen Sie ein wenig tiefer als gewöhnlich ein und aus. Gehen Sie mit Ihrer Wahrnehmung nach innen. Geben Sie sich ganz der inneren Erfahrung hin, ohne sie zu verändern oder zu bewerten und sprechen Sie immer wieder: „Wilde Kräfte …“

- Was spüren Sie im Körper?
- Was möchte der Körper tun, wie sich ausdrücken?
- Welche Gefühle kommen hoch?
- Welche inneren Bilder, Phantasien, Vorstellungen steigen in Ihnen auf?
- Welche Gedanken kommen Ihnen dazu?
- Welche Töne, Worte oder Sätze bilden sich in Ihnen?

Vielleicht möchten Sie die Sätze oder die gesamte Erfahrung aufschreiben, vielleicht eine Geschichte erfinden? Oder möchten Sie ein Bild malen? Den Körper bewegen, die Stimme tönen lassen, einen wilden Tanz tanzen? Nehmen Sie sich die Zeit dazu, jetzt oder später. Sich Zeit nehmen für sich selbst, ist eine ganz grundlegende Bedingung für das Wieder-Entdecken der Wilden Kräfte in uns und um uns.

Vielleicht aber ist es Ihnen bei den Worten „Wilde Kräfte" ganz und gar nicht nach Bewegung, Freude und Tanz. Vielleicht fühlen Sie vor allem Unbehagen oder Angst: Vielleicht sehen oder ahnen Sie düstere und bedrohliche Bilder, Bilder von Verfolgung und Tod, von Kontrollverlust, Wahnsinn oder Zerstörungswut. Ja, Wilde Kräfte können Angst machen, insbesondere die wilden weiblichen Kräfte.

Dem Patriarchat erscheint jede Art von Wildheit äußerst bedrohlich und sie muss deshalb – oftmals mit Gewalt – gebändigt werden. Wildheit und Wildwuchs scheinen die patriarchale „zivilisierte" Ordnung dermaßen zu gefährden, dass diesen Kräften mit Motorsägen, Heckenscheren, Giftspritzen sowie anderen Tötungsinstrumenten und mit Maßnahmen der Normierung und Disziplinierung zu Leibe gerückt werden muss (vgl. hierzu Teil III, Kap. 3).

So wird in vielen Familien Kindern schon sehr früh beigebracht, dass Wildheit gefährlich, schmutzig, unanständig, verrückt, krankmachend und daher verboten ist. Solchermaßen dressierte Kinder müssen sich ständig die Rotznasen putzen und die Hände waschen, sie dürfen nicht auf dem Boden sitzen und mit Erde spielen, sie dürfen sich nicht schmutzig machen. Und sie dürfen mit keiner Katze schmusen, mit Tieren keine Nähe teilen, sie könnten sich ja irgendwelche gefährlichen Krankheiten holen. Oft aber sind die Wildheits-Ängste und die entsprechenden Verbote der Eltern weniger offensichtlich und direkt, sondern viel subtiler und hintergründiger.

Dennoch aber hat Wildheit ihren Zauber und ihre Anziehungskraft auf junge und ältere Menschen keinesfalls verloren. Zahlreiche Bücher, Kinderbücher und vor allem Bilderbücher berühren diesen frühen archaischen Aspekt der menschlichen Seele: „Wo die wilden Kerle wohnen“, „Der Adler, der nicht fliegen wollte“, „Das Bärenwunder“, „Wenn es Abend wird im Wald“, aber auch die vielgeliebte „Pippi Langstrumpf“, dieses freie und wilde Kind, sind nur einige wenige Beispiele von vielen.

Das Lieblingsbuch meiner Kindheit war das Sanella-Album „Afrika“. – Beim Kauf der Margarine „Sanella“ bekam man als Zugabe große farbige Bilder aus dem Lebensraum Afrika, die gesammelt und in ein Buch mit Informationstexten eingeklebt werden konnten. (Ältere LeserInnen werden sich vielleicht erinnern.) Beim Anblick von dunkelhäutigen, teilweise nackten Menschen, wild geschmückt, trommelnd und tanzend, von jungen Frauen mit Säuglingen an der Brust oder auf dem Rücken, von Tieren in weiten Steppen und üppigen Regenwäldern, gigantischen Wüsten, Wasserfällen, Seen und Bergen ergriff mich eine unbenennbare Sehnsucht. Eine Sehnsucht nach etwas, das ich in meinem geordneten, christlichen Elternhaus vermisste.

Sehnsucht nach Wildheit existiert, wenn sie nicht gebrochen oder verleugnet wird, in Kindern und Erwachsenen. Beim Holotropen Atmen stehen häufig am Beginn eines Heilungsprozesses Bilder und Erfahrungen von ursprünglicher Wildheit, Trommeln in einem Kreis von Menschen in üppiger Natur, rituellem Gesang und wildem Tanz um ein offenes Feuer.

Dies ist keineswegs erstaunlich, denn Wildheit ist *die* Kraft, mit der alles anfängt. Sie ist die Kraft des Beginns, ohne die kein Leben auf der Erde möglich wäre. Wildheit ist die Kraft, aus der sich das Universum entfaltet, Schöpfung gestaltet und Leben in allen seinen Formen entsteht. Wildheit ist die Ur-Sache, ist die Urkraft, die in allem wirkt: im Gebären und Geborenwerden, im ersten Schrei, in Lebensfreude und im Lebenskampf, in Sinnlichkeit und Sexualität, im Leben wie im Sterben. Wildheit ist der Kreis-Tanz des Lebens.

Deshalb sind Verbote von Wildheit lebensfeindlich. Wildheitsverbote in der Kindheit, ob direkt oder subtil-hintergründig, wirken fort im Leben von erwachsenen Männern und Frauen. Sie trennen diese von den Wurzeln ihrer vitalen Kraft und hemmen den Lebensfluss.

Kürzlich habe ich mit Erstaunen erfahren, dass es für manche ältere Menschen keineswegs selbstverständlich ist, sich draußen auf die Erde zu setzen oder sich in eine Wiese zu legen. „Das machen doch nur Kinder“, sagte eine der Frauen im meiner Gruppe. Noch befremdender ist es für erwachsene Menschen, im Sommer barfuss zu laufen. „Das machen doch nur die Wilden oder die Zigeunerinnen", könnte hier die Stimme des inneren Patriarchen sagen. Wenn ich mein Trinkwasser aus einer Quelle hole, weil Quellwasser lebendig ist, dann warnen mich zahlreiche und wohlmeinende Stimmen der Vernunft: „Das ist doch gefährlich, das Wasser ist nicht untersucht." Und für viele meiner gut erzogenen Klientinnen scheint es zunächst undenkbar, draußen in der freien Natur zu singen, zu beten, zu trommeln und zu tanzen. „Das ist peinlich", „was denken da die Leute", so kommentiert der innere Zensor.

Diese entwertenden und verbietenden Stimmen des inneren Patriarchen sind mächtig in uns. Meist ertönen sie in Stimmlage, Klang und Wortwahl als die Stimmen von Vater und Mutter unserer Kindheit. Auch wenn wir uns oberflächlich von unseren Eltern befreit haben mögen, diese verbietenden und begrenzenden Elternbotschaften haben sich im Unbewussten eingegraben und von hier aus bestimmen sie als innere Stimmen unmerklich aber weitreichend unser Leben als Erwachsene.

Besonders mächtig sind diese, die ursprüngliche Wildheit verbietenden Eltern-Sätze, wenn sie sich an ein Mädchen richten. Denn Mädchen müssen zu „ordentlichen", das heißt zu patriarchal angepassten Frauen erzogen werden. Dazu müssen sie schon früh ihrer *instinkthaften*, ihrer *archaischen* und ihrer *sinnlichen* Natur beraubt werden. Im Folgenden eine kleine Auswahl solcher Elternsätze:

„Sei nicht so wild" – „sei nicht so laut" – „halt den Mund" – „halt still" – „hör auf rumzutollen" – „zappel nicht" – „sei brav" – „sei ein liebes Kind" – „das tut man nicht" – „man isst nicht mit den Fingern" – „mach einen ordentlichen Knicks (Diener)" – „mach die Haare aus dem Gesicht" – „wie siehst *du* denn schon wieder aus" – „kämm dich mal, du Zottelliese" – „pass auf, du machst dich schmutzig" – „tritt nicht in die Pfütze" – „setz dich nicht auf den Boden" – „fass das nicht an, das ist bäh" – „bei dir sieht es ja aus wie bei den Hottentotten" – „du Rotznase" – „du Dreckspatz" – „du Heulsuse" – „Mädchen klettern nicht auf Bäume" – „nimm dich doch endlich zusammen" – „halt die Luft an" – „du bist ja hysterisch" – „mach beim Sitzen die Beine nicht so breit" – „beweg dich nicht so aufreizend" – „Mädchen warten, bis der Richtige kommt" – „du Streunerin" – „du Hure" – „du sollst dich schämen" – „du sollst dich schämen" – „du sollst dich schämen" …

In einem Seminar mit Frauen zum Thema „Weibliche Kraft" war gerade dieser Satz: „Du sollst dich schämen" für viele Frauen die eindringlichste und schmerzlichste Elternstimme, welche ihre wilde Kraft nachhaltig blockierte. Er klingt wie ein Fluch und er wirkt auch wie ein Fluch, manchmal ein Leben lang.

- Welche der Elternstimmen Ihrer Kindheit sollten Ihre natürlichen Wilden Kräfte behindern und Sie zu einem sauberen, ordentlichen und „lieben Mädchen" oder einem „netten Jungen" erziehen?
- Welchen Stimmen ist das auch gelungen?
- Und welche wirken bis heute und behindern Ihre wilde und heilsame Lebenskraft?
- Schreiben Sie einen, zwei oder drei solcher wirkungsvollen Sätze auf, sprechen Sie laut aus und hören Sie diese in sich klingen, solange bis sie sich von selbst verwandeln.

Die Heimat des wilden Kindes

Kinder sind von Natur aus wild. In Kindern, die gesund und in natürlichen Zusammenhängen aufwachsen dürfen, ist ursprüngliche und kraftvolle Wildheit meist ungebrochen lebendig. Kinder sind elementar natürlich, die Natur ist ihre Heimat. Kinder sind selbst kraftvolle Natur. Sie leben noch ganz selbstverständlich im Einklang mit den *Elementarkräften*:

Kinder lieben es, mit Sand und *Erde* zu spielen, zu „matschen", sie rollen sich auf der Erde, sie beschmieren sich den Körper mit rotbraunem Lehm und bauen sich Erdhöhlen, wenn wir Erwachsenen ihnen die Möglichkeiten dazu geben. Kinder lieben das *Wasser,* unbekümmert lassen sie sich nass regnen, hüpfen durch Pfützen, spielen in Bächen und Tümpeln, bauen Wasserstraßen und Dämme im Bach oder am Strand. Sie planschen oder schwimmen mit großer Wonne, selbst wenn sie am ganzen Körper schlottern und die Lippen blau sind vor Kälte. Kinder lieben die bewegte *Luft*, sie fliegen mit dem Wind, lassen phantastische Flugobjekte segeln und Drachen steigen. Sie lieben das Licht und die Wärme der Sommersonne und sind beeindruckt von der Kraft des *Feuers.*

Genauso sind Kinder in ursprünglicher und liebevoller Verbindung mit den Pflanzen und Tieren ihrer Umgebung. Sie klettern auf Bäume, sie bauen sich Baumhäuser und Laubhütten und verstecken sich im Heu.

Wilde Kinder sind körperlich. Über ihren Körper erfahren sie die Welt, sie bewegen sich gerne, von morgens früh bis abends spät. Sie lieben es rumzutollen, und wenn sie noch im Urzustand heilsamer Schamlosigkeit sind, dann tun sie das am allerliebsten nackt: „Nackt machen, nackt machen!", rufen manchmal meine fünfjährigen Enkeltöchter Maren und Daphne, wenn sie bei mir sind. Im Nu sind sie splitternackt und hüpfen, springen, tanzen und singen laut vor Vergnügen. Sie sind in ursprünglicher Lebensfreude, sie sind im Kontakt mit ihrer wilden Kraft.

Wilde Kinder sind sinnliche Kinder. Das primäre sinnliche Objekt, die mütterliche Brust, haben sie verinnerlicht. Die Brust ihrer Mutter ist zum guten und nährenden inneren Objekt geworden. Schon lange abgestillt leben sie weiterhin „am Busen von Mutter Natur". Wilde Kinder haben eine sinnliche Beziehung zur Natur, sie sind selbst sinnliche Natur.

Wilde Kinder sind Kopf und vor allem Bauch. Der Bauch der Mutter als die „gute Gebärmutter" ist die ursprüngliche Heimat des wilden Kindes, sein Paradies. Hier war es einst – im Zustand der Einheit, der „Ozeanischen Ekstase" – Wal und Delphin, Amöbe und Seepferd, Muschel und Perle, Ebbe und Flut. Das wilde Kind ist selbst Ge-Bär-Mutter, gleichgültig ob es Mädchen oder Junge ist. Es ist Bären-Kind und es ist Bären-Mutter in Einem. Der Bär ist daher immer noch das liebste Spielzeug aller Kinder, auch wenn deren Wilde Kräfte schon lange gefesselt sind. Wild und kraftvoll ist der Bär und gleichzeitig ist er sinnlich und weich, in seiner Weichheit verliert die natürliche Wildheit ihre Schrecken. In der zärtlichen Berührung mit dem Bären ist das Kind in Berührung mit seiner eigenen wilden und zärtlichen Kraft.

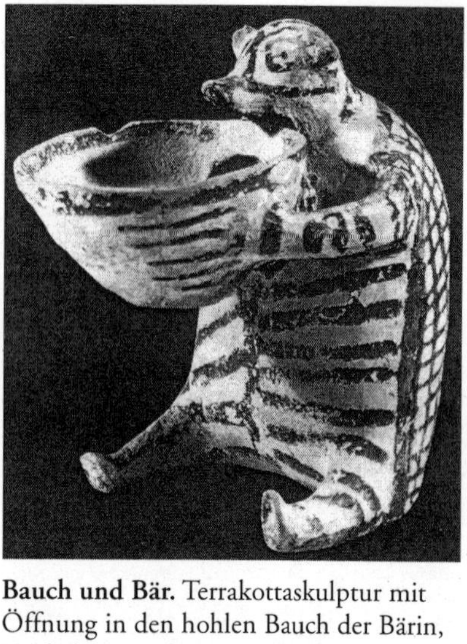

Bauch und Bär. Terrakottaskulptur mit Öffnung in den hohlen Bauch der Bärin, Kykladen, 3. Jahrtausend v. Chr.

Bauch – Bär – Berührung … ich denke in diesem Zusammenhang an einen Mann, den ich eine zeitlang therapeutisch begleitete, ein begabter und sinnlicher Mann, von Beruf Musiker. Er litt unter anderem darunter, dass es in seinem Alltag zu wenig sinnlich-erfüllende Erfahrungen für ihn gab. Er sehnte sich nach intensiver Berührung mit der Anima, der weiblichen Urkraft des Lebens. Obwohl diese Kraft in ihm stark angelegt war, ließ ein von patriarchalen Werten organisierter Alltag für deren Ausdruck nur wenig Raum. Dieser Mann erzählte Folgendes aus seiner Kindheit: „Ich verbrachte viel Zeit im Garten. Manchmal, heimlich und wenn mich keiner sah, dann machte ich meinen Bauch frei. Und dann berührte ich mit meinem nackten Bauch die Bäume und die Sträucher. Das fühlte sich gut an, zärtlich. Aber irgendwie schämte ich mich auch dafür, als sei das verboten."

Meine therapeutische Empfehlung an dieser Stelle war, diesen kindlichen Heilungsimpuls doch wieder aufzunehmen, diesmal ohne Scham und in Achtung für die Weisheit seines Körpers und seiner Seele: Wie direkt und elementar sein kindlicher Drang doch war, aus dem Zentrum des Körpers, dem Bauch heraus, sich zärtlich mit dem Zentrum des Lebens zu verbinden!

Kinder erleben sich in der Einheit des Lebens. Für sie ist der Dialog mit den Wesen, auch mit nicht-menschlichen Wesen, eine Selbstverständlichkeit, denn ursprünglich sind wir in Einheit mit allem was ist, und hier ist Verständnis und Liebe für alles. Erst das sich entwickelnde Ich erlebt sich abgegrenzt und in Opposition zum Du. Ich *oder* Du, aus Abgrenzung entstehen dem Ich Befremden, Angst, Ablehnung und schließlich die Feindseligkeit des Egos.

So wie einst die Menschenkinder der Steinzeit, so sind auch unsere Kinder – auf der Ebene des primären Bewusstseins – Teil der schöpferischen Einheit von Ur-Mutter Natur. In dem Maße, in dem wir das „innere Kind" in uns achten, erschließt sich auch uns Erwachsenen wieder dieser verborgene Lebensraum: das verloren geglaubte Paradies, die Heimat des wilden Kindes.

Die von Kindern intuitiv erfasste Wahrheit von der Vielheit des Lebens in der Einheit, in der alles miteinander in Beziehung steht und miteinander kommuniziert, zeigt sich uns auch in manchen alten Erzählungen und Märchen: Da spricht ein Baum mit dem Vogel auf seinem Ast, ein Fuchs kommt vorbei und hält mit Baum und Vogel einen Plausch. Die Winde raunen eine Botschaft durch den Wald, die Erdweiblein und -männlein machen sich darüber lustig und die Wasserwesen geben sich verführerisch, um so manch einen in ihre Tiefen zu ziehen – damit er sich selbst auf den Grund komme.

Wenn Kinder sich geliebt und geachtet fühlen, dann verstehen sie diese Sprache der Einheit (von der Wissenschaft „Biokommunikation" genannt) und sie sind in der Lage, herzliche Beziehungen zu Pflanzen, Tieren und auch mit ‚unsichtbaren' Wesen einzugehen. Gerade aber auch dann, wenn es einem Kind an Schutz und liebevoller Fürsorge fehlt, können Beziehungen zu Tieren – eigenen Haustieren oder den großen und kleinen Tieren seiner Umgebung – ihm Trost geben und manchmal rettend sein. Ein solches Kind kann sich tief mit Tieren verbinden, ihr Leid ist sein Leid, und in Identifikation mit dem leidenden Tier entwickelt es die Fähigkeit zu Mitgefühl.

In einer fühlenden Gemeinschaft mit Tieren liegt große Heilkraft: Bedrängnis und Schmerz müssen nicht verdrängt, nicht abgespalten werden, sie können in heilsamer Identifikation mit dem Tier gefühlt und aktiv gewandelt werden. Ein Kind, welches ein Tier streichelt, streichelt sich selbst, ein Kind welches ein Tier liebevoll umsorgt, umsorgt sich selbst liebevoll, ein Kind, welches ein Tier rettet, rettet sich selbst – das gilt auch für Erwachsene.

Pascale Noa Bercovitch gibt in ihrem Buch „Die Botschaft der Tiere" viele Beispiele von tiefer Zuneigung zwischen Mensch und Tier, von wundersamen Begegnungen mit wilden Tieren und sie beschreibt einfühlsam und klug, wie Tiere uns Menschen Helfer, Heiler und Lehrer sein können. „Was bleibt ohne Tiere für eine Möglichkeit, sich der Natur nahe zu fühlen? Sicher, man kann immer in einen See springen, auf Bäume klettern, die Nase in duftende Blumen stecken, aber mit wem könnte man sich identifizieren?", fragt sie.(1)

Einer ihrer authentischen Erlebnisberichte handelt von der heilsamen Beziehung zwischen der vierjährigen Any und einem Wolf. Any ist ein sehr einsames Kind, sie ist oft allein, da ihre Eltern ein Restaurant betreiben. Einmal erzählte Any ihrer Mutter von einem großen, kranken Hund, der im Garten liege: „Er kann nicht mehr laufen und er hat Durst", erklärte sie ihrer erstaunten Mutter, die ihr ins Freie folgte. „Die Kleine rannte zu einem großen Busch und schlang die Arme um den Hals eines riesigen schwarzen Tieres mit gelben funkelnden Augen. Der Mutter versagten Stimme und Atem. Der Wolf (...) bewegte den Schwanz, sichtbar getröstet von den zärtlichen Worten, die ihm Any ins Ohr flüsterte: ‚Hab keine Angst, China, du bist nicht mehr allein, wir sind da, Mama und ich.'" Der verletzte Wolf wurde unter Anys zärtlicher Fürsorge gesund. Zwischen ihm und dem kleinen Mädchen bestand eine tiefe und magische Verbindung, tagsüber spielten sie miteinander und nachts kehrte der Wolf in den Wald zurück.[(2)]

In einem Bericht über einen pädagogischen Bauernhof in der Türkei zitiert Bercovitch den Leiter der Einrichtung zu den heilsamen Beziehungen zwischen sozial geschädigten Jugendlichen und Tieren:[(3)] „Es gibt keine bessere Schule als diese Tiere. Die Jugendlichen entdecken auf gesunde, einfache Weise alle Aspekte des Lebens: Geburt, Tod, Gefahr, Fortpflanzung, aber auch Vertrauen und vor allem bedingungslose Liebe."

Dem wilden Kind begegnen – eine Anleitung

Wir hörten, die Heimat des wilden Kindes ist die Natur, ist Mutter Erde. Es ist ursprünglich, frei, erdhaft, sinnlich und in liebevoller Einheit mit den Wesen der Schöpfung.

Welche wilden Kräfte Ihres inneren Kindes warten im Verborgenen darauf wieder ent-deckt und ins Leben gebracht zu werden? Wenn Sie sich bereit fühlen, dann lade ich Sie ein zu einer kleinen Entdeckungsreise zu den Potenzialen Ihrer Kindheit. Diese Erinnerungsübung kann Sie wieder in Kontakt bringen mit Ihren eigenen schlummernden wilden Heilungskräften. Wenn sie die Anleitung ein- oder zweimal durchgelesen haben, dann legen Sie das Buch zur Seite, – das für Sie Wichtige werden Sie im Gedächtnis behalten.

Sitzen Sie aufrecht und entspannt oder legen Sie sich bequem auf den Rücken. Lassen Sie die Bilder vom Selbst auftauchen. Wir konzentrieren uns in dieser Übung bewusst auf die *heilsamen* und *nährenden* Eindrücke unserer Kindheit:

- Schließen Sie die Augen, atmen Sie tief ein und aus.
- Mit jedem Ausatmen lassen Sie mehr und mehr los.

- Ihr Körper ist tief entspannt.
- Betreten Sie nun den inneren Raum Ihrer Kindheit.
- Neben all der Bedrängnis und Not Ihres inneren Kindes gab es auch heilsame, nährende und stärkende Erfahrungen in Ihrer Kindheit.
- Gehen Sie tiefer hinein in diesen heilsamen Raum, und stellen Sie sich die Frage: Was waren die wilden und sinnlichen Freuden meiner Kindheit?
- Wann, wo, mit wem oder was fühlte ich mich ganz bei mir selbst, ganz frei und tief im Herzen berührt?
- Lassen Sie ein inneres Bild aufsteigen oder mehrere Bilder: Kindheitserfahrungen von Freiheit, Unabhängigkeit, Sinnlichkeit und tiefem Verbundensein mit der Schöpfung.
- Erinnern Sie sich an spielerische und freudige Erfahrungen auf dem Erdboden, im Sand, auf einer Wiese oder im Wasser, an Bächen oder am Meer?
- Gibt es liebevolle oder bedeutungsvolle Begegnungen mit Tieren? Mit Pflanzen?
- Gibt es Begegnungen mit Wesen, die nur das Kind sehen kann?
- Gibt es Begegnungen in Freiheit, Wildheit und Sinnlichkeit mit anderen Kindern, einem Erwachsenen?
- In welcher Sprache spricht das wilde Kind, gibt es eine Ur-Sprache, einen Dialekt?
- Wie sieht Ihr wildes Kind aus? Wie bewegt es sich? Wie drückt es sich aus? Wie fühlt es sich und wie erlebt es die Welt?
- Sind Sie nun für eine Weile dieses wilde Kind von damals, schlüpfen Sie in seinen Körper und erfahren Sie als Kind, wie es ist, so frei, so authentisch, so verbunden und so wild zu sein:
- Wie fühle ich mich als das wilde Kind?
- Wie und was denke und spreche ich als das wilde Kind?
- Was tue ich am allerliebsten?
- Nun wechseln Sie wieder die Position, Sie sind wieder die erwachsene Person von heute.
- Schauen Sie nun liebevoll auf Ihr wildes Kind, das Sie vor sich sehen.
- Sagen Sie ihm „danke“ für seine große Heilkraft.

Diese Fragen wollen nicht beantwortet werden, sie dienen lediglich der Aktivierung Ihrer Fähigkeit zur Visualisierung Ihrer inneren Wahrheit. Strengen Sie sich bei dieser Übung also nicht an, lassen Sie die Fragen einfach auf sich wirken und die inneren Bilder vom Selbst auftauchen. Träumen Sie die stärkenden und nährenden frühen Erfahrungen wieder auf. Wichtig ist allerdings die Dis-Identifikation am Ende der Reise, um nicht im wilden Kind zu verhaften. Denn das wilde Kind ist ein wertvoller und überaus heilsamer *Teil* unserer Ganzheit, aber wir *sind* nicht das wilde Kind.

Was aber, wenn es in Ihrer Kindheit keinen Raum, keine Zeit oder nicht die geringste Erlaubnis gab für Ihr wildes Kind? Was nun, wenn Sie lange Jahre krank waren, wenn Sie ans Bett oder sonstwie gefesselt oder behindert waren?

Ihr wildes Kind lebt im Inneren, auch wenn es sich im Außen niemals zeigen konnte! Es gehört zu Ihren Wurzeln. Als *archetypische Lebenskraft* existiert es in uns allen, und es wartet darauf, erkannt und im Rahmen der persönlichen Möglichkeiten ins Leben gebracht zu werden. Das wilde Kind will teilhaben am Leben der erwachsenen Frau.

Machen Sie also die Übung wie oben beschrieben, wenn Sie möchten. Allerdings betreten Sie in diesem Fall nicht den inneren Raum Ihrer Kindheitserinnerungen, sondern den Raum Ihrer archetypischen inneren Bilder. Dies ist der Raum Ihrer inneren Wahrheit, er speist sich aus Ihrer gesamten *Seelen-Geschichte* und offenbart den eigenen *Seelen-Mythos.*

Ob Erinnerungen aus der Kindheit oder innere archetypische Bilder, beides ist gleich-gültig. Lassen Sie diese Ihre innere Erfahrung ganz plastisch, ganz farbig, ganz lebendig werden: Vielleicht möchten Sie einen Text oder eine Geschichte schreiben mit der Überschrift „Das wilde Kind"? Vielleicht möchten Sie die Erfahrungen ihres wilden Kindes mit einem Freund oder einer Freundin teilen? Oder mit Ihrer Mutter oder Ihrem Vater? – Beim Schreiben dieses Kapitels teilte ich die Erfahrung meines wilden Kindes mit meiner Mutter. Darüber öffnete sich in ihr ein vergessener Raum ihrer eigenen Kindheit und sie erzählte mir Geschichten, die ich bisher noch nie gehört hatte. – Vielleicht malen Sie Ihre Erfahrung in ein Kreisbild? Vielleicht tanzen Sie mit Ihrem wilden Kind einen wilden Tanz? Vielleicht erlauben Sie sich wildes Tönen, Schreien, Brüllen, Singen?

Ich erinnere mich hier an eine junge Frau, die ich therapeutisch begleite. Sie ist Mutter von zwei kleinen Kindern, und als sie sich im therapeutischen Prozess daran erinnerte, wie ihr inneres wildes Kind den Mund nicht mehr halten, sondern endlich Töne machen und sich mit der Stimme erfahren wollte, da hat sie ihre beiden Kinder in dieses heilsame „Spiel" miteinbezogen. Da lachten, tönten, quietschten, summten und brüllten Mutter und Kinder miteinander.

Teilen Sie, wie diese Frau, die wilden und sinnlichen Spiele ihres inneren Kindes mit den Kindern Ihrer Umgebung, Ihren leiblichen Kindern oder Enkelkindern, den Nachbarskindern oder den Kindern auf der Straße! Dies ist ganzheitliche Psychotherapie, Dienst an der Seele, und es macht Freude.

Das wilde Kind

Das Kind ist klein, zuerst sehr klein und später ein kleines Mädchen. Es liebt den Mond, die Wasser, die Bäume und es liebt die Tiere. Sein Paradies ist die „Bangerte", eine Wieseninsel mit vielen Obstbäumen, umgeben von einem kleinen Fluss, der „die Keuler Bach" genannt wird. Als zwei getrennte Bachläufe umströmt er die Insel, zwei Wasserarmen gleich umfängt er sie zärtlich.

Zu dieser Welt gehört „die Mühle", das Wohnhaus in einem Gebäude mit der eigentlichen Mühle, einer Getreidemühle. Hier leben der Großvater Karl, der Müller, ein großer, kräftiger und herzlicher Mann, und Lisbeth, seine Frau, die Oma. Die Oma sagt manchmal zum Kind „mei goud Kind", „mein gutes Kind". Diese drei Worte schmecken ihm so süß wie die heiße Kuhmilch und die Brote mit Pflaumenmus morgens in Omas warmer Küche, wo sie kräftig und rund am Herd steht und Feuerholz nachlegt. In der Mühle leben auch der Onkel, die Mägde, die Müllerburschen, der Stallknecht, der Fuhrknecht, die Mutter und das wilde Kind.

Vom Dorf her, wo unter dem Lindenbaum abends der Großvater und die anderen Männer sitzen, wo auch das kleine Backhaus steht, in dem die Mutter die runden Brotlaibe bäckt, von hierher kommt „die Bach" geflossen. Nahe bei der Mühle führt ein gefährlich schwankender Steg, gezimmert aus Brettern, über das Flüsschen in Oma Lisbeths Garten. In ihm gedeihen Gemüse, Blumen und Früchte: Löwenmäuler, Schwertlilien, gelbrote Herzkirschen, Sauerkirschen, grüne und rote Stachelbeeren, rote und schwarze Johannisbeeren und Himbeeren im Sommer, – Dahlien, Astern, Mirabellen und Zwetschgen im Herbst.

Hier am Steg teilt sich das Wasser: Der rechte Wasserlauf, durch einen kleinen Damm mit Überlauf – „das Wehr" genannt – vom linken Was-

serlauf getrennt, wird vor der Mühle gestaut und so zu einem tiefen, dunklen und träge dahin fließenden Strom. Im Sommer, nach heißen Arbeitstagen auf den Feldern, wenn Heu gemacht oder Korn gemäht, zu Garben gebunden, „aufgesetzt" und die Ernte „eingefahren" wird, nehmen alle hier ein Bad. Die Alten, die Jungen, das „Gesinde" zusammen mit der „Herrschaft" waschen sich den Schweiß von den Körpern, die Kinder schwimmen in alten Autoreifen.

Durch einen riesigen Fangrechen verschwindet dieser rechte, dunkle Wasserlauf unter der Mühle in einem Maschinenraum, wo Turbinen, von der Wasserkraft angetrieben, die Mahlwerke in Gang setzen. Das Geräusch dieser Mahlwerke, ihr endloses rhythmisches Pulsieren bei Tag und bei Nacht, ist gleichsam der Herzschlag des Hauses und seiner Bewohner.

Der linke Wasserlauf fließt über „das Wehr", einem Wasserfall ähnlich, einige Meter rauschend nach unten und sammelt sich zu einem kleinen Bach. Das unaufhörliche Rauschen der fallenden Wasser im Einklang mit dem gleichförmigen Pulsschlag der Mahlwerke ist Strömen und Pulsieren ins Unendliche ...

Dieses linke Gewässer ist ein kleines Bächlein, licht und heiter hüpft es über ein Kiesbett mit vielen bunten kleinen Kieselsteinen. Ein Brett als Steg ist darüber gelegt. Viele Stunden sitzt das wilde Kind auf diesem Steg, am liebsten in der Mittagszeit, wenn die Welt so wundersam still ist. Die nackten Beine lässt es baumeln, die Fußspitzen berühren das kühle Wasser und unablässig schaut es auf den Grund, schaut, wie die bunten Steinchen sich mit dem Fließen langsam bewegen und schaut, wie sie im Lichte der Mittagssonne glitzern und farbenfroh aufleuchten.

Das Kind ist Bach, ist Kiesel, ist Steg, ist Himmel und Erde und die Wärme der Mittagssommersonne. Das wilde Kind ist glücklich und frei.

Später spielt das Kind unter dem schützenden Dach der alten Bäume und spricht mit ihnen. Und wenn es am Abend dunkel wird, da sitzt es noch lange, fast reglos, im silbern glänzenden Licht der Mondfrau. Das Kind schaut ihr – gebannt – ins runde Gesicht, bis die Stimme der Mutter es ruft. Nach der Mondfrau sehnt sich das Kind. „Sie ist mondsüchtig", sagen die Erwachsenen und schimpfen mit ihm, wenn es in der Nacht seltsame Dinge tut.

Im Frieden ist das Kind mit den Tieren. Im Stall neben der Mühle bei den Kühen und den großen schweren Pferden – welche die Planwagen, beladen mit Mehlsäcken, zu den Bauern in die umliegenden Dörfer ziehen – fühlt es sich sicher, geborgen und frei. Glücklich schmiegt es sich an die dampfenden Leiber. Zärtlich streichelt es die anmutigen großen Köpfe, schaut in die Augen der Tiere, erkennt sich in ihnen. Mit seinem kleinen Kopf kommt es ganz nahe an die feucht-warmen Schnauzen und genießt den kräftigen Hauch ihres Atems im zarten Kindergesicht. Entzückt spitzt das wilde Kind die Lippen und gibt jeder Kuh einen schallenden Kuss.

Nicht jede hatte, wie ich, eine Kindheit auf dem Lande in dichter Beziehung zu Natur und Tieren, eingebettet in den Zusammenhang einer bäuerlichen Großfamilie. Das braucht es auch nicht, um im Kontakt zu sein mit der eigenen nährenden Kraft. Um das innere Paradies zu erfahren, reicht der Glanz der Abendsonne in einem sonst dunklen, städtischen Hinterhof.

Auch die oben beschriebene und so erfahrene „heile Welt" existiert in dieser Weise lediglich als ein innerer Raum, als ein Heilungsraum im Inneren des wilden Kindes, als *eine* neben vielen anderen Erfahrungen. Wie überall in menschlichen Lebenszusammenhängen, und im irdischen Leben überhaupt, sind Dunkel und Licht, Un-Heil und Heil nahe beieinander und ohne die Erfahrung des einen ist die Erfahrung des anderen nicht möglich: Mütter sind bergend und nährend, aber auch kalt, ablehnend oder verschlingend. Väter sind liebevoll, unterstützend und haltgebend, aber auch gefühllos, distanziert und überwältigend. Kinder werden ausgesetzt, vernachlässigt und missbraucht. Tiere werden gequält und getötet. Familien erleben notvolle Zeiten durch Krieg, Verlust von Heimat, Flucht oder Naturkatastrophen.

Anstatt in die „heile Welt" des Kindes könnten wir genauso eine Reise machen in jene „Hölle" des Kindes. Und in aufdeckender therapeutischer Schattenarbeit tun wir dies ja auch. *Damit aber die Höllen-Erfahrungen und die gespeicherten inneren Höllenbilder angenommen und heilsam gewandelt werden können, dafür braucht es unabdingbar die innere Paradies-Erfahrung.* Der Atemprozess einer Klientin zeigte dies sehr eindrücklich: Mit großer Willensanstrengung wollte sie in einer Atemsitzung unbedingt in ihre mächtigen Schattenthemen eintauchen. Sie erlebte in dieser Sitzung nichts außer der eindringlichen verbalen Botschaft ihrer inneren Heilerin: „Wie willst du in die Hölle absteigen, wenn du das Paradies nicht bei dir hast?"

Ohne einen heilsamen inneren Ort, ohne eine innere Heimat, ist Schattenarbeit und insbesondere Traumaarbeit nur schwer möglich. Ohne diesen Ort können schmerzliche Erfahrungen emotional nicht gehalten werden. Wir sprechen in diesem Zusammenhang auch vom „Verankern" und von „Ressourcen-orientierter Arbeit". Erfahrungen von Freude und Fülle werden erinnert und für die Heilung der Schatten genutzt. Sie bilden den lichten Raum, in dem das Dunkle in Liebe gehalten ist. Gleichzeitig sind sie ein Tor zum Göttlichen: Über das Erinnern einer irdischen sinnlichen Heimat finden wir leichter zu einer über-sinnlichen Heimat.

Ein heilsamer Lebensraum in der Kindheit bietet hierzu günstige Voraussetzungen, auch wenn er nur parallel zu einem Raum der Schatten existiert. Wir focussieren uns im Heilungsprozess immer wieder auch auf die heilsamen Bilder der Kindheit. In ihrer Schwingung kann das verwundete Kind gehalten und gewiegt werden.

Paradieserfahrung, zumindest in Spuren der Erinnerung, existiert in jedem menschlichen Wesen. Mit der Übung „Das wilde Kind" machen wir uns auf die Spurensuche, auf die Suche nach dem vermeintlich verlorenen Paradies, auf die Suche nach den Wurzeln unserer Wilden Kraft.

Auf dieser Reise taucht das Kind vielleicht ein in einen Raum prä-personaler Einheitserfahrung, wo es keine Trennung gibt von Ich und Du, Innen und Außen, wo Zeit und Raum ewig sind. Haben wir diesen Raum erst einmal kennengelernt und hier die Erfahrung von allseitiger, liebevoller Verbundenheit gemacht, dann sind dies Ressourcen, auf die wir immer wieder zurückgreifen können. Lebend in einer Welt der Spaltungen, wo Einsamkeit, Getrenntsein, Überwältigung und Tod all gegenwärtig sind, werden wir immer wieder, ganz selbst-verständlich, den Rückweg finden, das Tor zur alten Heimat, dem inneren Paradies (der ersten Grof'schen Matrix). Wo die liebevolle Verbindung mit der biografischen Mutter oder dem Vater unterbrochen ist, da verbindet sich das wilde Kind mit der Liebe der Erdmutter, es spricht mit den Bäumen, es ver-brüdert oder ver-schwestert sich mit Tieren und anderen Wesen.

In diesem Zusammenhang erinnere ich mich an die Schilderungen eines Mannes, mit dem ich ein Beratungsgespräch hatte. Er erzählte mir von seiner notvollen und trostlosen Kindheit, und wie er in einem verwilderten Garten Trost und liebevolle Annahme fand in der Gemeinschaft von Elementarwesen. Die Geistkräfte von Feuer, Wasser, Luft und Erde zeigten sich ihm wesenhaft und in genau *der* Gestalt, die seinem kindlichen Bewusstsein entsprach: Die Erdwesen gaben ihm Boden und Halt, die Luftwesen spielten und tollten mit ihm, die Wasserwesen wiegten und trösteten ihn und die Lichtwesen gaben ihm ihr Licht und ihre Wärme. Er traf sich regelmäßig mit seinen Freunden, er konnte die Wesen sehen und mit ihnen sprechen, sie halfen ihm in einer lebensfeindlichen Welt zu überleben.

Als er den Eltern von seinen Begegnungen erzählte, wurde er für „krank" erklärt und psychiatrisch behandelt. Auch in seinem erwachsenen Leben fand er wenig verständnisvolle Resonanz für seine immer noch existierende Fähigkeit, mit nicht-menschlichen Wesen zu kommunizieren. Er brauchte von mir nicht mehr als die fachliche Bestätigung, dass diese seine Erfahrungen und Fähigkeiten nicht „krank", sondern ausgesprochen „heilsam" sind.

Das wilde Kind ist immer auch *das magische Kind.* Auf der Ebene des magisch-mythischen Bewusstseins hat es zuweilen tiefe transpersonale Erfahrungen, in welchen sich die frühen Paradiesthemen mit archetypischen Bildern und dem Erleben von Freiheit und Freude verbinden. In einer transformativen Spiralbewegung verbinden sich prä-personale Erfahrungen mit trans-personalen Erfahrungen und werden schließlich eins. Die Unterscheidung von „prä" und „trans" hebt sich auf in der Erfahrung von Einheit als ewiger Spirale.

Das wilde Kind hat magische Erfahrungen mit Tieren, Pflanzen und anderen Wesen. Ihm öffnet sich die Tür zu einer verzauberten Welt, in der alles mit allem verbunden ist. Diese Welt ist nicht weniger existent als unsere ent-zauberte patriarchale Alltagswelt. In dieser magischen Welt, die im Innen *und* im Außen existiert – erinnern wir uns nur an die real-sinnliche Erfahrung einer Vollmondnacht in einem Buchenwald – liegen die Wurzeln der Wilden Kraft. In diesem Sinne ist Wilde Kraft identisch mit Heilkraft; ohne Zugang zu den elementaren Kräften der Natur bekommen wir keinen *vital-sinnlichen* Zugang zu den Archetypen, den Ur-Bildern der menschlichen Seele, diese bleiben abstrakt und intellektuell, un-verkörpert und un-sinnlich. Die innere Heilerin, als Magierin, Schamanin und Priesterin, sie schöpft ihre Nahrung aus den Quellen der Wilden Kraft.

Das wilde Kind und sein Schatten

Wenn das Kind aber keinerlei Zugang findet zu seinen inneren Quellen der Wilden Kraft, sei es durch rigide Sozialisation und elterliche Dressur oder durch präexistentielle Verbote und Traumata (z.B. durch ein Inquisitions-Trauma), dann bleiben Anteile seiner Seele in einem Raum der Angst gefangen. Von hierher kommen die Schatten des wilden Kindes.

Die Schatten des wilden Kindes sind:
- das brave Kind
- das verrückte Kind
- das vernichtende Kind

Das brave Kind ist das unauffällige Kind. „Mein Kind ist pflegeleicht", sagen seine Eltern vielleicht stolz. Vermutlich kennen die meisten von uns dieses Kind, wenigstens in Anteilen, aus der eigenen Kindheit. Und noch im Leben als erwachsene Frauen oder Männer spielt das brave innere Kind eine zentrale Rolle. Es sagt zu allem „Ja und Amen". Immer ist es bemüht, alles „richtig" zu machen, um anderen zu gefallen und darüber geliebt zu werden. Manchmal hat es die Aufgabe übernommen, „der Sonnenschein" für die unglückliche Mutter, den Vater oder die gesamte Familie zu sein.

„Mama, ich tue alles, was du willst, nur damit du glücklich bist", so oder ähnlich klingt sein heimliches Versprechen. Unauffällig und still passt es sich an, um so zu sein, wie es dem Bild seiner Mutter entspricht. Mit den Jahren kommt vielleicht die schmerzliche Erkenntnis, dass alles doch vergeblich und die Mutter nicht zu retten war.

Das brave Kind übernimmt die Werte der Eltern und der Gruppe, in der es lebt, und entfremdet sich – meistens ganz unauffällig – mehr und mehr von sich selbst. Innerlich kann es sich leer, traurig oder wütend fühlen, äußerlich aber ist es „das liebe Kind"; es ist so „nett" und alle Tanten und Onkel finden es ganz „reizend". Schauen wir nun mitfühlend auf dieses brave Kind, damit es sich aus seiner angstvollen und zwanghaften Anpassung befreien kann:

- Wie sieht es aus?
- Wie hat Mami es wieder „nett" zurecht gemacht?

- Wie spürt und bewegt es sich in seinem Körper?
- Wie fühlt es sich?
- Wie verhält es sich?
- Wie spricht es mit den Erwachsenen?
- Wie spricht es mit anderen Kindern?

Das verrückte Kind ist das ver-zwei-felte Kind. Überwältigt von seiner Not ist es mehr oder weniger zerfallen, fragmentiert. In der Trennung von sich selbst sind Schmerz und Angst nicht mehr fühlbar oder wenigstens erträglich. Es ist sich selbst und der Welt weitgehend fremd geworden. Manchmal bricht es den Kontakt zur Außenwelt ab und zieht sich in einen inneren Raum zurück, um den letzten kleinen Rest eines persönlichen Kerns vor Übergriffen zu schützen und sich selbst zu bewahren. Zuweilen isst und trinkt es nicht mehr oder weigert sich zu sprechen, manchmal verlässt es energetisch seinen Körper oder es flüchtet sich in phantastische Welten. Es verfügt dabei über ein ungewöhnliches Potenzial an schöpferischen Fähigkeiten, die es einsetzt, um seiner unerträglichen Lebensrealität halbwegs zu entkommen.

Unter zusätzlichen Belastungen können diese Abwehrstrategien (diese sind zunächst immer kreative Über-Lebens-Impulse und sind als solche zu würdigen) zusammenbrechen und es wird von seinen eigenen abgespaltenen Seelenanteilen überwältigt. In einer solchen Krise erfährt es nicht selten soziale Ächtung und Psychiatrisierung, und unter extremen Bedingungen wird es aus der Gemeinschaft ausgeschlossen.

Aspekte des verrückten Kindes existieren, mehr oder weniger, auch im Inneren von uns selbst. Schauen wir daher liebevoll auf dieses verrückte Kind, damit es seine schöpferischen Fähigkeiten nun heilsam nutzen kann:

- Wie sieht es aus?
- Wie spürt es sich in seinem Körper und wie ist die eigene Wahrnehmung seines Körpers?
- Wie bewegt es sich?
- Wie erlebt es die äußere Welt?
- Wie sieht es in ihm aus?
- Wie fühlt es, was kann es fühlend wahrnehmen?
- Was sind seine schöpferischen Über-Lebens-Impulse?

- Ist es noch in Beziehung? Zu wem oder zu was?
- Wie verhält es sich?
- Wie und was spricht es?
- Wie begegnen ihm die Eltern und andere Erwachsene?

Das vernichtende Kind ist bereits so sehr von traumatischen Erfahrungen, von Grauen und Entsetzen überwältigt (diese sind biografischen, häufig aber auch präexistentiellen Ursprungs), dass es vor allem danach trachtet, sich selbst und das Leben insgesamt zu zerstören. Dies erscheint ihm paradoxerweise als „letzte Rettung". Es ist mutwillig gemein, böse, grausam und zerstörerisch gegen andere oder auch gegen sich selbst. Es zertritt die Ameisen, reißt den Maikäfern die Flügel aus und bläst die Frösche auf, bis sie platzen.

Ich erinnere mich hier – aus der Zeit meiner Tätigkeit in einer Beratungsstelle – an einen kleinen, etwa siebenjährigen Jungen, der große vergebliche Anstrengungen unternommen hatte, um einen Zug zum Entgleisen zu bringen. Ein anderer mir bekannter kleiner Junge hatte eine Technik zum Töten von Küken ersonnen: Er öffnete die Tür zum Hühnerstall, in dem die Küken mit ihrer Mutterglucke lebten. Jedesmal, wenn eines der Küken nach draußen wollte und den Kopf zwischen Tür und Türrahmen hatte, drückte er die Tür zu. So tötete er systematisch und nacheinander ein Küken nach dem anderen.

Zeittypische und dramatische Beispiele für das vernichtende Kind sind die auf Töten abgerichteten Kindersoldaten in afrikanischen und anderen Entwicklungsländern. Die aus erlittener Not und aus Grauen entstandene Tötungsbereitschaft dieser Kinder wird systematisch missbraucht für politische und ökonomische Machtinteressen. In den zehn Jahren von 1995 bis 2005 wurden etwa zwei Millionen Kindersoldaten getötet.

Manchmal aber richtet das vernichtende Kind den Zerstörungsimpuls eher gegen sich selbst als gegen andere, vor allem wenn es ein Mädchen ist. Dann verletzt es sich häufig – absichtlich oder unabsichtlich. Es fällt ständig hin, hat immer offene blutende Knie oder es kaut exzessiv an den Fingernägeln, so lange, bis das Nagelbett blutet. Es reißt sich die Haare aus, kratzt, beißt, schneidet sich oder provoziert durch sein Verhalten gewalttätige Übergriffe von Seiten der Eltern und anderer Personen, die es schlagen, demütigen und quälen.

Häufig agiert das vernichtende Kind im engen Bündnis mit dem verrückten Kind, und nicht selten halten sich beide verborgen im dunkelsten seelischen Hinterstübchen eines besonders auffällig angepassten und braven Kindes. Dieses zerstörerische Kind braucht am dringlichsten unsere Annahme, zusammen mit heilsamen und klaren Grenzen. Blicken wir deshalb wieder liebevoll auf unser inneres vernichtendes Kind – und selbstverständlich auch auf die vernichtenden Kinder in der Welt –, geben wir ihm den Segen der Göttlichen Mutter, damit sich seine Gewalttätigkeit wandeln kann in große gewaltige Lebenskraft:

- Wie sieht es aus, das vernichtende Kind?
- Wie erlebt es sich in seinem Körper und wie bewegt es sich?
- Wie erlebt es seine Welt?
- Was und wie fühlt es?
- Was und wie spricht es?
- Welcher Bedrohung ist es ausgesetzt?
- Wovor hat es die größte Angst?
- Gegen wen oder was richtet es seine vernichtenden Impulse?
- In welcher Weise agiert es?

Dieses Trio der Schattenkinder, das brave, das verrückte und das vernichtende Kind, sie existieren vermutlich in jeder menschlichen Seele. Wie immer werden diese verlorenen Kinder eingeladen in einen Raum der Liebe. Wir könnten sie malen in einem Kreisbild. Der *Kreis* ist hier wesentlich, er ist eine wirkungsvolle energetische Kraft, in der alles Dunkle in Liebe gehalten ist. Wir könnten jedes Kind in einem Text zur Geltung bringen oder wir bringen es über den Körper als Skulptur oder psycho-dramatisch in Aktion. Die Wahl der Methode ist sekundär und abhängig von persönlichen Vorlieben. Entscheidend ist, dass der spezifische Schatten des wilden Kindes sich unbehindert von inneren oder äußeren Zensoren zeigen und ausdrücken kann.

Im weiteren Durcharbeiten können wir nun jedes der Schattenkinder in die ursprüngliche, heilsame Heimat des wilden Kindes einladen – die vorher vollständig aufgeträumt wurde und durch Schreiben oder Malen eine realsinnliche Präsenz bekam (vgl. die Anleitung „Dem wilden Kind begegnen", S. 419f). Um es konkret zu machen: Ich nehme meine Schattenkinder mit in die Mühle meiner Großeltern. In Omas Garten naschen wir Stachel- und Himbeeren, in der Mittagszeit sitzen wir nebeneinander auf dem Steg über dem Bächlein und lassen die Füße im Wasser baumeln und danach gehen wir in den Kuhstall. Wohin möchten Sie ihre Schattenkinder mitnehmen?

- In einer inneren Reise nehmen wir die Schattenkinder, eines nach dem anderen, an die Hand und begleiten es zu diesem Ort der Heilung.
- Vielleicht aber möchten sie alle drei gemeinsam mitnehmen?
- Wie geht es dem braven Kind an diesem Ort?
- Wie geht es dem verrückten Kind an diesem Ort?
- Wie geht es dem vernichtenden Kind an diesem Ort?
- Wie erlebt und fühlt sich jedes der Kinder hier, körperlich und emotional?
- Wie verhält sich jedes der Kinder?
- Lassen Sie zum Abschluss jedes Kind einen Satz sprechen, der von seinem Herzen her kommt.
- Schreiben Sie diese Heilungs-Sätze auf.

3. Erinnerungen ans Mutterland

Der Inder Karan Singh sprach in seinem Vortrag „Erde, meine Mutter, halte mich geborgen“ (Hannover, 1988)[1] von der Erde als einem lebendigen mütterlichen Organismus:

„In allen großen Religionen und spirituellen Traditionen der Welt findet sich der Gedanke, dass diese Erde, die wir bewohnen, nicht nur ein geologisches und geographisches Gebilde, sondern eine lebendige, pulsierende Einheit ist. Seit dem Beginn der menschlichen Geschichte hat die Auffassung von der Mutter Erde – Matri Bhumi in der indischen und Gaia in der griechischen Tradition – das Fühlen und Denken von Millionen von Menschen beeinflusst, bis sich in der neuesten Zeit in der westlichen Welt das mechanistische Weltbild durchsetzte.

In Indien ist die alte Tradition noch sehr lebendig und steht noch in enger Verbindung mit den vor tausenden von Jahren von großen Sehern und Weisen verfassten Veden. Im Atharva Veda gibt es die wunderschöne Bhumi Suktam, die Hymne an die Erde (XII. I) mit dreiundsechzig Versen zum Lob der Großen Göttin, die seit Millionen von Jahren, seit dem Schlamm und Schleim des urweltlichen Ozeans das menschliche Bewusstsein genährt hat und immer noch die Menschheit erhält. Die Hymne endet mit den beiden denkwürdigen Versen:

> Mögen alle, die von dir geboren wurden, O Erde,
> zu unserem Wohl frei von Krankheit und Mangel sein.
> Mit wachen Sinnen werden wir ein langes Leben hindurch
> Dir unsere Huldigung darbringen.
>
> Erde, meine Mutter, halte mich geborgen in Deinem Segen
> und im vollen Einklang mit dem Himmel.
> O Du Weise, erhalte mich in Deinem Wohlwollen
> und in der Fülle Deiner Pracht und Deines Glanzes.

Wilde Kräfte sind Kräfte der Liebe

> Wie? Nur Nächstenmoral soll ich üben? Nur meinesgleichen soll ich lieben? nicht die Sonne? nicht die Tiere? nicht Blumen und Kräuter? nicht Bewohner unbekannter Welten und bessere Gestirne? Es scheint mir, dass bei euch im Abendlande der Mensch aus dem Leben heraus- und der Natur gegenübergetreten ist. Denn immer handelt es sich um eure Not, eure Sehnsucht, eure Erlösung.
>
> Theodor Lessing, Philosoph, geb. 1872, 1933 ermordet[2]

Mit „Wilden Kräften“ verbinden die meisten Menschen Eigenschaften wie roh, grob, brutal, unkontrolliert und destruktiv. Tatsächlich aber sind Wilde Kräfte *Ur-kräfte*, im Sinne von *Ur-Energie*, wir könnten auch von Bio-Energie sprechen. Als solche sind sie energetische Essenz, aus der sich die Archetypen, die Ur-Bilder der Seele gestalten, die den ältesten Bewusstseinsschichten entstammen. Diese haben ihren Ursprung, so wird vermutet, in den drei Unterhirnen, den älteren Schichten des menschlichen Gehirns, die sich im Laufe der Evolution entwickelt und seitdem kaum verändert haben: dem frühesten Kriechtiergehirn, zuständig für instinktive und basale Aktivitäten des Lebens, dem folgenden Mittelhirn (limbisches System), dem Gehirn der Ursäuger, zuständig für Emotionen wie Angst und Wut, aber auch Zugehörigkeitsgefühl, Muttergefühl und Sozialverhalten, und dem Neocortex, dem Gehirn der späteren Säuger, zuständig für komplexere Wahrnehmungsvorgänge.[3]

Schöpfung

Zuerst ist da das Meer. Ich bin eine Krake, ich bin Tintenfisch, ich bin ein Seepferdchen und dann bin ich ein Wal. Alles was aus dem *Wasser* kommt. Aus dem tiefen Grund des Meeres entspringt ein riesiger Vulkan. Glühende Lava, aus der die Schildkröte kommt, bildet das Land. Die Lava ist das Element *Feue*r. Das Land, die *Erde,* besteht aus Bergen und Tälern. Auf dem Berg sitzt der Adler. Er ist die *Luft*.

Auf der Erde ist ein Mensch, weiblich und männlich in einem. Alles ist eins. Dann gibt es Blitz und Donner, das ist die männliche Schöpfungskraft. Dann gibt es Regen und Wind, das ist die weibliche Schöpfungskraft.

Ich rede zu Menschen, erkläre ihnen die Welt: Die Kugel ist gleich Null. Und in Null ist alles. Ich erkläre, dass lineares Denken falsch ist, weil es den Raum nicht mit einbezieht. Ich rechne und erkläre und will herausfinden, *wie Trennung aufzulösen ist.*“

Katharina O., Atemprozess v. 25. 8. 2001

Im mittelalterlichen dualistischen Weltverständnis umschloss der Begriff „wild“ alles, „was außer menschlicher Kultur, Gemeinschaft, Sitte und Norm stand, alles Dämonische, Roh-Natürliche, alles Untreue und Sittenlose, alles Wüste und Unangebaute, alles in die Irre Gehende und Verirrte, alles Fremdartige, Unheimliche, Wunderbare …“[4]

In der Kunst der Renaissance begegnet uns das Thema „Wildheit“ als wilde zerklüftete Natur mit dunklen magischen Wäldern in denen „wilde Leute“ und wilde Tiere hausen. Einsiedler und der „wilde Mann“, Satyrfamilien und bocksfüßige behaarte Pan-Gestalten, Waldgeister und wilde Horden, das „wilde Heer“ der Diana, Wetterhexen mit wehenden Haaren, nackte wollüstige Hexenweiber, böse Zauberinnen und Dämonen leben hier. Beschwörungen finden statt, es wird mit dem Teufel „gebuhlt“, „Hagel ge-

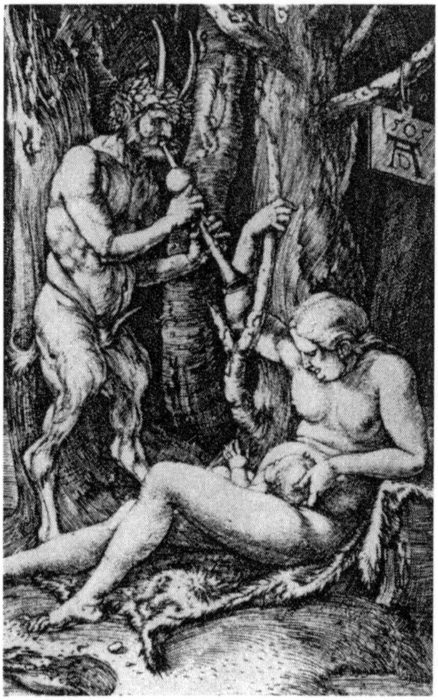
„Wilde Leute“. Satyrfamilie von Albrecht Dürer, 1505

siedet“, Unwetter heraufbeschworen, Flugsalben und sonstiges Zaubergebräu gekocht, der „Hexenritt“ vorbereitet und die Hexensabbate gefeiert. Eine für die Renaissance typische Anleihe antiker Vorbilder wird hier deutlich und erinnert uns an arkadische Naturmystik und Elemente der späten Dionysos-Kulte.

Um 1500, Höhepunkt des institutionalisierten Hexenwahns, erfuhr das Wilde-Leute- und Hexen-Thema in der Kunst von Dürer, Altdorfer, Cranach und insbesondere von Hans Baldung Grien eine bemerkenswerte Ausgestaltung.(5) In ihren Zeichnungen und Gemälden erscheint der Raum der wilden undurchdringlichen Wälder – im Kontrast zur geordneten und kontrollierbaren dörflichen, städtischen und höfischen Gemeinschaft – als der unzivilisierte Raum, Bereich dunkler und dämonischer Mächte, gleichzeitig aber auch als Ort des Phantastischen, Wunderbaren, Sinnlichen, Erotischen und Sexuellen.

Bedrängende patriarchale Themen von magischer Bedrohung und Faszination, von Weibermacht und ungezügelter sinnlicher Begierde, wurden in diesen dunklen Raum verschoben und hier künstlerisch agiert. Die erotische Magie der weiblichen nackten Körper bei Baldung Grien und die zuweilen provokative, fast pornografisch anmutende, sexual-magische Qualität seiner Hexenbilder – meistens sind es drei Hexen, eine junge, mittlere und eine alte, der weiß-rot-schwarzen Dreiheit der alten Göttin entsprechend – ist faszinierend und gleichermaßen verblüffend in einem Zeitkontext von christlicher Körperfeindlichkeit und vordergründiger Sittenstrenge:

Hier streckt eine schöne nackte „junge Hexe“ mit langen wehenden Locken einem Drachen ihr glänzendes Hinterteil zur oral-genitalen Befriedigung hin. Im „Neujahrsblatt“, das Baldung Grien einem Klerikerfreund gewidmet hatte, sind drei nackte Hexen – wieder eine junge, mittlere und alte – zu sehen. Die erotisch-magische Präsenz ihrer bewegten Körper verschlägt dem Betrachter fast den Atem. Mit langen wehenden Haaren, ekstatische frauenbezogene Lust darstellend, helfen sie sich gegenseitig beim Einreiben von Flugsalbe zwischen ihre geöffneten Schenkel.

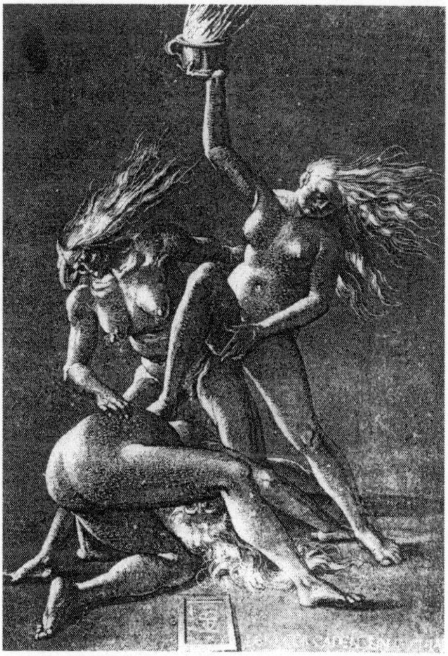

„Drei Hexen“. Hans Baldung Grien, 1514

Die Wilde Frau als Verkörperung des Magischen, die Hexe als wollüstige sexuelle Verführerin des Mannes und der Wald als dunkler Ort sinnlicher Raserei und dämonischen Treibens waren die zentralen Themen von Baldungs Hexenblättern und der Arbeiten anderer zeitgenössischer Künstler, – ganz im Sinne der inquisitorischen und mörderischen Propaganda jener Zeit.

Der bedrängende und unauflöslich erscheinende Konflikt zwischen Trieb und Geist, tierischer und geistiger Natur des Menschen, Weiblichem und Männlichem – kennzeichnend für das patriarchale Bewusstsein insgesamt – wurde durch Spaltung abgewehrt. Protestantismus, beginnende Aufklärung, Vernunfts- und Fortschrittsgläubigkeit, der hehre humanistische und appolinische Geist der Renaissance, konnte nur unter Abspaltung und Dämonisierung des weiblich-dionysischen Elements gedeihen.

Wenn dies das kollektive Vermächtnis zum Thema „Wildheit“ ist, wen wundert es da, dass auch wir angstvoll die Wildheit in den dunkelsten Wald unseres Unbewussten verbannen, aus dem sie nächtens aufsteigt und uns in Albträumen heim-sucht. Also machen wir uns wieder einmal freiwillig auf in jenen dunklen Bereich und befreien wir endlich unsere wilde und sinnliche Lebenskraft aus der Definitionsgewalt der mittelalterlichen Patriarchen.

„Lebe wild und gefährlich“, so lautet ein Buchtitel von Osho. Es ist keineswegs eine leichte und harmlose Aufgabe, eine Macht zu befreien, die seit etwa dreitausend Jahren verdrängt, entwertet und verteufelt wird. Eine Macht, die damit nicht „auf dem neuesten Stand“ ist, zwangsläufig noch unsozialisiert und auch mit den sinnvollen Kräften des Geistes und der Vernunft zunächst unvereinbart erscheint.

Beginnen wir daher vorsichtig mit Fragen: Was könnten wir heute unter Wilden Kräften verstehen? Was könnten Wilde Kräfte im Kontext von Weiblichem Bewusstsein sein? Was wären dann Wilde Kräfte – *im Dienste des Lebens*? Wo und wie können wir sie finden, wie sie heilsam in unser Leben integrieren?

Eine definitive Antwort kann es nicht geben. Die Antwort findet jede in sich, wenn sie ankommt im Wahren Selbst, dem inneren Ort ihrer Wilden Kraft. Wilde Kräfte können, wie alles Heilige, nicht beschrieben oder erklärt, sondern nur erfahren und gelebt werden.

Einfacher ist es, zunächst zu definieren, was Wilde Kräfte nicht sind: Wilde Kräfte sind nicht destruktiv-aggressive Kräfte, nicht rohe Kräfte, nicht brutale Kräfte. Sie sind nicht konform und angepasst, sie orientieren sich nicht an Normen, patriarchalen Wertvorstellungen und Vorschriften. Sie fragen nicht: „Was denken die Nachbarn?“ Sie sind nicht statisch, nicht domestiziert, nicht diszipliniert und sie existieren niemals in Abhängigkeit.

Ich versuche nun eine stichwortartige Zusammenstellung von dem, was Wilde Kräfte für mich bedeuten und vielleicht auch – im Einklang mit den Geistkräften – sein könnten und tue dies in Form einer Auflistung. Ich gebe hiermit keine Antworten, sondern setze eher Anreize zum Auf-träumen der alten Wilden Kraft.

Wilde Kräfte sind:
- natürliche Kräfte,
- instinktive, basale Kräfte,
- elementare, d.h. aus den Elementen Feuer, Wasser, Luft, Erde gespeiste Kräfte,
- konstruktiv-aggressive Kräfte,
- selbst-regulierende Kräfte,
- nährende und sozial-verantwortliche Kräfte.

Wilde Kräfte:
- sind vor allem zyklische Kräfte, Kräfte der *Wandlung,*
- sind *freiheitliche* Kräfte, ihre Grenze ist die Freiheit der anderen Wesen,
- achten die natürliche, die *Göttliche Ordnung,*
- sind uralte, *archetypische Energien,* die über die Urbilder der Seele ihre personale Ausprägung und Gestalt finden,
- sind Aspekte der *universellen Kräfte,* der göttlichen Macht,
- sind nahe am Zentrum des Erden-Lebens, nahe bei der *Erd-Mutter,*
- stehen in Verbindung mit den *Elementarwesen* Feuer, Wasser, Luft und Erde,
- existieren im *Mineral-Bewusstsein, Pflanzen-Bewusstsein und Tier-Bewusstsein,*
- stehen ausschließlich im *Dienste der Schöpfung,*
- sind *dialogisch* und *beziehungsorientiert,*
- streben in emotionale, geistige und leibhaftige *Berührung* mit allen Wesen,
- *verbinden die Körper,* den Emotional-Körper mit dem Geist-Körper und dem stofflichen Körper und schaffen damit die Einheit der Körper,
- sind *leib-haftig* und drücken sich über den Körper aus, über Stimme, Gesten und Bewegung,
- manifestieren sich im Umgang mit *Körperlichkeit,* mit *Ernährung,* in der Art wie wir uns über *Kleidung* ausdrücken und in unserer *Sprache,*
- gestalten *Sinnlichkeit, Erotik, Sexualität.*
- *Wilde Kräfte sind heilsame Kräfte.*
- *Wilde Kräfte dienen dem Leben.*
- *Wilde Kräfte sind Kräfte der Liebe.*

Das Erinnern der Wilden Kräfte kann uns helfen das verloren gegangene ‚weibliche' Empfindungs- und Gefühls-Prinzip mit dem herrschenden ‚männlichen' Geist-Prinzip zu verbinden, in Ein-Klang zu bringen und die notwendige Verbindung zwischen den Kräften von Geist und Natur wieder herzustellen.

Es folgt nun eine Liste mit 49 Fragen zu den „Wilden Kräften – im Dienste des Lebens". Diese Fragen erfordern keine verbale oder schriftliche Antwort, sie sind kein Test, es gibt kein Richtig oder Falsch. Sie haben evokativen Charakter, sie können Gefühle, Bilder und Impulse *hervorlocken.* Hören Sie deshalb die Fragen fühlend, lassen Sie sie in ihrem Herzen klingen.

Lassen Sie sich von ihnen berühren, ermutigen und vielleicht anregen. Vergessen Sie nicht, tief zu atmen, während Sie lesen!

1. Kenne und achte ich die „Wilden Kräfte“ in mir?
2. Wie körperlich bin ich und wie drücke ich mich über den Körper aus?
3. Kenne und folge ich meinem inneren Gespür, meinem Instinkt?
4. Bin ich sinnlich wahrnehmungsfähig und vertraue ich meiner Intuition?
5. Achte und pflege ich meine inneren Bilder und Visionen?
6. Achte ich meine Gefühle und erlaube ich mir, fühlend zu sein?
7. Gebe ich meinen Gefühlen Ausdruck? Und wie?
8. Erlaube ich mir, die Gefühle im Körper wahrzunehmen und sie energetisch über Zittern, Zucken oder Schütteln in Bewegung zu bringen?
9. Erlaube ich mir, die Stimme zu benutzen, zu tönen, zu schreien, zu singen, zu beten?
10. Kenne ich das Brüllen in mir?
11. Brülle ich aus Zorn, aus Freude, aus Begeisterung?
12. Brülle ich in sinnlicher und sexueller Ekstase?
13. Kenne ich die vital-animalische Kraft, die Tier-Kraft, in mir? Schätze ich sie?
14. Wie nahe bin ich meinen Tier-Geschwistern? Nehme ich sie als beseelte Wesen wahr? Ehre ich sie?
15. Bin ich bereit, aus Liebe zu ihnen auf ihr Fleisch zu verzichten?
16. Spreche ich mit Vögeln und anderen Tieren, die mir im Laufe des Tages begegnen?
17. Schätze ich die körperliche Nähe zu Tieren, ihre feuchten Schnauzen, ihren tönenden Atem?
18. Liebe ich es, das Fell eines Tieres an meinem Körper zu spüren?
19. Kenne ich es, eine Kröte in der Hand zu halten und über die Straße zu tragen?
20. Achte und schütze ich das Leben von Spinnen genauso wie das Leben anderer Tiere?
21. Was bin ich bereit zu tun, um das Leben von Tieren zu schützen?
22. Biete ich Tieren Lebensraum in meinem Garten, meinem Haus, meiner Wohnung?

23. Nehme ich überfahrene Tiere von der Straße und gebe ihnen damit ihre Würde zurück?
24. Liebe ich die Schleimigkeit einer Nacktschnecke wie die Schleimigkeit meiner eigenen „Schnecke“?
25. Habe ich jemals die Schönheit und Grazie eines Teichmolches gesehen und gewürdigt?
26. Wie verbunden bin ich mit den Pflanzenwesen?
27. Berühre ich Pflanzen zärtlich, spreche ich mit ihnen und höre ihre Botschaft?
28. Pflege ich Freundschaften mit Bäumen? Erfahre ich ihre spirituelle Weisheit?
29. Habe ich jemals einen Baum umarmt und eine Blüte geküsst?
30. Kann ich mich mit der tiefen Stille von Steinen und Felsen verbinden?
31. Wie wild und frei bin ich im Umgang mit meinem Körper?
32. Kann ich auf einen Büstenhalter verzichten und meine Brüste frei schwingen lassen?
33. Bin ich gerne nackt in der Natur?
34. Liebe ich es, meinen Körper zu besonnen?
35. Bade ich meinen Körper im Mondlicht?
36. Wie wild ist meine Sinnlichkeit, Erotik und Sexualität?
37. Kenne ich ganzheitliche Erotik (Pan-Erotik) und zelebriere sie?
38. Kenne ich die Qualität der Berührung meines Körpers mit dem Körper der Erde? Liege oder sitze ich gerne auf der Erde, in Erdkuhlen, Wiesen, auf Felsen, unter Bäumen?
39. Kenne und schätze ich die Sinnlichkeit eines Sommerwindes und lasse ihn meinen nackten Körper streicheln?
40. Kenne ich die sanfte und kraftvolle Erotik der Wasser: der Quellen, Bäche, Teiche, Flüsse, Wasserfälle? Gebe ich mich ihr hin?
41. Habe ich jemals meinen Schoß als Frau/als Mann den heißen Strahlen der Sommersonne geöffnet?
42. Kann ich mir vorstellen, einen glatt gewaschenen Meereskiesel in der Vulva zu tragen und damit allein und tief atmend einen Tag am Meer zu verbringen?
43. Kann ich mir erlauben, die phallische Präsenz einer Zucchini genüsslich in der Hand zu spüren?

44. Erlaube ich mir, als Frau/als Mann, einen sinnlichen „Spalt“ in Felsen und in Bäumen zärtlich mit den Händen zu berühren?
45. Bin ich als Mann bereit, die Energie meines erigierten Phallus zu halten und ihn zu segnen?
46. Zelebriere ich sexuelle Vereinigung mit meinem Mann/meiner Frau in freier Natur? In Wäldern und Wiesen, auf Bergen und in Schluchten, an Quellen, Bächen, Wasserfällen und am Meer?
47. Bitte ich mit meinem Partner/Partnerin um Liebe und Segen vor der sexuellen Vereinigung?
48. Danke ich unablässig für soviel Schönheit und für die Güte der Erdmutter?
49. Diene ich Ihr, der Großen Lebensmutter, im alltäglichen Tun und segne ich alle ihre Wesen?

Vielleicht haben einige der Fragen Ihnen die Sprache verschlagen, Sie vielleicht erschreckt. Vielleicht fühlen Sie sich auch provoziert. Nichts davon ist beabsichtigt, alle diese Fragen sind ehrlich und wahrhaftig gemeint. Vielleicht fühlen Sie sich aber auch berührt und angeregt; dann schreiben Sie sich immer mal wieder eine für Sie bedeutsame Frage heraus (die Zahlen dienen der besseren Orientierung) und leben Sie mit ihr, solange bis die Antwort in Ihrem Leben angekommen ist.

Das mythische Lemurien

Wieder ein Teil der Natur zu sein, bedeutet heimzukommen, anzukommen im Mutterland. Wir westlichen patriarchalen Menschen haben vergessen, dass wir Teil der Erde und Teil der Natur sind. Wir betrachten Natur als etwas, das außerhalb und neben dem Menschsein existiert. Natur wird als ein unerschöpfliches Ressourcenlager für Rohstoffe betrachtet, bestenfalls ist Natur Erholungsraum geworden, gut für Freizeitbeschäftigung, Abenteuer und Events. Wenn wir ihr ein klein wenig näher sind, dann bezeichnen wir sie freundlicherweise als unsere „Um-Welt“, aber auch in diesem Begriff existiert die Trennung von der Natur.

Die sinnliche Erfahrung von Einheit mit der Natur, das *Natur-Sein,* ist dem westlichen Menschen verloren gegangen. Die meisten von uns haben verlernt, mit Pflanzen und Tieren zu sprechen, mit den Wassern zu fließen, den Bäumen zu wachsen und den Blumen zu blühen. Unsere Wilden Kräfte des Eins-Seins sind in der Trennung von Geist und Natur verloren gegangen.

Der Inder Karan Singh sprach in seinem Eröffnungsvortrag auf der Konferenz „Geist und Natur" 1988 in Hannover – aus dem ich hier zitiere – sehr eindringlich von „einer gefährlichen Entfremdung zwischen Mensch und Natur"[(6)]:

„Sobald wir das Bewusstsein verlieren, dass wir ein Teil der Natur und der kosmischen Erscheinungswelt sind, wird die Erde zu einem bloßen Objekt der Ausbeutung und die großen Leistungen in Wissenschaft und Technik fordern einen furchtbaren Preis. (…) Die Macht des Menschen, seine natürlich Umwelt zu beeinflussen, ist ungeheuer gewachsen, ohne dass unsere Weisheit und unsere Güte entsprechend mitgewachsen wären. Das Ergebnis war eine rücksichtslose und räuberische Ausplünderung der Natur auf der Grundlage von materialistischen Philosophien, die die spirituelle Dimension der Mutter Erde leugnen und sie nur als eine beliebig manipulierbare Substanz betrachten. Hunderttausende von Quadratkilometern Wald sind verschwunden und mit ihnen viele Arten der Tier- und Pflanzenwelt. (…)"

Und Karan Singh warnte sehr eindrücklich vor dem, „… was der Menschheit bevorsteht, wenn wir weiterhin wie jetzt Geist und Natur in einem ausbeuterischen Verhältnis polarisieren, statt beide dahin zu bringen, dass sie in einer Symbiose zusammenleben. (…) Ich möchte vor dieser ehrwürdigen Versammlung in aller Bescheidenheit die Ansicht vertreten, dass die Aussichten für unser Überleben in den nächsten Jahrzehnten nicht sehr rosig sind und wir leicht zu einem zweiten Atlantis werden könnten, dem sagenhaften, unvergleichlich reichen und glänzenden Kontinent, der dennoch am Ende im Meer versank, und dass wir unsere eigene technische Genialität nicht überleben werden – wenn es uns nicht gelingt, die symbiotische Verbindung zwischen Geist und Natur wiederherzustellen (…) und wieder *das Gefühl für die spirituelle Ganzheit dieses Planeten* zu wecken …"

In den vorhergehenden Kapiteln haben wir uns mit den Ursachen der schmerzlichen Trennung von ‚männlichem' Geist und ‚weiblicher' Natur auseinandergesetzt und mit den hieraus sich ergebenden Folgen für das

Weibliche. Wenn wir nun bereit sind, die Wunden des Weiblichen in uns – als Frauen aber auch als Männer – zu erinnern, zu fühlen und zu heilen, dann öffnet sich wieder die Tür zum verlorenen Land der Mutterseele.

Dieses Land der Mutterseele, das Mutterland, ist ein Ort im Innen aber auch im Außen, ein seelischer Raum, der sein Abbild in der natürlichen Außenwelt findet. Oder auch umgekehrt, das äußere Mutterland findet sein Abbild in der Innenwelt, Oben wie Unten, Innen wie Außen, alles ist das Eine.

Es gibt mythische Überlieferungen von einem solchen irdischen uralten Mutterland, dem Mutterland Lemurien:

„Lemurien wurde das Mutterland genannt, weil es auf Gefühle, Intuition, Empfänglichkeit und Begeisterungsfähigkeit eingestimmt war. Viele der Geschöpfe, deren Heimatplanet die Erde ist, lebten in Lemurien und gelangten sehr weit in der Entwicklung ihres Willen. (…) Soweit es die Energie des Willen betraf, hatten sie offene Herzen. Sie waren daher so warm wie ihr Klima, aber sie waren ein wenig besitzergreifend. (…) Sie waren voller Freude und Liebe und akzeptierten alles, außer ihrer eigenen Geistpolarität …“[(7)]

„Lemurien“ ist der Name einer untergegangenen weiblichen Zivilisation. In der lemurischen Kultur waren „Gefühle, Intuition, Empfänglichkeit und Begeisterungsfähigkeit“ die zentralen, das persönliche und das öffentliche Leben gestaltenden Kräfte. In Lemurien wurde das primäre mütterliche Gefühlsprinzip verehrt, während in dem späteren Atlantis das väterliche Geistprinzip im Vordergrund stand. Die Lemurier hatten verstanden, dass der Wahre Wille – als die Einheit von göttlichem und menschlichem Willen – aus der Wahrheit des Fühlens und nicht von der Gedankenkraft kommt. (Die Hirnforschung bestätigt, dass Entscheidungen, auch wenn sie vorher lange bedacht wurden, schließlich doch aus einem Gefühlsimpuls getroffen werden.)

Die Beschreibung der lemurischen Blütezeit gleicht der Beschreibung eines mütterlichen Paradieses: Subtropische Gärten, Blütenpracht, Früchte und Nahrung im Überfluss. Menschen und Tiere lebten geschwisterlich und friedlich im Einklang mit der Natur. Das politische System sorgte für Ausgleich und dafür, dass jedes Wesen das bekam, was es zum Leben brauchte. Ohne Mühe und harte Arbeit lebten die Menschen in Fülle. Sie wohnten in weiß getünchten Lehmhäusern, in geflochtenen Körben wurde die Nahrung aufbewahrt, weiche Matten gab es zum Ruhen. Töpferei und Freskenmalerei waren hoch entwickelte lemurische Kunstformen. Und mit der gebündelten Kraft ihres menschlich-göttlichen Willens lernten die Lemurier, Klänge als Werkzeuge zu benutzen. Mit durch Willen gelenktem Klang bewegten und bearbeiteten sie riesige Felsbrocken. Die Lemurier, kleine braune, schlanke Menschen, betrachteten sich selbst als Kinder der Mutter Erde – aber sie achteten ihre eigene Geist-Polarität nicht genügend.[8]

Die Beschreibung von Lemurien erinnert an die *erste Grof'sche Geburtsmatrix,* die intra-uterine Einheit mit dem Mütterlichen. Unter der Überschrift: „Der Zustand von Ekstase und kosmischer Einheit" schreibt Grof:[9] „Die erste Grundmatrix weist einen wichtigen spirituellen Aspekt auf, der oft als tiefes Gefühl kosmischer Einheit und Ekstase beschrieben wird und eng mit der Erfahrung verbunden ist, die wir in einem guten Mutterleib haben können – Frieden, Gelassenheit, Ruhe, Freude und Seligkeit." (…) „Während man diese ozeanische Ekstase erlebt, erscheint die gesamte Welt als ein freundlicher Ort, in dem wir getrost und sicher eine kindliche und passiv-abhängige Haltung einnehmen können. In diesem Zustand scheint das Böse nur eine Randerscheinung zu sein, unbedeutend oder gar nicht vorhanden."

Für unser Heimkommen im Mutterland ist es nun nicht entscheidend, ob dieses Lemurien tatsächlich einst in der äußeren Welt existierte. Es existiert in der inneren Welt eines jeden Menschen. Lemurien ist der mütterliche Urgrund, der Schoß der Großen Mutter als die ursprüngliche Heimat aller Wesen. Lemurien ist das Land der Mutterseele, der Ort, den wir schon immer kennen und der Ort, der uns schon immer kennt. Es ist der Ort, nach dem wir uns sehnen, nach dem wir rufen, und es ist der Ort, der sich nach uns sehnt und nach uns ruft. Wir haben nur im Laufe der Jahrtausende verlernt, dieses beständige Rufen zu hören.

Lemurien, als das mythische Land der Ur-Mutter, hat eine Erinnerungsspur in den Seelen der Menschen hinterlassen. Eine tiefe Sehnsucht nach jener verlorenen paradiesischen Heimat existiert in jedem Menschenkind. Wenn wir dieser Sehn-Suche folgen, dann werden wir irgendwann ankommen im Raum der Mutterseele. Die real-sinnliche Erfahrung mit einem in der äußeren Welt existierenden Mutterland, dessen lebendiger und blühender Charakter umfassend dokumentiert ist und welches wir heute noch bereisen und erfahren können, kann uns hierbei behilflich sein. Ich spreche von Kreta.

Altkreta, das geliebte Mutterland

Nach Bachofen[10] war Altkreta „das einzige Land, wo man nicht ‚Vaterland', sondern ‚Mutterland', nicht ‚patris', sondern ‚metris' sagte." Die Bezeichnung „Kretisches Mutterland" findet sich bei Plutarch, Platon und anderen antiken Schriftstellern. Auch als „liebes Mutterland" sollen die Kreter ihre Heimat bezeichnet haben, „ein Ausdruck der Anhänglichkeit, der in der Muttereigenschaft der Heimat besonders nachdrücklich hervorgehoben wird." Die alten KreterInnen hatten demnach eine liebevolle, eine zärtliche Beziehung zu ihrer Heimat.

Heimat, das ist zunächst der Ort der Herkunft: der Ort des Mütterlichen, der mütterliche Schoß genauso wie die heimatliche Erde. Der Mensch erlebt sich grundsätzlich als erd-geboren: „Die Erde ist unsere Mutter, lasst uns sie bewahren", singen Frauen. Die Erde als Mutterland, als das „Reich ihrer Pracht" ist ein gesegneter Ort der Fülle für alle ihre Kinder. So heißt es in einer Offenbarung der Essener:

> Die Mutter Erde ist in dir und du bist in Ihr.
> Sie gebar dich, Sie gibt dir das Leben.
> Sie war es, die dir deinen Körper gab,
> und Ihr wirst du eines Tages zurückgegeben.
> Glücklich wirst du sein, wenn du Sie kennenlernst
> und das Reich Ihrer Pracht. …

Die Annahme eines „Muttertums der Erde" und die sich hieraus ergebende Verwandtschaft und „Brüderlichkeit" aller Menschen (wir erlauben uns, die „Schwesterlichkeit" hinzuzunehmen) ist, nach Bachofen[11], keine spekulative Idee, sondern eine der ältesten Anschauungen der Menschheit. Bachofen bezieht sich hierbei auf Platon, der aus der Muttereigenschaft der Erde die Verwandtschaft aller Bürger eines Staates ableitete.

Im Griechischen sind Geschwister „adelfia", das bedeutet „die aus einer Gebärmutter". Wenn wir die Erde als unser aller Mutter verstehen, sie unsere gemeinsame Gebärmutter ist, dann sind alle, die aus ihr geboren wurden und werden, unsere Schwestern und Brüder. Geschwisterlichkeit verbindet uns dann mit allen Menschen gleich welcher Hautfarbe, Weltanschauung und Religion. Schwesterlichkeit und Brüderlichkeit verbinden uns dann genauso mit allen anderen Wesen, deren Mutter die Erde ist, den Wesen mit Wurzel und Krone, Fell und Tatzen, Federn und Klauen.

In diesem Sinne ist das Verständnis von der Mütterlichkeit der Erde keine alte, überholte oder gar romantisierende, keine an eine Religion oder Ideologie gekoppelte Anschauung, sondern eine *spirituelle Einsicht*, welche das Leben auf diesem Planeten bewahren könnte. Die uralte matriarchale Weisheit vom Mutterland ist heute in einer ganz besonderen Weise politisch und ökologisch bedeutsam!

In Kreta, dem „lieben Mutterland", finden wir immer noch beachtliche Überlieferungen und Zeugnisse, Zeichen und Erinnerungen, die uns ermutigen, das Leben auf der Erde zu achten und zu feiern. Kreta ist ein guter Ort zum Auf-träumen der alten weiblichen Kraft. Trotz Tourismus hat es sich etwas von seinem frühen Zauber bewahrt.

Kreta, die südlichste der griechischen Inseln, in der südöstlichen Ägäis gelegen, ist eine Insel der Kulthöhlen, der Heiligen Bäume, der Heiligen Quellen und Flüsse, der ekstatischen Tänze, der Wilden Frauen und ihrer rasenden Göttin Eileithyia. Der Name „Kreta" ist nach Ranke-Graves[12] eine Ableitung vom griechischen „crateia" und bedeutet „starke oder herrschende Göttin".

Der englische Archäologe Sir Arthur Evans folgte – wie vor ihm Heinrich Schliemann, der Troia, Mykene und Tiryns ausgegraben hatte – den Spuren der alten Mythen. In den Mythen Altkretas erkannte Evans einen realen historischen Kern, den er ernst nahm, und so gelang ihm um 1900 die Entdeckung und Ausgrabung der Heiligtümer von Knossos im Norden Kretas, von Phaistos im Süden in der Ebene von Messara und anderer kleiner Heiligtümer, wie dem Demeter-Heiligtum von Gortys

Mit diesen Entdeckungen wurde die altkretische Kultur zur minoischen Kultur, benannt nach dem „Minotaurus", dem Heiligen Stierkönig des Alten Kreta. In der minoischen Kultur verbanden sich Elemente aus dem vordynastischen Ägypten mit matriarchalen und späteren matrilinearen Kulturen des Vorderen Orients – Anatolien, Palästina, Sumer, Mesopotamien – sowie den steinzeitlichen Kulturen Mittel- und Südeuropas zu einer eigenwilligen und hoch entwickelten Ausdrucksform. Göttner-Abendroth[13] bezeichnete Altkreta daher als eine letzte matriarchale „Blüte in reinster Form".

Der Begriff der „Blüte" ist in Bezug auf die minoische Kultur Kretas von besonderer und wörtlich zu nehmender Bedeutung: Eine Fülle von Pflanzen- und Tiersymbolen, wie weiße Lilien, blaue Delphine, springende Fische, Wildkatzen und Eier legende Rebhühner schmücken als farbige Fresken die Heiligtümer von Knossos und Gortys. Altkreta war ganz offensichtlich ein blühendes Mutterland.

Göttinnen des alten Kreta

Im alten Kreta wurde die pelasgische Große Göttin verehrt. Sie wurde in unterschiedlichen Aspekten und Namen angerufen:

Ihre *altkretischen Namen* sind Diktyanna oder Diktynna (als solche ist sie verwandt mit der sumerischen Inanna) und Eileithyia, die „rasende Göttin" (verwandt mit der kleinasiatischen Kybele und anderen orientalischen Göttinnen, die ihren Heros in der Unterwelt suchten). Eileithyia, als Göttin von Tod und Erneuerung, ist, wie wir bereits hörten, auch Namensgeberin und Göttin der Eleusinischen Mysterien.

Der spätere, *griechische Name* der kretischen Muttergöttin ist Rheia, die Ur-Mutter; ihre Töchter – im historischen Sinne – sind Demeter und Hera. Besonders in der Gestalt von Demeter findet sich die dreifache Ausformung ihrer göttlichen Macht von Erde, Himmel und Unterwelt: Als Erdmutter ist sie zuständig für Leben, Fruchtbarkeit und Fülle. Als Demeter-Hekate ist sie die Dunkle, Todesmutter und Herrscherin der Unterwelt. In ihrem kosmischen Aspekt ist sie die göttliche Mondfrau. Ursprünglich aber waren alle kretischen Göttinnen Mond-Göttinnen, der Artemis verwandt, sie wurden auch „die Glänzende", „die All-Leuchterin", „die Fernhinscheinende" genannt.(14)

Delphine, Eier legende Wildhühner und Bären erscheinen als kultische Tiere der kretischen Ur-Mutter. Im Zentrum ihres Kultes aber steht *die Schlange* als das älteste matriarchale Symbol weiblicher Schöpfungsmacht. Rheia selbst ist die Heilige Schlange, die kretische Schlangengöttin. Aus der „jüngeren Palastzeit" (um ca. 1600 v. Chr.) existieren die bekannten Statuetten der beiden „Schlangengöttinnen", vielleicht sind sie Mutter und Tochter: Die Ältere ist gänzlich umwunden von Schlangen, sie winden sich um ihren Körper, die Arme hinauf und um die Kopfbedeckung. Die Jüngere ist bekleidet mit einem langen, farbigen Stufenrock, der halbrunden „Kretischen Schürze", die mit Rhomben (dem Symbol weiblich-männlicher Einheit) verziert ist und einem engen Mieder, welches die üppigen Brüste unbedeckt

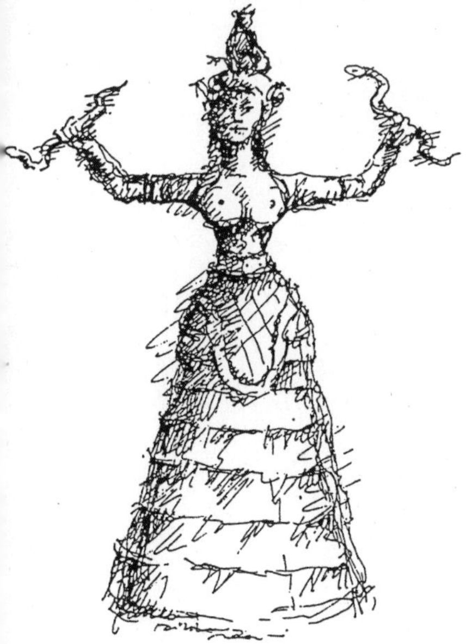

Kretische Schlangen-Göttin. Fayence-statuette, Knossos, 1700-1450 v. Chr., Zeichnung, Nicola Croissier, 1989

lässt. Sie hat die Arme in einer Segnungsgeste ausgestreckt, in jeder Hand hält sie eine sich windende Schlange. Die Augen in dem zarten Gesicht sind weit geöffnet – es ist der Blick einer Seherin – und auf dem mit einem Blütenkranz gekrönten Kopf trägt sie einen kleinen Panther oder eine Katze.

Erotische Weiblichkeit und magisch-mythische Schöpfungsmacht, Aphrodite die Liebhaberin und Hekate die Magierin – beides Aspekte der alten Göttin – verbinden sich in der Schlangengöttin des Alten Kreta.

Als Selene oder Selena (von griech. selini, die Mondin) ist die kretische Mondgöttin eine direkte Vergöttlichung des Mondes; sie wurde auch „Meine" genannt. Auf alten Darstellungen ist sie mit „Hornschmuck" abgebildet, hier ist sie die „Goldgehörnte". Wie Hekate, ihr Unterweltsaspekt, fährt sie in einem von Stieren gezogenen Wagen von der oberen in die untere und wieder in die obere Welt. Sie ist Urbild der Wandlung, des ewigen Wechsels von Aufstieg und Abstieg.

Als „Mene" kennen wir sie aus einem kindlichen Abzählreim beim Versteckspiel. Sich verstecken und wieder auftauchen betrachte ich als ein spielerisches Relikt der alten weiblichen Wandlungs-Mysterien von Tod und Erneuerung: „Ene Mene Mu, aus bist du, aus bist du noch lange nicht, sag mir erst, wie alt du bist."

In einer Anrufung an Selene (die hier auch als „Mene" benannt ist) mit einem „Rauchopfer von Gewürzen" heißt es in den Orphischen Mysterien(15):

Höre mich, göttliche Königin,
Lichtspendende, hehre Selene,
Mene, mit Hornschmuck der Stiere geziert,
Nachtwandelnde, die in den Lüften schweift,
Fackelträgerin, nächtlicher Mond,

Sternenfreundliche Jungfrau,
Wachsend und schwindend, männlich und weiblich,
Mildleuchtende, Freundin der Rosse,
Fruchtspenderin, Mutter der Zeit;
Schimmernde, Herzbeschwerende,
Allüberstrahlende Späh'rin der Nacht ...
Hellschimmernde, Hörnerträgerin,
Holdblickende Wonne der Nacht,
Sternenfürstin, vom weiten Gewande umhüllt,
Läuferin des Kreises, allweise Jungfrau:
Komm, Selige, Freundliche, Sternenfreundin (...)!

Der Stier-König, das „Mondwesen"

Der Gefährte der Göttin war der Minotauros, er vertrat die männlich-göttliche Seite der Naturkraft. „Tauros" ist der Heilige Stier und „Minos" bedeutet „Wesen des Mondes". Der Minotauros war somit der Heilige Stier mit dem goldenen Mondgehörn. Nach Ranke-Graves(16) war „Minos" auch der Titel der kretischen Könige und der Name einer kretischen Dynastie, die im frühen 2. Jahrtausend v. Chr. das Minoische Reich regierte und deren Emblem ein Himmelsstier war. „Jeder König vollzog mit der Mondpriesterin von Knossos eine rituelle Heirat und erhielt von ihr seinen Namen „Mondwesen".

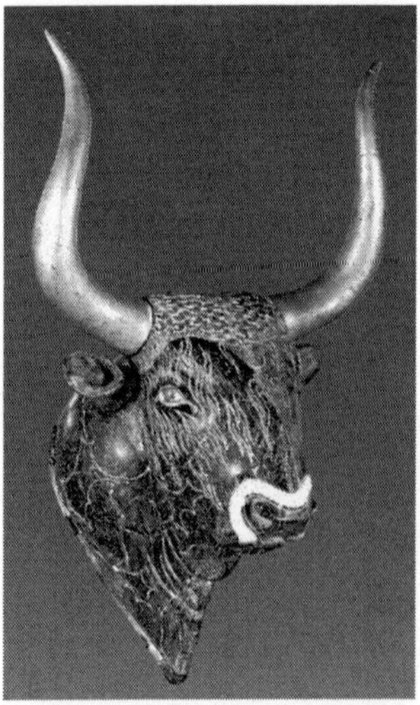

Der Heilige Stier mit dem goldenen Mondgehörn. Knossos, 1700-1450 v. Chr.

Zwischen den zahlreich abgebildeten weiblichen Gestalten, Priesterinnen und Göttinnen existiert nur eine einzige Abbildung einer männlichen Gestalt: der bekannte „Lilienprinz" oder „Priesterkönig", ein bemaltes Relief im Palast von Knossos. Der offizielle archäologische Kreta-Katalog beschreibt ihn folgendermaßen:(17) „Der Prinz mit den Lilien. Es ist ein König oder Priesterprinz, der eine prächtige Krone mit Lilien und Pfauenfedern und eine Halskette aus Perlen in Form von Lilienblüten trägt. Mit der einen, zurückgestreckten Hand führt er ein Tier am Strick, das nicht erhalten ist, einen Greifen oder eher eine Sphinx."

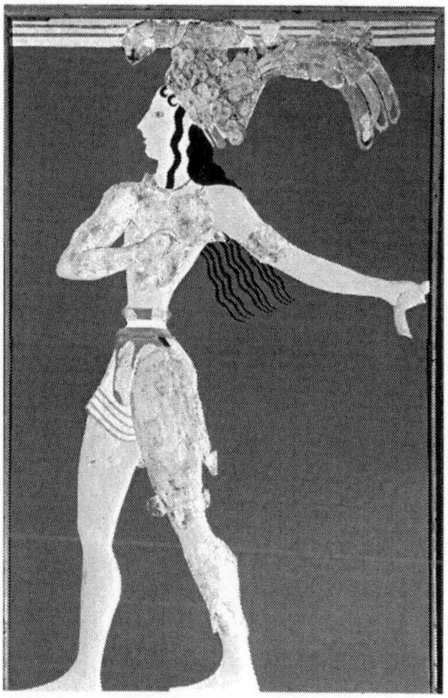

Der kretische Priester-König. Relief, Knossos, 16. Jh. v. Chr.

Geschmückt mit Lilien und Pfauenfedern, nur mit einer Art Lendenschurz bekleidet, mit nacktem Oberkörper, nackten Beinen und wehendem langen schwarzen Haar, mit Greif – Greifen sind mythische Tiere mit Löwenkörper, Adlerkopf und Schlangenschwanz – oder einer Sphinx als Begleittier, erinnert dieser König eher an einen Schamanen oder animistischen Magier als an einen weltlichen Herrscher. Und vermutlich gehörte das Halten einer magischen Verbindung mit den Naturkräften zu seiner priesterlichen Aufgabe.

Als Geliebter der Göttin war er ein Eingeweihter: Im Hieros Gamos, der rituellen Hochzeit mit der Mondpriesterin, wurde er eingeweiht in die Weiblichen Mysterien von Geburt, Tod und Erneuerung. Seine weißen Lilien symbolisieren die *Geburt*, Greif und Sphinx repräsentieren den *Tod* und Pfauenfedern sind ein universelles Symbol für *Erneuerung oder Wiedergeburt*. In dieser Weise der zyklischen Natur des Mondes verbunden, ist er tatsächlich ein „Mondwesen". Gemeinsam mit seinem vital-animalischen, befruchtenden Stieraspekt ist er Sinnbild anmutiger und zugleich kraftvoller Männlichkeit, dieser Heilige König im Mutterland. In ihm verkörpert sich die Einheit von Weiblich und Männlich.

Natur- und Vegetationskulte im Alten Kreta

Neben der technisch fortgeschrittenen „Palastkultur" und einem entwickelten magisch-mythischen Totenkult beeindrucken die wilden Naturkulte Altkretas. Hier liegen die Ursprünge der späteren dionysischen Ekstasekulte und ihrer rasenden Mänaden. Der zentrale Heilige Raum dieser Kulte war

Gaia, die Mutter Natur selbst: Baumheiligtümer, Quelheiligtümer, Heilige Haine und Heilige Berge, „Gipfelheiligtümer“ genannt, und insbesondere die Kulthöhlen und Heiligen Grotten waren Orte der Erfahrung der Macht der Göttin.

Die *Kulthöhlen* waren die ältesten und vielleicht bedeutsamsten Orte der Verehrung der Großen Mutter. Die kretische Dikte-Höhle am Berge Ida war das Heiligtum der Göttin Diktynna; in der Eileithyia-Höhle an der kretischen Nordküste wurde die Göttin Eileithyia verehrt. Beide Höhlen sind heute noch zu begehen.

Bereits die altsteinzeitlichen Höhlen waren Orte der mütterlichen Kraft und der alten Mutter-Mysterien: Die Höhle ist hier der Ur-Schoß der Mutter Erde, in welcher der Initiant symbolisch stirbt und aus welcher er wieder geboren wird. Hans-Peter Duerr(18) erlebte die Eileithyia-Höhle als einen „Schoß“, „in deren Öffnung ein Feigenbaum wächst und in welcher – kurz nach dem Eingang – ein runder Stalagmit, ein Omphalos, ahnen lässt, dass man sich hier am Nabel der Welt befindet. (…) Im Hintergrund der Höhle öffnet sich im Boden fast senkrecht ein schmaler Schlund. Lässt man sich – wie es wohl seinerzeit die Kreterinnen taten – in diese Öffnung hineingleiten, gelangt man nacheinander in drei kleine Grotten, wohl einst der Uterus der Erde, wenn die Höhle selbst die Vagina war.“ Die Göttin Eileithyia, die hier verehrt wurde, soll sich noch heute in der Nähe der Höhle und am nahe gelegenen Ufer des Flusses Amnisos manchen Menschen zeigen.

Verschiedene totemistische *Tierkulte* sind aus der minoischen Tradition überliefert: Schlangen- und Stierkult, Kult des Rebhuhns und Kranichs und ein Bärenkult:

Der schamanisch anmutende *Rebhuhn-Kult* scheint ein älterer minoischer Tierkult zu sein. Er stand vermutlich in Beziehung zu einem bekannten Ruheplatz der ziehenden Rebhühner im Norden Kretas. Im Mittelpunkt des Rebhuhnkultes stand die Eier legende Henne – ein Bild für die erneuernde und schöpferische Macht der Mondgöttin. Diese göttliche Henne ist auf dem Rebhuhn-Fries von Knossos mit drei Eiern und drei Ähren abgebildet. Zu Ehren der Göttin wurde ein erotischer Rebhuhntanz(19) aufgeführt. Er fand im Frühling statt und ahmte den ekstatischen, hinkenden Liebestanz des Rebhuhnhahnes nach. Die männlichen Tänzer, die den Hahn imitierten, trugen Flügel und bewegten sich hinkend.

Im minoischen Delos wurde ein *Kranich-Tanz* als Liebestanz aufgeführt. Kranichtanz und Rebhuhntanz waren Kreistänze, sie stellten auch die jährlich kreisenden Zyklen der Himmelskörper dar und folgten einem Labyrinthmuster. Vor dem Palast von Knossos gab es nach Ranke-Graves einen Tanzboden, der ein Labyrinthmuster aus Mosaiken trug.[20] – Elemente dieser alten schamanischen Vogeltänze mit Flügelschlagen, Hüpfen und rhythmischem In-die-Knie-gehen können wir noch heute in griechischen Volkstänzen, wie sie auf Kreta und anderen Inseln bei Festen getanzt werden, deutlich erkennen.

Dem frühen Kult des Rebhuhnes folgte der des Stieres. Im *Stier-Kult* trug der Heilige König nach zahlreichen Überlieferungen eine Stiermaske. Es scheint, dass er sich rituell mit der Mondpriesterin in Gestalt einer Mondkuh an einem heiligen Ort in der Natur paarte. Bäume waren geheiligt, so soll nach der Mythe[21] die priesterliche Königin Pasiphae, geschmückt mit Kuhhörnern, sich unter einer Eiche mit dem Minotauros, dem König mit der Stiermaske, vereinigt haben.

Nach H. P. Duerr[22] soll ein alter schamanischer *Bären-Kult* noch im modernen Kreta in einer christlichen Variante lebendig (gewesen) sein: In dem ursprünglichen alten Ritual verwandelten sich die Priesterinnen der kretischen Artemis – als der Mutter der Tiere – in Bärinnen. Auf der Halbinsel Akrotiri gibt es eine Bärenhöhle, die Arkoudia (von arkouda, griech. der Bär), in deren Mitte sich ein bärenförmiger Stalagmit befindet. Dies war der Ort des alten artemisischen Bärenkultes. Heute noch wird (oder wurde?) an dieser Stelle während eines Festes am 2. Februar, die Panagia-Arkoudiotissa, die „Jungfrau Maria vom Bären“ verehrt.

Die altkretische matriarchale Hochkultur, mit ihren totemistischen Ursprüngen, blühte bereits 3000 v. Chr. und existierte noch über einen Zeitraum von ca. 1600 Jahren. Um 1400 v. Chr. wurde sie von indoeuropäischen Kriegern, den Achaiern, zerstört.[23]

Kreta hatte, so die Annahme der Archäologen[24], mindestens 1000 Jahre keinen Krieg! Dieses „liebe Mutterland“ war ganz offensichtlich mit einer bemerkenswerten Friedensfähigkeit gesegnet. Für die frühen Perioden Kretas, „in denen der friedliebende minoische Geist über die Insel herrschte“, ist das fast gänzliche Fehlen von Waffen in den Gräbern charakteristisch, ganz im Gegensatz zu den späteren reichlichen Waffenvorkommen in Gräbern zu Zeiten der kriegerischen Mykener und Achaier auf Kreta.

In dem Krieg zwischen Athen und Kreta war es Ariadne, die Herrscherin von Kreta, die Frieden schloss mit Theseus, dem König von Athen. Sie erreichte ein Bündnis zwischen Athen und Kreta und gab die Geiseln zurück. „Wir sehen das Muttertum hier wieder in seiner vermittelnden, friedestiftenden Bedeutung", schrieb Bachofen(25) hierzu.

Die Fähigkeit zu Ausgleich, Gerechtigkeit und Frieden scheint eine besondere Eigenschaft von Mutter-Kulturen gewesen zu sein: Wo das Ja zum Leben das Ja zum Sterben mit einschließt, da braucht es keine kriegerischen Ersatzopfer. Es ist die tiefe Verbindung mit der Natur, die Erfahrung der Einheit mit allen Wesen – als dem Wesen der Göttin selbst –, was Spaltung, Ausgrenzung und Feindseligkeit überflüssig macht. Begeisterungsfähigkeit, Ozeanische Ekstase, Freude, Ruhe und Frieden, dies sind die essentiellen Mächte, die im Mutterland regieren.

4. Heimkommen – Im Land der Mutterseele

> Er sah, wie sie mit den Bäumen sprach, wie sie sich an einen Baum schmiegte, bis sie das Aussehen eines Baumstammes annahm und nun nicht mehr von ihm zu unterscheiden war. Er sah sie, über die Quelle gebeugt, wie ein Bild im Wasser zerfließen. Er sah sie rufen und singen auf einem Felsen und versteinern, und als sie sich abends zum Schlaf niederlegte, wurde sie ein Teil der Erde, braun und satt, bewegte sich nur wenig und wuchs am Morgen als Blume aus dem Boden."
>
> Luisa Francia(1)

Mit Mutter Natur sein – eine Anleitung zur Erfahrung

Wenn ich Frauen frage: „Was nährt dich?", „Was heilt dich?", dann ist die Antwort meistens: „die Natur". In der Natur erfährt die Frau am direktesten ihre weibliche Kraft. Die Natur ist ihr Spiegel, Mutter-Raum und Quelle der Heilung.

Trotz der patriarchalen Entfremdung von Geist und Natur haben doch noch viele Menschen eine – wenn auch weitgehend unbewusste – Beziehung zur „Mutter Natur". Diese Beziehung kann ins Bewusstsein geholt und heilsam gestaltet werden. Gerade für Menschen, welche schwer traumatisiert sind und unter Ängsten leiden, ist eine liebevolle Beziehung zur Mutter Natur die heilsamste Verankerung während einer aufdeckenden Psychotherapie: Dort wo es keine heilsame biografische Mutter gab oder gibt, und wo die seelische Verbindung zur Großen Göttlichen Mutter noch nicht gefühlt werden kann, hier gibt die Natur als Mutter-Raum *die* mütterliche Unterstützung, die das ‚Kind' braucht, um zu gedeihen: Sie gibt Halt, Nahrung, liebevolle Spiegelung und Freude.

Die Tiefenpsychologin Verena Kast(2) spricht von den „Animasehnsüchten" des modernen Menschen, der Sehnsucht nach Verbundenheit, Zärtlichkeit, Getragensein und dem seelischen Weitwerden. Es geht ihr darum, dem „Mutterraum" und dem „Archetyp des Weiblichen" einen Platz in der Welt zu geben und sie schreibt dazu: „Der Mutterraum darf nicht mehr einfach – als Ausdruck der Angst – auf den negativen Mutterkomplex verkürzt werden. Der Mutterraum ist bedeutend umfassender, und in seiner ganzen Weite – lebensfördernd und lebenshemmend – müsste er in unsere Konzepte integriert werden."

Sie verweist in diesem Zusammenhang auch auf die Verbindung mit „der Umwelt" und schreibt etwas zurückhaltend und im Konjunktiv: „Diesen Raum ernst zu nehmen hieße daher auch, dass wir zunehmend eine ‚Psychodynamik der Naturliebe', der ‚libidinösen Besetzung der Räume, der Weite, des Ambiente' (...) entwickeln und in unsere therapeutischen Überlegungen mit einbeziehen würden."

Anima-Sehnsucht, das ist die Sehnsucht nach der Urkraft des Lebens, das Entdecken und Leben der Wilden Kraft. Was ist, wenn wir uns erlauben, aus der einschränkenden Form des Möglichen, dem Konjunktiv, herauszutreten und den Raum der Mutter wirklich ernst nehmen, ihn leibhaftig betreten, in ihm leben? Kann „Psychodynamik der Naturliebe" und „libidinöse Besetzung" der Umwelt dann nicht auch tat-sächlich heißen, einen Baum zu umarmen, eine Blüte zu küssen und mit den Vögeln zu sprechen?

Um die Liebesbeziehung mit der Natur wieder zu gestalten, mit ihren Wesen konkret und sinnlich in Beziehung zu treten, dazu empfehle ich meinen KlientInnen die folgende Erfahrungsübung *„Mit Mutter Natur sein"*. Sie ist in sechs einzelne Schritte untergliedert, die zunächst nacheinander erfahren, eingeübt und beliebig modifiziert werden können:

Der erste Schritt: *Gehe regelmäßig allein in die Natur.*

Allein, das ist wichtig, denn in Begegnung mit anderen Menschen und in Kommunikation mit ihnen, kann kaum jemand gleichzeitig in dichter und spürsamer Beziehung mit sich und Mutter Natur sein. Später, wenn der Dialog mit den Naturwesen (Bio-Kommunikation genannt) selbstverständlicher geworden ist, kann es bereichernd sein, diese Erfahrung auch mit andern zu teilen. Gemeinsamer Fokus aber sollte immer die Kommunikation mit der Natur sein:

- Zunächst ist nichts anderes zu tun, als regelmäßig allein in der äußeren Natur – im Wald, auf einer Wiese, am Bach – zu verweilen und zu fühlen, wie es ist, alleine in und mit der Natur zu sein.
- Wie immer werden alle auftauchenden Gefühle angenommen: Zunächst können dies Einsamkeit und Verlorenheit sein, bevor in der Erfahrung des All-ein-Seins sich Freude, Dankbarkeit und liebende Verbundenheit zeigen.

Der zweite Schritt: *Wenn du in der Natur bist, dann sei ganz wach und sinnlich offen für das, was dich jetzt hier umgibt.*

Versinke nicht in Grübeln über Partnerprobleme, Steuererklärung oder andere Alltagssorgen. Sei mit all deinen Sinnen anwesend und beginne zunächst damit, den *Weg*, auf dem du gehst, bewusst zu *sehen*, zu *spüren*, zu *hören,* zu *riechen* und zu *schmecken*:

- Schau nach unten, *sieh* die Erde, den Schlamm, die Wiese, den Waldboden. Nimm die Feinheiten wahr, die Eiskristalle auf einer Pfütze, die kleinen Tunnel der Feldmäuse, die Gräser und Blüten, die Steine und Hölzer, die Käfer, Schnecken …
- Richte nun deine Wahrnehmung für eine Weile auf das *Spüren* des Weges unter deinen Füßen. Wie spürt es sich an, auf einem Waldweg zu gehen, einem Wiesenpfad, einem Feldweg, an einem Sandstrand entlang …?

- Lass die Ohren nun ganz weit werden und *höre* die Geräusche, die beim Gehen entstehen und alle anderen Geräusche …
- Atme nun tief ein und *rieche* die Gerüche des Weges, der Erde, des Waldes …
- Und nun *schmecke* die Qualität des Weges, des Waldes, der Erde auf deiner Zunge. Vielleicht magst du das Blatt eines Wildkrautes kauen und schmecken …
  Zum Abschluss dieser Meditation fühlst du die *Resonanz des Weges* in deinem Herzen. Was fühle ich, wenn ich den Weg in dieser Weise gesehen, gespürt, gehört, gerochen und geschmeckt habe? Wie fühle ich mich nun? Wie geht es mir?

Wechsele nun das Objekt deiner Erfahrung:

- Liege an einem warmen Sommertag für einige Stunden allein in einem *Wald:* Erfasse hier zunächst die dich umgebende Natur über das Sehen, dann schließe die Augen und mache Erfahrungen über Spüren, Hören, Riechen und Schmecken.
- Konzentriere dich an einem anderen Tag mit all deinen Sinnen auf einen Baum oder einen Bach, das Moos, einen Grashalm, einen Felsen oder was auch immer dich anspricht. Beziehe dich in dieser sinnlichen Weise zunächst nur auf *ein* Wesen, schaue, spüre, höre, rieche und schmecke es. Berühre es mit deinen Füßen, deinen Händen, deinem Gesicht, deinem Mund. Gib dir hierbei viel Zeit! Tu dies so lange, vielleicht einen ganzen Sommer lang, *bis deine Sinne wirklich erwacht sind.*

Der dritte Schritt: *Erkenne und achte alle Wesen der Schöpfung als einzigartige und beseelte Wesen, die untereinander, mit dir und mit allem in Beziehung stehen.*

Die Wesen der *Tierreiche*, wie Wildschweine und Vögel, Ameisen, Schnekken und Würmer, die Wesen der *Pflanzenreiche* wie Bäume und Gräser, Moose und Flechten, die Wesen der *Mineralreiche* wie Felsen, Kiesel und Sandkörner, sie alle sind spezifische Gestalt gewordene Aspekte der Mutter-Erde. Auch Berge und Täler, Quellen, Teiche und Pfützen sind spezifische Ausformungen der einen universellen Seelenenergie. Sie alle sind Gestaltgewordene Urkraft, wie du selbst.

In ihrer Einzigartigkeit und über die ganz besondere Form ihrer Erscheinungen offenbaren sie dir ihr essentielles, ihr göttliches Wesen:

- Gib ihnen Be-Achtung, *nimm sie wahr* mit all deinen Sinnen (wie du es im zweiten Schritt bereits getan hast) und erkenne sie in ihrem beseelten Wesen. Was kannst du wahrnehmen?
- In welcher Weise stehen sie *untereinander* in Beziehung? Wie erfährst du dieses Netz des Lebens?
- In welcher Weise stehen sie *mit dir* in Beziehung? Wie erlebst und fühlst du dich als Teil eines Energiefeldes, in dem alles mit allem in Beziehung ist?
- Streng dich nicht an, sei offen, sei *fühlend* anwesend und *achte*, was und wie es sich dir offenbart.

Der vierte Schritt: *Sprich die Wesen der Pflanzen-, Tier- und Mineralreiche als Mitgeschöpfe an, als Schwestern und Brüder im Land der Mutterseele. Rede mit ihnen, gib ihnen deine Liebe und lausche auf ihre Botschaft an dich.*

Für manche mag es ungewohnt sein, mit anderen Wesen als mit Menschenwesen zu sprechen. Wenn wir aber in engem Kontakt mit Haustieren leben, dann ist es selbstverständlich, mit Hund und Katze zu reden. Wir machen hier die Erfahrung, dass wir verstanden werden und wir verstehen häufig auch die Botschaften unserer Tiere.

So wie wir die ‚Sprache' der Haustiere verstehen und mit ihnen sprechen, so können wir mit den Vögeln im Garten, allen Tieren und Wesen reden. Wir können die ‚Sprache' der Bäume und Pflanzen verstehen, und was noch ungewöhnlicher klingen mag, wir können sogar die ‚Sprache' der Steine, Felsen und Berge verstehen. Wir können ihre Botschaften ‚hören', in uns wahrnehmen, und wir können ihnen auch antworten. Manchmal braucht es dazu ein wenig Übung:

- Wende dich zunächst nur einem Wesen zu und gib ihm alles, was du zu *geben* hast: deine Wahrnehmung, deine Achtung, dein Mitgefühl, deine Liebe.
- Geh mit ihm in sinnlichen Kontakt, schaue, spüre, höre, rieche und schmecke es. *Sprich* nun mit ihm. Sieh zu oder frage nach, ob es vielleicht deine Unterstützung oder Hilfe braucht.

- Erst dann nimm wahr, was es dir zu geben hat. Höre seine *Botschaft an dich* und nimm sie dankend an.
- Vielleicht kannst du erst jetzt erleben, dass du selbst Teil dieser natürlichen Ganzheit bist. Der dritte Schritt könnte dann erst nach dem vierten folgen, oder beide könnten sich überlappen.

Der fünfte Schritt: *Wende dich nun den Elementar-Wesen zu, auch Elementar-Geister genannt. Verbinde dich emotional, körperlich und energetisch mit den Urkräften von Luft, Feuer, Wasser und Erde. Berühre sie und lass dich von ihnen berühren.*

Die Elementarkräfte werden von uns Heutigen am wenigsten in ihrer Wesenhaftigkeit wahrgenommen und geachtet. Lerne sie zunächst nacheinander kennen, erfahre sie körperlich, sinnlich und dann energetisch – soweit sich das überhaupt trennen lässt:

- Spüre die erfrischende und klärende Kraft der *Luft-Wesen.* Mache dich vertraut mit der sehr unterschiedlichen Energie eines zärtlichen, lauen Sommerwindes und der tobenden Kraft eines Herbststurmes. Erlaube dem Sommerwind, deine nackte Haut zu streicheln. Tobe mit dem Sturm, lass dich von ihm fortreißen. *Spüre die elementare Kraft der Lüfte in dir.*
- Schaue und fühle die *Feuer-Kräfte* in der Kraft der Sonne und der anderen Himmelslichter. Spüre die Wärme und die Sommerhitze auf deiner Haut. Verbinde dich mit der Kraft eines offenen Feuers, glühe mit dem Feuer. *Spüre die elementare Kraft des Feuers in dir.*
- Spüre und fühle die unterschiedliche Energie der Gewässer, der Quellen, Bäche, Seen und Flüsse. Tauche ein und verbinde dich mit der reinigenden Präsenz der *Wasser-Wesen.* Spiele in einem See mit den Wassernymphen, sprudele mit den Quellen und ströme mit den Bächen und Flüssen. *Spüre die elementare Kraft der Wasser in dir.*
- Spüre und fühle die unterstützende und bergende Kraft der *Erd-Wesen*. Lege dich in eine Wiese, auf den Waldboden, in einen gepflügten Acker, in den warmen Sand, in eine Erdkuhle. Setze dich auf einen großen Stein oder einen Felsen und spüre die unterschiedliche Energie der Stein-Wesen. Spüre die große energetische Präsenz eines Berges, den „Berg-Geist". *Spüre die elementare Kraft der Erde in dir.*

- Sprich die Elementarwesen an, und wenn ihr Geist sich dir in einer Gestalt zeigt, dann achte diese Gestalt, so wie sie dir jetzt erscheint. Gehe in liebende Berührung mit Feuer, Wasser, Luft und Erde. Danke ihnen für ihre An-Wesenheit.

Der sechste Schritt: *Spüre, zu welchen der Wesen in den Reichen der Steine, der Pflanzen, der Tiere oder der Elementarwesen du dich ganz besonders hingezogen fühlst. Achte sie als deine Seelen-Verwandten, suche ihre Nähe und teile Liebesenergie mit ihnen.*

Menschen haben Verwandte in ihren Familien, Verwandte in den geistigen Welten, aber auch Verwandte in den unterschiedlichen Naturreichen. Wir können eine ganz spezifische Wesens-Verwandtschaft mit den verschiedenen Reichen erfahren:

- Fühlst du dich vielleicht mehr den Stein-, Pflanzen- oder den Tierreichen verbunden?
- Mit welchem Elementarreich, mit Luft, Feuer, Wasser oder Erde fühlst du die tiefere Verwandtschaft oder Anziehung?
- Achte diese speziellen Verbindungen, so wie du dich auch mit einzelnen Familienmitgliedern enger verbunden fühlst als mit anderen.

Innerhalb dieser Reiche fühlen wir manchmal eine besondere Anziehung zu einer bestimmten Tier- oder Pflanzengattung. Wir fühlen uns dann Seelenverwandt mit der energetischen Schwingung dieser Art, mit ihrer „Gruppenseele“: Wir könnten dann sagen: „Ich fühle mich frei wie ein Vogel“, „königlich wie ein Löwe“, „anmutig wie eine Rose“, „stark wie ein Fels“.

- Frage dich nun: Fühle ich mich eher den Vögeln, Delphinen, Katzen, Fledermäusen oder einer anderen Tierart verbunden?
- Welche Pflanzen liebe ich besonders, Gräser, Bäume, Farne, Moose oder welche sonstigen Pflanzenarten?
- Innerhalb dieser kollektiven Seelen-Verwandtschaften suche dann die Nähe *zu einem speziellen Einzelwesen dieser Gattung:* Befreunde dich mit einem Baum, einem Tier, einem Berg, einer Quelle oder einem anderen Wesen. Pflege diese Freundschaft. Vielleicht zeigt sich dir der Baumgeist, die Quellnymphe oder ein Erdweiblein?

Aus Zuständen veränderten Bewusstseins – wie dem Holotropen Atmen oder anderen inneren Reisen – kennen wir solch tiefe Seelenverbindungen und die *wechselseitige Anziehung* mit Tieren, Bäumen und anderen Naturwesen. Aber auch im alltäglichen Leben zeigen sie sich uns ganz spontan, wenn wir sie achten und ihre Gemeinschaft suchen. Solche Verwandtschaften wollen erkannt und gepflegt werden, damit Kraft, Freude und Liebe geteilt werden können, dann können sie sich zu wirklichen Liebesbeziehungen entwickeln.

Eine tiefe Wahrheit des Sufismus, der Mystik des Islam, besagt, dass es wichtig sei, zunächst die Steine, danach die Pflanzen und schließlich die Tiere zu lieben. Wenn wir, in dieser Reihenfolge, lieben gelernt haben, erst dann ist unsere Liebesfähigkeit so weit entwickelt, dass wir in der Lage sind, uns selbst und auch die anderen Menschen zu lieben.

Die Große Lebensmutter und das Netz des Lebens

Alles in Einer
Eine in Allem
Sie wirkt in uns.[(3)]

Animismus, Pantheismus und Biokommunikation

Wenn wir in dieser Weise zur Mutter Natur gehen, uns liebend mit unseren Seelenverwandten verbinden, dann erkennen wir, dass wir nie von ihnen getrennt waren. Wir erfahren, dass wir schon immer eins sind mit dem Netz des Lebens, eins mit der Großen Lebensmutter. Wir kommen an am Ort unserer Sehnsucht, im Land der Mutterseele.

Wir brauchen nicht lange zu suchen, die Lebewesen warten nur darauf, endlich von uns wiedererkannt, geliebt und geheiligt zu werden. Die Wesen der Naturreiche zu heiligen, das bedeutet anzuerkennen, dass sie *beseelte Wesen* sind: Die evolutionär weniger entwickelten Wesen sind noch verschmolzen mit ihrer Kollektivseele, auch Gruppenseele genannt. Weiter entwickelte Wesen, wie Säugetiere – zu denen auch der Mensch gehört – haben eine eher individuelle Seele, die mit der Gruppenseele verbunden ist. Diese ‚individuelle' Seele ist eingebettet in das Feld der Gruppenseele, sie ist Teil dieses Feldes.

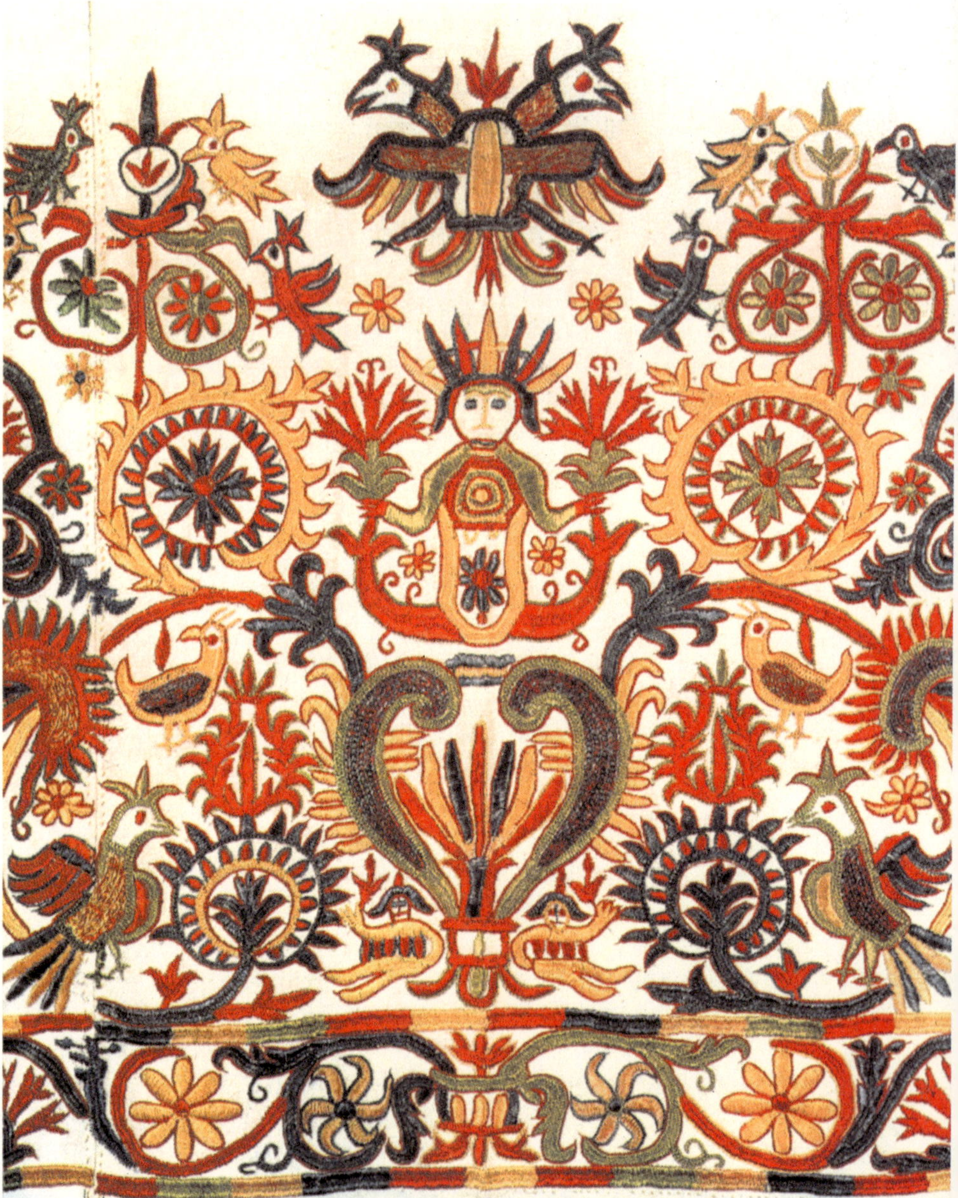

Die Große Lebensmutter und das Netz des Lebens.
Kretischer Wandbehang, 17.-18. Jh. n. Chr.

Die Annahme oder die Erfahrung von Seelenverbindungen mit nichtmenschlichen Wesen liegt auf der Ebene des magisch-mythischen Bewusstseins; es handelt sich hierbei um ein animistisches Weltbild. Der Begriff *Animismus* leitet sich ab von Anima, und Anima bedeutet Seele, Atem, Hauch der Göttin. Im animistischen Bewusstsein wird die gesamte Natur als beseelt erlebt, durchdrungen von der Kraft – dem Geist – des Göttlichen. Naturkräfte werden im Animismus als göttliche Kräfte erlebt.

Ähnlich ist das Verständnis in der philosophischen Lehre des *Pantheismus,* was sich etwa mit All-Göttlichkeit übersetzen lässt. Im Pantheismus werden Gott, Welt und Universum als Einheit verstanden; Geist und Natur sind nicht getrennt. Jedes Wesen hat nicht nur Bewusstheit, sondern ist Bewusstheit und erfährt sich selbst als Teil der Göttlichen Einheit. Auch das Göttliche, das Universelle Bewusstsein, erkennt, erfährt und gestaltet sich *durch,* beziehungsweise *in* seinen Wesen. Einfacher ausgedrückt: Gott ist in allem und alles ist in Gott.

Jedes dieser beseelten Wesen, dieser Manifestationen des Göttlichen: Steine, Pflanzen, Tiere – hierzu gehört auch das Gattungswesen Mensch – sowie die Elementarwesen Feuer, Wasser, Luft und Erde befinden sich in einem unaufhörlich pulsierenden, energetischen und rhythmischen Austausch miteinander, in einem sich wechselseitig formenden und gestaltenden Prozess. Dies ist Evolution, ist Schöpfung.

Dieser Schöpfungsprozess ist voll im Gange und wir Menschen sind Teil dieses Prozesses. In ihm sind wir erfahrende Objekte und gleichzeitig gestaltende Subjekte. Machen wir uns doch einmal bewusst: Mit jedem Gefühl, das ich fühle, mit jedem Gedanken, den ich denke, mit jeder Tat, die ich tue, wirke ich schöpferisch, erschaffe ich Wirklichkeit!

Für Menschen der alten Heil-Kulturen – wir nennen sie auch Naturvölker – war die Teilhabe an dieser beseelten Welt und der alltägliche schöpferische Dialog mit den Wesen ein fester Bestandteil ihres Lebens und ihres Über-Lebens. Für die indianischen Ureinwohner Amerikas zum Beispiel war es ganz selbstverständlich, nicht nur mit den sie umgebenden Tieren, sondern auch mit den Pflanzen, dem „Grünen Volk", zu reden. *Wir aber haben vergessen, dass Leben und Über-Leben der menschlichen Art auf dieser Erde davon abhängig sein wird, ob wir bereit sind, den unterbrochenen Dialog wieder aufzunehmen!*

Aber nicht nur die Menschen der Naturvölker, auch moderne Naturwissenschaftler aus den Grenzbereichen von Biologie, Zoologie, Chemie, Physik, Elektronik und Computertechnologie widmen sich der „Biokommunikation" und erforschen die Informationsübertragung zwischen den Arten. So hat sich 1991 in Ulm eine Gruppe von Wissenschaftlern in einem „Arbeitskreis für Biokommunikation" zusammengeschlossen.

In den folgenden Abschnitten werde ich – unter anderem – auch von den Ergebnissen der Forschungsarbeit aus dem Bereich der Bio-Kommunikation berichten und beziehe mich hierbei auf Berichte von Dagny und Imre Kerner in ihrem Buch „Der Ruf der Rose".[(4)]

Kommunikation mit Pflanzen

Noch wenig vertraut ist uns die wechselseitige Anziehung mit dem Reich der Pflanzen und die Art und Weise, wie Pflanzen untereinander und mit uns kommunizieren. Die anthroposophische Naturlehre weist hin auf den Zusammenhang von der Gesamtgestalt einer Pflanze – der Form, der Farbe, der Gestalt der Blätter und Blüten sowie der Früchte – mit dem spezifischen *Wesen* einer Pflanze. Schauen Sie sich zum Beispiel einen Birnbaum an, der ohne Eingriffe von außen wachsen konnte. Der Wuchs seiner Krone, die Blätter, alles sieht aus und ‚schmeckt' wie seine Frucht, die Birne. Kastanien, Weiden, Eichen, Gräser und Moose, sie alle teilen uns mit, wer sie sind, sie offenbaren ihr Wesen. Und sie freuen sich, genauso wie wir Menschen, über Begegnungen mit Wesens-Verwandten:

> *Vor einigen Jahren lebte ich in einem gemieteten Haus und nahe an diesem Haus wuchs eine Weide. Im Vergleich zur Lebensdauer eines Menschen befand sie sich in ihrer ersten Lebenshälfte, sie war jung, gesund und gedieh prächtig. Meinem behaglichen Leseplatz auf dem Sofa, nahe am Fenster, stand sie direkt gegenüber. Wir waren nur durch eine große Glaswand zum Garten hin getrennt.*
>
> *Manchmal, wenn ich im Lesen innehielt, spürte ich einen Impuls, der von der Weide ausging. Diesen Impuls würde ich als Rufen, eher noch als ein Locken beschreiben. Dieser Baum, so schien es mir, warb um meine Freundschaft und um meine Liebe. Ich war berührt von seiner Zuneigung und ließ mich mehr und mehr auf eine Begegnung ein. Es entwickelte sich allmählich eine Baum-Frau-Beziehung von großer In-*

tensität und erotischer Nähe: Rosa-goldene Wellen sinnlicher Beglückung flossen zwischen uns hin und her. Zärtlichkeit, Leichtigkeit und Freude waren die Schwingungen dieser Liebe.

Nach einigen Jahren musste ich dieses Haus verlassen und der bevorstehende Abschied von meinem geliebten Baum bekümmerte mich sehr. Ich sprach oft mit ihm über die Trennung und wir gingen durch einen gemeinsamen Prozess der Trauer.

Noch heute, nach Jahren, wenn ich mit dem Auto durch meinen damaligen Wohnort fahre, erinnere ich mich mit Freude aber auch mit Wehmut an meinen Baum.

„Die Überzeugung, dass Bäume Gefühle haben und zu den Menschen sprechen, ist so alt wie die Menschheit selbst. Alle Naturvölker verehrten die Bäume, besonders die großen und alten, wie Heilige. Manche leiteten sogar die Herkunft der Menschen aus den Bäumen ab, wie zum Beispiel die Germanen. In den alten Überlieferungen wird erzählt, dass die ersten Menschen aus Baumstämmen stammten, die aus dem Ur-Ozean gewachsen waren.“ [5]

Erst Jahre nach meiner Begegnung mit der Weide fiel mir das Buch „Der Ruf der Rose – was Pflanzen fühlen und wie sie mit uns kommunizieren“ in die Hände und ich fühlte mich in meiner Wahrnehmung bestätigt. In diesem spannenden Buch über Pflanzen-Kommunikation lassen Dagny und Imre Kerner die unterschiedlichsten Vertreter der modernen wissenschaftlichen Forschung, aber auch SchamanInnen und HeilerInnen über ihre erstaunlichen Erfahrungen im Dialog mit Bäumen und anderen Pflanzen berichten. Joe Sanchez, ein amerikanischer Elektronik- und Computerfachmann, der die ‚Sprache‘ der Pflanzen mittels Computer in menschliche Sprache übersetzt, sagt in diesem Buch[6]:

„Jedes Lebewesen, egal ob Einzeller oder Elefant, Blume oder Baum, sendet elektromagnetische Signale aus. Man kann sogar sagen, dass ohne diese Signale kein Leben existiert. Das bedeutet, dass Menschen und Pflanzen ständig elektromagnetische Signale senden und auch empfangen können. Sie müssen sich das so vorstellen wie ein Radiogerät. Auch auf das Radio wirken ständig etliche Sender ein, aber ob Sie eine bestimmte Radiostation hören, hängt davon ab, ob ihr Radio eingeschaltet ist und ob Sie ihr Radio auf die Wellenlänge des Senders abgestimmt haben. Da aber Menschen und Pflanzen auf verschiedenen Wellenlängen senden, verstehen wir die Pflanzen nicht ohne weiteres. Wir sind nicht oder vielleicht nicht mehr aufeinander abgestimmt."

Cleve Backster[7], bekannt als Vater der modernen Pflanzen-Kommunikation, kam aufgrund seiner Forschungen zu der Überzeugung, dass Pflanzen in der Lage seien, Gedanken und Gefühle von Menschen wahrzunehmen und auf sie zu reagieren. Seine „psychobotanischen" Experimente zeigten eindrucksvoll: Pflanzen haben „Bewusstsein", sie sind zu „Gefühlsregungen" fähig und sie gehen „Beziehungen" ein. Sie reagieren auf Bedrohung mit „Angst und Entsetzen" oder auch einer Art „Ohnmacht", indem sie keinerlei Signale mehr senden. Und sie „reagieren nicht nur auf das ‚Töten' ihrer Artgenossen, sondern auf den Tod überhaupt."

Der IBM-Chemiker Marcel Vogel, der die Pflanzenexperimente von Backster weiter entwickelt hatte, sagte über seine Versuchspflanzen[8]: „Die Pflanzen hatten eigene Persönlichkeiten und Charaktereigenschaften, einige reagierten temperamentvoll, andere langsam und zögernd. Die Welt der Pflanzen schien aus Individuen zu bestehen, ihre Individualität erstreckte sich sogar hin bis zu einzelnen Blättern. Wie die Blätter derselben Pflanze (die Pflanzengattung ist hier gemeint, G.C.) bei genauerer Betrachtung unterschiedlich aussahen – verschieden groß, alt, dick, gesund – so waren auch ihre ‚Wesenzüge' unterschiedlich ausgeprägt."

Bäume und Pflanzen „kommunizieren", davon ist auch Dr. Ed Wagner, ein amerikanischer Physiker aufgrund seiner Forschungen über „Signalübertragungen" von Bäumen überzeugt: „Während wir hier sitzen, läuft sicher die Kommunikation kreuz und quer um uns herum, und vergessen Sie ja nicht, dass die Tatsache, dass wir diese Kommunikation nicht wahrnehmen, nicht bedeutet, dass sie nicht existiert", sagte Wagner zu seinen Gästen, dem Ehepaar Kerner.[9]

Zum Abschluss einige Zeilen von „Äußerungen" eines Magnolienbaumes, dessen elektromagnetische Signale Joe Sanchez per Computer aufgezeichnet und in menschliche Sprache übersetzt hat – auch wenn eine wissenschaftliche Erklärung dieses Phänomens bislang nicht möglich ist, wie er selbst einräumte[10]:

Jemand erreicht Frieden in Träumen,
ohne Zähmung – über die Menschen hinaus.
Taten werden ausgedient haben,
etwas Stillstehendes hin zum Unabhängigen. (...)

Frieden muss gewollt werden,
man könnte es schaffen,
im Kampf mit dem Willen.(...)

Das Wasser hinauf,
erreiche Übereinstimmung,
früher oder später voll des Mitleids.

Kommunikation mit Steinen

Auf der Bewusstseinsebene des Magisch-Mythischen, wo Körperempfindungen, Fühlen und innere Bilder zusammenkommen, ist es möglich, sich mit nicht-menschlichen Wesen, mit Tieren und Pflanzen, zu verbinden und mit ihnen zu kommunizieren. Im Tiefenbewusstsein sind wir in der Lage, uns auf ihre Wellenlänge einzustimmen, wir können die Signale von Pflanzen empfangen, von denen die oben zitierten Forschungsergebnisse berichten, und wir können die Botschaften anderer Wesen „hören".

Genauso wie wir mit Pflanzen und Tieren kommunizieren, so können wir auch mit den Stein-Reichen in Beziehung treten, mit einzelnen Steinen, Steingruppen, Felsen und oder dem Geist eines Berges. Wie wir uns mit Pflanzen- oder Tier-Bewusstsein verbinden, so auch mit dem Bewusstsein der Steine:

> *Wie manch andere Menschen, sitze ich gerne auf großen Steinen und Felsen. Das gibt ein Erleben von Größe und Kraft. Und dann, im Stillwerden, Atmen und Sinkenlassen offenbart sich uns das einzigartige Wesen eines Steines. Manchmal schenkt ein Stein mir etwas von seiner Energie und Lebenskraft. Manchmal entsteht ein „Gespräch" und ich habe Anteil an seiner uralten Weisheit, dann fühle ich mich stein-reich. Oft sind wir einfach miteinander in der Stille und dem Frieden der Ewigkeit, wie er allen Steinwesen innewohnt. Zum Abschied berühre ich ihn zärtlich mit meinen Händen, sage „danke" und „sei gesegnet".*

Die liebevolle Begegnung mit Steinen können wir bewusst pflegen, indem wir ein Steinwesen öfter besuchen – genauso wie einen Baum oder einen anderen Freund – und uns in der Kommunikation mit ihm üben. Hierzu eignen sich insbesondere Steine mit einer starken energetischen Strahlung.

Namentliche Bezeichnungen auf Wanderkarten können wertvolle Hinweise auf solche besonderen Steine, Steingruppen oder Felsen geben. Im südwestlichen Odenwald, auf dem Bergrücken, der sich entlang der Bergstraße erstreckt, finden sich zahlreiche Felsen und Felsgruppen mit dem Namen „Magnetsteine". Ihre Ausstrahlung ist deutlich spürbar, sie eignen sich besonders zum Einfühlen in die Steinkommunikation.

Neben der absichtsvollen und willentlichen Verbindung mit Steinen kann sich unter bestimmten Bedingungen auch absichtslose Verbindung mit Steinen (oder anderen Wesen) – bis hin zu einer totalen Verschmelzung mit ihnen – spontan ereignen, und das bei Menschen, die sich niemals vorher mit Bio-Kommunikation beschäftigt hatten. Dies kann geschehen im Tiefenbewusstsein einer Holotropen Atemreise, in Meditation, in Trance, in einer spirituellen Krise oder ganz einfach in einem entspannten Zustand.

Lange bevor ich mich theoretisch mit diesen Dingen beschäftigt hatte, in meiner Zeit auf der griechischen Insel, konnte ich einen solchen Zustand der Verschmelzung mit Steinen von außen miterleben, was mich damals eher erschreckte als begeisterte:

Es ist Hochsommer, meine Tochter ist gekommen. Sie verbringt ihre Ferien bei mir an dem Ort, welcher der „Tempel" genannt wird. Vormittags sind wir gemeinsam unten in der Bucht am Strand, liegen bäuchlings im Sand, schauen aufs Meer und lassen spielerisch kleine Steinchen durch die Hände gleiten. Die besonders schönen, die glatt gewaschenen, die gelben, roten und grünen reiben wir zwischen den Fingern, bis sie glänzen, schauen sie bewundernd an und sammeln sie auf kleine Steinhaufen.

Gegen Mittag gehe ich nach oben und bereite das Essen in der offenen Sommerküche vor dem alten Bruchsteinhäuschen. Manchmal, während ich hantiere, schaue ich nach unten in die Bucht und sehe dort meine Tochter, wie sie nach unten gebeugt am Strand hin- und herläuft. Immer wieder bleibt sie stehen, schaut suchend in den Sand, bückt sich, schaut, geht weiter, schaut und bückt sich wieder. „Sie wird noch Steinchen sammeln", denke ich zufrieden. Nun sehe ich, wie sie in der Brandung zwischen den großen weißen Marmorsteinen lange suchend umher kriecht und sich schließlich auf einem vom Meer ausgewaschenen Felsbrocken ausstreckt.

Später, nach dem gemeinsamen Mittagessen vor der Hütte im Schatten des Weinrankendaches, legen wir uns schlafen, wie immer im Som-

mer, wenn die Mittagshitze glühend ist. Als es Zeit ist zum Aufstehen, gehe ich zu meiner Tochter, die immer noch schläft. Sie rührt sich nicht, liegt regungslos auf dem Rücken. Etwas irritiert und beunruhigt schüttele ich sie am Arm. Da öffnet sie die Augen und schaut mich an, ihr Blick kommt von weither, aus ungeahnten Zeiten und Fernen. Dann schließt sie wieder die Augen und bleibt noch lange bewegungslos liegen.

Später, als sie endlich anwesend ist, frage ich: „Was ist los, wo warst du, warum hast du dich über Stunden nicht mehr bewegt?"

„Ich war irgendwie so groß, so dick und so schwer, ich konnte mich nicht bewegen und auch nicht sprechen. Ich glaube ich war ein Stein", sagt sie erschrocken.

Kommunikation mit Tieren

Am vertrautesten ist dem Menschen seine Verwandtschaft mit den Tieren. In schamanischen Reisen sind wir vielleicht unseren Krafttieren begegnet oder wir wissen ganz intuitiv um eine innere Verbindung mit ihnen. Unsere persönlichen Tierverwandten zeigen sich uns hilfreich in Träumen und Visionen, in Zuständen veränderten Bewusstseins oder anderen Tiefenprozessen. Nicht selten kommen sie in der äußeren Welt ganz einfach auf uns zu. *Sie suchen uns.*

Wohl kein anderes irdisches Wesen ist dem Menschen so nahe und so bedeutsam wie das Tier. Die paläolithischen Tierzeichnungen in Kulthöhlen und auf Felsplatten zeugen von der großen Bedeutung des Tieres für den frühen Menschen. [(11)] Sie waren nicht nur Beutetier für Nahrung und Kleidung (den größten Teil der Ernährung lieferte die von Frauen gesammelte pflanzliche Nahrung), – die abgebildeten Tiere, meist Bison, Auerochse, Stier, Hirsch und Hirschkuh, verkörperten für den frühen Menschen eine göttliche Macht. Tiere gehörten zum Reich der Großen Mutter, waren gleichsam selbst Große Mutter in ihrem nährenden aber auch in ihrem zerstörerischen und Furcht-einflößenden Aspekt.

So wie der frühe Mensch sich abhängig erlebte vom Mütterlichen, so auch von der Göttlichen Mutter in ihren Tieren. Deshalb wurden Tiere in Kulthöhlen abgebildet, in Felswände geritzt, gleichsam magisch gebannt, um ihrer übermenschlichen Natur teilhaftig zu werden. In zahlreichen Vari-

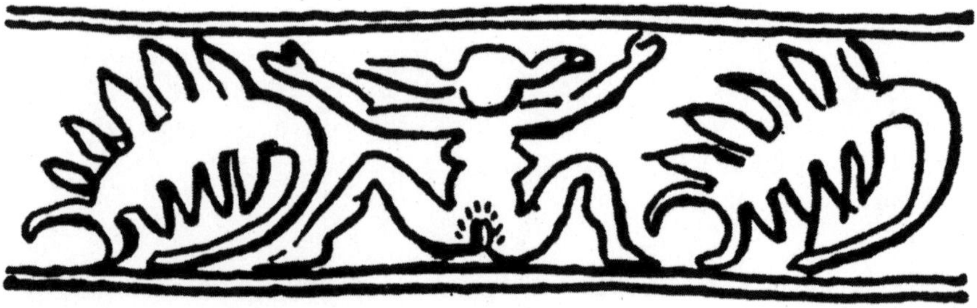

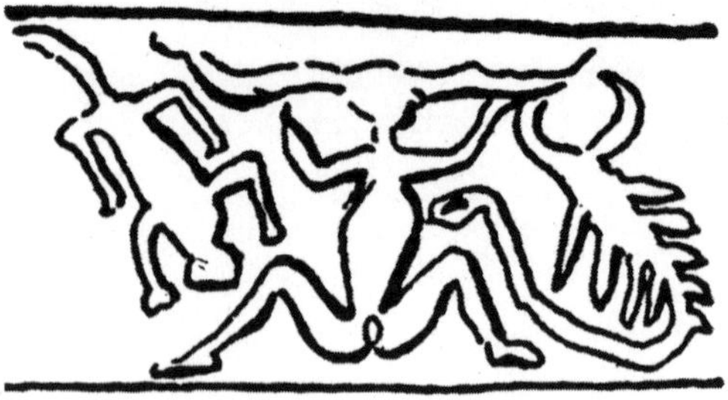

Die Große Mutter der Tiere.
Siegelzylinder aus Ur, neusumerisch, 2600-2100 v. Chr.

anten erscheint die Große Mutter der Alt- und Jungsteinzeit in Begleitung ihrer Tiere auf Steinstelen, Gefäßen, Siegeln und Amuletten, als Statuette oder Skulptur.[12] Sie ist hier Lebensspenderin, Mutter der Tiere und *sie ist selbst das Göttliche Tier*. So ist aus zahlreichen Traditionen die Verehrung der Lebensmutter in ihrer Tiergestalt überliefert. Zum Beispiel als Katzen-Göttin, Schlangen-Göttin, Vogel-Göttin, als Büffelkalb-Frau, Hirschkuh oder Löwen-Mutter verkörpert sie die wilde, vital-sinnliche Kraft des Weiblichen in ihrem jeweiligen Aspekt: Sinnlichkeit und Sexualität als Katze, weibliche Urkraft als Schlange, Freiheit und kosmische Verbundenheit als Vogel, mütterliche Nährkraft als Kuh und königliche, ihre Kinder beschützende Macht als Löwin.

Die Beziehung zum Mütterlichen ähnelt in vielem der menschlichen Beziehung zum Tierischen. Es gibt eine innerpsychische Entsprechung von Mutter und Tier; eine Frau wird zuweilen auch als „Mutter-Tier“ bezeichnet, was ich nicht als Entwertung – auch wenn es so gemeint ist –, sondern als Wertschätzung verbuche. Nach Winnicott, einem englischen Kinderpsychologen, repräsentiert das Haustier die mütterliche, nährende und bergende Brust, weshalb das Zusammenleben mit Haustieren für Menschen beruhigend und heilsam sein kann.

Das wilde Tier aber repräsentiert den gefährlichen und verschlingenden Aspekt des Mütterlichen. Daher steht der Mensch zum Tier wie zu keinem anderen irdischen Wesen, in einer *ambivalenten* Beziehung von Gut und Böse, Ohnmacht und Macht, Opfer und Täter, Leben und Tod: Tiere werden vergöttert, umsorgt, gepflegt, ins menschliche Leben integriert, als Helfer geschätzt und gebraucht und Tiere werden dämonisiert, als sogenannte „Bestien" verfolgt, gejagt und ausgerottet, sie werden erbarmungslos in Schlachthäusern und in Tierversuchen dem menschlichen Vorteil geopfert. Ihr Fleisch gilt den anthropozentrischen Fleischfressern als unentbehrlich fürs eigene Überleben; menschliche Todesangst ist der tiefste Grund, warum Tiere geschlachtet und tonnenweise verschlungen werden.

Aber nicht über ihren Opfertod, sondern über die Achtung ihrer Lebensrechte, über Fürsorge und liebevolle Begegnung haben wir Teil an der vitalen Lebenskraft der Tiere. Tiere sind unsere nächsten Verwandten, sind Seelengefährten, Beschützer und Begleiter, Tiere können uns Lehrer und Heiler sein, und sie sind in der Lage – im Gegensatz zu den meisten Menschen – bedingungslose Liebe zu geben. Tiere zeigen uns, was Liebe ist. Eine schlichte aber tiefe Wahrheit besagt, dass erst über die liebevolle Begegnung mit dem Tier der Mensch wirklich menschlich wird.

Tiere spüren intuitiv, welchen Menschen sie vertrauen können, diesen Menschen „laufen sie zu". Auch wilde Tiere suchen manchmal die Nähe von Menschen, denen sie sich magisch verbunden fühlen: Pascale Noa Bercovitch berichtet in ihrem Buch „Die Botschaft der Tiere" von einer jungen Italienerin mit Namen Paola Papalini, die eine tiefe Beziehung zu einem wild lebenden Wolf eingegangen war. Es sollte eine ekstatische Liebesbeziehung werden:[(13)]

Paola lebte in Rom und sie hatte in dem kleinen Dorf Assergi am Fuße des Gran Sasso in den Abruzzen ein altes Steinhäuschen gemietet, in dem sie ihre Wochenenden verbrachte. Eines Abends im Jahr 1985 saß sie in der Dämmerung auf einem Felsen neben der Quelle in der Nähe ihres Häuschens. Da nahm sie das Blitzen von zwei funkelnden gelben Augen wahr, die sie beobachteten, sie „gleichsam fotografiert" hatten. Es war ein Wolf. Von nun an erwartete sie ihn jeden Abend in der Dämmerung, und jeden Tag kam er ein bisschen näher.

Eines Morgens nun, es war Winter, war er wieder in der Nähe der Quelle und schien Paola zu erwarten. Sie „sah ihm in die Augen" und der Wolf gab ihr zu verstehen, dass sie ihm folgen soll. Sie überlegte nicht lange und folgte ihm in die Berge. Er ging voran, sie hinter ihm her. Der Wolf schaute sich regelmäßig um, ob sie auch noch hinter ihm sei. Paola wurde „von Erregung erfasst", eine Art „Fieber" überkam sie, als ihr bewusst wurde, dass er sie „zunächst beobachtet und dann gerufen hatte".

Paola folgte nun dem Wolf, ohne zu wissen wohin er sie führen würde. Sie berichtet von ihrer Begegnung mit ihm in den Bergen: „Das Rauschen des nahen Wasserfalls wurde lauter. Der Wolf setzte sich auf die weißen Kieselsteine, ich kniete mich neben ihn und lauschte seinem Atem im Rhythmus des Wassers. Sein Fell verströmte den wilden Geruch von Wald, Erde, Heidekraut und Schweiß, der mich in der Seele ergriff. Sein Blick war wie hypnotisiert vom fließenden Wasser. Ich prägte mir den jungfräulichen Klang des Rauschens ein und verstand, dass er mich von allem reinigte, was ich jemals zuvor erlebt hatte. So näherte ich mich dem Wolf.

Langsam hob ich die linke Hand bis zu seiner Schnauze. Er schnupperte lange an mir und berührte mein Gesicht mit seiner feuchten Nase. Dann berührte ich ihn. Sein Fell war voller Schnee, auf seinem Kopf war es vereist. Unerwartete Tränen flossen über meine Wangen, wir hatten einen Pakt geschlossen."

So oft es ihr möglich war, kam Paola nun nach Assergi, um ihren Wolf zu treffen und mit ihm in die Berge zu gehen: „Wir irrten durch die Wälder, ich ahmte sein Ritual nach: Er wählte einen alten Baum aus, wanderte mehrmals um den Stamm herum und rollte sich dann an seinem Fuß zusammen. Ich blieb stehen, umarmte den Stamm und legte die Stirn dagegen, um mich auszuruhen. Meine Energie stieg in die tiefsten Wurzeln hinab und kehrte voll neuer Kraft zu mir zurück. Ich vergaß nicht, ihnen zu danken, dem Stamm, meinem Wolf und dem Himmel.

Bei jeder Begegnung durchdrang mich etwas mehr von seinem Wissen, seiner Kraft und seinem Instinkt. Er schien ganz tief in seinem Inneren den unabwendbaren Ablauf allen Geschehens gespeichert zu haben."

Paola wünschte sich, dass diese Beziehung ewig dauern möge und sie ahnte den bevorstehenden Abschied. In einer Sommernacht, als sie „in jener magischen Atmosphäre aneinander geschmiegt unter Tausenden von Sternen lagen, beobachtet allein von dem großen Berg", schwebte eine Eule mit riesigen Flügeln über die beiden. „Ihre Schwingungen durchdrangen unsere Seelen und unsere Körper, dann stieß sie einen Schrei aus und stieg hoch in den Himmel auf." In diesem Moment erkannte Paola den Weg, der noch vor ihr lag: „Ich musste Berg, Wolf, Eule werden, musste Erde und Luft sein.“

Und in ekstatischer Freude tanzte sie um ein imaginiertes Feuer, während der Wolf zustimmend kläffte. „Schweißtropfen perlten über meine Stirn, fielen auf meinen leichten bebenden Körper. Ich war in Transparenz gekleidet. Von Lupos Fell liebkost, lief ich neben ihm durch die Nacht.“

Begegnungen mit wild lebenden Tieren sind für empfindsame Menschen äußerst aufregend und beglückend. Vor etwa zwei Jahrzehnten verbrachte ich mit einem Gefährten einige Wochen in den Wäldern, Bergen und Schluchten des Epiros in Nordgriechenland, einer Gebirgslandschaft entlang der Grenze zu Albanien, wo Wölfe und Bären leben. Die Tage und Nächte in dieser menschenleeren Wildnis und die nahe Begegnung mit einem Bären gehören zu den bedeutsamsten Erfahrungen in meinem Leben.

Und selbst wenn es ‚nur‘ Rehe oder Hasen sind, die sich uns zeigen, fühlen wir uns doch unmittelbar angesprochen und berührt, falls wir uns berühren lassen. Einmal, bei einem einsamen Nachtspaziergang in einer warmen Vollmondnacht im Mai, hatte ich die Gelegenheit, das Liebesspiel zweier Feldhasen zu beobachten, – ein Ereignis das mich zutiefst beglückte.

Nahe Begegnungen mit Wildtieren berühren die Menschen unseres Kulturkreises auf einer sehr frühen, archaischen Ebene des Bewusstseins, von der wir – durch unsere kulturelle Wildnisferne – schmerzlich getrennt sind, nach der sich aber die Seele sehnt. Deshalb betreffen Erfahrungen mit wild lebenden Tieren uns so direkt und elementar, sie berühren die eigene wilde sinnlich-animalische Kraft und aktivieren die Fähigkeit zu heilsamer Ekstase.

Die entwicklungsgeschichtlich frühe Nähe zwischen Mensch und Tier spiegeln uns die Kinder. Sigmund Freud[(14)] sprach in diesem Zusammenhang von der „infantilen Wiederkehr des Totemismus“:

„Das Verhältnis des Kindes zum Tiere hat viele Ähnlichkeiten mit dem des Primitiven zum Tiere. Das Kind zeigt noch keine Spur von jenem Hochmut, welcher dann den erwachsenen Kulturmenschen bewegt, seine eigene Natur durch eine scharfe Grenzlinie von allem anderen Animalischen abzusetzen. Es gesteht dem Tiere ohne Bedenken die volle Ebenbürtigkeit zu; im ungehemmten Bekennen seiner Bedürfnisse fühlt es sich wohl dem Tiere verwandter als dem ihm wahrscheinlich rätselhaften Erwachsenen“, schrieb Freud.

Mit Tieren oder mit Aspekten von Tieren kann das Kind sich ohne weiteres identifizieren, über ein Tier kann es sich selbst in seiner kindlichen Natur erfahren. Beziehungen mit Tieren formen die Identität eines Kindes und sind in großem Maße förderlich für dessen Entwicklung. In zahlreichen Kinderbüchern sind Tiere die Alter-Egos der Kinder, sie übernehmen ihre Gefühle, Nöte, Ängste Sehnsüchte und Wünsche. Was hindert uns eigentlich daran, den Hochmut des „erwachsenen Kulturmenschen" zu überwinden und uns wieder mit den Tieren zu verbinden? Unser wildes Kind wird begeistert sein.

Die Heil-Kraft der Tiere

Es ist bekannt, dass die Nähe mit Haustieren insbesondere für junge, alte, kranke und psychisch beschädigte Menschen sehr heilsam sein kann: Der bedingungslosen Liebe unserer alten Katze Meline war es zu verdanken, dass mein Vater – der Tiere eigentlich nicht ausstehen konnte – in den Monaten seines Abschiedes von der Welt sein Herz noch öffnete. In seiner letzten Zeit, als er immer weniger sprach und Menschen nur noch selten um sich haben wollte, da lag sie beständig auf seinem Schoß und gab ihm die Wärme und emotionale Nahrung, die ihm seine Mutter nicht hatte geben können.

Und von mir selbst weiß ich, dass ich ohne die Unterstützung, Liebe und vitale Energie, die mir aus den Tierreichen beständig zufließt und mir von einzelnen Tieren – insbesondere meinen beiden schwarzen Katern Hermes und Lykos – geschenkt wurde und wird, schon längst nicht mehr in diesem Leben und in diesem Körper wäre.

Haustiere übernehmen – wenn sie freiwillig und gerne bei uns sind – entsprechend ihrer Seelenenergie und ihren Begabungen ganz spezielle Aufgaben für ihre Menschen, und es ist heilsam, ihnen dafür zu danken: Lykos war mein Therapie-Kater und starb mit fünf Jahren an einer Vergiftung. Er war sehr unabhängig, fröhlich, wild und verspielt, meist war er draußen und kam erst in der Nacht oder gegen morgen nach Hause. Erwartete ich aber KlientInnen, dann begrüßte er sie schon draußen am Gartentor und blieb, wenn sie bedürftig oder traurig waren, während der gesamten Sitzung in ihrer Nähe oder auf ihrem Schoß. Als er starb, wurde er von einer Großkatze, einem Leoparden, abgeholt, sprang ihr auf den Rücken und sie trug ihn davon in Weite und Licht.

Hermes, inzwischen neun Jahre alt, ist kraftvoll, von tiefem Gemüt und manchmal etwas grimmig. Er fühlt sich zuständig für mein persönliches Wohlergehen; beim Mittagsschlaf liegt er gern auf meiner Brust und nachts stärkt er mir den Rücken. Täglich sage ich ihm „danke" für seine Liebe und Heilkraft.

Auch Sigmund Freud wusste um die therapeutische Wirksamkeit von Tieren und nannte sie „Haustierheilung". Er hatte selbst eine Hündin, so wird berichtet, die während der Analysen still am Fußende der Couch saß und die analytische Prozedur unterstützte.

Soweit wir Tiere achten, ihr Leben schützen und einen liebevollen Umgang mit ihnen pflegen, kann uns aus ihren Reichen – von ihrer individuellen und ihrer Gruppenseele her – große Heil- und Lebenskraft zufließen. Tiere sind nicht selten lebensrettend für uns: Gerade hörte ich in den Nachrichten von einer wachsamen Hauskatze, die ‚ihren' kleinen Jungen in der Nacht ziemlich rabiat geweckt hatte, weil in der Wohnung ein Feuer ausgebrochen war.

Tiere kommen von außen hilfreich auf uns zu und speisen uns mit vitaler Seelenenergie. Genauso erscheinen sie im inneren psychischen Raum, wo sie Träger von heilsamen Botschaften sind. In Visionen, Tiefenerfahrungen, in Trancen und nächtlichen Träumen tauchen recht häufig Tierwesen auf, sie scheinen die Dimension des magisch-mythischen Bewusstseins regelrecht zu bevölkern.

Sie übernehmen hier gerne abgelehnte oder verdrängte Aspekte der Persönlichkeit. Vor allem ängstigende, aggressive oder schmerzliche Anteile, die von einer strengen Ich-Instanz ausgeschlossen wurden, begegnen uns wieder in tierischer Gestalt und können so leichter ins Bewusstsein integriert werden. Hier beispielhaft der Traum einer Frau, er stand am Beginn einer gewaltigen und erschütternden Heilungskrise:

> Ich bin mit einer Gruppe in einem hellen und freundlichen Raum. Ich sehe nach links aus dem geschlossenen Fenster, wo große Bäume mit starken satt-grünen Blättern stehen. In diesen Bäumen sitzt ein Affe, ein Schimpanse. Er sieht in meine Richtung, sieht mich direkt an. Ich möchte ihn gerne hereinlassen, merke dann aber, dass er etwas Unheimliches in seinen Augen hat, vor dem ich mich ein wenig fürchte.
>
> Plötzlich springt der Affe mit seiner vollen Körpergewalt krachend gegen die Fensterscheibe. Sein rechtes Auge zerplatzt bei dem Auf-

prall und zerläuft. Dann aber springt der Affe wieder auf einen der Bäume, er scheint ganz in Ordnung zu sein, so als hätte er keine größeren Verletzungen.

Erschrocken und irritiert gehe ich in einen anderen Raum, hier sitzen die Teilnehmer der Gruppe im Kreis bei einem kleinen Essen. Da entscheide ich mich, den Affen doch hineinzulassen, ich gehe zurück in den ersten Raum und öffne das Fenster. Der Affe springt herein, er bewegt sich ziemlich bizarr, und ich denke: „er ist verhaltensgestört". Ich fühle, dass er uns Menschen beißen könnte, und merke auch, dass er große Angst hat.

Deshalb gebe ich ihm den Weg zurück zum Fenster frei, damit er wieder in seine Bäume kann. Der Affe aber geht mit mir in das zweite Zimmer, wo die Teilnehmer der Gruppe im Kreis sitzen. Ich deute auf einen freien Stuhl, auf den der Affe sich mit in den Kreis setzt. Damit seine Angst nicht noch größer wird, halte ich körperlichen Abstand zu ihm. Dann schmiere ich ein Brot und gebe es dem Affen, er soll sich in der Gruppe willkommen fühlen.

Da ist der Affe plötzlich ein Mensch, dem es nicht richtig gelingt, sich in die Gruppe einzufügen. Ich wache erschrocken auf.

Katrin S., Dezember 2004

Was wie ein Alb-Traum begonnen hatte, wird am Ende zu einem Heilungs-Traum. Der Affe aus der Wildnis, „wo große Bäume mit starken satt-grünen Blättern stehen", dieses kraftvolle aber verängstigte und deshalb bissige Tier wird von der Träumerin heimgeholt. Der „verhaltensgestörte" Affe wird in den Kreis – den Heilungsraum – eingeladen und bekommt ein Brot gereicht, er wird genährt. Seitdem sind heilsame aber gewaltige Schattenthemen in Katrins Bewusstsein durchgebrochen, ihr gingen buchstäblich die Augen auf; sie sieht nun, was gesehen werden will und sie beginnt es zu integrieren.

Auch der folgende Traum ist ein Beispiel für die seelische Heilkraft der Tiere. Er ist ein Wandlungstraum von Tod und Wiedergeburt, ein „Transformations-Traum", wie die Träumerin ihn selbst überschreibt:

Ich schaue aus dem Fenster meiner Wohnung und sehe auf einem Sims am schräg gegenüberliegenden Gebäude ein Tier sitzen. Es ist von blassrötlicher Farbe, ich sehe es von der Seite, es ist ein Säugetier. Vielleicht ein Opossum. Es hat ganz kurze Beine, einen langen behaarten Schwanz und liegt auf dem Bauch.

Meine Aufmerksamkeit ist ganz bei dem seltsamen Tier. In seinem Leib bewegt sich etwas, arbeitet es. Es sind andere Tiere in ihm drin, Parasiten, die darin herumlaufen und es langsam zerstören. Es sieht sehr eklig aus, wie sich die Haut wölbt und dehnt, wenn da drin etwas hin und her kriecht.

Die Fellfarbe wird fahl und noch struppiger und kranker. Dann platzt der Leib des Tieres auf und es fallen sehr große schwarze Käfer heraus. Sie stürzen runter auf den Hof und zerschellen knackend und knirschend.

Das Tier sitzt jetzt aufrecht und sieht nun aus wie eine Katze. Sie greift mit einer Pfote in ihren Bauch, holt ein schwarzes Bündel heraus und setzt es sich auf den Kopf. Es ist ein glänzend-schwarzer junger Rabe, der gerade ausgeschlüpft ist. Er sieht gesund und schön rund und glänzend aus."

Astrid W., November 2004

Zum Abschluss folgt ein Beispiel für Reinigung, Befreiung und Erneuerung durch die innere Heilkraft der Tiere, es ist eine Erfahrung aus einer Sitzung mit Holotropem Atmen:

Das weiße Tier

Ich bin Frau, ganz erotisches Weib und tanze. Plötzlich spüre ich einen dunklen Knoten im Bauch, eklig, schleimig. Ich will ihn wegarbeiten, aber plötzlich fällt er beim Tanzen einfach heraus und kullert auf den Boden. Ich freue mich, dass er draußen ist, trete dagegen, tanze, aber da höre ich aus dem Knäuel heraus ein Miauen. Mittendrin im Dreckknäuel steckt eine kleine magere Katze. Ich befreie die Katze liebevoll, säubere sie. Sie wird strahlend weiß und beginnt zu wachsen, bis sie riesig groß ist.

Ich tanze nun mit der Katze, bin Weib, bin stark. Während des Tanzes findet eine Art Verschmelzung mit der Katze statt:

Ich bin Weib, ich bin Katze, ich bin Göttin.

Elke P. P., 2004

Ob in äußeren Begegnungen mit Tieren, in der kindlichen Identifikation oder im Traumbewusstsein, immer existiert eine tiefe menschliche Verbundenheit mit dem Tier. Der Biologe Rupert Sheldrake, der unter anderem die „Bande zwischen Mensch und Tier" erforschte, schreibt:[15] „Die meisten von uns benötigen Tiere offenbar als Teil ihres Lebens – unsere menschliche Natur ist untrennbar mit der Natur der Tiere verbunden. Sind wir von ihr isoliert, fehlt uns etwas. Wir verlieren einen Teil unseres Erbes."

Dieser Erbteil ist eine ursprüngliche Verbindung, eine Art innerer Verwandschaftsbeziehung zwischen Mensch und Tier. Nicht nur bei Naturvölkern, in jedem Menschen existiert vermutlich auf der magisch-mythischen Seelenebene eine Art von totemistischer Verbindung mit unterschiedlichen Tierwesen. Sie sind unsere Tier-Verwandten, unsere Kraft-Tiere, und ich vermute, dass unsere persönliche und kollektive Gesundheit und vielleicht auch unser Leben als Menschheit aufs engste mit der Gesundheit und dem Leben der Tiere verbunden ist, und das nicht nur in einem ökologischen Zusammenhang. Aus den Tierreichen fließen uns Kraft und Heilung zu; aber auch viel menschliches Leid, Krankheit und Bedrängnis – mehr als wir ahnen – hat mit den von Menschen verursachten Schmerzen und Leiden der Tiere zu tun.

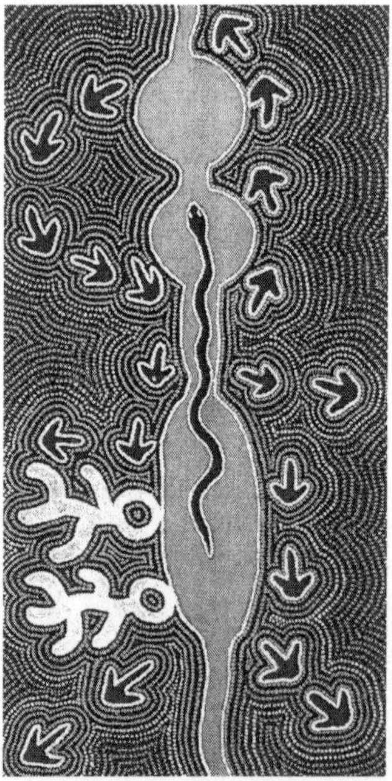

Regenbogen-Schlange der Traumzeit. Totem der australischen UreinwohnerInnen, ca. 1936

„Naturverbundenheit und Totemismus in archaischen Kulturen" wird klug und differenziert erforscht und beschrieben, aber so als hätte das alles mit uns Heutigen und vermeintlich Zivilisierten nicht das geringste zu tun. Die Existenz von energetischen Mensch-Tier-Feldern, ihre Resonanzen, Wechselwirkungsprozesse und Manifestationen werden uns in den folgenden Jahren oder Jahrzehnten notwendigerweise noch beschäftigen müssen: Wir können Tiere nicht ohne Folgen missbrauchen, quälen und ausrotten und gleichzeitig als tierverwandte Spezies unser eigenes Überleben im Sinn haben.

Die Menschen der Naturvölker betrachteten ihr *Tier-Totem* als einen Teil von sich selbst, eine Art Zwilling in Tiergestalt. Es war ihr Zweites Ich, sein Wohlergehen, Leben und Sterben war aufs engste mit dem eigenen Wohlergehen, Leben und Sterben verknüpft. Aus dieser Bezogenheit ergab sich eine wechselseitige Verpflichtung, denn, wenn es dem Tier gut ging, dann ging es auch dem Menschen gut. Von der liebevollen totemistischen Verwandtschaft zwischen einer Schlange und einem Mädchen – sie sind Zwillingsschwestern – berichtet ein spanisches Märchen, welches ich hier in gekürzter und leicht veränderter Form wiedergebe:[16]

> Das Mädchen und die Feldschlange.
> Es war einmal ein junges Paar, das war kinderlos und wünschte sich dringend ein Kind. Eines Tages, als die beiden durch die Felder spazieren gingen, da sahen sie eine zusammengerollte Feldschlange. Da sagte die Frau zu ihrem Mann: „Ich wollte, ich wäre schwanger, und brächte ich selbst eine Schlange wie diese hier zur Welt."
> Nach einiger Zeit spürte sie die Anzeichen einer Schwangerschaft, und als die Stunde der Geburt gekommen war, da brachte sie ein Mädchen und eine Feldschlange zur Welt. Das Mädchen nahm sie an ihre Brust und die Schlange legten sie gleich nach der Geburt in eine Schüssel mit warmer Milch. Sie trank daraus, sprang dann durch das offene Fenster in den Garten und verkroch sich unter einem Apfelsinenbaum.
> Das Mädchen gedieh prächtig, und als es älter geworden war, da spielte es gerne im Garten unter den Bäumen. Es sprang dort herum und kam doch immer gekämmt und gewaschen ins Haus zurück.
> Da fragte eines Tages die Mutter: „Meine Tochter, wer kämmt dir's Haar, wer wäscht dich fein?" – „Die Schlange macht's, mein Schwesterlein."

Dieses Märchen von der Schwester-Schlange weist eindeutig auf einen frühen matriarchal-totemistischen Schlangen-Kult, in dem die Schlange als weibliche Urkraft und Schöpfungsmacht erkannt und verehrt war. Die etwas patriarchal anmutenden Ordnungsvorstellungen von Sauberkeit und gekämmtem Haar verstehe ich als spätere Überformungen, sie stehen hier für ein heilsames Ordnungsprinzip. Die matriarchalen Wurzeln dieses Märchens scheinen sicher, denn wo sonst könnten eine Frau, die eine Schlange zur Welt bringt, und ein Mädchen, das eine Schlange zur Zwillingsschwester hat, mit soviel Glück gesegnet sein sein? Ganz gewiss nicht in einer Kultur, in der die „alte Schlange" für weibliche Ursünde und den Teufel steht.

In totemistischen Kulturen war das Totem-Tier für die Menschen ein heiliges Tier, mit dem sie sich in magischer Weise verbunden fühlten, das ihnen Glück brachte und sie beschützte. Das Totem repräsentierte den Geist eines Tieres, war auch ein Schutzgeist. Da es als Zweites Ich zu ihnen gehörte, benannten sich die Menschen nach ihrem Tier-Totem, dem sie verwandt waren, sie trugen seinen Namen.

Das Totem repräsentierte auch den Geist der Ahnin, der Ur-Mutter des Stammes. Ursprünglich wurde der Name eines Totems nur in der *weiblichen* Linie vererbt[(17)], was auf die frühe Existenz von totemistischen Mutterkulturen verweist.

Die matriarchal-totemistischen Ureinwohner des vorhellenischen Griechenlands, deren Totem der Storch war, hießen Pelasger, von griechisch „pelargos", der Storch. Die Katze, die als Katzengöttin Bastet verehrt wurde, war das Totem der vordynastischen Ägypterinnen. Das Totem der Amazonen war das Pferd, die Wildkatze oder der Panther das der Mänaden, die Schlange das der kretischen Minoerinnen. Kröte, Katze und Rabe waren Totem-Tiere der Hexen. Diese Frauen der alten Tradition standen in Verbindung mit der vital-animalischen Energie ihrer Tiere, sie bekamen von ihnen Gesundheit und Kraft und sie gaben ihnen Achtung und Verehrung.

Auch in unserer Kultur gibt es zahlreiche Familienamen und Vornamen, die, so ist zu vermuten, auf einen totemistischen Ursprung verweisen, zum Beispiel: Fuchs, Bär, Wolf, Hahn, Adler, Ochs, Raab und sprachliche Kombinationen oder Ableitungen wie Gansen, Wulfinger, Löwenhard und Katzenmeier, sowie männliche Vornamen wie Wolfgang, Leonhard und Eberhard. Weiblich-totemistische Namen aber sind eher selten; außer Wulfhild, Ursula (von lat. Bär) und Leonie, einer neueren Ableitung von Leonhard, konnte ich keine finden.

Wie wäre es, wenn wir Frauen uns an die matriarchale Tradition der weiblichen Tier-Totems erinnerten und uns wieder zurückholten, was uns gehört? Könnte es vielleicht mithelfen, die schmerzliche Trennung von Geist und Natur in uns zu überwinden, könnte es unser Weibliches Bewusstsein stärken, wenn wir uns wieder namentlich mit der Seelenkraft unserer tieri-

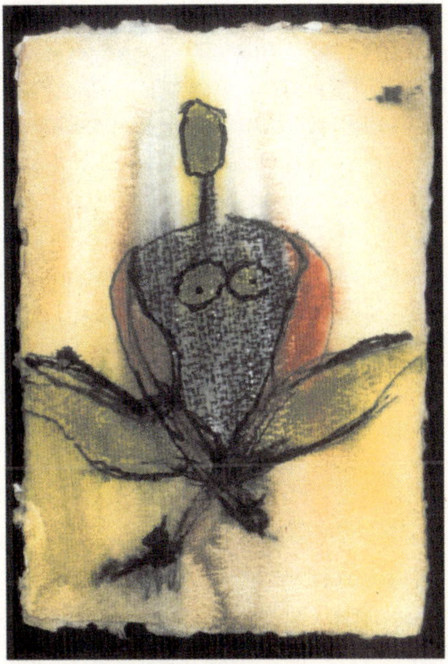

„Die Bärenfrau“
Alexandra Besserer, 1999

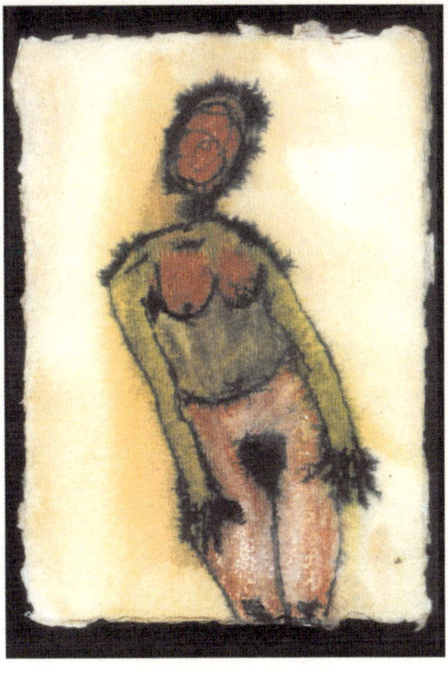

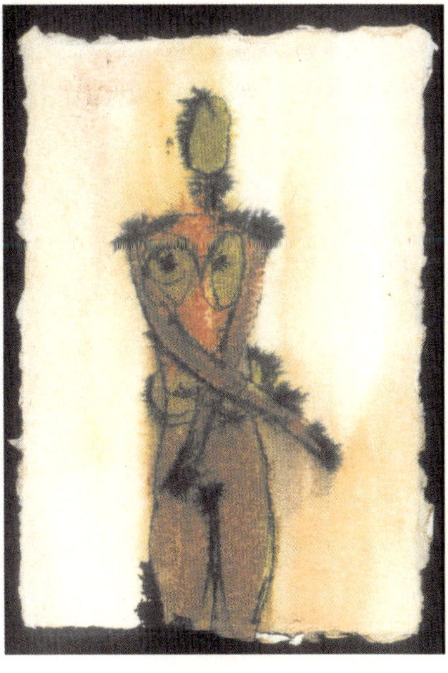

schen Ur-Mütter verbänden (wie es bei indianischen Stammesgruppen teilweise heute noch üblich ist): Schlangenfrau – Bärenmutter – Rabenmutter – Adlerfrau – Wolfsfrau – Löwenfrau …

Die frühe magische Verbindung über Namensgebung mit dem Namensgeber wird deutlich in dem Wort des patriarchale Vatergottes: „Ich habe dich bei deinem Namen gerufen, du bist mein" (Jesaja 43,1). Mich selbst hat es nicht unerheblich gestärkt, meinem Vaternamen den Mutternamen „Raven" (Rabenfrau) hinzuzufügen.

Über unser Tier-Totem verbinden wir uns mit den Ahninnen und mit der Wilden Kraft.

Artemis und das Gedächtnis eines Ortes

In der Tradition der Göttin gilt Artemis als die Mutter der Tiere. Sie verkörpert von alters her die Seelenverbindung zwischen Mensch und Tier, sowie autonome, wild-sinnliche weibliche Kraft. H.P. Duerr bezeichnet sie in seinem Buch „Traumzeit" auch anerkennend als „Löwin der Weiber". Häufig wurde sie zusammen mit Löwen abgebildet, von Löwen flankiert, von Löwen begleitet, auf Löwen reitend.

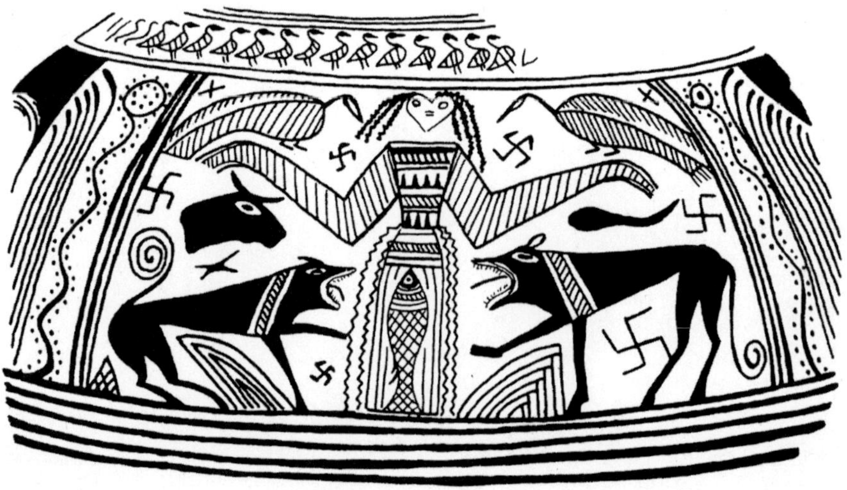

Artemis, die Mutter der Tiere. Bemaltes Gefäß, Mittelgriechenland, 700-675 v. Chr.

Als die spätere Artemis-Diana reitet sie – auf einem Fußboden-Mosaik von Delos abgebildet – auf einem efeu-umkränzten Leoparden, die dionysischen Mysterien bewachend. Vielleicht war es diese ihre große weibliche Macht, die sie in der patriarchal-olympischen Version zur Tod bringenden Jägerin werden ließ, von Männern überaus gefürchtet, so dass ihr als Artemis-Tauropolis auch Menschenopfer gebracht wurden, so die Überlieferung.

Ursprünglich aber ist Artemis die alte Mondgöttin, und als solche ist sie Beschützerin der Frauen, der Gebärenden und der kleinen Kinder. Vor allem aber ist sie die Mutter der Tiere: Vögel-Göttin, Schlangen-Göttin und Bären-Mutter wurde sie auch genannt. Hierzu empfehle ich interessierten LeserInnen das ausgezeichnete Buch von Buffie Johnson: „Die Große Mutter in ihren Tieren“(18).

Abgeschieden lebte ich auf der Insel, nahe dem alten Kultplatz der Göttin. Der Ort mit den wenigen, verstreut liegenden kleinen Häusern heißt noch immer „Nas“ von griechisch „naos“, der Tempel. Unten in der Schlucht, wo der Fluss „Chalaris“ sich mit dem Meer verbindet, sind die Reste des alten Heiligtums der Göttin Artemis zu finden.

In Vollmondnächten gehe ich gerne ‚in‘ den Tempel, genau genommen sitze ich auf den großen weißen Marmorquadern, die einstmals zu seiner Basis gehörten. Hier liegen Trümmerreste, Marmorsteine von Säulen, vielleicht auch von Skulpturen der Göttin. Manchmal sehe ich ihn – diesen zierlich anmutenden Tempel: leuchtend weiß strahlt er im Lichte des blauen griechischen Sommerhimmels ...

Im Hintergrund ragen dunkle hohe Berge auf, aus denen sich der Fluss in Kaskaden und kleinen Wasserfällen ergießt. Am Fuße der Berge, dort wo der Tempel steht, fließt er ruhig und weit. Satt öffnet er sich hier in eine lichte sandige Bucht und verbindet sich mit dem offenen Meer, Süß- und Salzwasser fließen ineinander, vermischen sich in ölig aussehenden Schlieren. Es ist ein magischer Ort: Oben und Unten, Gestern und Heute, Ich und Du, Leben und Tod, Göttin und Mensch sind hier in Einem.

Hier liege ich in einer warmen Vollmondnacht. Es ist August und die großen Steinblöcke halten die griechische Hochsommerwärme. Ich liege ausgestreckt und empfangend mit geschlossenen Augen auf den warmen Steinen im Lichte der vollen Mondin. „Panselenos“ nennen die Griechen den Vollmond, ich sage liebevoll „Panselena“ zu ihr. Große Stille und das sanfte Rauschen der Meer-Mutter tragen mich. Entspannt atme ich mich tief in die Einheit mit Artemis, der Göttlichen Mondfrau. Einfachheit erfüllt mich, ich bin still, friedvoll und klar. Sonst ereignet sich nichts. So liege ich lange, tief atmend.

Da erscheint mir ein Tier im inneren *Raum. Es kommt näher auf mich zu und bleibt neben einem Marmorquader stehen. Ich erkenne es als einen Dachs, sehe ihn innerlich sehr genau. Dieser Dachs steht einfach da, rechts neben einem Marmorstein, und schaut mich an, stundenlang, nichts weiter. Zwischendurch werde ich ein wenig ungeduldig: Warum steht er nur da und schaut mich an? Was soll das? Ist das alles? Ist der Dachs überhaupt ein mythologisches Tier, fragt mein kritischer Verstand? Und wenn ja, welche mythologische Bedeutung hat er dann?*

Der Dachs aber ist weiterhin nur einfach da, nichts weiter. Er steht da, unbeweglich, rechts neben dem Marmorstein und schaut mich an. Da lasse ich alle Gedanken ziehen und genieße das weiße Mondlicht auf der warmen Sommerhaut. Jede Zelle füllt sich mit Licht. Ich bin still und im Frieden. Und der Dachs steht da, rechts neben dem Marmorblock, und schaut mich an. Und ich schaue den Dachs an. Wir begegnen uns.

Da, auf einmal, bewegt sich der innere Dachs, nur ganz wenig, und es entsteht ein kleines Geräusch im Außen. Ich zucke zusammen, setze mich auf und öffne die Augen: Da sehe ich einen Dachs, denselben Dachs, im äußeren *Raum. Er sitzt ein bis zwei Meter vor mir neben einem weißen Marmorstein und schaut mich unentwegt an. Und ich schaue diesen leibhaftigen Dachs an. Wir begegnen uns. Ich fühle eine leichte Erschütterung und mich fröstelt. – Der Dachs verschwindet in der Dunkelheit der Felswände und ich stehe auf.*

Langsam und nachdenklich gehe ich nach oben. Bedächtig setze ich einen Fuß vor den anderen auf die vom Mondlicht erhellten Steinstufen, welche den steilen Weg bilden von der tiefliegenden Bucht zu der Hochebene. Hier oben liegen verstreut die kleinen Häuser der Siedlung.

Es ist lange nach Mitternacht und in Anthulas Taverne am Rande der Hochebene brennt noch Licht. Die letzten Gäste sind gegangen und Anthula, die Wirtin, wischt die Tavernentische ab. Die Tische stehen im Freien unter einem großen Schilfdach. Ich setze mich, trinke noch ein Glas vom süßen rotbraunen Hauswein und meine Augen folgen der silberweißen Lichtstraße der Mondin über das Meer bis zum Horizont.

Anthula setzt sich zu mir, wie so manchmal, wenn keine Gäste mehr zu bewirten sind. Sie ist eine kräftige, rundliche und zurückhaltende Frau, etwas älter als ich und mit einem einladenden Alltagslachen im Gesicht.

Manchmal, eher selten, wenn wir im Winter allein in ihrer Küche am großen Tisch vor dem Kaminfeuer sitzen oder wie jetzt in dieser warmen Vollmondnacht, da öffnet sich in ihr eine geheime Tür und sie erzählt mir von ihren Träumen, ihren Visionen und ihrer inneren Schau. Schwestern sind wir dann, Töchter der Mutter Artemis, angeschlossen an den Strom des alten weiblichen Wissens.

Heute fragt mich Anthula, wie es mir ergangen sei dort unten im Tempel bei der Göttin und ich erzähle ihr von meiner Begegnung mit dem Dachs. Anthula hört schweigend zu und sagt dann schlicht: „Ja, so ist das. Die Alten sagen: Wenn eine Frau in einer Vollmondnacht voller Inbrunst die Göttin Artemis ruft, dann erscheint Sie ihr in Gestalt eines wilden Tieres."

An dem Tag, an dem ich diesen Erfahrungsbericht überarbeitet hatte, blätterte ich abends in einem Buch von Rupert Sheldrake(19). Unter der Überschrift: „Das Gefühl, angestarrt zu werden" entdecke ich Interessantes über „die Kraft der Blicke":

„Beim Sehvermögen handelt es sich offenbar um einen Zwei-Wege-Prozess: um die nach innen gerichtete Bewegung des Lichtes ins Auge und um die nach außen gerichtete Projektion eines Einflusses, der den Betrachter mit dem Betrachteten verbindet.

Wenn sich etwas während des Sehens nach außen bewegt, was könnte dies dann sein? Ich behaupte, dass der Wahrnehmende mit dem Objekt der Wahrnehmung durch ein Wahrnehmungsfeld verbunden ist. Dieses Wahrnehmungsfeld ist zwar mit der Hirntätigkeit verknüpft, aber nicht auf das Gehirn beschränkt. Es erstreckt sich weit über den Körper hinaus, um alles zu erfassen, was wahrgenommen wird. Dieses Feld ist eine Art morphisches Feld. Durch Wahrnehmungsfelder sind Menschen und Tiere mit den Objekten ihrer Aufmerksamkeit verbunden", schreibt der Biologe Sheldrake.

In meiner Erfahrung war der Dachs zunächst der Betrachter und ich, mit geschlossenen Augen in Meditation versunken, war das Objekt seiner Betrachtung. Zwischen uns entstand ein „Wahrnehmungsfeld", durch welches es nun möglich war, dass ich den Dachs, wie er neben dem Marmorblock stand, als genaues Abbild der äußeren Wirklichkeit, vergleichbar einer Fotografie, in meinem Inneren sehen konnte. Ich war nun Betrachterin und der Dachs das Objekt meiner Betrachtung. Auch zwischen Paola und ihrem Wolf, von dessen gelben Augen sie sich „gleichsam fotografiert" fühlte, war ein „Wahrnehmungsfeld“ entstanden. Es scheint, dass in einem solchen Feld Subjekt und Objekt der Betrachtung eins werden.

Auch die Frage nach der Interpunktion erscheint mir in diesem Zusammenhang interessant, damit meine ich – ohne es im geringsten verstehen oder gar belegen zu können – dass der Dachs und ich dieses Feld nicht erst erschaffen haben, sondern dass bereits vor unserer Begegnung ein Feld existierte, das unsere Begegnung ermöglichte. Die besondere energetische Qualität dieses alten mythischen Ortes, der Tempel, die Wasserkraft von Fluss und Meer, der Vollmond ..., all dies miteinander war das bereits existierende Feld – und dieses Feld war und ist wiederum nur Teil weiterer noch umfassenderer und älterer Felder.

Es ist für mich erstaunlich, wie viele – zumindest während der Jahre meiner Anwesenheit an jenem magischen Ort – ungewöhnliche und wundersame Ereignisse von Leben-Tod-Leben sich hier zutrugen, die ich selbst erfahren oder deren Zeugin ich werden durfte. Es schien so, als habe dieser Ort der Göttin ein ihm innewohnendes Gedächtnis, habe Erinnerung an längst vergangene Zeiten, – Zeiten, in denen die Priesterinnen der Artemis hier die weiblichen Mysterien feierten. Und manche derer, die es hierher gezogen hatte, träumten längst vergangene Ereignisse wieder auf und ließen sie in der äußeren Welt Wirklichkeit werden. Es war so, als habe der Ort sie gerufen, habe darauf gewartet, dass diese Menschen kämen und sich gemeinsam mit ihm erinnerten, wer er ist und schon immer war.

Nach Rupert Sheldrake, Biochemiker und Zellbiologe, beruhen solche Phänomene auf „morphischer Resonanz“, dem „Einfluss, den vergangene Aktivitätsstrukturen auf spätere, von morphischen Feldern organisierte Aktivitätsstrukturen ähnlicher Art ausüben. Aufgrund von morphischer Resonanz können formative Kausaleinflüsse über Raum und Zeit wirksam werden; (...) und ihre Wirkung verringert sich nicht mit wachsender räumlicher oder zeitlicher Entfernung. Je größer die Ähnlichkeit, desto stärker der Einfluss der morphischen Resonanz.“

Die morphischen Felder von Gesellschaften, Kulturen, Mythen und Ritualen sind, so sagt Sheldrake, „von derselben Natur wie die Felder biologischer und chemischer Systeme“, ebenso wie emotionale Felder, mentale Felder und Verhaltensfelder. Mythische Überlieferungen werden somit von „morphischen Feldern geformt und durch morphische Resonanz stabilisiert.“ Das heißt: die Aktivitätsmuster der Mythen „wiederholen sich immer aufs neue und werden immer weiter stabilisiert durch Resonanz mit ähnlichen Mustern der Vergangenheit bis zurück in jene mythische Zeit, in der die morphischen Felder entstanden.“ [20] Sheldrake bezeichnet diese an anderer Stelle auch als „fundamentale Ur-Felder“.

Hiermit wird annähernd verständlich, warum sich magisch-mythische Ereignisse gerade hier, an diesem alten Kultort der Artemis, in neuen Varianten in der äußeren Welt manifestierten: So wurde die Magie der alten Schlangenkraft wieder lebendig mit weitreichenden Folgen für Einen, der sie provokativ herausgefordert hatte. – Ein anderer Mann, ein blonder ‚Krieger‘, tauchte auf und zerstörte meinen versteckt in der Schlucht liegenden Steinkreis, mein Heiligtum. – Werner, ein junger Mann, war aus Deutschland gekommen, „weil er hier etwas zu erledigen habe“, es hatte mit Tod zu tun, wie er mir in einem therapeutischen Gespräch sagte, und am folgenden Tag ertrank er bei einem Seebeben. – Meine Tochter und meine Freundin erlebten transpersonale Tiefenprozesse von Tod und Erneuerung, wie ich selbst, kaum dass sie an diesem Ort und bei mir angekommen waren. – Heilungen ereigneten sich, so die wundersame Heilung von Kaliope durch die Kraft der Großen Mutter (vgl. S. 493ff). – Die alte Amazonenkraft (vgl. Teil III, Kap. I) tauchte auf und wurde lebendig, und nicht nur in mir, auch in anderen Frauen, die dieser Ort zu dieser Zeit gerufen hatte.

Ein Freund hatte mir diesen Platz Mitte der 80er Jahre nahe gelegt und seitdem verbrachte ich zunächst jedes Jahr mehrere Wochen und dann Monate hier, bis ich in einem Traum von einer Stimme, der Stimme der inneren Artemis, gerufen wurde. Ich folgte dem Ruf, löste im Zeitraum von neun Monaten meine gut gehende Praxis und meinen Hausstand auf und siedelte an diesen Ort, welcher „der Tempel“ heißt. Hier lebte ich von 1991 bis 1993 allein mit meiner Katze Meline in einer kleinen zweihundert Jahre alten Bruchsteinhütte in einem Olivenhain, am Berg oberhalb der Schlucht des Flusses Chalaris, den Blick auf das westliche pelasgische Meer, die Bucht und die Basis des Tempels.

Dass es hier bereits vor zwanzig Jahren keineswegs nur heile Natur, sondern auch viel Zerstörung gab, möchte ich nicht verschweigen: Müllprobleme und Müllberge mit zunehmendem Tourismus und Wohlstand, chaotische Neubebauung, Waldbrände und die üblichen Probleme zwischen Menschen, die aufeinander angewiesen sind.

Die alte Heil- und Transformationskraft aber war damals – ich weiß nicht, wie es heute ist – stärker als menschliche Zerstörungskraft. Mein eigener Wandlungsprozess in mehr Eigenständigkeit, Kühnheit, Kraft und Ekstasefähigkeit brauchte dieses Resonanzfeld der Göttin, ich war heimgekommen im Land der Mutterseele: Hier bestellte ich ein Feld mit Tomaten, Zucchini und Auberginen, lernte – angeleitet von Jorgos, dem Ziegenhirten – ein Bewässerungssystem anzulegen, suchte im Frühling Wildkräuter und Wildgemüse, sammelte Holz in den Wäldern der Berge für den Kamin im Winter, versuchte mich in Holzschnitzerei und dem Bau kultischer Objekte, gab therapeutische Sitzungen und saß am Abend manchmal unten in der Siedlung unter dem Schilfdach einer Taverne mit Einheimischen und Gästen beim süßen Hauswein.

Die meiste Zeit aber verbrachte ich mit Heilungsarbeit für mich selbst – im Kontakt mit den Wesen jenes zauberischen Ortes. Hier war ein morphisches Resonanzfeld von machtvoller Heilkraft und so manche der Menschen, die es hierher gerufen hatte, gingen verwandelt.

Zum leichteren Verständnis eines komplexen Phänomens, dem „Rätsel der Morphogenese", versuche ich abschließend eine vereinfachte Zusammenfassung der These von Rupert Sheldrake:

Der „morphischen Resonanz", wie sie Sheldrake erforscht hat, liegen sogenannte „morphogenetische Felder" zugrunde. *„Morphogenese"*, von griech. „morphe" = Form, Gestalt und „genesis "= Entstehung, Entwicklung ist ein Begriff aus der Entwicklungsbiologie und meint „das Entstehen von Form".

Die Formen von Pflanzen, Tieren und anderen Organismen entwickeln sich, entsprechend der Annahme von Biologen, aus sogenannten *„morphogenetischen Feldern"*, kausalen Feldern der Formentstehung. Diese „sind so etwas wie unsichtbare Entwürfe, die der Form des wachsenden Organismus zugrunde liegen", schreibt Sheldrake. „Der Begriff der morphogenetischen Felder ist zwar in der Biologie weithin anerkannt, aber niemand weiß, was diese Felder sind oder wie sie funktionieren."(21)

Die Ursache der Formenbildung in solchen Feldern beruht nun – und das ist das Neue in Sheldrakes wissenschaftlichen Erkenntnissen, – auf *„morphischer Resonanz"*, der Resonanz mit „tatsächlichen Formen ähnlicher Organismen der Vergangenheit". Je ähnlicher ein Organismus, ein System, eine Kultur den früheren Organismen, Systemen, Kulturen ist, und je mehr solche ähnlichen Systeme kumulativ zusammentreffen, umso stärker ist die formende Resonanz.(22)

Zu Sheldrakes Hypothese der Formenbildungs-Ursachen[23] gehören die Grundprinzipien, dass morphogenetische Felder:

- Gestalt annehmen,
- sich entwickeln wie Organismen,
- eine Geschichte haben,
- ein immanentes Gedächtnis enthalten aufgrund des Prozesses „morphischer Resonanz“
- und wiederum Teil größerer morphischer Felder sind.

Was Sheldrake mit umfassenden naturwissenschaftlichen Versuchsanordnungen nachgewiesen hat, dass es *existiert,* kann gleichzeitig in seiner Ursächlichkeit und Wirkungsweise von der menschlichen Ratio nicht wirklich erfasst werden. Morphogenese – Schöpfung also – bleibt für die Wissenschaft letztendlich ein Geheimnis, ist „eines der großen ungelösten Probleme der Biologie“, so Sheldrake. Er spricht daher auch von einem „schöpferischen Universum“ und dem „Geheimnis der Entstehung der Formen“.

Das, was wir heute durch Sheldrakes pionierhafte Arbeit als Phänomene „morphischer Resonanz“ in „morphogenetischen Feldern“ *verstehen* können, ohne es aber wirklich zu begreifen, war bei den Alten die magisch-mythische *Erfahrung* der gestaltgebenden Anwesenheit der Großen Lebensmutter. So lautet eine alte Inschrift am Tempel der Göttin Neith:

Was da ist, was da sein wird, und was gewesen –
B i n I C H
Mein Schurz hat keiner aufgedeckt.
Die Frucht, die ich gebar, war die Sonne.

Weibliches Bewusstsein, was ist das?

Wir kommen langsam zum Ende dieses Buches über Weibliches Bewusstsein und Heilung. Obwohl alle Inhalte von und aus Weiblichem Bewusstsein sprechen, bleibt letztendlich doch die Frage: Weibliches Bewusstsein, was ist das eigentlich?

Eine schnelle und endgültige Antwort wird es nicht geben können, denn wir wissen nicht wirklich, was Weibliches Bewusstsein ist, was es sein könnte. Als ich an diesem Kapitel schrieb, kam in einem Traum der eher poetische Satz: „Weibliches Bewusstsein lässt Blumen erblühen." In Träumen, Visionen und Tiefenprozessen taucht es auf, aber wir können es kaum fassen, es fehlt der Rahmen, das Gefäß, der Raum, in dem es willkommen ist. Sichtbar, spürbar und auch *hörbar* ist, dass patriarchales Bewusstsein seit mindestens drei Jahrtausenden die Welt zunehmend regiert. Fast alle Erscheinungsformen des menschlichen Lebens entspringen heute vorwiegend einem patriarchalen Bewusstseinszustand. Selbst unsere Mutter-Sprache ist zu einer Vater-Sprache geworden.

Sprache aber entsteht aus Bewusstsein und Sprache schafft Bewusstsein. Aus dem frühesten Dialog, den zärtlichen Lauten zwischen Mutter und Kind, entwickelte sich menschliches Bewusstsein und allmählich das gesprochene Wort, welches wir als unsere *Mutter-Sprache* bezeichnen. Bewusstsein von Ich und Welt bildet sich – sowohl in der Entwicklung der Einzelwesen wie in der Stammesentwicklung – im frühen sprachlichen Kontakt mit der Mutter. Die paläolinguistische Sprachforschung von Richard Fester[(24)] hat gezeigt, dass die frühe Mutter-Kind-Kommunikation die Wurzel aller Sprachen ist: In allen Sprachen der Erde existieren verwandte Ur-Worte, sprachliche Archetypen, die im Mütterlichen gründen und das unmittelbar Weibliche bezeichnen.

Der sprachliche Bezug zum Weiblichen und damit zum Weiblichen Bewusstsein aber ist zunehmend verloren gegangen. Unsere Alltagssprache ist patriarchal, funktional, rational, technokratisch, kalt und zerstörerisch – voller kriegerischer Begriffe aus zwei Weltkriegen! – oder aber sentimental und gefühlsduselig statt gefühlvoll. Erdige Emotionalität, Bildhaftigkeit, Farbigkeit, Ausdruckskraft und Tiefe einer weiblichen Sprache – wie wir sie aus vorpatriarchalen spirituellen Texten, Anrufungen und Gebeten kennen –, diese Art sprachlicher Qualitäten warten im Traum-Bewusstsein auf Entdeckung, Würdigung und Manifestation.

Weibliches Bewusstsein im Patriarchat ist eine *Kraft im Verborgenen.* Sie hält sich versteckt vor der Übermacht des Männlichen. Diese verborgene Kraft will ganz bewusst und entschieden gerufen und auf-geträumt werden. Damit meine ich, dass jede Frau, die heil werden will, sich aus freiem Willen heraus für das *Erkennen, Heilen* und *Ermächtig*en ihrer weiblichen Kraft, und damit für Weibliches Bewusstsein, zu *entscheiden* hat.

So lautet die Frage nicht: Was *ist* Weibliches Bewusstsein? Sie lautet: Was könnte Weibliches Bewusstsein – im Einklang mit dem Männlichen – heute und morgen sein? Weibliches Bewusstsein ist nicht statisch; analog zum Universellen Bewusstsein unterliegt es einem ständigen Prozess der Wandlung. Weibliche Bewusstseinsinhalte kommen aus der Vergangenheit, träumen sich auf in der Gegenwart und gestalten sich in die Zukunft hinein.

Die Philo-sophia – als Freundin der Weisheit – definiert *Bewusstsein* als die Beziehung zwischen einem erkennenden Ich als Subjekt und einem Bewusstseinsinhalt als erkanntem Objekt.

Bewusstsein hat demnach mit Wechselwirkungs-Prozessen zu tun, Bewusstsein pulsiert, strömt und gestaltet sich immer wieder neu. Im eigentlichen Sinne meint Bewusstsein *Beziehung,* die Beziehung zwischen dem Göttlichen und der Schöpfung: Das Göttliche, welches sich selbst in seiner Schöpfung erkennt, und die Wesen der Schöpfung, welche sich selbst im Göttlichen erkennen, – das ist Bewusstsein. Somit ist Bewusstsein letztendlich grenzenloses Bewusstsein, ist das Göttliche, welches auch als *Universelles Bewusstsein* bezeichnet wird.

Der Philosoph Ludwig Feuerbach (1804-1872) schrieb[25]: „Bewusstsein im strengen oder eigentlichen Sinne und Bewusstsein des Unendlichen ist untrennbar; beschränktes Bewusstsein ist kein Bewusstsein; das Bewusstsein ist wesentlich allumfassender, unendlicher Natur." An anderer Stelle schrieb er: „Das Bewusstsein des unendlichen Wesens ist nichts anderes als das Bewusstsein des Menschen von der Unendlichkeit seines Wesens, oder: in dem unendlichen Wesen, dem Gegenstand der Religion, ist dem Menschen nur sein eigenes unendliches Wesen Gegenstand."

Dieses „unendliche Wesen", von dem Feuerbach spricht, in welchem der Mensch sein eigenes unendliches Wesen erkennt, bezeichnet unsere patriarchale Religion nun als Gott-Vater. Damit aber ist es kein unendliches Wesen sondern ein begrenztes Wesen, denn die Hälfte seiner Wesenheit, das Mütterliche und Weibliche, wurde ihm genommen. In diesem begrenzten Wesen kann der Mensch sich nicht in seiner Ganzheit erkennen, da ihm nur die eine Seite seines göttlichen Wesens gespiegelt wird.

Nun ist, laut Definition, Bewusstsein die *Beziehung* zwischen zwei getrennten Größen, dem Ich als Subjekt und dem Bewusstseinsinhalt als Objekt. Beziehung, und damit Bewusstsein, setzt also die Erfahrung von Getrenntsein voraus. Phylogenetisch, die stammesgeschichtliche Entwicklung der Menschheit betreffend, entwickelte sich Bewusstsein gerade aus dem Verlust der primären archaischen Einheit des Bewusstseins – dem Verlust des Paradieszustandes – und der Polarisierung von Ich und Du. Erst aus der Trennung von Ich und Du, Erde und Himmel, Mensch und Göttin oder Gott – dem sogenannten „Sündenfall" – entstand menschliches Bewusstsein, im Sinne von Selbst-Erkenntnis, in einer nun erst möglich gewordenen, magisch-mythischen *Beziehung* zum Göttlichen Urgrund.(26) Dieser Urgrund wurde überall auf der Welt primär als Große Mutter erlebt und verehrt.

Auch ontogenetisch, die Entwicklung der Einzelwesen betreffend, ist der *Ursprung* von Bewusstseins-Entwicklung die Beziehung mit dem primären Mütterlichen. Es ist die Subjekt-Objekt-Beziehung zwischen Mutter und Kind, aus der menschliches Bewusstsein sich entwickelt und auf immer neuen Ebenen vollenden will. *Aus dem liebevoll spiegelnden Dialog zwischen Mutter und Kind, in welchem sich das Kind in der Mutter und die Mutter sich im Kind erkennt, entsteht Bewusstsein.*

Es ist mütterlich-göttliche Liebe, aus der sich Bewusstsein entfaltet; und hiermit schließt sich der Kreis zum Anfang dieses Buches, wo es um Heilung und Verbindung mit dem Mütterlichen ging. Ludwig Feuerbach schrieb über die mütterliche Qualität „der Liebe Gottes zu uns": „... so können wir diese Liebe noch weit besser erkennen, wenn uns in Gott ein Mutterherz entgegenschlägt. Die höchste und tiefste Liebe ist die Mutterliebe. (...) Der Vater ist nur da eine Wahrheit, wo die Mutter eine Wahrheit ist. Die Liebe ist an und für sich weiblichen Geschlechts und Wesens. Der Glaube an die Liebe Gottes ist der Glaube an das *weibliche* als ein *göttliches Wesen. Liebe ohne Natur* ist ein Unding, ein Phantom ..." [27] (kursiv im Original)

Ohne Integration des weiblich-mütterlichen Prinzips kann sich menschliches Bewusstsein nicht *vollenden*, kann die schmerzliche Trennung zwischen Geist und Natur nicht heilen. Die Verbindung des patriarchalen Menschen aber zu seinem mütterlichen Urgrund ist unterbrochen, und Weibliches Bewusstsein in Frauen und Männern wurde vom Väterlichen überwältigt.

Frauen und Männer brauchen heilsame Beziehungen zu weiblichen Bewusstseins-Inhalten und -Objekten, damit sich Weibliches Bewusstsein entwickeln kann. Global bedeutet dies: Die Welt braucht *Beziehung* zu weiblich-spirituellen Repräsentanzen, damit Weibliches Bewusstsein erwachen und in ihr wirken kann. Nun aber stehen im Zentrum der großen patriarchalen Religionen fast ausschließlich männliche Repräsentanzen des Göttlichen, gleichgültig ob sie Gott-Vater, Allah, Jesus, Buddha oder Shiva heißen.

Worin soll sich das Weibliche nun erkennen und seiner bewusst werden, wenn es keinen weiblichen Spiegel hat? Keine Frau kann ihr eigenes weibliches Wesen in einem männlichen Gottes-Spiegel erkennen. Sie braucht Spiegelung in einem weiblichen Gottes-Bild, damit sie sich in ihrer eigenen göttlichen Weiblichkeit erkennen kann. Genauso kann der Mann seine innere Weiblichkeit, die Anima, nur im Spiegel einer Göttlichen Frau und in heilsamer Beziehung zum Weiblichen erkennen und entwickeln.

Damit nun Weibliches Bewusstsein – im Einklang mit Männlichem Bewusstsein – sich entfalten und schöpferisch in der Welt wirken kann, brauchen Frauen und Männer Spiegelung auch im weiblichen Antlitz Gottes! Wir brauchen eine weibliche Theologie, gleichgültig ob innerhalb oder außerhalb der Kirchen. Wir brauchen weibliche Spiritualität und weibliche Bilder des Göttlichen. Weibliches Bewusstsein erfordert weiblich-spirituelle Texte, Gebete und Anrufungen, eine weibliche Sprache, weibliche Orte der Verehrung der Göttin und weibliche Ordnungen des Lebens: Weibliches Bewusstsein braucht weibliche Kulte und eine weibliche Kultur.

Vor allem erfordert Weibliches Bewusstsein eine liebende und dienende Beziehung mit der Natur, denn in der Begegnung mit Mutter-Erde erkennt das Weibliche sich selbst in seiner eigentlichen göttlichen Natur.

Im Entwicklungsprozess von Weiblichem Bewusstsein *erinnern* wir die alte spirituelle Tradition und Ur-Religion der Großen Göttin, die Kraft und Kühnheit der Amazonen, die Ekstasefähigkeit der Mänaden und die heilsame Wandlungsmacht der Hexen. Aber wir *verharren nicht* in den Ur-Bildern des Weiblichen, wir träumen sie lediglich auf, assimilieren ihre Lebenskraft und binden uns ein in den Fluss des grenzenlosen Universellen Bewusstseins.

Weibliche kultische Objekte können hierbei wichtige Unterstützung geben, sie sind Übergangsobjekte in einem stetig sich entfaltenden Prozess der Bewusstwerdung: Weibliche Bilder des Göttlichen, wie Marien-Ikonen, Repliken von matriarchalen Figuren der Göttin – wie die *Venus von Willendorf*, eine ca. 30.000 Jahre alte Ur-Mutter-Figur, die in einer Höhle in Österreich gefunden wurde, oder die ca. 6.000 Jahre alte *Vogelköpfige Schlangengöttin* aus dem vordynastischen Ägypten, die mit ihrer Geste Himmel und Erde verbindet – sind heilsame Objekte für die Bildung von Weiblichem Bewusstsein.

– Gute Kopien von historischen Göttinnen-Statuetten und Reliefs, als Trägerobjekte weiblicher Urkraft, finden Sie bei „Archeomyth", Berlin.[28] –

Nach diesen Ausführungen stelle ich mir nochmals die Frage: Was ist Weibliches Bewusstsein? Nun wage ich eine Definition von dem, was *Weibliches Bewusstsein* ist und was es sein könnte:

Weibliches Bewusstsein ist selbstverständlich nicht identisch mit Frausein. Es wird hier verstanden als ein Aspekt des Universellen Bewusstseins und steht in ur-polarer wechselwirksamer Beziehung zum Männlichen Bewusstsein.

Weibliches Bewusstsein ist Wissen um die schöpferische Macht des Weiblichen, die Mutter-Macht. Es ist die Leben erschaffende und Leben bewahrende Kraft in Frauen, Männern und in der Welt. Als solches ist Weibliches Bewusstsein eine machtvolle, bergende, bewahrende und nährende Urkraft im Menschen sowie in der gesamten Schöpfung. In dieser Kraft sind Vergänglichkeit und Tod in Liebe gehalten.

In seiner Essenz ist Weibliches Bewusstsein grenzenloses Mitgefühl, tiefe Liebe und Verbundenheit mit Mutter-Erde und ihren Wesen. Diese werden nicht als dem Menschen gleiche, aber als gleich-wertige Mitgeschöpfe geehrt und mütterlich beschützt. Wurzelnd in der frühen Mutter-Kind-Beziehung – sowohl phylogenetisch als auch ontogenetisch – ist Weibliches Bewusstsein primär an Beziehung orientiert und steht im Dienste des Lebens.

Weibliches Bewusstsein überschreitet die engen Grenzen anthropozentrischer – ausschließlich auf das Menschliche bezogener – Spiritualität und erfordert somit eine ***Paradigma-Erweiterung des Spirituellen:***

- Weibliches Bewusstsein ist lebendige Beziehung zum weiblichen Aspekt des Universellen Bewusstseins
- Weibliches Bewusstsein anerkennt die Grenzenlosigkeit des Göttlichen und damit die Manifestation des Göttlichen in *allen* Wesen der Schöpfung
- Weibliches Bewusstsein anerkennt die Heiligkeit der Erde und der Materie
- Weibliches Bewusstsein anerkennt die Heiligkeit eines jeden Wesens

- Weibliches Bewusstsein anerkennt die Heiligkeit der Sexualität
- Weibliches Bewusstsein ist in letzter Konsequenz: Dienst an der Seele, der Anima Mundi als Seele der Welt

Heilung als Ganz-Werdung

Was bedeutet Weibliches Bewusstsein im Kontext von Heilung? Nun ist das gesamte Buch dem Thema „Heilung“ gewidmet. Dennoch möchte ich zum Ende hin den Begriff Heilung noch einmal genauer fassen, gerade weil die Begriffe „Heilung“ und „Heilen“ entweder inflationär oder aber mit allzu ängstlicher Scheu behandelt werden. Vorwegnehmend sage ich: Heilung ist Ganz-Werdung – und ich erzähle beispielhaft eine Heilungsgeschichte, so wie sie sich an dem Ort, welcher „der Tempel“ heißt, ereignet hat (die Namen wurden geändert):

Heilung der Kaliope

Sie achten mich, die Menschen dieser abgelegenen dörflichen Siedlung, auf der Ebene zwischen Bergen und Meer. Besonders die Frauen schätzen mich als eine von ihnen, obwohl ich mich äußerlich, mit roten wehenden Haaren und langen Gewändern, augenfällig von ihnen unterscheide. Anthula sagte einmal lachend: „So wie du aussiehst und dich kleidest, so ähnlich müssen damals die Frauen dort unten ausgesehen haben“ – und sie zeigte nach unten auf die Basis des Artemis Tempels.

Ich weiß nicht genau, wie es kam, jedenfalls hatte ich im Laufe der Monate die umfassenden Aufgaben einer Beraterin, Seelsorgerin, Krankenschwester, Fürsorgerin, Friseurin und Heilungs-Priesterin: Den Frauen schneide ich die Haare, injiziere Medikamente – verordnet vom Arzt im weitab gelegenen Oberdorf –, höre die Alltagsprobleme der Frauen, ihre Lebensgeschichten und manchmal auch von den tiefen Verletzungen ihrer Kindheit. Ich sitze am Tisch von Jungen und Alten, am Bett von Kranken, Verwirrten und ich halte Totenwache.

Mit Kaliope und Simos sitze ich an manchen warmen Abenden vor ihrem einfachen Einzimmer-Häuschen. Die beiden erwarten meine gelegentlichen Besuche; sie wohnen abseits in einem Seitental, und auch sonst leben sie eher am Rande der kleinen Dorfgemeinschaft, die aus sechs oder sieben Großfamilien besteht. Der Tisch ist gedeckt mit Salat und Oliven, Ziegenkäse und Wein. Kaliope zeigt mir stolz den kleinen Garten, in dem reichlich Tomaten, Bohnen und Zucchini gedeihen, und der im Sommer täglich aus einem Brunnen gewässert werden muss. Im Schatten eines Olivenbaumes stehen zwei oder drei Ziegen, die „katsikia". Über allem aber liegt etwas Schweres und Dunkles, etwas, das sich wie Unheil anfühlt.

An einem Abend, nach einem heißen Tag Ende Juni, sitze ich unten in Anthulas Taverne, einige Sommertouristen sind schon da. Mit einem von ihnen, einem Psychologen vom Bender-Institut für Parapsychologische Forschung, trinke ich ein Glas Wein, oder auch mehrere. Da kommt Anthula, nimmt mich zur Seite und sagt aufgeregt: „Du musst unbedingt zu Kaliope gehen. Seit zwei Wochen isst und trinkt sie nicht mehr, liegt im Bett, bewegt sich nicht und spricht nicht. Du musst ihr helfen"

„Oh panayiamu!" (heilige Muttergottes), denkt mein klinisches Ich, „das klingt nach einem schweren depressiven Stupor, ein Fall für den Psychiater, da kann ich wirklich nichts tun." „Nein, ich kann ihr nicht helfen", sage ich zu Anthula, „lasst bald einen Arzt kommen, sonst wird sie verdursten bei dieser Hitze." „Und ich will auch nicht", denkt mein Ego ärgerlich, „dauernd für die anderen da sein, immer zuhören, Hände halten für nichts als einen „Appel und ein Ei". – Meine Unterstützung ist hier grundsätzlich kostenlos. Gewöhnlich aber bekomme ich als Gegengabe ein gutes Essen oder Salat und Gemüse aus dem Garten, zwei oder drei Eier von den wenigen Hühnern hinterm Haus, manchmal eine Flasche Olivenöl und Wein. Das beglückt mich sonst, ich fühle mich beschenkt. Heute aber nicht. Ich will nicht!

Wenige Tage später sitze ich wieder mit dem Parapsychologen beim Wein, als Anthula mich weiter bedrängt: „Der Arzt war da, er konnte aber nichts erreichen, und wenn sie nicht bald isst und trinkt bei dieser Hitze, dann wird sie in die Psychiatrie gebracht." Bilder von Zuständen in griechischen Insel-Psychiatrien steigen in mir auf. Ich hatte vor vielen Jahren einen Bericht darüber gelesen und Fotos gesehen: nackte Menschen hinter Gittern, in Käfigen. Wie durch Nebel höre ich die Stimme des Parapsychologen, der zu mir sagt: „Vielleicht ist es doch deine Aufgabe, zu ihr zu gehen." „Ja", sage ich zu Anthula, „ich gehe."

Gleich am folgenden Morgen mache ich mich auf den Weg zum Haus von Kaliope: Kein Wachstum mehr, kein Leben, der Garten und die an-

grenzenden kleinen Felder liegen öde und verbrannt in der Sommerhitze. Die Ziegen sind untergebracht beim einzigen Nachbarn im Tal.

Drinnen in der Wohn- und Schlafkammer liegt der uralte Simos, der in den letzten Monaten sehr schwach geworden war, an der einen Seite der Wand auf seinem Bett. An der gegenüberliegenden Wand, nur durch einen schmalen Durchgang getrennt, liegt die um Jahrzehnte jüngere Kaliope unbeweglich, starr und mit leeren Augen. Ein süßlicher Geruch von Untergang und Verwesung liegt in der Luft. Die Ratten, die wie immer auf dem Zwischenboden zum Dach munter und geräuschvoll hin und her flitzen – Ratten als Mitbewohner in alten griechischen Häusern sind durchaus nichts Ungewöhnliches – klingen mir heute ziemlich bedrohlich.

Ich fühle mich an die Trauer der Kornmutter Demeter erinnert: Ihr Schmerz um den Verlust ihrer Tochter Kore – von Pluto in die Unterwelt entführt – hat das einst fruchtbare Land mit Dürre und Tod überzogen. „Wieder eine gescheiterte Mutter-Göttin, außerstande ihre Tochter und ihre Macht wiederzufinden", denke ich bekümmert.

Eine jüngere Verwandte aus Athen war gekommen, um die beiden zu pflegen. Sie begegnet mir mit offensichtlicher Ablehnung. Was soll ich auch hier? Ich fühle mich verloren und trostlos. Dennoch stelle ich mir einen Stuhl in den schmalen Gang zwischen die beiden Betten und schaue Kalope in die blicklosen Augen. Da sie nicht spricht, gibt es auch nichts zu bereden. Als Atemtherapeutin – schließlich weiß ich ja um die Heilkraft der Atmung – bitte ich sie, etwas tiefer zu atmen. Meine unsicheren Worte aber zerfallen in diesem Raum des Todes, es gibt kein Echo.

Unfähig meine Ohnmacht anzunehmen, beginne ich zu singen, ein Mantra: „Om namah Shivaia". „Es muss lächerlich klingen", denke ich und versuche mich deshalb mit Obertönen. Da macht wenigstens der Alte den Mund auf: „Du summst ja wie ein Schwarm Bienen, hör endlich auf damit", sagt er barsch. Resigniert und traurig verabschiede ich mich. Im Gehen registriere ich noch den triumphierenden Blick der Frau aus Athen. Dabei wusste ich doch selbst, dass ich für Kaliope nichts tun kann!

Auf dem stillen Nachhauseweg die staubige Piste entlang geht mein Blick weit über das Meer und ich kann loslassen: Alle Verantwortung und alles persönliche Wollen übergebe ich der Mutter von Leben und von Tod ... Da kommt mir eine Erinnerung, ein Bild vom letzten Herbst:

Ich sehe, wie ich Kalope auf der Landstraße zum zwei Stunden entfernten Oberdorf begegnete. Ich hielt an, um sie im Auto mitzunehmen. Sie war festlich gekleidet und auf dem Weg zu einer Messe, „zur megali mana", sagte sie freudig, „zur Großen Mutter". So wird Maria heute noch in der christlich-orthodoxen Tradition genannt. Und ich erinnere jetzt den tiefen und freudigen Glanz in Kaliopes Augen beim Aussprechen der Worte „megali mana".

„Große Mutter, hol mich heim, lass mich wiedergeboren sein", singen ihre Töchter damals und heute; und so bete ich leise: „Große Mutter, lass deine Tochter Kaliope wiedergeboren sein."

Gegen Abend, die Sonne steht tief und rotgold über dem westlichen Pelasgischen Meer, gehe ich zurück in Demeters Tal des Todes. In einem Baumwollbeutel trage ich einen Messingleuchter mit einer Kerze, Weihrauch, ein altes Räuchergefäß und eine Ikone mit dem Bild der Mutter Maria. Diesmal betrete ich die Hütte in stiller Klarheit und ohne Erwartung. Freundlich bitte ich die Frau aus Athen, uns alleine zu lassen. Dann zünde ich die Kerze an, lege das Harz auf die glühende Kohle im Räuchergefäß. Weihrauch verteilt sich kreisend und klärend in der düsteren Stube. Tief atme ich ein und aus, und zum ersten Mal spreche ich wieder ein einfaches Gebet, einen Segen, in griechischer Sprache: ich rufe die Große Mutter. So trete ich an Kaliopes Bett und zeige ihr die Ikone. Ganz nahe halte ich das Marienbild, direkt vor ihr Gesicht. Und – da ist er wieder, der Glanz in ihren Augen! Noch etwas mühsam hebt sie den Kopf und beginnt das Bild der Mutter zu küssen, immer wieder, immer wieder. Tränen der Freude und der Dankbarkeit laufen mir übers Gesicht.

So gehe ich nun jeden Abend, wenn die Sonne im Meer versinkt, den Weg ins nächste Tal, entzünde Kerze und Weihrauch, bete, singe was mir einfällt und lasse Kaliope sich im Bild ihrer Großen Mutter spiegeln. Auch den Familienschatten nehme ich mit ins Gebet, die Verstrickungen sind groß und verhängnisvoll. Jeden Tag einen Schritt weiter gehend spreche ich aus, was vom Dunkeln ins Licht will, spreche von Schuld und spreche von Vergebung. Kaliope wirkt erleichtert und kommt weiter ins Leben, sie beginnt zu trinken und dann auch zu essen.

Nach ein oder zwei Wochen steht sie auf. Ihr erster Gedanke gilt ihrer Tochter, mit der sie seit Jahren keinen Kontakt mehr hatte und die heute ihren Geburtstag feiert. Ich überbringe ihr den Gruß ihrer Mutter. Am Abend dieses Tages, als die Sonne im Meer versinkt, geht die Tochter den Weg zu ihrer Mutter ins nächste Tal – erstmals wieder seit Jahren. Sie bringt ihr und dem Alten von ihrem Geburtstagsessen.

– Ich sehe Kaliope jetzt nur noch selten. Meine Besuche werden nicht mehr gebraucht, die Aufgabe ist getan. Manchmal begegne ich ihr auf dem Weg zu ihrer Tochter, wo sie in der Küche mithilft, Kartoffeln schält und Gemüse putzt. Auch ihr Garten ist wieder ergrünt, Tomaten, Bohnen und Zucchini gedeihen und die zwei oder drei „katsikia" stehen im Schatten der alten Olivenbäume.

Am Beispiel von Kaliopes Geschichte wird deutlich, was Heilung, im Sinne von Ganzwerdung, bedeuten kann; zentrale Heilungsprinzipien werden deutlich. Ich werde sie hier, am Ende dieses Buches, nur kurz skizzieren und in einem weiteren Buch ausführlicher darstellen.

Die wesentlichsten *Prinzipien von Heilung* sind:
- Die Heilungsbitte
- Loslassen von allen Erwartungen
- Spiegelung im Bild des Göttlichen, der Großen Lebensmutter
- Patientin und Therapeutin als Subjekt und Objekt im Heilungsereignis
- Benennung und Integration der Schatten
- Schuldannahme und Vergebung im Selbst
- Heilsames und dienendes Tun

Zu den einzelnen Punkten (ich verstehe sie nicht als Anleitung, sondern als Anregung):

- *Die Heilungsbitte*: Am Beginn jeder Heilung steht die Bitte um Heilung. Nicht die Forderung, sondern die Bitte öffnet das Heilungsfeld. Hinter ihr tritt das Ego mit seinen Forderungen zurück und Heilung kann sich vom Selbst ereignen. Es spielte in diesem speziellen Fall keine Rolle, dass die Bitte um Heilung nicht von Kaliope selbst, sondern von Anthula vorgetragen wurde. Gewöhnlich aber sollte die Heilungsbitte von der betroffenen Person selbst kommen; sie richtet sich, im Eigentlichen, an das ganzheitliche Selbst.
- *Loslassen von Erwartungen*: Nach dem vergeblichen „machen wollen" von Heilung, meinem kläglichen Scheitern, dem Zusammenbruch meines Egos und der Übergabe an eine göttliche Instanz, konnte sich Heilung

von selbst ereignen. Transpersonal könnten wir sagen: Der Fokus verlagerte sich vom handelnden Ich und seinem Schatten, dem Ego – das unbedingt etwas erreichen will – auf das ganzheitliche Selbst. Vom Selbst kommt Heilung, denn das Wahre Selbst ist schon immer heil, im Sinne von ganz.

- *Spiegelung in der Lebensmutter*: Eine Frau, welche getrennt ist von ihrer weiblichen Urkraft ist nicht heil, unabhängig davon, ob sie sich krank fühlt, oder nicht. Heilwerdung erfordert daher Spiegelung in einem heilsamen Mutterbild. Da, wo es keine liebevoll spiegelnde Mutter gab, kann die Therapeutin diese Aufgabe vorübergehend übernehmen. Mutter und mütterliche Therapeutin aber sind immer nur Repräsentantinnen der einen Großen Lebensmutter in ihren unzähligen Namen. In ihr erkennt sich die Frau in ihrer weiblichen Ganzheit und Kraft. In der Beziehung zu ihr entsteht Weibliches Bewusstsein, oder: die Beziehung zu ihr *ist* Weibliches Bewusstsein.
- *Patientin und Therapeutin als Subjekt und Objekt der Heilung*: Die – formal sinnvolle und auch wichtige – Trennung von TherapeutIn und PatientIn hebt sich auf im ganzheitlichen Heilungsereignis: Beide sind hierin gleichermaßen Leidende, Hoffende und Heilende und beide sind Kanal für göttliche Heilkraft. Indem sie somit gleichzeitig Subjekt und Objekt von Heilung sind, erschaffen sie miteinander das energetische Feld, in dem sich Heilung ereignen kann. Ich bezeichne dieses Feld deshalb auch als Heilungsfeld.
- *Benennung und Integration der Schatten*: Die Schatten, alle vom Ich angstvoll abgelehnten Gefühle, Erfahrungen, Impulse und Gedanken, warten im Unbewussten, dem Hades (wie in der griechischen Mythologie der Ort der verlorenen Seelen-Anteile genannt wird) auf Befreiung und Annahme. Schattenthemen machen sich bemerkbar in Verkleidung von Symptomen, von schweren seelischen Störungen oder gar von Dämonen und christlichen Teufeln. Schatten können nur in Spaltung existieren; Heilung als Ganzwerdung setzt damit unverzichtbar die Integration der Schatten voraus. Gerade im Schatten ist die größte Heilkraft gebunden. Der Schatten des Weiblichen ist die Ablehnung der weiblichen Urkraft, häufig agiert in einem Mutter-Tochter-Konflikt – wie in Kaliopes Geschichte (vgl. auch Teil I).
- *Schuldannahme und Vergebung im Selbst*: Schuld und schuldhafte Verstrickungen machen buchstäblich krank, denn sie fordern Bestrafung und

verwirken das Leben. Bei jeder schweren Störung ist daher auch nach einem unerlösten Schuldkonflikt zu forschen. Tatsächlich gefühlte Schuld will angenommen, bekannt werden und im Selbst schließlich Vergebung erfahren. (Ein Modell für die Heilung von Schuld finden Sie im Teil I, S. 131-146.) Erst die Heilung der basalen Tochter-Mutter-Beziehung und ihrer schuldhaften Verstrickungen öffnet das Tor zur Großen Lebensmutter und macht Weibliches Bewusstsein möglich.

- *Heilsames und dienendes Tun*: Am Ende eines Heilungsprozesses steht das schöpferische Tun in der Welt. Kaliope richtete das Essen in der Küche ihrer Tochter, meine Klientinnen schreiben, singen und tanzen, ich schreibe ein Buch; Heilungsarbeit ist vielfältig und umfassend, aber immer fragt sie: *Dient das, was ich tue, dem Leben?* Weibliches Bewusstsein ist Schöpfungsmacht und will daher in Manifestation. Im heilsamen Tun will sich Weibliches Bewusstsein in der Welt entfalten, es drängt in die Ma-terie; Heilige Materie ist der Ort der Lebensmutter. Im dienenden Tun werden wir als Frauen und als Männer selbst zu Großen Müttern.

Es wird deutlich: Heilung auf transpersonaler Ebene hat immer mit *Ganz-Werdung* zu tun, der Integration dessen, was fehlt zur Ganzheit des Bewusstseins. Das, was im Patriarchat vor allem fehlt, die andere Hälfte zur Ganzheit, ist Weibliches Bewusstsein. In einem Feld, das allein vom männlichen Prinzip beherrscht wird, ist Heilung für Frauen, für Männer und für die Welt nicht möglich. *Heilung als Ganzwerdung erfordert daher unabdingbar die Integration des Weiblichen Prinzips. Ohne Weibliches Bewusstsein kann es keine Heilung geben!*

Ganzheitliche Heilung erfordert Selbst-Erkenntnis, die Bereitschaft, das Fehlende heimzuholen und zu integrieren, sowie unablässige Bereitschaft zur Wandlung. In einem lebenslangen Selbsterkenntnis- und Wandlungsprozess sind wir eingeladen die/der zu werden, die/der wir schon immer sind. Letztendlich ist Heilung die *Erfahrung* von Ganz-Sein statt von Ganz-Werdung, denn auf der Ebene des Über-Persönlichen – des Grenzenlosen Bewusstseins – sind wir schon immer ganz und heil. Was uns also fehlt, ist lediglich die *Erfahrung von Heil-Sein.* Wirkliche Heilung findet daher im Inneren statt und kann niemals von außen gemacht werden. Wirkliche Heilung ereignet sich vom *ganzheitlichen Selbst:*

- Das ganzheitliche Selbst ist der Ort der inneren Wahrheit.
- Das ganzheitliche Selbst ist der Ort der Erlösung.
- Das ganzheitliche Selbst ist der Ort, an dem Christus geboren wird.
- Das ganzheitliche Selbst ist der Ort, an dem die Große Göttliche Mutter uns in Liebe hält.
- Das ganzheitliche Selbst ist der Ort der Einheit von Weiblich und Männlich.
- Das ganzheitliche Selbst ist der Ort, an dem die innere Heilerin und der innere Heiler darauf warten, erkannt und gebraucht zu werden.

Mit einer Zusammenfassung von Katharinas Heilungsreisen in vier Atemsitzungen endet das Kapitel über Weibliches Bewusstsein und Heilung:

1. Reise

Ich folge dem Ruf: „Komm, komm, Katharina, wir haben Dich gewählt", aber ich will nicht ausgewählt sein, ich will im Verborgenen bleiben. „Doch, folge uns, Du bist es. Dich rufen wir – DU bist gemeint."

Es ist eine Landschaft, voller Feuer und Wasser, kein Weg. Ich folge dem Ruf und wandere durch das Land voller Feuer und Wasser. Nun gibt es Bäume, Eulen und Schildkröten. Uralte Frauen sind meine Begleiterinnen. Sie beschützen mich und geben mir ihr altes Wissen.

Ich lerne das Vertrauen.

2. Reise

Die alten Frauen geben mir eine Aufgabe: Ich bin im Schnee. Verlassen. Vollkommen auf mich gestellt. Ich soll hier das Leben eines winzigen Kindes schützen. Soll für es sorgen. Es ist mein Kind, ich bin seine Mutter. Ich bin voller Kraft. Zielstrebig und bedingungslos konsequent tue ich das Mögliche, nähre und wärme ich das Kind im Schnee. Es lebt.

Sein Leben ist erhalten, ich kann nun loslassen und sterben. Die alten Frauen sind in meiner Nähe, sie helfen mir in den Tod.

Ich lerne die Liebe.

3. Reise

Männer mit Hüten sind da. Sie haben große Bücher. Schlagen auf Tische, um Ruhe zu verschaffen. Ich soll bestraft werden. Sie strafen mich für meine Kraft und für mein Tun.

So sterbe ich und weiß doch um Wiedergeburt. Es ist das Wissen, das mich die alten Frauen lehrten. So haben die Männer mit Hüten nur scheinbare Macht über mich.

Ich lerne die Hoffnung.

4. Reise

Ich verlasse die alten Frauen. Sie schicken mich los. Alleine. In eine weite Ebene. Auf einem kleinen, schmalen Weg durch weite Grasebenen. Es gibt Hügel, Bäche, Vögel, Bäume, Blumen. Ich schreite voran, ohne zu zögern. Noch einmal schaue ich mich um und verlasse die Frauen. Ich weiß, dass sie da sind. Immer.

Ich lerne den Mut.

Katharina O., 2001

Und ich beende in Dankbarkeit und mit dem Segen der Göttin dieses Buch:

Ein guter Anfang
ein gutes Ende
Licht und Dunkel
Weiblich und Männlich
Tod und Leben
Gesegnet sei es!

Quellenangaben und Anmerkungen:

Prolog

1. Darmstädter Echo v. 5. 5. 2004
2. vgl. Rudolf Bahro, „Logik der Rettung“, Wien 1987; Bahro spricht von der „Megamaschine“ der Industriegesellschaft und bezieht sich auf Lewis Mumford „Mythos der Maschine. Kultur, Technik und Macht“, Frankfurt, New York 1977
3. Erich Neumann, „Die Große Mutter. Eine Phänomenologie der weiblichen Gestaltungen des Unbewussten“, Olten 1974, S.16, kursiv G.C.
4. Ken Wilber, „Halbzeit der Evolution“, Bern und München 1988, S. 296/297
5. Bahro, S.159, 161/162/169
6. zit. nach Bahro, S.160

TEIL I. MUTTER-HEILUNG

Kap. 1. Die Mutter als Große Lebensmutter

1. Ein Gebet aus dem Tantrasara, tantrischer Text aus der Zeit von ca. 600 v. Chr., er geht auf wesentlich ältere Überlieferungen zurück; zit. nach Barbara G. Walker, „Das geheime Wissen der Frauen“, München 1995, S. 509
2. Rawson, nach B.G. Walker, S. 509
3. Robert v. Ranke-Graves, „Griechische Mythologie, Quellen und Deutung“, Reinbek b. Hamburg 1987, 1,a und 3,a
4. Erich Neumann, „Die Große Mutter“, S. 29
5. Neumann, S.54, S.51, S.55
6. Marija Gimbutas, „Die Sprache der Göttin“, Zweitausendeins, Frankfurt 1998, S. 36 ff
7. Robert v. Ranke-Graves, 1,b
8. Bordeaux Szekely, Edmond, Hg. „Die verlorenen Schriftrollen der Essener“, Das Friedensevangelium, Buch 3, Südergellersen 1985, S. 53
9. Judith Jannberg, „Leben lieben, Liebe leben“, Eigenverlag Renate Luthwig, o. Jahresangabe, S. 231
10. vgl. Julie Henderson, „Die Erweckung des inneren Geliebten“, Interlaken 1989
11. aus Anne Kent Rush, „Mond Mond“, München 1978, S. 62
12. Ranke-Graves, 3,a
13. Johann Jakob Bachofen, „Das Mutterrecht“, Frankfurt 1975, S.124
14. J.J. Bachofen, Einführung zum Buch u. S. 124
15. Die Bibel, Herder 1995, Korinther 11,8
16. zit. n. Simone de Beauvoir, „Das andere Geschlecht“, Hamburg 1992, S. 105
17. Da. Echo v. 13.2.2002
18. Da. Echo v. 24.11.2004
19. Judith Jannberg in: „Leben lieben, Liebe leben“, S. 231/232

Kap. 2. Das unheilvolle Erbe der patriarchalen Mütter

1. Barbara G. Walker, „Das geheime Wissen der Frauen", München 1995, S.261

Kap. 3. Fühlend wahr-nehmen was ist

1. Buchtitel v. Bert Hellinger u. Gabriele ten Hövel, „Anerkennen, was ist", München 1996
2. Stanislav Grof, „Die Welt der Psyche", München 1993, S. 95
3. Christa Mulack, „Die Wurzeln weiblicher Macht", München 1996, S.39
4. Maureen Murdock, „Der Weg der Heldin", München 1994, S.27

Kap. 4. Die Opfer-Mutter als Täterin

1. zit. nach Sahra Blaffner Hrdy, „Mutter Natur. Die weibliche Seite der Evolution", Berlin 2000, S. 517
2. zit. nach S. Blaffner Hrdy, S. 516
3. vgl. Grof zum Thema COEX-Systeme: 1993, S. 44-49 u. 1987, S. 22, 29 u. 273 ff;
4. E. Trube-Becker, „Missbrauchte Kinder", Heidelberg 1992, zit. n. Michaela Huber, „Multiple Persönlichkeiten", Frankfurt 1995, S. 63
5. Polizeiliche Kriminalstatistik 2004, Bundesrepublik Deutschland, v. 6.1.2006; vgl. auch Ursula Wirtz, „Seelenmord", Zürich 1989, S.23; Michaela Huber, „Multiple Persönlichkeiten" Frankfurt 1995, S. 63; Marina Pilgram „Getrennt von uns selbst", Gießen 2000, S. 38; „Kindesmissbrauch" in Der Spiegel, 47/2000; Rundfunkinterview „Doppelkopf" mit Michaela Huber, Jan. 2005
6. Nach einer Studie des Bremer Soziologen Rüdiger Lautmann, der die „Phänomenologie sexueller Kontakte zwischen Erwachsenen und Kindern" erforscht hat, in Der Spiegel 35/1996, „Gewaltopfer Kind", S. 41
7. Darmstädter Echo 1998
8. Frankfurter Allgemeine Zeitung, Jan. 1994
9. vgl. Stanislav Grof, Literaturliste, insbesondere: „Das Abenteuer der Selbstentdeckung, Heilung durch veränderte Bewusstseinszustände", München 1987
10. Empfohlene Bücher zum Thema „Sexuelle Gewalt an Kindern und Säuglingen":

    „Trotz allem – Wege zur Selbstheilung für sexuell missbrauchte Frauen", von Ellen Bass und Laura Davis, im Orlanda Frauenverlag, ein umfassendes Handbuch mit vielen heilsamen Übungen, einzigartig in seiner Differenziertheit, Praxisnähe und emotionalen Präsenz, wirklich das Beste, was es zum Thema gibt!

    „Seelenmord, Inzest und Therapie" von Ursula Wirtz im Kreuz Verlag, ist ein engagiertes und warmherziges Buch von einer jungianischen Analytikerin, das Frauen unterstützen kann bei der Suche nach ihrem wahren Selbst.

    „Getrennt von uns selbst, Über die Heilung sexueller Gewalttraumata in der Kindheit" von Marina Pilgram, Herausgegeben von Wildwasser Marburg e.V., ein theoretisches und informatives Buch aus der Beratungspraxis.

    „Multiple Persönlichkeiten – Überlebende extremer Gewalt", von Michaela Huber, im FischerTaschenbuch Verlag, ein erschütterndes Buch, das die Verbrechen klar benennt, im Focus stehen die Spaltungsphänomene bei Extrem-Traumatisierungen.

Kap. 5. Frauen heilen ihre Schuld

1. Kirchenlied von 1527; „Agnus Dei“ von Martin Luther v. 1528; Kirchenlied von Nicolaus Decius v. 1542, alle Texte aus dem Evang. Kirchengesangbuch, Darmstadt 1960
2. nach einem Zitat von G. Bernard Shaw
3. B. Hellinger u. G. ten Hövel, 1996, S.71
4. Fatima Mernissi, in Alice Schwarzer, „Krieg, was Männerwahn anrichtet und wie Frauen Widerstand leisten“, Frankfurt 1992, S. 26
5. B. Hellinger, Heidelberg 1995, S. 552
6. Maureen Murdock, S. 173 ff
7. vgl. Bert Hellinger, „Ordnungen der Liebe“, Heidelberg 1995

Kap. 6. Heilung von Schuld – eine Anleitung

1. Judith Jannberg, „Leben lieben – Liebe leben“, S.174 -186
2. vgl. Mechtild Scheffer, „Bach-Blütentherapie“, München 1981, inzwischen gibt es eine Fülle von Literatur zum Thema

TEIL II. DIE ANGST VOR DER WEIBLICHEN URKRAFT

1. Susan Griffin, „Frau und Natur“, Frankfurt 1987, S. 105 f
2. Orpheus, „Altgriechische Mysterien“, Köln 1982, S. 78
3. Orpheus, S. 48

Kap. 1. Archetypische Wurzeln der Angst vor dem Weiblichen

1. vgl. Erich Neumann, „Die Große Mutter“, Zürich 1985, S. 33 ff.
2. vgl. Neumann , S. 39 ff.
3. vgl. Stanislav Grof 1987, S. 73 u. Grof 1993, S 65
4. „Orpheus“, S. 58
5. Susan Griffin, S. 40
6. Susan Griffin, S. 40
7. Simone de Beauvoir, S. 251
8. Ranke-Graves, 1,b
9. Die Offenbarung des Johannes, 12,9, Die Bibel, Freiburg 1980, Herder
10. zit. nach Rolf Kaufmann „Das Gute am Teufel“, Zürich u. Düsseldorf 1998, S. 29 u. 30
11. James Mellaart: „Çatal Hüyük“, in Buffie Johnson, S.116 u. 117
12. vgl. Buffie Johnson, S.124 u. 125
13. vgl. B. Johnson, S.122, nach James Hastings, Encyclopedia of Religion and Ethics
14. n. Knaurs Lexikon der Symbole, Augsburg 2000, S. 232
15. Frazer, zit. in B.G. Walker, S. 534
16. vgl. J.C. Cooper, „Lexikon der traditionellen Symbole“, Leipzig 1986, S. 180
17. Herder „Lexikon der Symbole“, Freiburg 1978, S. 159
18. vgl. Ranke-Graves, 25,h,6
19. Frank Waters, „Book of the Hopi“, in Buffie Johnson, S. 225 f

20. Marija Gimbutas, S. 323
21. Darmstädter Echo v. 28.9.2005: „Riesenkalmar am Haken. Japanische Forscher filmen erstmals ein lebendiges ‚Monster der Tiefsee' – Vier Stunden Kampf"
22. Ranke-Graves, 33,b und 33,3
23. Ranke-Graves, 73,5
24. Ranke-Graves „Die Weiße Göttin", Hamburg 1985, S. 12; vgl. auch zum Thema: Ingrid Straube, „Die Quellen der Philosophie sind weiblich", Aachen 2001, S. 69-108
25. Aristophanes n. Ranke-Graves, 55,a
26. vgl. Ranke-Graves, 61,a,b und 61,1
27. Bram Dijkstra, „Das Böse ist eine Frau", Hamburg, 1999, S. 468, kursiv im Original
28. Tertullian, in Bullough „Dt. Schriften der Kirchenväter", Bd. III, 614, zit. n. B.G. Walker, S. 239
29. S. Schröter zur Ausstellung „Bilder weiblicher Macht in den Gesellschaften Neu-Guineas"
30. Bram Dijkstra, „Das Böse ist eine Frau", Hamburg, 1999
31. S. Griffin, S. 40
32. Hesiod, n. Ranke-Graves, 39,j
33. Ranke-Graves 39,8
34. Woodroffe nach B.G. Walker, S. 237
35. vgl. B.G. Walker, S. 239
36. Tertullian, zit. n. R. Kaufmann, S. 110
37. Die Bibel, erstes Buch Mose, Stuttgart 1998
38. Cato, zit. n. Richard Fester in: Fester u.a. „Weib und Macht", Ffm. 1988, S. 8, kursiv G.C

Kap. 2. Perinatale Wurzeln der Angst vor dem Weiblichen

1. Stanislav Grof „Auf der Schwelle zum Leben", München 1989, S.45
2. S. Grof, „Die Welt der Psyche", München 1993, S. 109, kursiv G.C.
3. S. Grof, 1993, S. 64 u. 65
4. S. Grof, München 1993, S. 75
5. S. Grof, „Das Abenteuer der Selbstentdeckung", München 1987, S.37 u.38
6. vgl. Grof, 1993, S. 81
7. S. Grof, 1993, S. 81
8. S. Grof, 1987, S. 50
9. S. Grof, 1987, S. 47
10. S. Grof, 1987, S. 48
11. S. Grof, 1993, S. 100
12. S. Grof, 1987, S. 54
13. S. Grof, 1993, S. 112
14. S. Grof, 1993, S. 112, kursiv G.C.
15. S. Grof, 1989, S. 45
16. S. Grof ,1993, S. 94
17. S. Grof, 1987, S. 57, kursiv G.C.

18. Sigmund Freud, „Das Unheimliche“, GW Bd. XII, Frankfurt 1978 S. 258/259
19. Gisela von Frankenberg, „Kulturvergleichendes Lexikon“, Bonn 1985, S. 501 u. 251
20. B. Dijkstra, Klappentext 2
21. B. Dijkstra, S. 68 u. 69
22. B. Dijkstra, Abbildung auf S. 37
23. B. Dijkstra, S. 116 u. 117.
24. B. Dijkstra, S. 115
25. B. Dijkstra, S. 9
26. Remy de Gourmont, Die Physik der Liebe: Ein Essay über den sexuellen Instinkt, (o.J.), zit. n. Dijkstra, S. 73 u. 74.
27. Hans Peter Duerr, „Intimität“, Frankfurt 1994, S. 219 f
28. Duerr, 1994, S. 206
29. vgl. Duerr, 1994, S. 206 und S. 220
30. Duerr, 1994, S. 209
31. August Strindberg, zit. n. Marina Gambaroff, in Christa Rohde-Dachser (Hg.), Göttingen 1995, S.114. Die Psychoanalytikerin M. Gambaroff befasst sich in diesem ausgezeichneten Beitrag mit dem Thema „Angst und Macht im Dialog der Geschlechter“, ich verdanke ihr wertvolle Anregungen.
32. Marina Gambaroff in Rohde-Dachser, S. 115 f
33. H.P. Duerr, „Obszönität und Gewalt. Der Mythos vom Zivilisationsprozess“, Frankfurt 1993

Kap. 3. Angst und Kränkung, Ursachen männlicher Gewalt am Weiblichen

1. zit. in Maureen Murdock, S. 212
2. M. Gambaroff, S. 121
3. Die Bibel, Genesis 19,8 und Richter 19, 24-29
4. in D.E. v. 17.3.2004
5. „Das Gilgamesch-Epos“, übers. v. A. Schott, Stuttgart 2003, S.55 f
6. „Gilgamesch“, n. Georg E. Burckhardt, Insel Verlag Leipzig, ohne Jahresang. S. 25/26
7. in D.E. v. 1.2.1997
8. vgl. Heinz Kohut, „Narzissmus“, Frankfurt 1973 u. Otto Kernberg „Wut und Hass“, Stuttgart 1997
9. Alice Schwarzer, „Krieg, – was Männerwahn anrichtet und wie Frauen Widerstand leisten“, Frankfurt 1992, S. 49 u. 50
10. Bettina Flitner in Schwarzer, S. 63
11. A. Schwarzer, S.8 u. S.15
12. Darmstädter Echo, 2004
13. GENF (epd), in Darmstädter Echo v. 17.4.1999
14. BONN (epd), in Darmstädter Echo v. 25.9.1999
15. Darmstädter Echo v. 13.7.2005
16. Darmstädter Echo v. 22.2.2006
17. Darmstädter Echo v. 13.7.2005, kursiv G.C.
18. Darmstädter Echo. v. 13.7.2005

19. Henrietta McCall „Mesopotamische Mythen“, Reclam Stuttgart 1993, S. 98 u. 102, kursiv G.C.
20. vgl. H. McCall, S. 31/32
21. J.J. Bachofen, S. 49, kursiv G.C.
22. H. McCall, S. 97-106
23. Otto Rank, zit. n. Ken Wilber, 1988, S. 182
24. McCall, S. 102
25. in: Kirche und Welt v. 5.7.1997
26. Altes Testament, Herder 1995, Levitikus 20,27
27. Deuteronium 22/23
28. Robert v. Ranke-Graves u. Raphael Patai „Hebräische Mythologie“, Reinbek b. Hamburg 1986, S. 18
29. Deuteronium 2,34 u. 2,35
30. Deuteronium 12,2, Levitikus 21,9, Exodus 22,17
31. Exodus 2,10
32. B.G. Walker, S. 742
33. Exodus 14,21
34. Exodus 15,3
35. Deuteronium 2,24 f

Kap. 4. Die Angst der Frau vor weiblicher Macht

1. Ilse Colombo zit. in Christa Mulack „ Die Wurzeln weiblicher Macht“, München 1996, S. 230
2. vgl. dazu Mulack, S. 231
3. M. Murdock, „Der Weg der Heldin“, München 1994, S. 59
4. vgl. S. Griffin, S. 106/107, und Henri Boguet, Discours des Sorciers, zit. nach Griffin, S. 105
5. S. de Beauvoir, S. 53
6. S. de Beauvoir, S. 51 u. 52, kursiv bei S.d.B., S.53 u. 55
7. B.G. Walker, S. 698
8. Jutta Voss, „Das Schwarzmond-Tabu“, Stuttgart 1988, S. 43, in leichter Abänderung nach B.G. Walker
9. vgl. Walker, S. 941/942
10. zit. n. Walker, S. 707
11. zit. n. Walker, S. 701
12. zit. n. S. Griffin, S. 110
13. zit. nach Elisabeth Hämmerling, „Mondgöttin Inanna“, Zürich 1990, S. 55
14. S. de Beauvoir, S. 469
15. S. de Beauvoir, S. 470
16. S. de Beauvoir, S. 248
17. S. de Beauvoir, S. 54 f
18. Sarah Blaffner Hrdy, „Mutter Natur. Die weibliche Seite der Evolution“, Berlin, 2000, S. 14-16, kursiv im Original

19. „Die Wahre Natur des Willen", empfangen v. Ceane DeRohan, Halstenbek 1993, Vorwort II u. III, S. 6 u.7, S. 31
20. S. de Beauvoir, S. 103
21. S. de Beauvoir, S. 900
22. vgl. Neale Donald Walsch, „Gespräche mit Gott", Bd. 1-3, München 1997
23. S. de Beauvoir, S.36
24. Luisa Francia, „Die 13. Tür", München 1991, vgl. S. 78 ff
25. Literatur zum Thema „Schizophrenie und Psychosen":
    Ronald D. Laing, „Das geteilte Selbst", K.u.W. Köln 1972;
    Bateson, Jackson, Laing, Wynne u.a. „Schizophrenie und Familie", Suhrkamp Frankfurt 1969;
    Harold F. Searles, „Schizophrenieforschung", Kindler München 1974;
    Scharfetter, Christian „Schizophrene Menschen", Belz Weinheim 1995 u. ders. „Das Ich auf dem spirituellen Weg", Verlag Wissenschaft u. Praxis 2004
26. Phyllis Chesler, „Frauen – das verrückte Geschlecht?" Verlag Neue Presse, Wien, Originalausg. New York 1972, S. 3
27. Ph. Chesler, S. 32
28. Ph. Chesler, Einleitung

TEIL III. DIE GESCHICHTE DER WILDEN FRAU

1. Estés, Clarissa P., „Die Wolfsfrau". Die Kraft der weiblichen Urinstinkte", München 1993, S. 17. Der Archetyp der Wilden Frau wurde ganz entscheidend von C. Estés geprägt und definiert.
2. Susan Griffin, „ Frau und Natur", Frankfurt 1987, Prolog

Kap. 1. Amazonen, Ur-Bilder weiblicher Kraft

1. „Die verlorenen Schriftrollen der Essener", Das Friedensevangelium Buch 3, aus dem aramäischen und hebräischen v. E. Bordeaux Szekely, Südergellersen 1985. – Ich habe mir erlaubt, die weibliche Form anstelle der männlichen zu benutzen: „die Mondin" und „die Leuchtende", statt „der Leuchtende" usw. Im Aramäischen ist das Geschlecht nicht immer festgelegt, sowohl die männliche als auch die weibliche Form ist möglich. Die frühen Übersetzungen von Szekely aber sind ausnahmslos in der männlichen Form übersetzt und sprechen von „Söhnen", Töchter kommen nicht vor, was unstimmig wirkt in einem Zusammenhang, wo das mütterliche Prinzip – die Mutter Erde und die Elemente – neben dem väterlichen hoch geehrt ist.

   Ebenfalls habe ich das Wort „Opfer" durch „Gesang" ersetzt, ich hätte auch „Gabe" sagen können. Denn die Essener brachten keine blutigen Opfer, sie töteten und aßen keine Tiere; opfern bedeutet in diesem Kontext, etwas zu geben, ein Geschenk zu machen.
2. vgl. Ranke-Graves, 131,b
3. Berta Eckstein-Diener (Sir Galahad), „Mütter und Amazonen", 1932 erschienen, Berlin/Frankfurt 1987, S. 313. Bertha Eckstein-Diener bezog sich in ihrem Werk auf den Entdecker des Mutterrechts J.J. Bachofen, den Ethnologen Robert Briffault (The mothers, 1927, 1969 New York) und auf die antike Geschichtsschreibung von Diodor, Herodot u. a.

4. Ranke-Graves, 131,l u. 131,3
5. vgl. B. Eckstein-Diener, S. 307
6. vgl. B. Eckstein-Diener, S. 309
7. Ranke-Graves, 149,1, nach Herodot
8. vgl. B. Eckstein-Diener, S. 310/311
9. vgl. B. G. Walker, S. 27
10. Herodot, „Neun Bücher der Geschichte", Phaidon Verlag Essen, o. Erscheinungsjahr, 4. Buch, S. 200
11. vgl. Manfred Hammes, „Die Amazonen", Frankfurt 1981, S. 14
12. B. Eckstein-Diener, S. 296-298
13. vgl. Ranke-Graves., 131,c,n
14. vgl. B. G. Walker S. 29
15. B. Eckstein-Diener, S. 299
16. vgl. Ranke-Graves, 100,1
17. B. Eckstein-Diener, S. 296, kursiv G.C.
18. Herodot, S. 199
19. vgl. hierzu Manfred Hammes, 1981, S. 8 ff
20. vgl. Ranke-Graves n. Diodor und Herodot, 131,c sowie Eckstein-Diener, S. 296
21. zit. nach Ranke-Graves, 131,c
22. J.J. Bachofen, S.63
23. Herodot, S. 199/200
24. Ranke-Graves, 100,a
25. Ranke-Graves, nach Diodor, 131,f
26. Ranke-Graves, 131,5; kursiv G.C.
27. vgl. hierzu Ranke-Graves, S. 16/17; u. Zeittafel in Herodot
28. vgl. Göttner-Abendroth, „Das Matriarchat I", Stuttgart 1988, S. 23 u.116; u. Ranke-Graves 160,1
29 vgl. Ranke-Graves, S.17/18
30. Der Untergang Troias wird datiert nach Homer um 1260 v. Chr., nach Eratosthenes um 1160 v. Chr.; vgl. hierzu Ranke-Graves 168,3
31. Ranke-Graves, 168,7
32. Ernest Bornemann, „Das Patriarchat", Frankfurt 1986, S. 125 ff
33. vgl. Ranke-Graves, S.12
34. vgl. B. Eckstein-Diener, S. 295/298/301/312
35. B. Eckstein-Diener, S. 296
36. vgl. Ranke-Graves, 164,1
37. Ranke-Graves, 164,a u. 164,1
38. vgl. Ranke-Graves, 100,2 u. 16,5
39. B. Eckstein-Diener, S. 298
40. Ranke-Graves, 131,9
41. vgl. Ranke-Graves nach Pindar, 100,g, u. 131,d
42. vgl. Ranke-Graves, 33 ff u. 73,4,5
43. B. Eckstein-Diener, S. 298

44. vgl.Ranke-Graves, 100,a,b,e
45. Ranke-Graves, n. Strabon, 131,k
46. Ranke-Graves, 131,m
47. B. Eckstein-Diener, S. 297
48. J.J. Bachofen, S. 286
49. B. Eckstein-Diener, S. 304/305, kursiv im Text
50. B. Eckstein-Diener, S.304 ff, kursiv im Text
51. B. Eckstein-Diener, S. 304
52. „Aufträumen" ist ein Begriff, der von Arnold Mindell geprägt wurde. Aufträumen bezeichnet nach Mindell ein „psychologisches Feldphänomen", das dann auftritt, wenn die von einem Individuum oder einer Gruppe abgelehnten und abgespalteten Anteile (Gefühle, Erinnerungen, Erfahrungen, Gestalten, Meinungen) in einem anderen Teil des Feldes, dh. in einer *anderen* Person, lebendig werden und über diese ausgedrückt werden (vgl. hierzu Arnold Mindell, „Traumkörper in Beziehungen", S. 9-15/168/175). Ich benutze diesen Begriff nicht nur systemisch, sondern auch in der Weise, dass die von einem Individuum verdrängten oder abgespaltenen Anteile in *derselben* Person allmählich aus dem personalen oder kollektiven Unbewussten auf-steigen, also auf-geträumt werden, wenn diese sich in einem annehmenden und wertfreien Heilungs-Feld befindet. Dieses Auf-träumen ereignet sich vom Selbst über Tiefenprozesse wie Holotropes Atmen, visionäre Prozesse, spontane Regressionen oder Progressionen.
53. Phyllis Chesler, Einleitung

Kap. 2. Rasende Frauen und Zaunreiterinnen

1. Susan Griffin, S. 213, kursiv G.C.
2. Fritz Graf im Nachwort zu „Orpheus, Altgriechische Mysterien", Köln 1982, S. 164
3. Ranke-Graves, G.,21, 89,2 u. 160,10
4. vgl. Ranke-Graves, 26,2 u. 27,12
5. Ranke-Graves, 27,b
6. Ranke-Graves, 27,5
7. J.O. Plassmann, Zum Geleit, in „Orpheus, Altgriech. Mysterien", S. 10/11
8. Mechtild v. Magdeburg, zit. n. Gerhard Wehr, „Heilige Hochzeit" München 1986, S. 85
9. vgl. hierzu Gisela Becker u.a., Zum kulturellen Bild und zur realen Situation der Frau im Mittelalter und in der frühen Neuzeit, in: „Aus der Zeit der Verzweiflung", S. 99 ff
10. Hildegard von Bingen, „Scivias, Wisse die Wege", Salzburg 1981, S. 180 u. S. 125
11. vgl. Strahawk, S. 158
12. Book of Shadows, 65 ff, Verfasserin unbek., St.Paul, Minn.1973, nach B.G. Walker, S. 399
13. vgl. Starhawk, S. 89-91
14. Starhawk, S. 12
15. zit. nach Elisabeth Hämmerling, „Mondgöttin Inanna" Zürich 1990, S. 55; vgl. auch Vera Zingsem, „Der Himmel ist mein, die Erde ist mein", Tübingen 1997, S. 35 ff.
16. Dan Brown, „Sakrileg", Bergisch Gladbach 2004, S. 424/425, kursiv im Original
17. in Anlehnung an: Goldenberg, Naomi, „The Changing of the Gods", Boston 1997, 111 ff, in B.G. Walker, S. 399, mit eigenen Erweiterungen
18. „Hexen", Katalog zur Ausstellung, von Thomas Hauschild, Heidi Staschen, Regina Troschke, Hamburg 1979, S. 68

19. Hans Peter Duerr, in „Traumzeit, über die Grenze zwischen Wildnis und Zivilisation" Frankfurt 1982, S. 62, kursiv G.C.
20. Duerr, 1982, S. 65
21. Susan Griffin, S. 225
22. vgl. hierzu Grof, 1987 u.1993
23. Mircea Eliade, „Schamanismus und archaische Ekstasetechnik", Frankfurt 1975, S. 421ff u. 346
24. vgl. Starhawk, S. 130
25. Mircea Eliade, 1975, n. Rasmussen, S. 99
26. in: Gisela von Frankenberg, „Kulturvergleichendes Lexikon", Bonn 1985, S. 109
27. Starhawk, S. 45
28. H. Gottschalk, „Lexikon der Mythologie", S. 10
29. Mircea Eliade, 1988, S. 159
30. Mircea Eliade, 1975, S. 67, kursiv G.C.
31. Fritz Graf, im Nachwort zu „Orpheus, Altgriechische Mysterien", S. 165
32. Mircea Eliade, „Mythen, Träume und Mysterien", Otto Müller Vlg. Salzburg, o. Jahresang., S. 339
33. J.O. Plassmann, Zu den Hymnen, in „Altgriech. Mysterien", S. 16, kursiv G.C.
34. Titel des Buches von Jan Kott, „Gott-Essen. Interpretation griechischer Tragödien", Piper 1979
35. Porphyrios, „Über die Enthaltsamkeit von fleischlicher Nahrung", Leipzig 2004, S. 66
36. vgl. hierzu die Ausführungen von Starhawk, S. 53-56
37. Ken Wilber, „Halbzeit der Evolution", Bern u. München 1988, S. 149, 153 u. 154
38. vgl. Joseph Campbell, „Mythologie der Urvölker. Die Masken Gottes", Basel 1991, S. 190
39. James Georg Frazer, „Der goldene Zweig", Reinbek b. Hamburg 1989, S. 400-405
40. Porphyrios, S. 72 u. 73
41. vgl. Stanislav Grof „Die Psychologie der Zukunft", Wettswil 2002, S. 148-181; Stanislav und Christina Grof, „Spirituelle Krisen", München 1990, sowie Sylvester Walch, 2002, S. 292-309

Kap. 3. Auf-träumen – Die Suche nach der Wilden Frau

1. Ceanne DeRohan, „Die Wahre Natur des Willen", S. 6
2. „Kinder und Hausmärchen der Brüder Grimm", München 1997, S. 236 ff
3. Agrippa von Nettesheim, „De occulta Philosophia", Auswahl, Einführung und Kommentar v. Willy Schröder, Remagen 1967, S. 72/73
4. Frank Mörschel, „Die Rückkehr der Wölfe", in WWF Magazin 4/2004
5. Susan Griffin, S. 67/68
6. H.P Duerr, 1982, S. 121
7. vgl. H.P Duerr, 1982
8. Sigmund Freud, „Das Unbehagen in der Kultur", GW XIV, Ffm. 1976, S. 435, kursiv G.C.
9. Susan Griffin, S. 71/72, kursiv G.C.
10. Oliver Kipp, in Eden, 4. 2001
11. aus BUNDmagazin 1, 2005, S. 8

12. Cristeta Brause in tierrechte hessen, IV/ Dez. 2002, S. 13
13. alle Liedtexte aus: Des Knaben Wunderhorn, Alte deutsche Lieder, gesammelt v. L. Achim von Arnim und Clemens von Brentano 1.Bd., zit. v. C. Brause, kursiv bei Brause
14. Bläse, „Die Jägerprüfung", J. Neumann-Neudamm Verlag 1971, zit. nach C. Brause
15. Karlheinz Deschner in „Eine Revolution wäre nötig" und einem Interview, beides in „natürlich vegetarisch", 3/2005
16. Susan Griffin, S. 127 ff, kursiv G.C.
17. vgl. Ranke-Graves, 15,a u. 138,o
18. vgl. Ranke-Graves, 27,g und Pindar n. Ranke-Graves, 27,11

Kap. 4. Inquisition, die lange „Zeit der Verzweiflung" – Ein Überblick zur Entwicklung des historischen Hexenbildes

1. zit. n. Susan Griffin, S. 105
2. vgl. „dtv-Lexikon", München 1971, Bd. 18, S.194 sowie J. Jannberg 1984, S. 27
3. vgl. Walter Burkert, „Griechische Religion der archaischen und klassischen Epoche", Stuttgart 1977, S. 426
4. vgl. Dieter Lauenstein, „Die Mysterien von Eleusis", Stuttgart 1987, S. 25 f
5. Hermann Bauer, „Wiedergeburt: Glaube der Urchristen, Tabu für Kirchenchristen?", Pforzheim 1998, S.161/62
6. vgl. Becker u.a., S. 316-318, n. Hansen, „Zauberwahn, Inquisition und Hexenwahn im Mittelalter"
7. vgl. Becker, Bovenschen, Brackert u.a., „Aus der Zeit der Verzweiflung. Zur Genese und Aktualität des Hexenbildes", Frankfurt 1977, S. 322; von hier ist auch die Formulierung „Zeit der Verzweiflung", in der Überschrift zu Kap. 4., entlehnt.
8. vgl. Vorwort zum Hexenhammer: Jakob Sprenger, Heinrich Institoris, „Der Hexenhammer", München 1987, XXIII, ff.
9. nach einer wissensch. Untersuchung „Erotik und Hexenwahn" von F. Barnheim, wurden allein in Europa in 250 Jahren 9 Millionen Frauen als Hexen getötet, n. Gisela von Frankenberg, „Kulturvergleichendes Lexikon", Bonn 1984, S.177; auch B. Emil König, in „Geschichte der Hexenprozesse", Dreieich 1990, spricht von 9 Millionen Opfern
10. nach Susan Griffin, S. 31
11. nach Becker u.a., S. 323
12. vgl. Horst Herrmann, „Sex und Folter in der Kirche, 2000 Jahre Folter im Namen Gottes", München 1998, S. 223
13. nach Max Bauer, in Soldan-Heppe, „Geschichte der Hexenprozesse", Köln 1999, S. 382
14. zit. in Becker u.a., S. 330
15. „Der Hexenhammer", T. II, S. 60, kursiv G.C.
16. vgl. „Der Hexenhammer", T. I, S. 103, 104, 105, 150
17. aus dem „Canon episcopi", einer Anweisung an Bischöfe, um ca. 906, dessen Text in das Decretum, um 1020, von Bischof Burckhard von Worms übernommen wurde, einem Hauptwerk des Kirchenrechts, das über Jahrhunderte Gültigkeit hatte; zit. n. Becker u.a., S. 326, kursiv G.C.
18. aus dem Policraticus, um 1150, der Fürstenlehre des Johannes von Salisbury, Bischof v. Chartre, zit. in Becker u.a., S. 326
19. zit. in Becker u.a., S. 329

20. aus dem Text eines juristischen Gutachtens zur Bestrafung einer italienischen Hexe, ca. 1331-1342, zit n. Becker u.a., S. 330
21. in: Vorwort zum Hexenhammer, XXXVI, ff
22. vgl. Becker u.a., S. 319
23. Ranke-Graves, 61a,b u. 61,1
24. B.G. Walker, S. 444
25. Peter v. Pillichdorf, antihäretischer Autor im frühen 14 Jh., zit n. B.G. Walker, S. 444
26. 2. Buch Moses, Exodus 22,1 und Überschrift zu Exodus, 22,17-19
27. Der Hexenhammer, I. T., S. 98, und S. 104, kursiv G.C.
28. Der Hexenhammer, I. T., S. 93 und II. T., S. 135
29. Der Hexenhammer, I. T., Kap.: „Über die Hexen selbst, die sich den Dämonen unterwerfen“ S. 92-107; in der Reihenfolge der Zitate: S. 96; S. 98/99; S. 100; S. 104; S. 104; S. 104/105; S. 105/106; S. 106/107; alle Hervorhebungen im Original
30. Der Hexenhammer, III. T.; „Über die Arten der Ausrottung“, S. 29, kursiv G. C.
31. Der Hexenhammer, II. T., S. 146
32. Der Hexenhammer, I. T., S. 43
33. Der Hexenhammer, I. T., S. 92 und I. T., S. 48
34. Der Hexenhammer, I. T., S. 127 u. 135 sowie I. T., S. 143 und S. 144
35. vgl. Wolfgang Bauer, Irmtraud Dümotz, „Symbolhafte Persönlichkeiten der Geschichte“, in Lexikon der Symbole, Wiesbaden 1985, S. 475-481; Agrippa von Nettesheim, „De Occulta Philosophia“, Remagen 1967, Lebensabriss S. 15 u. 16
36. Friedrich von Spee, Cautio Criminalis, in Becker, S. 409-422, und vgl. dtv-Lexikon Bd. 17, München 1971
37. Horst Herrmann, „Sex und Folter in der Kirche, 2000 Jahre Folter im Namen Gottes“ München 1998, Bild Nr. 15; Herrmann war Professor der Theologie an der Universität Münster, wegen seiner schonungslosen Kritik an der Kirche wurde ihm die Lehrerlaubnis entzogen.
38. vgl. B.G. Walker, S. 454
39. vgl. Horst Herrmann, Kap. „Maschinerie der Martern, S. 224 ff; Herrmann bezieht sich bezüglich der Foltermethoden u.a. auf R. Held (Hrg.), „Inquisition, ein Führer zur Ausstellung von Folterwerkzeugen vom Mittelalter bis zum Industriezeitalter“, Valduz/Baar 1991, und auf R. Villeneuve, „Grausamkeit und Sexualität“, Berlin 1988
40. H. Herrmann, S. 81
41. vgl. H. Herrmann, Kap. „Maschinerie der Martern“, S. 229
42. Soldan-Heppe, „Geschichte der Hexenprozesse“, S. 353 und S. 351
43. H. Herrmann, S. 233/234
44. H. Herrmann, S. 237
45. H. Herrmann, S. 236
46. H. Herrmann, S. 238
47. H. Herrmann, S. 236
48. Stern Nr. 18, 2005, „Mensch Ratzinger“ S. 5, 16, 48
49. vgl. H. Herrmann, S. 223
50. zit. nach „Der Papst im Büßergewand“, DE. v. 13.3.2000; vgl. Der Spiegel Nr. 17/2000, „Der Papst, die Kirche und die Sünde“; u. Evangelische Kirchenzeitung v. 12.3.2000: „Der Papst bittet um Vergebung“

Teil IV. Wilde Kräfte – im Dienste des Lebens

1. Carl Amery, (Mai 2005) in: „Das Ende der Vorsehung", Reinbek b. Hamburg 1972

Kap. 1. Die Hexen sind wieder unter uns

1. Susan Griffin, „Frau und Natur", S. 205
2. Judith Jannberg, 1984, S. 19
3. vgl. Jutta Voss, „Das Schwarzmondtabu", Stuttgart 1988
4. Alexander Schneider in: Darmstädter Echo v. Freitag, 3. 12. 2004
5. Marco Evers, in: Der Spiegel, 26/2005

Kap. 2. Das wilde Kind

1. Pascale Noa Bercovitch, „Die Botschaft der Tiere", München 2001, S.84
2. P. N. Bercovitch, S. 62 u. 63
3. P. N. Bercovitch, S. 81

Kap. 3. Erinnerungen ans Mutterland

1. Karan Singh, FAZ v. 17.11.1988
2. Theodor Lessing, zit. bei Th. Ayck, „Theodor Lessing", in H. Herrmann, S. 137
3. vgl. Robert Moore und Douglas Gillette über die Übereinstimmung zwischen der Hirnforschung v. Paul MacLean und der Tiefenpsychologie, in „Der Magier im Mann", Düsseldorf 1995, S. 233
4. R. Bernheimer zit. in Sigrid Schade „Schadenzauber und die Magie das Körpers", Worms 1983, eine kulturwissenschaftliche Dissertation über die Bedeutung der Hexenbilder in der Kunst der frühen Neuzeit, S. 68
5. vgl. hierzu S. Schade, sie bezieht sich vor allem auf Werke der genannten Künstler, die auch in ihrem Buch teilweise abgebildet sind.
6. Karan Singh, FAZ v. 17.11.1988, in der Übersetzung v. Ruprecht Paque', kursiv G.C.
7. Ceanne DeRohan, „Die Wahre Natur des Willen, Heilen und entwickeln des Emotionalkörpers", Halstenbek 1993, S. 97/98
8. vgl. „Die Wahre Natur des Willen", S. 97
9. Stanislav Grof, „Die Welt der Psyche", München 1993, S. 63 u. 65
10. J.J. Bachofen, S. 111 u. 112
11. vgl. J.J. Bachofen, S. 112 und 113
12. Ranke-Graves, 88,1
13. vgl. H. Göttner-Abendroth, „Das Matriarchat I", S. 97-102 u. 110
14. vgl. J.J. Bachofen, S. 128
15. in „Orpheus, Altgriechische Mysterien", S. 33
16. Ranke-Graves, 88,1 u. 98,2
17. Dora Konsola, „Kreta", Athen 1983, S. 15
18. H.P. Duerr, „Traumzeit" 1982, S. 36/37
19. vgl. Ranke-Graves, 92,2; 98,2; 98,4
20. vgl. Ranke-Graves, 98,2 u.98,4

21. vgl. Ranke-Graves, 88,7 u.98,2
22. H.P. Duerr, 1982, S. 34
23. vgl. H. Göttner-Abendroth, „Das Matriarchat I“, S. 23
24. Dora Konsola, „Kreta“, S. 54
25. J.J. Bachofen, S. 128/129

Kap. 4. Heimkommen – Im Land der Mutterseele

1. Luisa Francia, „Zaubergarn“, München 1989, S. 82
2. Verena Kast im Vorwort zu: Daniela Heisig, „Die Anima“, Zürich u. Düsseldorf 1996
3. Mantra v. Arunga Heiden auf der CD „Lebensfluss“
4. Dagny und Imre Kerner, „Der Ruf der Rose“, Köln 1997, S. 201
5. D. u. I. Kerner, S. 36
6. zit. in Kerner, S. 25/26
7. vgl. Kerner, S. 45-61
8. zit. in Kerner, S. 53
9. zit. in Kerner, S. 43
10. in Kerner, S. 22/24/25
11. vgl. Marie E. P. König, „Am Anfang der Kultur“, Berlin 1996
12. vgl. Marija Gimbutas, „Die Sprache der Göttin“, Frankfurt 1998
13. Pascale Noa Bercovitch, „Die Botschaft der Tiere“, München 2001, S. 97-102
14. Sigmund Freud, „Totem und Tabu“, Frankfurt 1978, GW. Bd. IX, S. 154
15. Rupert Sheldrake, „Der Siebte Sinn der Tiere“, Bern, München, Wien 1999, S. 32
16. Hellbusch, Baumann, Derungs, „Tier und Totem“, edition amalia, Bern 1998, S. 188
17. vgl. hierzu Freud, der sich auf Frazer bezieht, „Totem und Tabu“, S. 130
18. vgl. zu diesem Thema Buffie Johnson, „die Große Mutter in ihren Tieren“, Olten 1990
19. Rupert Sheldrake, 1999, S. 323 ff u. 325
20. R. Sheldrake, „Das Gedächtnis der Natur“, Bern, München, Wien, 2003, S. 436 und 311, 314, 313
21. R. Sheldrake, 1999, S. 354 und 355
22. R. Sheldrake, 2003, S. 143
23. R. Sheldrake, 1999, S. 356
24. vgl. Richard Fester, „Das Protokoll der Sprache“, in „Weib und Macht“, S. 79 ff.
25. Ludwig Feuerbach „Das Wesen des Christentums“, nach d. dritten Auflage, Leipzig 1849, Stuttgart 1969, S. 38/39 u. 413
26. vgl. Jean Gebser, „Ursprung und Gegenwart“, 1. Teil, „Die vier Bewusstseinsmutationen“
27. L. Feuerbach, S. 132-133, kursiv im Original
28. Kopien von archäologischen Fundstücken, Göttinnen-Statuetten und Reliefs, in hervorragender Qualität bei „Archeomyth“, Edith Dakovic, Heinrich Roller Str. 25, 10405 Berlin, Tel. u. Fax 030 – 4413320

Literaturverzeichnis:

Carl Amery: „Das Ende der Vorsehung“, Reinbek b. Hamburg 1972

Bachofen, Johann Jakob: „Das Mutterrecht“, Frankfurt 1975

Bahro,Rudolf: „Logik der Rettung“, Wien 1987

Bass, Ellen; Laura Davis: „Trotz allem. Wege zur Selbstheilung für sexuell missbrauchte Frauen“, Berlin 1993

Bauer, Hermann: „Wiedergeburt: Glaube der Urchristen – Tabu für Kirchenchristen?“, Pforzheim 1998

Bauer, Wolfgang; Irmtraud Dümotz: „Lexikon der Symbole“, Wiesbaden 1985

Beauvoir, Simone de: „Das andere Geschlecht“, Hamburg 1992

Becker, Bovenschen, Brackert u.a.: „Aus der Zeit der Verzweiflung. Zur Genese und Aktualität des Hexenbildes“, Frankfurt 1977

Becker, Udo: „Lexikon der Symbole“, Herder, Lizenzausg. für Komet Ma-Service, ohne Jahresangabe

Beffort, Jean-Paul; Ursula Gerken-Haberzettl: „Kreis der Wandlungen. Persönliche Transformation durch das Medizinrad“, Reinbek b. Hamburg 1999

Bellinger, Gerhard J.: „Knaurs Lexikon der Mythologie“, München 1989

Bercovitch, Pascale Noa: „Die Botschaft der Tiere“, München 2001

Biedermann, Hans: „Knaurs Lexikon der Symbole“, Augsburg 2000

Bingen, Hildegard von: „Scivias, Wisse die Wege“, Salzburg 1981

Blaffner Hrdy, Sahra: „Mutter Natur. Die weibliche Seite der Evolution“, Berlin 2000

Blüher, Hans: „Traktat über die Heilkunde“, Dreieich 1985

Bolen, Jean Shinoda: „Auf der Suche nach Avalon“, München 1998

Bordeaux Szekely, Edmond (Hg.): „Die unbekannten Schriften der Essener“, Frankfurt 1978

Bordeaux Szekely, Edmond (Hg.): „Die verlorenen Schriftrollen der Essener“, Das Friedensevangelium, Buch 3, Südergellersen 1985

Bornemann, Ernest: „Das Patriarchat“, Frankfurt 1986

Brause, Cristeta: „Weidmannssprache und Jägerpoesie“, in tierrechte hessen IV/Dez. 2003

Brinton Perera, Sylvia: „Der Weg zur Göttin der Tiefe. Die Erlösung der dunklen Schwester, Eine Initiation für Frauen“, Interlaken 1985

Brown, Dan: „Sakrileg“, Bergisch Gladbach 2004

Brüder Grimm: „Kinder und Hausmärchen“, 1. und 2. Band, nach d. Ausgabe v. 1857, Kreuzlingen, München 2001

Burkert, Walter: „Griechische Religion der archaischen und klassischen Epoche“, Stuttgart 1977

Campbell, Joseph: „Der Heros in tausend Gestalten“, Frankfurt 1978

Campbell, Joseph: „Mythologie der Urvölker. Die Masken Gottes“, Basel 1991

Chesler, Phyllis: „Frauen – das verrückte Geschlecht?“, Verlag Neue Presse, Wien, Originalausg. New York 1972

Cooper, J.C: „Illustriertes Lexikon der traditionellen Symbole“, Leipzig 1986

Das Gilgamesch-Epos, übers. v. Albert Schott, Reclam, Stuttgart 2003

DeRohan, Ceane: „Die Wahre Natur des Willen. Heilen und entwickeln des Emotionalkörpers", Halstenbek 1993
Deschner, Karlheinz: „Eine Revolution wäre nötig", in „natürlich vegetarisch", 3/2005
Die Bibel, Herder 1995
Dijkstra, Bram: „Das Böse ist eine Frau. Männliche Gewaltphantasien und die Angst vor der weiblichen Sexualität", Hamburg, 1999
Downing, George: „Körper und Wort in der Psychotherapie. Leitlinien für die Praxis", München 1996
Duerr, Hans Peter: „Traumzeit. Über die Grenze zwischen Wildnis und Zivilisation", Frankfurt 1982
Duerr, Hans Peter: „Intimität. Der Mythos vom Zivilisationsprozess", Bd.2, Frankfurt 1994
Duerr, Hans Peter: „Obszönität und Gewalt. Der Mythos vom Zivilisationsprozess", Bd.3, Frankfurt 1993
Eckstein-Diener, Berta (Sir Galahad): „Mütter und Amazonen", Erscheinungsj. 1932, Berlin/Frankfurt 1987
Eliade, Mircea: „Schamanismus und archaische Ekstasetechnik", Frankfurt 1975
Eliade, Mircea: „Das Mysterium der Wiedergeburt. Versuch über einige Initiationstypen", Frankfurt 1988
Eliade, Mircea: „Mythen, Träume und Mysterien", Otto Müller Vlg. Salzburg, ohne Jahresangabe
Estés, Clarissa P.: „Die Wolfsfrau. Die Kraft der weiblichen Urinstinkte", München 1993
Evangelisches Kirchengesangbuch, Darmstadt 1960
Evers, Marco: „Erlöser in Löwengestalt", Der Spiegel 26/2005
Fester, Richard; Marie E.P. König; Doris F. Jonas; A. David Jonas: „Weib und Macht", Frankfurt 1988
Francia, Luisa: „Mond. Tanz. Magie", Verlag Frauenoffensive ohne Jahresangabe
Francia, Luisa: „Zaubergarn", München 1989
Francia, Luisa: „Die 13. Tür", München 1991
Frankenberg, Gisela von: „Kulturvergleichendes Lexikon", Bonn 1985
Frazer, James George: „Der goldene Zweig. Das Geheimnis von Glauben und Sitten der Völker", Originalausgabe 1922; Rowohlt, Reinbek bei Hamburg 1989
Freud, Sigmund: „Totem und Tabu", GW Bd. IX, Frankfurt 1978
Freud, Sigmund: „Das Unheimliche", GW Bd. XII, Frankfurt 1978
Freud, Sigmund: „Das Unbehagen in der Kultur", GW Bd. XIV, Frankfurt 1976
Feuerbach, Ludwig: „Das Wesen des Christentums", nach d. dritten Auflage, Leipzig 1849, Stuttgart 1969
Gambaroff, Marina: „Angst und Macht im Dialog der Geschlechter", in Christa Rohde-Dachser (Hg.): „Über Liebe und Krieg", Göttingen 1995
Gascard, Johannes R.: „Medea Morphosen", Berlin 1993
Gebser, Jean: „Ursprung und Gegenwart", 1. Teil, München 1988
Gerlitz, Peter: „Heiliger Baum Heiliges Tier. Mensch und Natur in archaischen Kulturen", Düsseldorf 2003
Gilgamesch, Eine Erzählung aus dem alten Orient, n. Georg E. Burckhardt, Insel Verlag Leipzig, ohne Jahresangabe

Gimbutas, Marija: „Die Sprache der Göttin. Das verschüttete Symbolsystem der westlichen Zivilisation“, Zweitausendeins, Frankfurt 1998
Göttner Abendroth, Heide: „Die Göttin und ihr Heros“, München 1984
Göttner-Abendroth, Heide: „Das Matriarchat I“, Stuttgart 1988
Gottschalk, Herbert: „Lexikon der Mythologie“, München 1982
Gottwald, Franz-Theo; Andrea Klepsch (Hg.): „Tiefenökologie. Wie wir in Zukunft leben wollen“, München 1995
Griffin, Susan: „Frau und Natur“, Frankfurt 1987
Grof, Stanislav: „Das Abenteuer der Selbst-entdeckung. Heilung durch veränderte Bewusstseinszustände“, München 1987
Grof, Stanislav: „Auf der Schwelle zum Leben“, München 1989
Grof, Stanislav und Christina: „Spirituelle Krisen. Chancen der Selbstfindung“, München 1990
Grof, Stanislav und Christina: „Die stürmische Suche nach dem Selbst“, München 1991
Grof, Stanislav: „Die Welt der Psyche. Neue Erkenntnisse aus Psychologie und Bewusstseinsforschung“, München 1993
Grof, Stanislav: „Kosmos und Psyche. An den Grenzen menschlichen Bewusstseins“, Frankfurt 1997
Grof, Stanislav: „Die Psychologie der Zukunft. Erfahrungen der modernen Bewusstseinsforschung“, Wettswil 2002
Hämmerling, Elisabeth: „Mondgöttin Inanna“, Zürich 1990
Hammes, Manfred: „Die Amazonen“, Frankfurt 1981
Hammes, Manfred: „Hexenwahn und Hexenprozesse“, Frankfurt 1986
Hauschild, Thomas; Heidi Staschen; Regina Troschke: „Hexen“, Katalog zur Ausstellung, Hamburg 1979
Heisig, Daniela: „Die Anima“, Zürich u. Düsseldorf 1996
Hellbusch, Sigrid; Hermann Baumann; Kurt Derungs (Hg.): „Tier und Totem, Naturverbundenheit in archaischen Kulturen“, Bern 1998
Hellinger, Bert: „Ordnungen der Liebe“, Heidelberg 1995
Hellinger, Bert u. Gabriele ten Hövel: „Anerkennen was ist“, München 1996
Henderson, Julie: „Die Erweckung des inneren Geliebten“, Interlaken 1989
Herder, „Lexikon der Symbole“, Freiburg 1978
Herodot: „Neun Bücher der Geschichte“, Phaidon Verlag Essen, o. Erscheinungsjahr
Herrmann, Horst: „Sex und Folter in der Kirche, 2000 Jahre Folter im Namen Gottes“, München 1998
Huber, Michaela: „Multiple Persönlichkeiten. Überlebende extremer Gewalt“, Frankfurt 1995
Jahrsetz, Ingo Benjamin: „Holotrpoes Atmen – Psychotherapie und Spiritualität“, Stuttgart 1999
Jannberg, Judith: „Ich bin eine Hexe. Erfahrungen und Gedanken“, Bonn 1984
Jannberg, Judith: „Leben lieben, Liebe leben“, Eigenverlag Renate Luthwig, o. Jahresang.
Jenny-Kappers, Theodora: „Muttergöttin und Gottesmutter in Ephesos. Von Artemis zu Maria“, Daimon Verlag, Einsiedeln 1986
Johnson, Buffie: „Die Große Mutter in ihren Tieren“, Olten 1990

Jung, Carl Gustav: „Archetyp und Unbewusstes“, GW Band 2, Zürich u. Düsseldorf 1996
Kaplan, Helmut F.: „Leichenschmaus. Ethische Gründe für eine vegetarische Ernährung“. Reinbek bei Hamburg 1997
Kaufmann, Rolf: „Das Gute am Teufel“, Zürich u. Düsseldorf 1998
Kent Rush, Anne: „Mond Mond“, München 1978
Kernberg, Otto: „Wut und Hass“, Stuttgart 1997
Kerner, Dagny und Imre: „Der Ruf der Rose. Was Pflanzen fühlen und wie sie mit uns kommunizieren“, Köln 1997
Kipp, Oliver: „Urängste“ in Eden 4/2001
Kluge, Friedrich: „Etymologisches Wörterbuch“, Berlin. New York 1989
Kohut, Heinz: „Narzissmus“, Frankfurt 1973
König, B. Emil: „Geschichte der Hexenprozesse“, Wiesbaden 1990
König, Marie E. P.: „Am Anfang der Kultur“, Berlin 1996
Konsola, Dora: „Kreta“, Athen 1983
Kott, Jan: „Gott-Essen. Interpretation griechischer Tragödien“, Piper 1979
LaChapelle, Dolores: „Heilige Erde Heiliger Sex“, Bd. 1-3, Neue Erde Vlg., Saarbrücken 1998 und 1999
Laing, Ronald D.: „Liebst du mich?“, Köln 1978
Lauenstein, Dieter: „Die Mysterien von Eleusis“, Stuttgart 1987
Mackensen, Lutz von: „Ursprung der Wörter“, Wiesbaden, ohne Jahresangabe
McCall, Henrietta: „Mesopotamische Mythen“, Reclam Stuttgart 1993
Mindell, Arnold: „Traumkörper in Beziehungen. Prozessorientierte Psychologie in Praxis und Theorie“, Basel 1994
Moore, Robert; Douglas Gillette: „Der Magier im Mann“, Düsseldorf 1995
Mulack, Christa: „Die Wurzeln weiblicher Macht. Frauen leben ihre Stärke“, München 1996
Murdock, Maureen: „Der Weg der Heldin. Eine Reise zur inneren Einheit“, München 1994
Nettesheim, Agrippa von: „De occulta Philosophia“, Auswahl, Einführung und Kommentar v. Willy Schröder, Remagen 1967
Neumann, Erich: „Die Große Mutter. Eine Phänomenologie der weiblichen Gestaltungen des Unbewussten“, Olten 1974
Orpheus, „Altgriechische Mysterien“, übertragen von J.O. Plassmann, Köln 1982
Pilgram, Marina: „Getrennt von uns selbst. Über die Heilung sexueller Gewalttraumata in der Kindheit“, Giessen 2000
Porphyrios, „Über die Enthaltsamkeit von fleischlicher Nahrung“, aus dem Griechischen von Eduard Baltzer, Leipzig 1879, neu bearbeitet und herausgegeben von Detlef Weigt
Ranke-Graves, Robert v.: „Die Weiße Göttin“, Reinbek b. Hamburg 1985
Ranke-Graves, Robert v. u. Raphael Patai: „Hebräische Mythologie“, Reinbek b. Hamburg 1986
Ranke-Graves, Robert v.: „Griechische Mythologie, Quellen und Deutung“, Reinbek b. Hamburg 1987
Rohde-Dachser, Christa: „Im Schatten des Kirschbaums. Psychoanalytische Dialoge, Bern 1994
Rohde-Dachser, Christa: „Über Liebe und Krieg. Psychoanalytische Zeitdiagnosen“, Göttingen, Zürich 1995

Schade, Sigrid: „Schadenzauber und die Magie des Körpers“, Worms 1983
Scheffer, Mechtild: „Bach-Blütentherapie“, München 1981
Schiran, Ute Maran: „Menschenfrauen fliegen wieder“, München 1988
Schröter, S.: Text zur Ausstellung „Bilder weiblicher Macht in den Gesellschaften Neu Guineas“
Schwarzer, Alice: „Krieg, was Männerwahn anrichtet und wie Frauen Widerstand leisten“, Frankfurt 1992
Sheldrake, Rupert: „Das schöpferische Universum. Die Theorie des morphogenetischen Feldes“, München 1983
Sheldrake, Rupert: „Das Gedächtnis der Natur. Das Geheimnis der Entstehung der Formen in der Natur“, Bern, München, Wien 1990
Sheldrake, Rupert: „Der Siebte Sinn der Tiere“, Bern, München, Wien 1999
Singh, Karan: „Erde meine Mutter, halte mich geborgen“, in FAZ v. 17.11.1988
Sjöö, Monica; Barbara Mor: „Wiederkehr der Göttin. Die Religion der großen kosmischen Mutter und ihre Vertreibung durch den Vatergott“, Braunschweig 1985
Soldan-Heppe: „Geschichte der Hexenprozesse“, Köln 1999
Sprenger, Jakob; Heinrich Institoris: „Der Hexenhammer“, (Malleus maleficarum), Nachdruck München 1987
Starhawk: „Der Hexenkult als Ur-Religion der Großen Göttin“, Freiburg 1987
Stech, Ariane: „Die Steinewerfer, Da. Echo v. 1.3.2000
Stevenson, Ian: „Reinkarnation. Der Mensch im Wandel von Tod und Wiedergeburt“, Braunschweig 1994
Stone, Merlin: „Als Gott eine Frau war. Die Geschichte der Ur-Religionen unserer Kultur“, Goldmann 1989
Straube, Ingrid: „Die Quellen der Philosophie sind weiblich“, Aachen 2001
Uxkull, Woldemar von: „Die Eleusinischen Mysterien. Eine Einweihung“, Büdingen-Gettenbach 1957
Voss, Jutta: „Das Schwarzmond-Tabu. Die kulturelle Bedeutung des weiblichen Zyklus“, Stuttgart 1988
Walch, Sylvester: „Dimensionen der menschlichen Seele. Transpersonale Psychologie und holotropes Atmen“, Düsseldorf; Zürich 2002
Walker, Barbara G.: „Das geheime Wissen der Frauen“, München 1995
Walsch, Neale Donald: „Gespräche mit Gott“, Bd. 1-3, München 1997
Wehr, Gerhard: „Heilige Hochzeit“, München 1986
Wilber, Ken: „Halbzeit der Evolution“, Bern und München 1988
Wirtz, Ursula: „Seelenmord. Inzest und Therapie“, Zürich 1989
Woolger, Roger J.: „Die vielen Leben der Seele. Wiedererinnerung in der therapeutischen Arbeit“, München 1992
Zingsem, Vera: „Der Himmel ist mein, die Erde ist mein. Göttinnen großer Kulturen im Wandel der Zeiten“, Tübingen 1997

Abbildungsnachweise:

Seite 6
Aus: Pierre Demargne, „Die Geburt der griechischen Kunst", aaO., S. 227, Abb. 316

Seite 16
Eingang der Kulthöhle „Tangardak kaya" in Thrakien/Bulgarien, aus: „Die Thraker, Das goldene Reich des Orpheus", Katalog zur Ausstellung, Bonn 2004, S.182

Seite 24
Alexandra Besserer, 1,70 x 2,50, Acryl, Pastell auf Sperrholz. Aus dem Werkverzeichnis der Künstlerin

Seite 26
Aus: Marija Gimbutas, „Die Sprache der Göttin", aaO., Abbildung 292, S. 191

Seite 27
Aus: Marija Gimbutas, „Die Sprache der Göttin", aaO., Abbildung 260, S. 167

Seite 31
Gemälde v. Hans Holbein d.Ä.: „Maria wird von Engeln gekrönt", um 1502 (Ausschnitt)

Seite 37
Paris, Louvre

Seite 159
aus einem Kupferstich von Matthäus Merian d.Ä., in: „Atalanta Fugiens" von Michael Maier, 1618

Seite 161
Museum Samos

Seite 163 oben
Abdruck eines Siegelrings, aus: Johnson, Buffie, „Die Große Mutter in ihren Tieren", Olten 1990, S. 10

Seite 163 unten
Kykladen, Fußbodenmosaik aus Delos

Seite 164
Aus: Schade, Sigrid, „Schadenzauber und die Magie des Körpers", Worms 1983, S. 40

Seite 165
Muschelschalen-Gravierung, aus: Knaurs Lexikon der Symbole, S. 416

Seite 166 oben
Kos, Archäologisches Museum 152

Seite 166 unten
Dekor auf einem Porphyr-Gewicht, Knossos, aus: U. Becker, Lexikon der Symbole, S. 308

Seite 167 oben
Nach einer Zeichnung in: Marija Gimbutas, „Die Sprache der Göttin", aaO., S. 253, Abbildung 391

Seite 167 unten
Nach einer Zeichnung in: Marija Gimbutas, „Die Sprache der Göttin" aaO., S. 253, Abbildung 390

Seite 168
Korinthisch, Syrakus: Athenaion (Giebelschmuck eines Tempels, Terrakotta), aus: Pierre Demargne, „Die Geburt der Griechischen Kunst", aaO., Abb. 525, S. 394

Seite 185
Fidus, (Hugo Höppener 1868-1948), Entwurf für einen Buchumschlag um 1910, aus: Dijkstra, Bram, „Das Böse ist eine Frau", aaO., S. 37

Seite 191 links
Aus: H.P. Duerr, „Intimität", Frankfurt 1994, Abb. 100, S. 206

Seite 191 rechts
Aus: H.P. Duerr, Intimität, aaO., S., 220

Seite 192
Junges Mädchen der russischen Skopzen. Aus: H.P. Duerr, Intimität, aaO., S. 109

Seite 193
Ausschnitt aus dem „Mandala" einer präexistentiellen Erfahrung im Holotropen Atmen, von Rita N., 1995

Seite 209
Pablo Picasso, „Massaker in Korea", 1951, Museum Picasso Paris

Seite 229
A. Besserer, Miniatur, Bleistift, Pastell, Acryl auf Papier. Aus dem Werkverzeichnis der Künstlerin

Seite 234
A. Besserer, Bleistift, Pastell, Acryl auf Papier. Aus dem Werkverzeichnis der Künstlerin

Seite 244
A. Besserer, Acryl, Pastell, Tusche auf Papier. Aus dem Werkverzeichnis der Künstlerin

Seite 266-268
Aus dem Besitz von Brigid W.

Seite 273
„Amazone", Syracus Museum, nach einer Kopie von „The Centaur", Athen

Seite 297
Griechische Vasenmalerei, 5. Jh. v. Chr., aus: J. O. Plassmann, „Orpheus", aaO., S. 20, nach Furtwängler und Reichhold (3 Bde. München 1904-1932)

Seite 299
Griechische Vasenmalerei, Schale des Brygos, 5. Jh. v. Chr.

Seite 309
„Sol und Luna" aus: „Rosarium philosophorum", 1550

Seite 315
Städelsches Kunstinstitut, Frankfurt/Main, aus: Schade, Sigrid, aaO., Abb. 53, S. 118

Seite 355
Florenz, Galleria Uffizi

Seite 359
A. Besserer, Acryl, Pastell, Tusche auf Papier. Aus dem Werkverzeichnis der Künstlerin

Seite 369
Aus: Sigrid Schade, aaO., Abb. 18, S. 54

Seite 384
Henri Rousseau, „Der Traum", Gemälde auf Leinwand, 204 x 298 cm, New York, Museum of Modern Art

Seite 371
aus: S. Schade, aaO., S. 40

Seite 378
aus „Germania" v. J. Scherr, Stuttgart 1878, aus: „Hexen, Katalog zur Ausstellung", aaO., S. 87

Seite 386
Alexandra Besserer, Bleistift, Pastell, Acryl auf Papier. Aus dem Werkverzeichnis der Künstlerin

Seite 416
Aus: Marija Gimbutas, aaO., Abb. 188, S. 119

Seite 434
Aus: Sigrid Schade, aaO., Abb. 25, S. 69

Seite 435
(Neujahrsblatt für einen Klerikerfreund), Federzeichnung weiß gehöht, 1514, Wien, Fonds Albertina, aus: Sigrid Schade, aaO., Abb. 51, S. 112

Seite 448
Spendegefäß aus Steatit in Form eines Stierkopfes, Palast von Knossos, aus: Dora Konsola, Kreta, Athen 1983, S. 49

Seite 449
Aus: Dora Konsola, Kreta, Athen 1983, S. 26

Seite 460
Benaki Museum Athen

Seite 468
Aus: Erich Neumann, „Die Große Mutter", aaO., S. 138

Seite 476
Hogarth Gallerie, Paddington

Seite 479
Alexandra Besserer, Acryl, Pastell, Tusche auf Papier. Aus dem Werkverzeichnis der Künstlerin

Seite 480
Aus: Marija Gimbutas, „Die Sprache der Göttin", aaO., Abb.405, S. 259

Stichwortregister

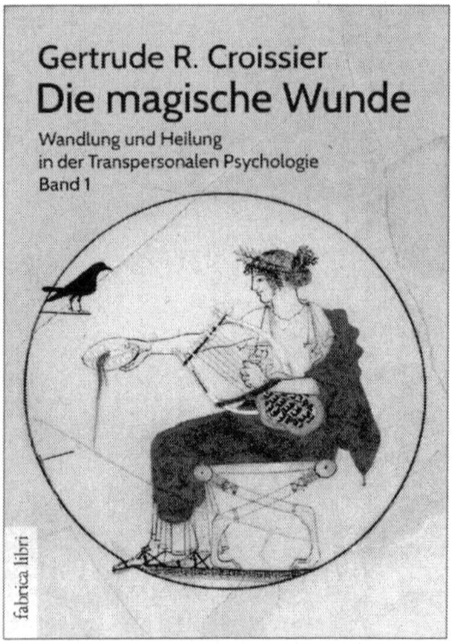

Die „magische Wunde", das ist die Ur-Wunde, ist der Verlust der kosmischen Einheit und der Schmerz des Lebens in einer polaren Welt. Jeder Schmerz hat seinen Ursprung in dieser primären Wunde.

Der Weg der menschlichen Seele erfordert die Anerkennung der Ur-Wunde und die Erfahrung der Polaritäten von Dunkel und Licht. In der bewussten und fühlenden Annahme ereignet sich magische Wandlung. Die innere Heilkraft erwacht. Nun wandelt sich: Schmerz in Freude, Angst in Liebe, Tod in Leben.

Mit Theorie und Beispielen aus Psychologie, Mythologie und Anthropologie, mit Berichten aus Tiefen-Erfahrungen sowie Übungen und Anleitungen für die persönliche und therapeutische Praxis, weist dieses Buch einen Weg zu Selbst-Erkenntnis, Heilung und seelischer Ganzwerdung.

Gertrude R. Croissier: **Die magische Wunde**
Wandlung und Heilung in der Transpersonalen Psychologie, Bd.1, 404 Seiten, sw- u. farb. Abb.
Hardcover, 32,- €; ISBN 978-3-943304-51-0; Klappenbroschur, 26,- €, ISBN 978-3-943304-49-7

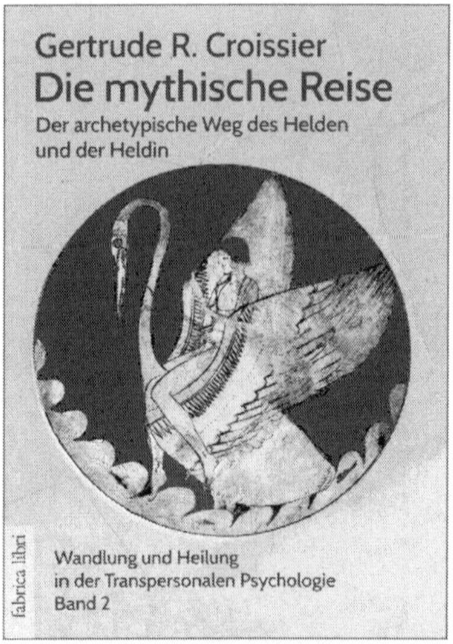

Wir fühlen uns oftmals verloren und verzweifeln am Sinn unseres Lebens. Dann sind wir bereit, uns auf den Weg des mythischen Helden zu machen, der mutig die Maske seiner Pseudo-Identität ablegt, um am tiefsten Grund seiner „Nacht-Meer-Fahrt" den ersehnten „Schatz" zu entdecken: Selbsterkenntnis und inneren Frieden – ein Geschenk der Seele in der Begegnung im Wahren Selbst.

Diese mythische Reise kann beschwerlich sein und auch gefährlich. Wir können uns verirren, können scheitern, haben Angst.

Dennoch folgen wir dem „Ruf", wagen den Abstieg, begegnen unseren inneren Dämonen und hilfreichen magischen Wesen, stellen uns mutig der Wandlungs-Krise.

Gertrude R. Croissier: **Die mythische Reise**
Wandlung und Heilung in der Transpersonalen Psychologie, Bd.2; 364 Seiten, sw- u. farb. Abb.
Hardcover, 32,- €, ISBN 978-3-943304-52-7; Klappenbroschur, 26,- €, ISBN 978-3-943304-44-2

Seminare und Fortbildungen mit G. R. Croissier

Holotropes Atmen© (n. Stanislav Grof)
an vier Wochenenden im Jahr

Holotropes Atmen ist eine psychotherapeutische Methode vertiefter Selbst-Erforschung und bedeutet vom Wortsinn: „Bewegung hin zur Ganzheit". Es wurde in den 70er Jahren von dem Psychiater, Psychoanalytiker und Bewusstseinsforscher Stanislav Grof entwickelt.

Holotropes Atmen verbindet Erkenntnisse der modernen Bewusstseinsforschung mit Elementen alter Heiltraditionen, mit Tiefenpsychologie, Trauma-Therapie und Körperpsychotherapie. Im Tiefenbewusstsein können lichte und dunkle Aspekte irdischer und kosmischer Existenz, verschüttete Erlebnisse aus der Kindheit, existentielle Traumata, sowie Sequenzen von Geburt und Tod erfahren werden.

Ausbildung – Fortbildung – Weiterbildung
„Transpersonale Psychologie und Psychotherapie in Theorie und Praxis – eine tiefenpsychologische Perspektive"

Transpersonale Psychotherapie als

- Dienst an der Seele
- Dienst am Leben
- Dienst an der Schöpfung

Die Fortbildung bietet einen umfassenden Erkenntnisweg vom personalen Ich zum ganzheitlichen Selbst, professionelle Kompetenz, Erweiterung des Bewusstseins, Wissen und Methoden alter Heilkulturen sowie die Umsetzung in therapeutische Praxis.

Weitere Informationen und Termine auf der Homepage der Autorin:
www.transpersonal-croissier.de

9-2026

Erhältlich über den Buchhandel
oder beim Verlag
Druck und Verlag Pomaska-Brand
Holthausen 1, 58579 Schalksmühle
www.pomaska-brand-verlag.de